DIE ERKRANKUNGEN DER SCHILDDRÜSE

VON

PROFESSOR Dr. BURGHARD BREITNER

ERSTER ASSISTENT DER I. CHIRURGISCHEN UNIVERSITÄTSKLINIK
IN WIEN

MIT 78 TEXTABBILDUNGEN

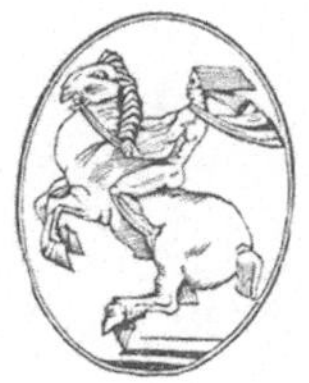

WIEN
VERLAG VON JULIUS SPRINGER
1928

ISBN-13: 978-3-7091-9653-3   e-ISBN-13: 978-3-7091-9900-8
DOI: 10.1007/978-3-7091-9900-8

Vorwort

Gern folge ich dem Ersuchen meines Schülers Burghard Breitner, ihm die folgende Arbeit mit einem kurzen Vorwort einzuleiten.

Zu meiner Studienzeit war über die physiologische Bedeutung der Schilddrüse so gut wie nichts bekannt. Meine Lehrer in der Physiologie A. Fick, L. Herrmann und Ernst von Brücke ließen es bei diesem Kapitel mit einigen knappen Hinweisen auf den geweblichen Aufbau und den Kolloidgehalt bewenden und fanden sich damit ab, die Schilddrüse unter die Drüsen ohne Ausführungsgänge zu reihen. Von der Existenz von Epithelkörperchen hatte die damalige Anatomie überhaupt keine Kenntnis. Eindrucksvoll und zunächst unerklärlich waren die ersten Beobachtungen über gewisse typisch wiederkehrende Folgezustände nach manchen Kropfoperationen, die gerade damals unter Billroths Führung ihre technisch-methodische Ausbildung erfuhren.

Es bedurfte langer Forscherarbeit, ehe es uns verständlich wurde, daß zur selben Zeit Kocher und Wölfler bzw. N. Weiss an der Billroth Klinik über so verschiedene Krankheitsbilder — und darunter auch Todesfälle — nach Kropfoperationen berichteten: aus Bern kam die Kenntnis der thyreopriven Kachexie, aus Wien die der Tetanie.

Ganz gegen ihren Willen wurden hiermit die Chirurgen durch diesen Eingriff in den Haushalt des Organismus die Schrittmacher für physiologisch-biologische Kenntnisse, die in ihrer ganzen Bedeutung zu würdigen, wir erst heute in der Lage sind. Die experimentelle Erforschung der aus der klinischen Beobachtung sich ergebenden Probleme brachte allmählich die Entwicklung, wenn auch noch lange nicht den Abschluß der Wissenschaft von der inneren Sekretion. Wie ich seinerzeit von meinem unvergeßlichen Lehrer Theodor Billroth die Anregung zur wissenschaftlichen Mitarbeit an der Lösung der sich auf diesem Gebiete ergebenden Fragen übernommen habe, so war ich auch meinerseits bemüht, bei meinen Schülern das werktätige Interesse dafür zu erwecken und zu erhalten. Mein Assistent Professor B. Breitner hat im Verein mit einer Anzahl von jüngeren Kollegen der Klinik in planvoll durchdachter, beharrlich zielbewußter Weise sich an die Arbeit gemacht, die schließlich zu einer theoretischen Erfassung der ganzen Kropffrage geführt hat, welche in der Darstellung der Funktion der Schilddrüse als Sekretproduktion und Sekretabfuhr gipfelt.

Ich glaube, daß er damit nicht nur das Verständnis der pathologischen Physiologie wesentlich gefördert, sondern daß er auch einen wichtigen Beitrag zu einer rationellen Therapie des Kropfes geliefert hat. Es läßt sich allerdings bei einer solchen Arbeit Wiederholung von längst Bekanntem nicht vermeiden, aber ich hoffe und wünsche, daß die Durchsicht dieser umfangreichen Bearbeitung dem Leser dieselbe Befriedigung gewähren möchte, wie sie es mir tat. Mit diesem Wunsch sei dieses Werk eingeleitet!

Wien, im April 1928.

A. Eiselsberg

Vorwort des Verfassers

Die vieljährige Beschäftigung mit den Problemen der Schilddrüsenpathologie mag den Versuch einer zusammenfassenden Darstellung fremder und eigener Arbeiten rechtfertigen. Es kann nicht übersehen werden, daß in den letzten Jahren eine Auffassung Boden gewann, die von dem starren System früherer Zeit einem biologisch aufgebauten Schema zustrebt. Dieses Schema, zunächst theoretisch festgelegt, entbehrt noch der Stütze durch ein vollständiges Tatsachenmaterial.

Der Übergangszeit gehört dieses Buch. Die hier festgehaltenen klinischen Beobachtungen und experimentellen Ergebnisse betonen das Neue nicht im Umsturz des Alten, sondern in dessen anderer Fassung. So fiel das Schwergewicht der Darstellung auf physiologische und pathologisch-physiologische Fragen, denen auch der Großteil des Bildmateriales gewidmet wurde.

Dem Verlag JULIUS SPRINGER, Wien, danke ich größtes Entgegenkommen. In verständnisvoller Mitarbeit schuf Herr Maler HAJEK einen Teil der Abbildungen.

Das Buch will jenen dienen, die sich um eine neue Formgebung des alten Problems mühen. Daß es diese Absicht nur unvollständig zu erfüllen vermag, liegt auch in der Größe des Stoffes begründet. Seine Beherrschung in allen Richtungen kann nicht mehr Sache des Einzelnen sein.

Wien, im April 1928.

Burghard Breitner

Inhaltsverzeichnis

Einleitung

Die Verwirrung der Begriffe in der Schilddrüsenfrage beginnt mit der Bezeichnung „Kropf".

In diesem Wort allein und in seiner wahllosen Anwendung liegt die Tiefe der Probleme ausgebreitet, deren Klärung hier versucht werden soll. Aber die Notwendigkeit, einen biologischen oder pathologischen Vorgang symptomatisch festzulegen, um ihn wenigstens von einer Seite her zu erfassen, wird uns auch in Hinkunft das Schlagwort Kropf nicht entbehren lassen.

Es ist die Arbeit der Zeit, über symptomatischen Notstandsbildern den Bau wesentlicher Einblicke aufzuführen. So entstehen bei der Bezeichnung Morbus Basedowi heute in jedem Arzt eine Reihe von kausal verknüpften Vorstellungen, die ein pathologisches Geschehen in seinen Zusammenhängen und Auswirkungen zu umspannen bestrebt sind. Aber es entbehrte jeder Kritik, diese Vorstellungen einheitlich zu finden oder in ihrer jeweiligen Prägung befriedigend oder abschließend anzunehmen.

Kropf bedeutet auch im medizinischen Sprachgebrauch nichts weiter als eine Vergrößerung der Schilddrüse. Es ist mithin so ziemlich das Bescheidenste, was von ärztlicher Seite über einen krankhaften Vorgang ausgesagt werden kann. Über die Natur dieser Vergrößerung ist in der Sammelbezeichnung nichts enthalten. Das wäre an sich ohne Bedeuten, wenn es nicht zur Quelle vieler störender Mißverständnisse geworden wäre.

Es gibt Vergrößerungen der Schilddrüse, die nichts für dieses Organ Eigentümliches bedeuten. Wollte man diese mit eigenen Namen bezeichnen, so wäre schon viel gewonnen. Die Systemlosigkeit in diesem Punkte hat die hundert Antworten auf die Fragen nach der Jodtherapie und -prophylaxe — gewiß eines der lebendigsten Probleme dieser Jahre — zum großen Teil unverwertbar gemacht. Sie macht es noch weiterhin unmöglich, vergleichende Schlüsse aus geographisch verschiedenem Material zu ziehen. Ja, das „toxic adenoma" der Amerikaner hat überdies eine der sichersten Feststellungen über den Zusammenhang von histologischem Bilde und funktioneller Richtung ins Wanken gebracht.

Hier zeigt sich kein anderer Ausweg gangbar als der Versuch, von den in einer bestimmten Gegend als normal angenommenen anatomischen und physiologischen (physikalisch-chemischen) Befunden ausgehend jene makroskopischen und mikroskopischen Veränderungen des Organes zu verfolgen, die entweder nur in morphologischer oder nur in funktioneller Hinsicht oder in beiden eine feststellbare Gleichsinnigkeit erkennen lassen. Gelingt es auf diese Weise, eine für ein geographisch umschriebenes Gebiet gültige Biographie und Pathographie der Schilddrüse aufzustellen, dann kann vielleicht aus dem Vergleich anderer Erhebungen endlich eine Biologie der Schilddrüse zu geben versucht werden. Diese allein ist das Ziel, wenn anders naturwissenschaftliches Denken die Grundlage zu engeren medizinischen Einblicken und Entschließungen bilden soll.

Das Stadt- und Landgebiet von Wien mit dem Hinterlande der Alpen enthält reiche Möglichkeiten zu solchem Versuch. Die chirurgische Klinik hat sie seit vielen Jahren zu nützen gewußt. Schon Billroth und seine Schüler wandten dem Kropfproblem rege Aufmerksamkeit zu. Durch Eiselsberg wurde es jahrelang in den Vordergrund gerückt und auf entscheidende Weise gefördert. Das Material dieser Jahre gibt den Boden zum vorliegenden Versuch, der sich stets der Förderung durch meinen Lehrer erfreuen durfte. Dies sei dankerfüllt nochmals festgehalten.

Der Weg von sicheren anatomischen und physiologischen Befunden zum geschlossenen Bilde der Lebenstätigkeit des Organes und ihrer krankhaften Störungen und Abweichungen muß naturgemäß nach eigenem Plane und mit selbstgewähltem Rüstzeug gegangen werden. Das fertige Bild aber bedarf als Transparent der Korrekturen durch fremde Forschungsergebnisse. Sie werden eine Linie verstärken, einen Schatten aufhellen, eine Fläche tönen. Oder sie werden ein anderes Bild ergeben. Auch ein solches Ergebnis kann nur fördernd und bereichernd wirken. Aber die Voraussetzung zu wirklicher Gestaltung ist ein unbeirrbarer Subjektivismus. Das gilt für die synthetische Wissenschaft gleichermaßen wie für die Kunst.

Auf diesen Überlegungen beruht die Form der hier niedergelegten Arbeit. Der Darstellung der funktionellen Schilddrüsenerkrankungen (die nichtfunktionellen sind nur der Vollständigkeit halber angeschlossen) folgt die Wertung fremder Untersuchungen. Nicht zum Zwecke kurzlebiger Auseinandersetzungen oder aus kindlicher Rechthaberei soll das Widersprechende besonders betont werden. Vielleicht reift aus dem durch mehrere Meinungen zerpflügtem Boden einem neuen Beobachter die Frucht wirklicher Erkenntnis. Die großen, noch immer unbefriedigt „gelösten" Probleme, die sich aus Vergleich und Kritik ergeben, sollen am Schlusse besprochen werden.

Ein erschöpfendes Verzeichnis der einschlägigen Literatur ist nicht mehr durchführbar. Selbst der Versuch einer zeitgemäßen Abgrenzung ist von vorneherein zur Lückenhaftigkeit verurteilt. Damit ist jedem Übersehen und Vergessen der Stachel genommen. Was Rechtes gefunden wurde, bleibt bestehen. Es kann auf die Geneigtheit oder Ignorierung durch andere Autoren, mithin auch auf die Registrierung in dieser Arbeit verzichten.

Es ist das Schicksal aller naturwissenschaftlichen Arbeit, daß eine Erkenntnis von morgen das bestgefügte Gebäude von heute in Trümmer legt. Mögen dann diese Trümmer tragfähige Steine zum neuen Bau ergeben, wie wir von heute nur auf der klugen und unermüdlichen Arbeit der Vergangenheit fußen.

Versuch einer Biographie der Schilddrüse

Der Augenblick der Unterbrechung des Plazentarkreislaufes im Hergange der Geburt ist der Beginn des individuellen Lebens des Kindes. Jetzt tritt das gesamte Organsystem seines Körpers, das bisher von Gnaden des mütterlichen Kreislaufes erwuchs, seine Eigentätigkeit an, die nicht nur im Weiterleben und Erstarken, sondern auch in der spezifischen Leistung gelegen ist.

Für das mechanische System vollzieht sich dies als einfaches Ereignis. Ja selbst für das Blut ist die Umschaltung vom mütterlichen Stoffwechsel für die eigene Lungen- und Gewebeatmung nicht schwerer denkbar, als etwa das Einsetzen des Leberkreislaufes. Der jäh auftretenden Anforderung entspricht ein völlig bereiter Apparat.

Anders erscheint der Vorgang bei den sogenannten innersekretorischen Drüsen. Die Vorstellung strenger gegenseitiger Leistungsbedingtheit und die Vorstellung einer aus dem Gesamtstoffwechsel schöpfenden, sekretliefernden Eigentätigkeit sind miteinander nur verknüpfbar, wenn für den Augenblick des Beginnes des individuellen Lebens die spezifische Leistung durch einen Vorrat an spezifischem Produkt bereits verbürgt ist. Es ist mithin die Annahme nicht abzuweisen, daß für jenes Organsystem des Neugeborenen, das wir als endokrine Drüsen bezeichnen, der individuelle Lebensanfang durch ein Vorratsprodukt gesichert ist, dessen Stapelung in der intrauterinen Periode durch die Leistung des mütterlichen Organismus ermöglicht wird. Inwieweit die Organinsuffizienz oder krankhafte Zustände des mütterlichen Körpers zu nachweisbaren Veränderungen führen, können wir noch nicht gesetzmäßig erweisen.

Auf die Schilddrüse angewendet besagt diese Annahme, daß die organeigene Leistung in ihrer Bedeutung für den werdenden Organismus bis zum Augenblicke der Geburt fast ausschließlich von der Mutter übernommen wird, während das Produkt eigener Tätigkeit — dadurch vor dem Gebrauche gesichert — als gespeichertes Material dem Einsetzen des selbständigen Daseins vorbehalten bleibt.

1*

Es ist kein Zweifel, daß die völlige Umschaltung aller Funktionen von der Geborgenheit und Versorgtheit im mütterlichen Körper zur Selbstbehauptung in einer neuen Umwelt ein Vorgang von hoher biologischer Wertigkeit ist. Das Zeitmaß der Hochspannung ist uns nicht bekannt. Immerhin erlauben es einige Wahrnehmungen, die erste Stabilisierung ungefähr mit dem Ende der ersten Lebenswoche zu begrenzen.

Es muß zugegeben werden, daß auch für den angenommenen Normalfall die bloße Leistungsbereitschaft im intrauterinen und das Einsetzen vollwertiger Tätigkeit mit dem Beginne des extrauterinen Lebens eine denkbare Auffassung wäre. Aber zur besonderen funktionellen Verknüpftheit der endokrinen Drüsen untereinander; zur Labilität ihrer Leistung; zur Vielheit ihrer reziproken Beziehungen zum Nervensystem, die die Annahme eines Vorrates theoretisch nahelegen, treten noch später zu erörternde anatomische Befunde, die jene Annahme objektiv zu stützen scheinen. Zudem ist die außerordentliche Bedeutung gerade der Schilddrüsenfunktion für das jugendliche Individuum eine biologisch feststehende Tatsache. Eine gebrochene Leistungskurve kann aber von vorneherein kaum einen Anspruch auf Wahrscheinlichkeit erheben.

Die Schilddrüse steht, wie alle endokrinen Organe, unter dem Einflusse des Gesamtorganismus, der wieder ihrer Leistung bedarf. Anbot und Nachfrage regeln ihre Tätigkeit. Über die Feinheiten der Abhängigkeit der Sekretionsphasen der Drüse vom Nervensystem sind wir ebensowenig unterrichtet wie über die Art der Regulierung des Materialbezuges aus dem Gesamtkörper und aus dem Passageblute. In groben Linien kann aber eine Vorstellung festgehalten werden, die durch objektiv erhebbare Befunde als Arbeitshypothese hinlänglich gefestigt ist. Unter Zugrundelegung der Lehre von den Hormonen ergibt sich als Eigentätigkeit der Schilddrüse die Bildung und die fallweise Abgabe eines spezifischen Sekretes in die Blut- und Lymphbahnen. Das Material zur Sekretbildung wird dem durchströmenden Blut entnommen. Es ist klar, daß der Gehalt des Blutes an jenen Stoffen ein wechselnder ist. Da sie zum Teil biologische Schlacken, zum Teil wichtige Produkte des allgemeinen Zellebens darstellen, muß ihre Menge und ihre Wesenheit den Schwankungen der Vitalität des Gesamtorganismus parallel gehen. Das Anbot wird also im Hinblick auf eine durchschnittliche Norm ein verschiedenes sein. Aber auch die Nachfrage seitens der Drüse an den Organismus muß je nach den Forderungen, die an sie gestellt werden, in steigender und fallender Kurve verlaufen. Die Ausschwemmung bestimmter, zur Sekretbildung nötiger Stoffe aus den übrigen Körperzellen muß der Höhe der Nachfrage entsprechen. Im Normalzustand ist ein Automatismus in dieser Beziehung anzunehmen Der Bedarf des Körpers an Schilddrüsensekret, der zur Anforderung des Organes an die

Gewebe wird, verbürgt die Höhe des Anbotes im arteriellen Schilddrüsenblute.

Der Vorgang der Speicherung ist in diesem Zusammenhange nur durch die Tätigkeit eines übergeordneten Systems verständlich. Als solches wurde das autonome Nervensystem erkannt, dessen Einfluß auf Sekretbildung und Ausfuhr experimentell erwiesen ist. Der Tonus jener die Sekretion und Ausfuhr fördernden oder hemmenden Systeme, in deren eigenes Regulativ uns ein letzter Einblick fehlt, lenkt die spezifische Organfunktion.

Die Trennung dieser Organfunktion in Bildung und Abfuhr des Sekretes ist unerläßlich. Denn nur dadurch ergibt sich das Verständnis für einen Vorgang höchster Zweckmäßigkeit, als welchen wir die Speicherung von Anfang an kennen gelernt haben.

Im weiteren Verlaufe des extrauterinen Lebens stellt sich die Speicherung als natürliche Phase des Sekretionsvorganges dar. Damit verknüpft sich naturgemäß die Vorstellung eines biologisch — oder deutlicher ausgedrückt — physikalisch-chemisch charakterisierten Speichersekretes, das als Reservematerial in der Drüse bereitgestellt ist. So wenig wir wirkliche Kenntnisse über den Ausscheidungsvorgang einer Zelle besitzen, so wenig verständlich wäre die Annahme, daß das vollwertige, aktionsbereite Sekret im Parenchym der lebenden Drüse, mithin im Strome des Passageblutes, vorhanden wäre und sich doch einem Abtransport widersetzte. Der Vorgang der Retention erscheint leichter faßlich, wenn wir dieses Sekret infolge seiner physikalisch-chemischen Konstitution als ungeeignet zur Zirkulation annehmen. Die Phase der Sekretabfuhr erscheint dann nicht mehr als einfache Schleusenöffnung, für die uns jeder faßbare Mechanismus fehlt, sondern als Vorgang der physikalisch-chemischen Vollwertigmachung des Sekretes über den Weg der spezifischen Drüsenelemente und damit die Erreichung der Zirkulationsfähigkeit. Damit ist eine Beeinflussung der Zelltätigkeit durch das autonome Nervensystem als Vorgang angenommen, der in einer Linie mit anderen uns verständlichen Vorgängen liegt und eine bloße Regulierung der Bewegung einer Sekretmasse, für die wir sonst kein Beispiel haben, ausschaltet.

Das Material zur Sekretbildung stammt aus den Körpergeweben, deren unmittelbares Produkt es darstellt, und aus den durch Nahrung und Atmung zugeführten Stoffen. Da die Zellprodukte selbst wieder zum großen Teil von diesen Stoffen abhängen, ist hier eine scharfe Scheidung nicht durchführbar. Um so verständlicher wird aber der Umstand, daß eingreifende Veränderungen des Stoffwechselgleichgewichtes ein wesentlich verändertes Anbot von Material an die Drüse zur Folge haben müssen. Es ist die Aufgabe der normalen Drüse, den Ausgleich zwischen diesem gesteigerten Anbot und dem tatsächlichen Sekretbedarf zu vollziehen. Auch hier wird wieder die Bedeutung offenbar, die der Fähigkeit zur Abfuhrsteuerung zukommt.

Von den verschiedenen Stoffen, die wir als Konstituenten des Schilddrüsensekretes annehmen, ist uns als sicher und in seinen Schwankungen erfaßbar nur das Jod bekannt. Seine Wichtigkeit wird uns um so eindringlicher klar, wenn wir bedenken, daß die in der normalen Schilddrüse vorhandene Jodmenge jene in den übrigen Geweben nachweisbare um ein Vielfaches überragt. Die Schilddrüse zeigt sich mithin als das Zentraldepot des im Organismus befindlichen Jodes. Dies ist einerseits nur denkbar, wenn das durch Nahrung und Luft eingenommene Jod im Kreislaufe zur Schilddrüse gelangt, anderseits die zelligen Elemente der Schilddrüse ein besonderes Bindungsvermögen für Jod besitzen.

Das Jod wird vom Organismus durch den Harn, Schweiß, Nasenschleim und durch die Fäzes ausgeschieden. Daß dieses durch die Exkrete abgegebene Jod ohne Passage durch die Schilddrüse ausgeschieden werde, ist eine unglaubwürdige Annahme. Die enorme Menge des Durchströmungsblutes der Schilddrüse macht es wahrscheinlich, daß die durch Luft und Nahrung eingebrachte Jodmenge die Schilddrüse durchläuft und dort zum Teil nach Bedarf gebunden wird. Ein Teil der so gespeicherten Jodvorräte wird mit dem Eigensekret der Drüse jeweils dem Organismus übergeben. Der Sekretionsregulierung der Schilddrüse geht also eine Regulierung des Jodkreislaufes parallel, die darin zum Ausdrucke kommt, daß die Schilddrüse die Jodvorräte an sich zieht und entsprechend dem vom Organismus geforderten Bedarf mit dem spezifischen Sekrete wieder abstößt. Die Jodierung des Sekretes ist mithin neben anderen uns unbekannten Umständen ein wesentliches Moment des Sekretionsvorganges. Diese Jodierung stellt die Aktivierung des Speichersekretes dar. Das Speichersekret selbst ist in erster Linie durch seine Jodminderwertigkeit physikalisch-chemisch charakterisiert.

Es liegt im Wesen des formalen Systems, daß eine enge Kuppelung der einzelnen Drüsen im Hinblick auf ihre sich gegenseitig fördernde oder hemmende Wirkung besteht. Ob diese Wirkung auf dem Wege der „chemischen Boten" erfolgt, die im Blutstrome zur Drüse gelangen; ob der Impuls durch das Nervensystem gegeben wird, gleichgültig ob dieses durch den Reiz eines Hormones dazu angeregt wird oder autonom entscheidet; oder ob beide Wege gegangen werden, entzieht sich unserem sicheren Urteile. Die physiologischen Schwankungen hierin können wir nicht beobachten. Nur ein Vorgang ist uns soweit zugänglich, daß wir daraus auf die funktionellen Umstellungen der Drüse Schlüsse ziehen können: die periodischen Erscheinungen der Menstruation, die Gravidität, Geburt und Laktation.

Die kindliche Schilddrüse, die ihren vom mütterlichen Organismus geschützten Vorrat an Reservematerial aufgebraucht hat, ist in den ersten Lebensjahren vor eine große Aufgabe gestellt. Ihre vollwertige Mitarbeit ist für die ganze Wachstumsperiode unerläßlich, ja in dem hauptsächlich durch ihre Leistung verbürgten Gesamtstoffwechsel ist der Grund zu Aufbau, Entwicklung und Ausbau des ganzen Organismus gegeben. Ihre Tätigkeit und ihre Leistung hält eine obere Grenze; das angebotene Material wird restlos verarbeitet und abgeführt. Ihre Jodspeicherung ist gering. Zur Staffelung von Reservematerial ist keine Möglichkeit gegeben. Die Drüse lebt von der Hand in den Mund. Störungslos vollzieht sich der Ausgleich.

Da tritt als neues Moment die Pubertät in Erscheinung. Die gewaltige Umstellung, die der Organismus dadurch erfährt, kommt auch beim männlichen Geschlechte noch deutlich zum Ausdrucke. Das Einsetzen der Organreifung der Sexualdrüsen stellt eine neue Forderung an die Leistungsfähigkeit der Schilddrüse. Sie vermag ihr nicht in allen Fällen durch einfache Steigerung der Produktion gerecht zu werden. Wo ihr dies verwehrt ist, sucht sie dem Mehrbedarf an Sekret durch Vergrößerung der Produktionsstätte zu genügen: es kommt zur Parenchymvermehrung der Schilddrüse.

Fast stets ist dieser erste Ansturm von einem mehr minder rasch einsetzenden Ausgleich gefolgt Die Drüse kehrt symptomlos zur Norm zurück. Die Periodizität der Funktionsschwankungen der Sexualorgane, die derzeit nur beim weiblichen Geschlechte deutlich erkennbar ist, bedingt aber auch in der Folge eine Wellenbewegung der Schilddrüsenfunktion. Der befruchtungsbereite Organismus fordert gesteigerte Sekretproduktion seitens der Schilddrüse. Das Gleichgewicht von Bildung und Abfuhr wird durch die beginnende Speicherung geändert. Aber mit dem Unterbleiben der Konzeption erlischt das Moment der Forderung nach Sekretreserven. Die neuerliche Aufbautätigkeit des Ovariums bricht die durch die Eireifung gegebene Hemmung und gibt das Speichermaterial der Schilddrüse frei. Eine vorübergehende Mehrabschwemmung von Schilddrüsensekret ist die Folge: die menstruelle Nervosität tritt in Erscheinung.

Diese Form der endogenen Gebundenheit der Schilddrüse kommt mit besonderer Deutlichkeit beim Eintritte der Gravidität zur Beobachtung. Die Aufgabe der mütterlichen Schilddrüse ist eine zweifache: vollwertige Leistung für den eigenen Organismus und für den Aufbau des kindlichen und — gegen das Ende der Gravidität — Stapelung von Speichersekret zur Abgabe an die Frucht vor der Geburt. Diese beiden Umstände, die eine wesentliche Funktionssteigerung erfordern, erfahren eine Unterstützung durch die allgemeine Stoffwechselerhöhung der Schwangeren. Die Volumszunahme der Schilddrüse und die gleichzeitig einsetzende Sekretspeicherung zeigen sich als anatomische Auswirkungen. Die Jod-

anreicherung der Drüse ist erhöht, um mit dem Ende der Gravidität
steil abzufallen.

Die Geburt beendet die erhöhte physiologische Anforderung an die
Schilddrüse. Das Organ, das seine Produktionsstätte vergrößert hatte,
antwortet zunächst mit einer Ausfuhrhemmung des Sekretes, die durch
die Hemmung der Ovarialtätigkeit während der Laktation noch gesteigert wird. Es kommt zu reichlichem Speichersekret in der Drüse.
Das Wiedereinsetzen der Ovarialfunktion hebt diese Komponente der
Abfuhrhemmung für die Schilddrüse auf. Der Abbau des Speichersekretes setzt ein und mit ihm in vielen Fällen eine leichte Überschwemmung des Organismus mit Schilddrüsensekret, die sich in Nervosität und
auffallendem Gewichtsverluste äußert. Manchmal hält dieser Zustand an,
bis eine neuerliche Gravidität wieder zur Sekretspeicherung zwingt.

Abgesehen von diesen physiologischen Schwankungen tritt
die Schilddrüse mit dem Ende der Pubertätsperiode und des Wachstums-
alters in ein Stadium der Stabilisierung. Die hohen Anforderungen
an ihre Leistung nähern sich einem Gleichgewichte von Lieferung und
Bedarf, das einer mäßigen Speicherung Raum gibt. Die Drüsengröße
bleibt stationär. Der Jodwert schwankt kaum merklich um eine Kon-
stante. Ein Teil des Speichersekretes kommt nicht mehr zur Mobilisierung. Mit fortschreitendem Alter werden die Anforderungen an die
Drüse immer geringer. Mit dem Abklingen der Sexualfunktion schwinden
die Impulse auch von dieser Seite. Der Turgor der spezifischen Drüsen-
zelle erlischt. Ein zufällig gesteigertes Jodanbot von außen her findet
im erlahmenden Parenchym kein Echo. Das Bindegewebe umschließt
zunehmend atrophische Zellgruppen und eingedickte Speichersekret-
massen. Das Organ verfällt der Altersinvolution.

An diesen Lebensvorgängen großen Formates bringen weniger ein-
schneidende Umstände ihre verschiedenen Zeichen an. Am deutlichsten
kommt dies in den Mengenschwankungen des Speichersekretes zum
Ausdrucke. Die stets sich ändernde Intensität des Stoffwechselumsatzes;
der bloße Wechsel von Wachsein und Schlaf; Dunkelheit und Licht, vor
allem aber die Ernährung (unabhängig von ihrer Kalorienwertigkeit),
ihr Vitamingehalt; Ruhe und Tätigkeit; Wärme und Kälte; die Jahres-
zeiten — all diese Faktoren bedeuten nicht nur in ihren Extremen eine
fühlbare Belastungsdifferenz der Schilddrüse, die zuerst mit einer äußerst
präzisen Regelung der Sekretabfuhr antwortet. Höhere Grade solcher
Schwankungen oder längerdauernde Einwirkungen werden aber auch am
Zellbilde bemerkbar. Manche von ihnen mögen als ersten Angriffspunkt
ihrer Wirkung ein anderes innersekretorisches Organ treffen, so daß die
feststellbare Beeinflussung der Schilddrüse schon einen sekundären
Effekt bedeutet. Dies vermögen wir in wenigen einzelnen Fällen zu beurteilen. Für die bloße Darstellung der Funktionsbreite der Schilddrüse

und ihrer großen Labilität ist es ohne Belang. Zu praktischer Verwertung sind uns vorerst sehr wenig Handhaben gegeben.

Das noch immer undurchdringliche Geflecht vitaler Beziehungen wird besonders deutlich, wenn wir uns Einzelheiten zuwenden. Wir haben die normale jugendliche Schilddrüse mit volltätiger Werkstätte und frei von Speicherprodukt gefunden. Dieser Zustand hochwertiger Tätigkeit und dadurch gegebener Leistung erscheint uns in physiologischer Hinsicht als die Wirkung eines gesteigerten Tonus des Sympathikus. Es liegt nahe, einen der allgemeinen Entwicklungsspannung koordinierten Zustand zu erblicken. Dies um so mehr, als mit der ersten Stabilisierungsperiode am Ende der Pubertät die Drüse morphologisch in ein ruhendes Stadium mit beginnender Sekretspeicherung eintritt. Dem abklingenden Tonus des Sympathikus entspricht eine Intensivierung des Tonus des Parasympathikus, als dessen morphologischer Ausdruck die Ausfuhrhemmung einsetzt. Hier rührt die Frage nach dem Warum? der wechselnden Tonussteigerung an die letzten Dinge. Ob die allgemeine Wachstums- und Entwicklungstendenz als immanente Zellenergie das auslösende Moment ist, oder ob die Tonussteigerung des Sympathikus ein synchrones und genetisch gleichartiges Phänomen darstellt, vermögen wir nicht zu entscheiden. Hier scheint erst die Beurteilung pathologischer Vorgänge einen Schritt weiter zu führen.

Soweit ist die normale Biologie der Schilddrüse in großen Umrissen heute unserem Erfassen zugänglich. Daß diese Linien nur den Rahmen eines Bildes darstellen, in dem sich die tausendfältig gestuften chemischen und physikalisch-chemischen Vorgänge abspielen, die uns nicht kund sind, bedarf keiner Betonung. Eine andere Reihe bedeutungsvoller endokriner Beziehungen läßt heute erst Vermutungen zu. Das Fehlen der universalen Gültigkeit der geschilderten Vorgänge ruft auch hier zur Ausflucht der konstitutionellen und regionären Bedingtheit. Aber der Wert der einfachen und wohlbegründeten Linienführung soll nicht in der keineswegs angenommenen Erschöpfung des biologischen Problems gesehen werden, sondern in der Verwertbarkeit der Darstellung für die pathologischen Vorgänge.

Versuch einer Pathographie der Schilddrüse

Die Grundforderung für die normale Funktion der fötalen und kindlichen Schilddrüse ist die normale Funktion der mütterlichen. Eine Störung dieser muß nach der hier vertretenen Anschauung irgendwie erkennbare Ausschläge in der Leistung jener ergeben. Damit ist eines der schwersten und wichtigsten Kapitel der Schilddrüsenpathologie angeschnitten.[1]

---

[1] In der Frage der „föto-maternalen Organkorrelation" (LÜTTGE-MERTZ) sei das bei WEGELIN Wiedergegebene hier ergänzt.

Für die Entwicklung des Fötus ist neben anderen Faktoren die Vollwertigkeit der mütterlichen Schilddrüse Bedingung. Ist diese an sich insuffizient, oder versagt sie im Laufe der Gravidität, dann ist der

---

R. NEURATH teilt eine bemerkenswerte Beobachtung mit: 30jährige Frau, seit der Pubertät mit einer langsam wachsenden Struma behaftet. Zwei Töchter gesund und strumafrei. Eineinhalb Jahre nach der zweiten Geburt Strumektomie. Zehn Monate später nach ungestörter Gravidität Geburt eines ausgetragenen Mädchens, das der Asphyxie durch eine kongenitale Struma erlag.

Diese klinische Beobachtung deckt sich vollkommen mit den Ergebnissen der Tierversuche von EDMUND, GAUTHIER, HALSTED. Die Insuffizienz der mütterlichen Schilddrüse zwingt die fötale zur Hypertrophie. Auch STÄMMLER nimmt an, daß die Schilddrüse schon im Fötalleben funktioniert, daß diese Funktion um die Zeit der Geburt eine Erhöhung erfährt, um bald hierauf wieder abzusinken. MAURER findet den Jodgehalt der Schilddrüse des Neugeborenen in offenbar gesetzmäßiger Verteilung. Dies erscheint als Beweis einer bereits im intrauterinen Leben einsetzenden Funktion der Schilddrüse. Hieher gehören auch die Arbeiten von SYRING und RASCHE. Nach den Untersuchungen von v. HELLMUTH ist auch der Blutzuckerspiegel des Kindes in weitgehendem Maße von dem der Mutter abhängig. Über die Eigentätigkeit der innersekretorischen Organe des Fötus hat auch E. VOGT interessante Untersuchungen angestellt, deren Deutung ich nur darin nicht zu folgen vermag, daß die biologische Einheit zwischen Mutter und Kind strikte abgelehnt wird. Mir scheint gerade das gewählte Beispiel der diabeteskranken Mutter, deren Pankreasinsuffizienz durch die Mehrleistung der fötalen Bauchspeicheldrüse gedeckt wird, im Sinne der „Einheit" und damit der hier gewählten Auffassung zu sprechen (s. a. K. v. OETTINGEN, THOMAS). Hier halte ich es auch für angebracht, die ausgezeichnete Darstellung BIEDLS zur Charakteristik der Pubertät anzuführen, die von gleichen Vorstellungen ausgeht. BIEDL gibt ein anschauliches Bild von den Wandlungen des Inkretgleichgewichtes in der Prävalenz einzelner Drüsen während der Entwicklungsperiode bis zur Reife. Im Embryonalzustande werden die Funktionsvariationen der Blutdrüsen durch die mütterlichen Inkretorgane verdeckt. In der letzten Zeit der intrauterinen Entwicklung und auch beim Neugeborenen besteht ein Übergewicht des Interrenalsystemes und der mit ihm genetisch verwandten Keimdrüsen. Pigment und Hautbeschaffenheit der Neugeborenen, Kopf- und Körperbehaarung sowie die Eigenart des Fettgewebes und den Rückgang dieser Erscheinungen in den ersten Zeiten des extrauterinen Lebens möchte Verfasser auf das Interrenalsystem und seine Wirkung zurückführen. Die Schilddrüse befindet sich demgegenüber in einem Zustande minimaler Aktivität. Erst mit dem zweiten Vierteljahr beginnt der Umsatz zu steigen, wird am Ende des ersten Halbjahres gleich dem eines Erwachsenen und wächst dann weiter bis zum zweiten Lebensjahre (40% bis 50% höher als beim Erwachsenen), d. h. die Schilddrüse prävaliert nunmehr im endokrinen Konzert. Auch die Epithelkörperchen, die im ersten Jahre nur eine minimale Funktion entfalteten, werden jetzt durch das Knochenwachstum stärker beansprucht. Für die Periode der ersten Streckung greifen Zirbeldrüse und Hypophysenvorderlappen ein. Nach einer Periode relativer Stabilität, die durch den Rückgang der Thymus sowie der Schilddrüse und Prähypophyse gekennzeichnet ist, setzt bei langsamem und stetigem Wachsen der Keimdrüsen die Pubertät ein. In dem ersten Stadium

einzig denkbare Ausgleich in der Eigenfunktion der fötalen Schilddrüse gelegen. Ihre Sekretionsfähigkeit ist erwiesen. Wieweit sie bei normaler Funktion der mütterlichen Schilddrüse zur Auswirkung kommt, wissen wir nicht. Wir müssen aber eine Art Mitarbeit annehmen, da wir nur dann den Versuch der Leistungssteigerung begreifen können. Das Speichermaterial der fötalen Drüse bei normaler Funktion der mütterlichen stützt diese Annahme.

Die Unterwertigkeit der mütterlichen Schilddrüse kommt in der Schilddrüse des Neugeborenen in zwei zeitlich gestuften Erscheinungen zum Ausdruck; zunächst im Fehlen von Speichersekret. Speicherung setzt ein Überwiegen des Anbotes gegenüber der Nachfrage voraus. Hypofunktion der mütterlichen Drüse bedeutet ein unterwertiges Anbot. Damit ist der Vorgang der Speicherung unvereinbar. Bei geringer Hypofunktion der mütterlichen Schilddrüse, die im Organismus der Mutter selbst symptomlos verläuft, genügt dieser Ausgleich. Bei höherem Grade tritt der Versuch der Ersatzleistung seitens der kindlichen Drüse in der Form von Parenchymanbau zutage. Derselbe Vorgang, der uns zum Ausgleich von Bedarf und Leistung im Rahmen physiologischer Schwankungen bemerkbar wurde, erscheint hier als Folge funktioneller Minderwertigkeit.

Der Zustand einer Hypofunktion (Leistung!) geringen Grades ist für die Schilddrüse im Kropfendemiegebiete bezeichnend. Fehlen von Reservesekret und parenchymatöse Vergrößerung der Schilddrüse des Neugeborenen ist die parallelgehende Erscheinung.

Daß hier in der Tat ein funktioneller Zusammenhang besteht, erhellt aus Beobachtungen, die außerhalb des Einflusses einer Endemie gemacht werden. Das Manifestwerden der Insuffizienz der mütterlichen Schilddrüse im Verlaufe der Gravidität ist ein nicht zu seltenes Vorkommnis. Die Folge ist eine kongenitale Hyperplasie der Schilddrüse der Frucht. Hier handelt es sich um einen rein endogen bedingten Vorgang, dessen

---

der Pubeszenz prävaliert die Schilddrüse und anderseits die Prähypophyse (starkes Längenwachstum, Stoffwechselsteigerung, Ermüdbarkeit, Erregbarkeit). Die Reifung der Keimdrüsen sieht Verfasser nicht als etwas Primäres an, sondern als sekundäre Folge der Überaktivität der beiden genannten Drüsen. Sie wird begünstigt durch die gleichzeitige Involution der Thymusdrüse. Das zweite Stadium der Pubertät, die Adoleszenz, ist der Kampf der Keimdrüsen um die Vorherrschaft. Rückdrängen des Längenwachstums und der peripheren Umsatzregulierung durch die Schilddrüse zugunsten des Zentralnervensystems durch das Zwischenhirn, unter Heranziehung des Adrenalinsystems und des Inselapparates sowie des Mittellappens der Hypophyse, geht Hand in Hand mit dem Hervortreten der spezifischen Keimdrüsenwirkung (Entwicklung der sekundären Geschlechtsmerkmale und Sexualität.) Im dritten Stadium, der Reife, ist die Vorherrschaft der Keimdrüsen entschieden. (Monatsschr. f. Kinderheilk. H. 3 bis 4. Ref. in Fortschr. der Organotherap. 1927.)

Mechanismus in einzelnen Fällen erkennbar ist. Der Typus der kongenitalen Schilddrüsenschwellungen ist die diffuse Gewebshyperplasie als Ausdruck der versuchten Kompensation.

Angeborene ausgeprägte Schilddrüsenvergrößerungen bilden sich im postfötalen Leben nur selten restlos zurück. Meist bleibt eine merkliche Schwellung bestehen, die sich im Anschlusse an die späteren Funktionsschwankungen zur deutlichen Struma ausbildet. Es hat den Anschein, als ob dem in früher Entwicklung pathologisch beanspruchten Organe die Rückkehr zur Norm verwehrt bliebe. Verständlicher ist indes die Vorstellung, daß die thyreoidale Insuffizienz der mütterlichen Schilddrüse nur die eine, erweisbare Störung einer pluriglandulären Umstellung darstellt, deren primum movens sie ja immerhin bedeuten mag. Damit ist aber die Annahme einer parallelen und pluriglandulären Umstellung im kindlichen Organismus unabweisbar. Ein so eingreifender Prozeß ist ungleich schwieriger als reversibel denkbar, womit die innersekretorische Gleichgewichtsstörung als Dauerzustand begreiflich wird.

Die außerordentliche Bedeutung, die der normalen föto-maternellen Beziehung im Hinblick auf die Schilddrüse und die Gesamtheit der metakerastischen Drüsen zukommt, ist offenkundig. Die vorübergehende Funktionsstörung der mütterlichen Schilddrüse genügt zur Verankerung parallel laufender Erscheinungen in der Frucht. Es ist daher unerläßlich anzunehmen, daß eine schilddrüsenkranke Mutter dem Kinde deutliche und dauernde Zeichen einprägen muß.

Die endemische Verkropfung eines Gebietes kommt dadurch zum Ausdruck, daß eine beträchtliche Anzahl der Bewohner zu Kropfträgern wird. Es steht heute außer Zweifel, daß ein wesentlicher Faktor dieser Erscheinung im Jodmangel zu suchen ist. Die Bedeutung des Jodes für den Körperhaushalt, im besonderen für die Eigentätigkeit der Schilddrüse ist bekannt. Der Hypojodismus führt zunächst zur kompensatorischen Schilddrüsenschwellung. Damit wird ein Ausgleich in engen Grenzen gewährleistet. Der Jodbedarf des Organismus wird aber damit nicht gedeckt. Die Wirkung des Hypojodismus macht sich allmählich im ganzen Organismus fühlbar. Alle Organe, die zu Ausbau und Leistung eines vollwertigen Schilddrüsensekretes bedürfen, beginnen die Spuren dieses Mangels zu zeigen. Die Schilddrüsenvergrößerung wird zum Symptom. Die Störungen des innersekretorischen Gleichgewichtes, des Gesamtstoffwechsels, des Nervensystems, des Blutbildes werden manifest, ihre Rückwirkung auf die Schilddrüse zum neuerlichen Insult. Ein Organ, das für Wachstum und Gewebsdifferenzierung der anderen Organe zu sorgen hat, verliert bei andauernder Insuffizienz diese Fähigkeit für sich selbst. Der gewaltsame Versuch der Regulierung der gesamten Organfunktionen endet mit der eigenen Destruktion.

Die Frucht einer Paarung solcher Individuen kann keine normale

Schilddrüsenfunktion, kann überhaupt keinen normalen Organismus erwarten lassen. Die normalen Organbeziehungen sind gestört, Reizwirkungen, fördernde Impulse, das Spiel reziproker Beeinflussung ist aufgehoben. Die nächste Generation bietet ein Bild, das neben dem fast völligen Ausfall der Schilddrüsenfunktion das Wrack eines normalen Organismus darstellt. Es ist das Bild des endemischen Kretinismus.[1]

---

[1] Immer wieder kehrt die Forschung zum Problem des endemischen Kretinismus zurück. Aber wir sind von einer Klärung anscheinend noch weit entfernt.

Eindeutig und kurz, wie SAUERBRUCH das klinische Bild des Morb. Basedow und des endemischen Kretinismus und ihrer Probleme wiedergibt, muß die Linie gehalten sein, die hier den Weg einer befriedigenden Arbeitshypothese anzeigt. Die Mitteilungen von HANHART, GALANT; die ausführliche Beschreibung und Besprechung durch OTTONELLO einer Kropf-Kretinismus-Endemie in Sardinien (in der Nachbarschaft des Meeres, familiär auftretend und vorwiegend das weibliche Geschlecht betreffend) bilden wertvolle Beiträge.

DE QUERVAIN und seine Schule haben der Fülle theoretischer Klügeleien ein großes Material und eine exakte Bearbeitung entgegengestellt (BRANOWACKY, CHAITAN, DOUBLER, DUBOIS, PEDOTTI, WALDER, WYDLER). Aber Vielheit der klinischen Untersuchungen und Laboratoriumsarbeiten haben fast noch mehr Fragen wachgerufen. Am auffallendsten scheint die gelungene Neutralisation von Basedowserum durch Kretinenserum in vitro und im Tierversuch.

Denn während die übrigen Erhebungen sich mehr minder leicht mit unserer Auffassung in Einklang bringen lassen, ja sie teilweise durchaus unterstützen, tritt hier ein neues Moment auf, das noch der Verarbeitung bedarf.

E. BIRCHER führt in einer Studie über die kretinische Degeneration im Kanton Aargau seine Symptomauffasssung des Kropfes — ob Sub- oder Koordination bleibe dahingestellt — aus und bringt die hydrotellurische Theorie in Beziehung zu den anatomischen Kropfformen. Aus seiner Zusammenstellung ergibt sich, daß die Hälfte der Triaskröpfe den diffusen Kropfformen angehören, während in der Molassegegend 87% der Strumen das Bild der Knotenform zeigen. So findet sich eine Variation im Gebiete der Endemien selbst, eine Feststellung, die, erstmals von BIRCHER erhoben, neue Überlegungen eröffnet.

Die weite Fassung der Fragen behandelt DE QUERVAIN unter dem Titel: „Ist der Kretinismus ein anthropologisches Rückschlagsphänomen?" Angeregt durch FINKBEINER prüft DE QUERVAIN die alte Rückschlagstheorie (RÖSCH, ST. LAGER, VIRCHOV), ohne eine Nötigung zu finden, sie wieder aufzunehmen. Das von FINKBEINER gesammelte Material und manches in seinen Ausführungen muß aber trotzdem als Bereicherung unseres Wissens in dem so widerspruchreichen Kapitel betrachtet werden.

Andere Autoren wenden sich neuen Einzelheiten zu.

W. JAENSCH fand bei Kretinen alle Spielarten von Kapillarhemmungen (Kümmerformen der Entwicklungsstufen des Kapillarsystems), die aber auch häufig in Gegenden angetroffen werden, in denen der Kropf endemisch ist. Hier sieht man sie „weit in die Breite des Normalen" hinein; und gleich-

Die örtliche Gebundenheit; die kropfige Erkrankung in der Aszendenz; das allmähliche Einsetzen der körperlichen und geistigen Stigmatisierung entsprechend der rudimentären Leistungsfähigkeit der Schilddrüse und

zeitig damit Neurosen mit basedowoider Färbung, mancherlei Formen von motorischem Infantilismus mit und ohne Intelligenzdeffekt, auch die verschiedensten Differenzierungsstörungen (DATTNER). Es ist nun sehr bemerkenswert, daß durch Jod-Thyreoideabehandlung sich diese Kapillarformen Hand in Hand mit der geistigen Entwicklung der Patienten im Sinne der Norm weiterbilden. Beachtenswert sind im Hinblick darauf die Untersuchungen, die OLESEN und TAYLOR über den Zusammenhang von endemischem Kropf und geistigen Fähigkeiten bei Schulkindern in Cincinati anstellten. Kinder mit stark vergrößerter Schilddrüse erschienen weniger intelligent. Am Wiener Material gemessen, betont DATTNER die Ubiquität der Symptome (Kropf und Kapillarhemmung) als Folge einer sich allgemein auswirkenden Schädlichkeit, welche nicht ausschließlich die Schilddrüse angreift, sondern verschiedene Organsysteme trifft.

Diese Beobachtungen sind in vielfacher Hinsicht wichtig. Das Wesentlichste scheint mit darin zu liegen, daß die Jodmangeltheorie gestützt, die thyreogene Natur des Kretinismus betont und das Verständnis der Jodwirkung gefördert wird. Besonders aber glaube ich die Ausführungen DATTNERS für die Erklärung der Basedowhäufigkeit in Gegenden leichter Verkropfung verwenden zu können. DATTNER fand die Kapillarhemmungen häufig bei Vasoneurosen, bei denen er einen basedowoiden und tetanoiden Typ aufstellte. Man findet also basedowoide Patienten und Kapillarhemmung an den Grenzen von Endemiebezirken, das heißt dort, wo sich die endemische Schädigung nur mehr in kleinsten Ausläufern zeigt. Diese letzte (vielleicht eben deshalb primäre) Auswirkung läge in einer Kapillarhemmung, so weit uns morphologische Feststellungen heute möglich sind. Ich habe 1912 die Meinung ausgesprochen, daß die Basedowhäufigkeit in Gegenden einer leichten Endemie als Ausdruck des Obsiegens einzelner Individuen über die in hypothyreotem Sinne wirkende Noxe aufzufassen sei. In den Untersuchungen von JAENSCH und DATTNER ist nun der Beweis enthalten, daß es sich bei den basedowoiden Patienten dieser Gegenden tatsächlich um solche handelt, die ein Stigma endogener Schädigung in der Form der Kapillarhemmung tragen. Die Behebung der Hemmungsbildungen durch Jodthyreoglobulin zeigt die Gleichheit des ätiologischen Momentes.

Es ist in diesem Zusammenhange bemerkenswert, daß JAGIC die thyreotoxischen Einwirkungen auf den Zirkulationsapparat als das hauptsächlichste klinische Anzeichen einer unerwünschten Jodwirkung bezeichnet.

DOXIADES und POTOTZKY stellen sich ablehnend zu JAENSCH.

Sie verneinen die therapeutische Beeinflußbarkeit des „archikapillären Schwachsinnes", da sie in der Form der Archikapillaren den Ausdruck eines Fötalismus sehen, also die Persistenz eines Zustandes des kardiovaskulären Systems aus der Zeit vor der Geburt. Der endokrine Faktor der von JAENSCH beschriebenen Kapillarstörung liegt nach der Meinung von DOXIADES und POTOTZKY nicht in der Schlingenform, fondern in der „Durchtränkung des subkapillären Raumes". Hieraus allein kann eine Therapie erschlossen und in ihrer Wirkung beobachtet werden. Die Erfahrungen der beiden Autoren bei Fällen von Mongolismus und Myxödem beim Kind führen dazu, stets mit kleinen Thyreoidindosen zu beginnen, die nach wenigen Wochen durch Präphyson abgelöst werden, worauf wieder Thyreoidin gereicht wird.

der koordinierten endokrinen Organe; die Inkongruenz der Symptome oder ihre graduelle Verschiedenheit je nach dem Umfange der intrauterinen Störung und dem Grade der Organinsuffizienz; das Versagen

In der Untersuchung der Kapillaren scheint jedesfalls ein neuer aussichtsreicher Pfad betreten zu sein.

V. Pfaundler bringt den endemischen Kropf und Kretinismus mit der Wirkung einer besonderen Emanation aus dem Erdboden in Beziehung. Es sind zwei Momente wirksam: Örtlich bedingte, physikalisch noch nicht erfaßbare radioaktive Stoffe, der „Strahlungsschaden", und eine idiopathische Erbanlage, bei der vor allem die Wechselbeziehungen zwischen Schilddrüse und Hypophyse bedeutungsvoll sind.

Greil erklärt das Kropfproblem aus der Genodynamik, der Entwicklungsphysiologie. Unter Zugrundelegung frühester Embrionalstufen beschreibt er die Entwicklung der ersten Schilddrüsenknospe und zeichnet epigenetisch das Schicksal der strukturellen und funktionellen Differenzierung der Schilddrüsenanlage. Damit rückt auch von dieser Seite her das konstitutionelle Moment in den Vordergrund.

Die Betonung einer „monistischen Auffassung" hat ebensoviel Segen wie Verwirrung gebracht. Die Folge war das Aneinandervorbeireden. So äußert sich Kutschera-Aichbergen in dem Sinne, daß er eine endemische Dystrophie als Grund aller Störungen anerkennt, die von den herrschenden Theorien der Schilddrüsenirritation zugeschrieben werden. Der Kropf ist nur ein Symptom und eigentlich das Endprodukt des biologischen Kampfes zwischen endemischer Schädlichkeit und Körper; als solches kann er aber doch nicht wieder dasselbe Symptom erzeugen. Aber auch die Ansicht ist zu bekämpfen, daß das Symptom Kropf durch ein primär auf die Schilddrüse wirkendes Agens hervorgerufen wird. Die Kette der Nervenstörungen, von der einfachen Schwerfälligkeit der Innervation angefangen bis zur schweren Idiotie, ist jedenfalls ungleich wichtiger und folgenschwerer als der Kropf.

An dieser revolutionär gemeinten Anschauung ergibt sich bei genauer Zergliederung ein besserer Einblick in das Wesen der thyreogenen oder polyglandulären Theorie als aus vielen affirmativen, zustimmenden Meinungen. Es ist nur nicht ersichtlich, warum eine funktionelle Umstellung, mag sie auch selbst nur ein Symptom darstellen, nicht wieder zum Ausgangspunkt anderer „Symptome" werden kann. Für mechanische Vorgänge ist das doch kein Streitpunkt. Der mit Verkürzung geheilte Beinbruch bedingt das Hinken, die Beckenneigung, die Skoliose. Hier ist nicht nur nicht die Skoliose die gleichsinnige Auswirkung der Fraktur, sondern es werden durch die Korrektur der Verkürzung auch die von ihr abhängigen Symptome beseitigt. Trotzdem dieser Vergleich im wahrsten Sinne des Wortes hinkt, scheint er zum Verständnis verwertbar:

Besondere exogene Faktoren erschweren die normale Tätigkeit der Schilddrüse. Das dadurch bedingte Absinken ihrer Leistung macht sich in allen von ihr beherrschten Organgebieten als Dystrophie bemerkbar. Der Versuch der Leistungssteigerung der Schilddrüse tritt als ihre Vergrößerung in Erscheinung.

Die Insuffizienz der Wirkung führt bei Fortbestehen der exogenen Faktoren in einzelnen Geschlechterfolgen zur anatomischen Fixierung der Dystrophie. Wird die Normalleistung rechtzeitig therapeutisch ermöglicht, so kommt es zum Rückgang der unmittelbar davon abhängigen funktionellen Vorgänge. Letzten Endes vollzieht sich auch der Rückgang der Vergrößerung

jeder allein auf den Ersatz des Schilddrüsenausfalles gerichteten Therapie — all das ergibt eine so wohl umschriebene pathologische Erscheinung, daß an ihrem einheitlichen Wesen und ihrer Genese nicht mehr gezweifelt werden kann.

In dieser Form ist die Erkrankung der fötalen und kindlichen Schilddrüse ab origine eine pluriglanduläre Erkrankung. Die Art der Auswirkung am Gesamtorganismus ist in den Zellen gleicher Intensität identisch. Es ist klar, daß sie von anderer Prägung sein muß, wenn dem kindlichen Körper als angeborener Mangel jedwedes Schilddrüsengewebe fehlt oder wenn dieses in frühen Lebensjahren vollkommen zugrunde geht.

Der kongenitale Defekt der Schilddrüse gestattet keine Lebensfrist, die eine voll umschriebene Pathographie ermöglichte.

Die früh erlittene Zerstörung des gesamten Drüsensystems, das spontane infantile Myxödem, zeigt aber ein einheitliches Symptomenbild von eindringlicher Deutlichkeit.

Den schilddrüsengesunden Eltern verdankt die Frucht ein normal angelegtes und funktionierendes Organ. Tätigkeitsbereit tritt der Ring der endokrinen Drüsen in die postfötale Periode. Die Differenzierung der Gewebe ist abgeschlossen, der Aufbau beginnt als Eigenleistung.

In diesem Stadium vernichtet ein lokaler destruktiver Prozeß die Schilddrüse und endet mit der Atrophie des Organes. Die Schilddrüse schwindet aus der tätigen Gemeinschaft der metakerastischen Drüsen. Ihre Leistung entfällt und diese Lücke wird als Erstes und Bedeutendstes offenbar. In dem Bilde, das sich nun ergibt, ist es wesentlich, daß ein gesunder Organismus vom völligen Ausfall einer gerade in dieser Lebensperiode besonders wichtigen Drüse betroffen wird.

Die Schilddrüse, die beim Kretinen im Radwerk eines kongenital schwer geschädigten Körpers mit verschobenen und teilweise zerstörten Bindungen eine rudimentäre Funktion aufrecht erhält, tritt hier bei einem in normalem Gang befindlichen Organismus plötzlich vollkommen außer Tätigkeit. Daraus ergibt sich die Inkongruenz der krankhaften Erscheinungen, daraus aber auch die Möglichkeit, durch Organersatz in Form der Organotherapie eine weitgehende Wiederherstellung zu erzielen. Was beim Kretinismus versagen muß, da die Störungen von der Aszendenz her zu tief im ganzen System innerer Drüsen verankert sind, das muß hier — rechtzeitig angewendet — von Erfolg gekrönt sein. Aber es

der Schilddrüse, womit das Kardinalsymptom der auf endemischen Umweltfaktoren ruhenden Störungen beseitigt ist. W. v. REYHER fordert in seiner schönen Studie über „Kropf und endemische Dystrophie" die primäre Schädigung des Zentralnervensystems. Diese Auffassung fällt in gewissem Sinne nicht weit von jener, die ich hier bei Besprechung der Physiologie angedeutet habe.

ergibt sich auch eine wesentliche Erkenntnis: Jod als bedeutsamer Faktor im Schilddrüsensekret setzt ein solches Sekret voraus. Seine Wirkung ist nur denkbar, wenn es in der Bindung an dieses Sekret dem Organismus übergeben wird. Dem spontanen, infantilen Myxödem fehlt jedwedes Sekret, da ja dessen Bildungsstätte fehlt. Jodverabreichung kann daher nur in ganz geringem Ausmaße die Ausfallserscheinungen decken.

Die Eigenart der pathologischen Bilder bei fötalen und frühkindlichen Störungen der Schilddrüsenfunktion ist damit in Umrissen festgehalten. Schon hier wird die Trennung in exogene (Hypojodismus) und endogene Faktoren ersichtlich, die späterhin eine bestimmende Rolle spielen.

Der Schilddrüse im Endemiengebiet ist eine ausreichende Jodierungsmöglichkeit ihres Sekretes genommen.[1] Die damit verbundene biologische Minderwertigkeit des Sekretes zeitigt als äußeren Ausdruck der Ersatzleistung die parenchymatöse Vergrößerung des Organes. Das jugendliche Individuum im Endemiegebiete wird zum Kropfträger. Dieser Kropf ist durchwegs von funktionellem Charakter. Es ist wesentlich zu bemerken, daß die Anlage und Entwicklung blastomatöser Bildungen im Schilddrüsengewebe mit dieser funktionellen Genese keinen Zusammenhang hat. Gleichwohl scheint auch der Neigung zu solchen Bildungen eine gewisse regionäre Stufung zuzukommen. Wieweit auch dabei ein funktionelles Moment wirksam ist, können wir heute nicht entscheiden.[2] Es wäre immerhin denkbar, daß der durch Generationen erfolgte Reiz dieser Mehrleistung auch eine formale Umbildung des Parenchyms zur Folge hätte, die sich in diesen gehäuften Blastombildungen gewisser uralter Endemiegegenden ausspricht. Dem ist allerdings entgegenzuhalten, daß es allgemeine Gültigkeit hat, daß das Auftreten von Blastomen vornehmlich den Schilddrüsen reifer und alternder Individuen eigen ist, deren Schilddrüsenfunktion sich in absteigender oder erlöschender Linie befindet.

Die weitere Entwicklung des funktionellen Kropfes im Endemiegebiete habe ich früher gezeichnet. Auch er erfährt mit dem Absinken des Bedarfes seitens des Organismus eine physiologische Stabilisierung, die bei der Ausdehnung der Hypertrophie allerdings nur selten eine Rückkehr zur Norm mit sich bringt. Die Vergrößerung der Schilddrüse, durch Blastombildung in ihrem gleichmäßig diffusen Charakter mehr minder verändert, wird stationär. Der Kropf des Erwachsenen im Endemiegebiete tritt in Erscheinung.

Die exogene Genese dieser Strumenform läßt einen einfachen Mechanismus annehmen. Anders verhält es sich beim endogenen Typus dieser Lebensperiode.

---

[1] Ich halte mich an diesen Vorgang, weil er von anderen, wahrscheinlich parallel verlaufenden, der einzige derzeit erfaßbare ist.

[2] Siehe später: Der endemische Kropf. S. 113.

Bei der Besprechung des funktionellen Zustandes der normalen jugendlichen Schilddrüse mußten wir die Frage nach der näheren Genese offen lassen. Die pathologische Vergrößerung der Adoleszentenstruma bedeutet nun in ihrem Wesen nur eine graduelle Steigerung jenes Zustandes. Die Regulierung von Produktion und Abfuhr entsprechend den Bedürfnissen des jugendlichen Individuums im Sinne einer Abfuhrsförderung kann als Sympathikusreiz aufgefaßt werden. Daß dieses Moment nicht genügt, kommt in der Nötigung zum Parenchymanbau zum Ausdrucke. Das Krankhafte des Vorganges liegt mithin in dem Versagen einer Ausgleichbestrebung.

Die Tatsache der Tonussteigerung ist durch die aufgehobene Speicherung verbürgt. Eine Insuffizienz des Sympathikus kann daher nicht angenommen werden. Die Störung des normalen Mechanismus wird demzufolge in einer Überspannung der Forderung oder in einer ungenügenden Wirksamkeit des Sekretes, d. h. in der Unfähigkeit der Erfüllung einer normalen Forderung zu suchen sein. Dies ergibt sich als glaubwürdiger, da wir für die Behauptung einer abnormen Forderung keinen Anhaltspunkt besitzen. Zur Beurteilung der biologischen Sekretminderwertigkeit steht uns nur die Feststellung seines Jodgehaltes zu Gebote. Hier ergibt sich nun ein morphologisches Analogon in der Schilddrüse im Endemiegebiete, für welches wir genetisch Jodmangel mit großer Sicherheit anzunehmen berechtigt sind. In beiden Fällen lehrt uns die Erfahrung, daß medikamentöse Jodzufuhr die pathologische Schilddrüsenschwellung zur Norm zurückführt und den morphologisch-funktionellen Charakter der gesteigerten Abfuhr in den ruhenden Typus überleitet.

In dieser Auffassung besteht die Jodwirkung in einer biologischen Höherwertung des Sekretes, womit den Anforderungen des Organismus Genüge getan wird. Bei der Beurteilung der normalen Jugendschilddrüse erschien das funktionelle Bild als Ausdruck des erhöhten Sympathikustonus. Die Frage, ob dieser als primär gesteigert aufzufassen sei (als Parallelerscheinung zur allgemeinen Aufbautendenz), mußten wir offen lassen. Die Jodfrage schien dabei ohne Bedeutung. Die Betrachtung pathologischer Vorgänge sieht diese genetisch durch die Jodminderwertigkeit des Schilddrüsensekretes bedingt. Diese tritt in dem Unbefriedigtbleiben des Organismus in Erscheinung, das zur erhöhten Forderung an die Schilddrüse wird. Seine Sättigung führt zur Einstellung der Forderung und zum Ruhezustande der Drüse. Von den Geweben also geht der Impuls an die Schilddrüse aus. Damit wird es glaubwürdig, daß auch die Intensivierung des Sympathikustonus einem peripheren Reize entspringt. So betrachtet liegt die Wirkung der Jodzufuhr in der Absättigung der Gewebe und dadurch sekundär in der Herabminderung des Tonus des Sympathikus.

Die große Häufigkeit der Schilddrüsenschwellungen im Endemiegebiet ist durch den regionären Hypojodismus befriedigend erklärt. Für das Verständnis der klinisch-morphologisch identischen Kropfformen, die seit dem Kriege in verschiedenen, zum Teil bisher fast kropffreien Gegenden bei jugendlichen Individuen in auffallender Häufung beobachtet und als Adoleszentenkropf bezeichnet werden, ist diese Erklärung nicht ohne weiteres stichhältig. Die Tatsache des schwankenden Jodgehaltes ist zwar im allgemeinen, nicht aber für diese Gegenden im besonderen erwiesen. Der Weg scheint hier eher auf bestimmte endogene Ursachen zu führen.

Der ausgesprochene Adoleszentenkropf liegt in der Linie der physiologischen Volumsschwankungen der jugendlichen Schilddrüse. Die Einschätzung normaler endokriner Beziehungen, die uns diese verständlich macht, ohne die Jodfrage zu berühren, findet unschwer kongruente Vorgänge bei pathologischen Prozessen. Das reziproke Verhalten von Stoffwechsel und Schilddrüsenfunktion läßt die durch irgendwelche pathologischen Vorgänge bedingte Stoffwechselsteigerung zur vermehrten Anforderung an die Drüse werden.

In diesem Sinne haben wir vor allem chronische Infektionskrankheiten, an erster Stelle die Tuberkulose, wirksam erkannt. Alle allergischen Zustände führen zu einer erhöhten Labilität des autonomen Systems. Wieder geht die Bahn über den Gesamtorganismus, dessen Bedürfnisse die Mehrleistung der Schilddrüse erzwingen. Nun sagt uns eine vielfache Erfahrung, daß beim Abklingen der Erscheinungen des tuberkulösen Infektes auch die Schilddrüsenschwellungen in einem Großteil der Fälle wieder zurückgehen. Hier liegt jene endogene Selbststeuerung vor, die — ebenso bei der endemischen Struma — die Schilddrüsenvergrößerung als einen Anpassungsvorgang ansprechen läßt. Damit erhält sie den Charakter der Zwecktätigkeit, der auch noch in anderer Form zum Ausdruck kommt.

Die Adoleszentenstruma, die einen tuberkulösen Infekt begleitet, wird nur ganz selten bei einigermaßen bösartiger Lungentuberkulose angetroffen. Die operative Reduktion der Struma hingegen ist geeignet, eine milde latente Tuberkulose bösartig manifest werden zu lassen.

So scheidet die Genese zwei morphologisch-funktionell gleiche Bilder. Es wäre unschwer, auch die physiologischen Formen des Pubertätskropfes und die pathologischen, auf allgemeiner Infektbasis ruhenden, mit dem Jodstoffwechsel in Verbindung zu bringen. Aber unser Einblick hält sich hier an einer breiten Oberfläche, ohne wirklich in die Tiefe zu dringen. Die Feststellung von Beziehungen ist nicht identisch mit deren kausaler Entschleierung. Wir haben das jodierte Schilddrüsensekret als einen Sekretfaktor erkannt. Es mag der wichtigste sein, sicherlich ist es jener, der uns am zugänglichsten ist. Aber wir können schon bei diesen Überlegungen über die Kropfformen bei jugendlichen Individuen die Möglichkeit anderer physikalisch-chemischer Sekretkonstituenten annehmen.

Mit dem Ende der Pubertätszeit schließt eine wichtige Funktionsperiode der Schilddrüse, die physiologisch und pathologisch wohl charakterisiert ist. Von hier ab bietet der weibliche Organismus in den krankhaften Erscheinungen ebenfalls die größere Fülle klar erkennbarer Vorgänge, wie wir dies bei den physiologischen Funktionsschwankungen gefunden haben. Nur ein pathologisches Geschehen steht an der Grenze dieser Periode, das primär mechanisch bedingt bei beiden Geschlechtern denselben Mechanismus auslöst.

Die anatomische Beziehung der Schilddrüse zur Luftröhre bringt es mit sich, daß ihre Parenchymvergrößerung unter besonderen Umständen eine folgenschwere Lageveränderung nach sich zieht. Sie äußert sich in der Verdrängung oder Einengung der Trachea. Schon die normal gelegene Schilddrüse kann bei erheblicher Vergrößerung aller ihrer Teile die jugendliche Trachea von beiden Seiten her eindellen. Um so mehr eine Schilddrüse, die durch ihre tiefere Anlage die obere Thoraxapertur erreicht oder völlig in deren Bereich oder retrosternal zu liegen kommt. Dann fehlt die Möglichkeit der freien seitlichen oder vorderen Ausladung, die wachsende Drüse wird durch ihr zum Teil starres Bett in gestielte oder zapfenartige Zwangsformen gedrängt, während sie selbst die nachgiebigen Gebilde ihrer Nachbarschaft verdrängt oder deformiert.

Neben der Lage und Formveränderung, die die Trachea dadurch erleidet, kommt manchesmal durch den stetigen Druck eine Erweichung der Knorpelringe vor allem bei jugendlichen Individuen zustande, was ein weiteres Nachgeben der Wandung ab und zu in bedrohlichem Ausmaß zu Folge hat.

Diese mechanische Auswirkung, die unter anderen auch die Speiseröhre, die Halsgefäße und Nerven in Mitleidenschaft zieht, führt auch zu einem biologischen Effekt, der im funktionellen Bild der Schilddrüse selbst in Erscheinung tritt.

Die allmähliche Einengung des Tracheallumens führt über eine schrittweise Verminderung der Sauerstoffzufuhr zu einer Herabsetzung des Stoffwechselumsatzes. Damit geht ein Absinken des Sympathikustonus, ein Erstarken des Parasympathikus Hand in Hand. Das Sekretbedürfnis des Organismus verringert sich, die gesteigerte Abfuhr wird gehemmt, die Drüse beginnt zu speichern. Dieser Vorgang entspricht den früher als physiologisch dargestellten Schwankungen. Jedoch besteht der wesentliche Unterschied, daß dort die Abfuhrshemmung in der Linie zweckmäßiger, im ganzen inneren System begründeter Evolutionen liegt, während es sich hier um eine abnormale pathologische Drosselung der Sekretabschwemmung handelt. Die zweifache Phase der Drüsenfunktion wird gewaltsam in ihrem Synergismus gestört. Unter der Fortdauer der normalen Sekretion setzt die Stapelung des Reservematerials ein.

Es kommt zur Anschoppung in den Drüsenhohlräumen, womit ein weiterer Faktor zu ihrer Vergrößerung gegeben ist. Die Folge kann nur eine zunehmende Verschmälerung des Luftröhrenlumens sein, wodurch deren Rückwirkung auf die Drüse selbst verstärkt wird. So ist ein Kreislauf geschaffen, der ohne Hinzutritt anderer Momente in zweifacher Weise enden kann: Die Überladung der Drüsenhohlräume mit Speichersekret führt zu dessen zunehmender Eindickung, der epitheliale Wandbelag erliegt dem mechanischen Druck, der ihn schließlich zur Funktionseinstellung zwingt. Je nach den anatomischen Bedingungen der einzelnen Drüsenteile (Gefäßversorgung, Kompression durch die Umgebung) spielt sich dieser Vorgang in verschiedenen Drüsengebieten rascher und intensiver ab, so daß auf diese Weise eine vollkommene Steuerung der Produktion erzielt wird.

Damit ist aber auch einer zunehmenden Organvergrößerung ein Ende bereitet. Die mechanischen und funktionellen Verhältnisse werden stationär. Wir haben die Form der primär mechanisch bedingten Hypothyreosen vor uns.

In anderen Fällen bedingt die zunehmende Einengung und Wandschädigung der Trachea eine so hochgradige Atmungsbehinderung, daß ein geringer Anlaß zum Tod durch Erstickung führen kann. Hier kann nur ein rechtzeitiger operativer Eingriff in der Form der Eröffnung oder der Befreiung der Luftwege Abhilfe schaffen.

Wie weit bei diesen funktionellen Umstellungen der Schilddrüse, die klinisch nur wenig (allgemeiner Habitus, Grundumsatz) zum Ausdruck kommen, die übrigen endokrinen Drüsen Störungen ihrer Tätigkeit erleiden, läßt sich noch nicht in einem verläßlichen Schema dartun. Zum Verständnis der Pathographie der Schilddrüse ist die Art und Größe dieses Ausschlages auch weniger wesentlich, als die stete Beachtung der funktionellen Kuppelung selbst, gleichviel ob wir deren genaue Stufung oder Richtung erkennen.

Ich habe früher zu zeigen versucht, wie auf Grund physiologischer Vorgänge die Sekretausfuhr aus der Schilddrüse von Förderung zur Hemmung schwankt. Als Beispiel einer genetischen Form wurden die sexuellen Evolutionen des Weibes herangezogen. Es besteht auf Grund zahlreicher Tierversuche kein Zweifel, daß auch andere endogene Vorgänge eine Umstellung der Schilddrüsenfunktion nach sich ziehen.

Wir haben die menstruelle Nervosität junger Mädchen, die Asthenie junger Frauen in erster Linie als die Wirkung gesteigerter Abschwemmung von Speichersekret erkannt. Schwankungen dieser Art, die an die Grenze des Normalen heranreichen, lassen einen eindeutigen Hergang feststellen. Es bedarf nur wenig geänderter Bedingungen, um die Grenze nach der pathologischen Seite hin zu überschreiten. Die häufigste dieser Bedingungen ist die abnorme Stapelung von Speichersekret.

Speicherung setzt ein Überwiegen des Parasympathikustonus voraus. Diese auf dem Gleichgewicht Sympathikus-Vagus beruhende Tonussteigerung ist von größter Labilität. Nur so können wir ja die feinsten funktionellen Schwankungen begreifen, die den unentwegten Wechsel von Anbot und Nachfrage regeln. Gerade die Vulnerabilität dieses Gleichgewichtes ermöglicht die immer neue Kompensierung von Änderungen, die durch zahlreiche Reize exogener oder endogener Natur den Funktionszustand der Drüse beeinflussen. Das normale Individuum ist zu dieser Kompensation befähigt. Der neuropathisch-degenerativ stigmatisierte Organismus versagt. Dies ist der letzte Grund jeder echten thyreogenen Erkrankung.

Wir haben früher gesehen, daß merkbare physiologische Schwankungen der Schilddrüsenfunktion nur eine Auslese von Individuen treffen. Die endogenen Geschehnisse sind allgemein und gleichartig. Ihre Auswirkung über die Grenzen der Norm zeigt die Störung der nervösen Regulierung. Nicht die Organminderwertigkeit der Schilddrüse führt zur Steigerung ins Pathologische, sondern das Versagen des Regulators.

Eine Reihe von Einflüssen ist geeignet, das Vagus-Sympathikus-Gleichgewicht zu stören. Eine Veränderung des Klimas und damit des Stoffwechselumsatzes, endokrine Krisen, die Pubertät oder das Klimakterium, psychische Traumen — Vorgänge solcher Art stellen beträchtliche Forderungen an die Leistung der Regulatoren. Führen sie zur Überwindung der Abfuhrshemmung, dann ist der Ausschüttung der Speichervorräte der Weg freigegeben, die pathologische Überschwemmung des Organismus durch Schilddrüsensekret setzt ein.

Ihre Zeichen decken sich zunächst mit jenen, die durch Zufuhr von Schilddrüsensubstanz oder Jod bei Stauungskröpfen erzielt werden können. Bald aber tritt ein innerer Mechanismus in Tätigkeit, dem das labile System der nervösen Steuerung zugrunde liegt. Die Erschöpfung der Sekretreserven müßte die gesteigerte Ausfuhr beenden und damit das Gleichgewicht von Produktion und Abschwemmung wiederherstellen. Es gibt Fälle, bei denen dies eintritt.

Die Kürze oder die geringe Intensität des auslösenden Reizes kann kaum eine Störung setzen, die nicht durch eine äußerste ausgleichende Anstrengung zu überwinden ist. Dies gilt vor allem für die primär-mechanisch bedingten Stauungskröpfe. Alle rein endogenen, funktionell begründeten Speicherformen sind, wenn sie das Maß physiologischer Beschränkung durchbrechen, nur durch die Insuffizienz des regulatorischen Systems erklärbar. Diese neurotische Basis wird im Augenblick der überstürzten Sekretausschwemmung doppelt bedeutungsvoll.

Die Schilddrüse wird zum gejagten Jäger. Ihr Speichervorrat ist weggegeben. Seine Wirkung auf das Nervensystem, auf den Stoffwechsel ist in vollem Gange und damit die Rückwirkung zu gesteigerter Leistung der Drüse selbst. Der gewaltsamen Mobilisierung der Sekretreserven folgt die Ausschwemmung des frischgebildeten Sekretes. Die Jodvorräte werden eilig verbraucht. Noch ist die normale Spannung vom Synergismus und Antagonismus im endokrinen Ring, wenn auch in höchster Steigerung, erhalten. Aber die Jodvorräte sind begrenzt. Ein Rest bleibt der Drüse zur Aufrechterhaltung der Tätigkeit gewahrt. Der Gehalt an Sekret verringert sich. Die Leistung der Drüse tritt hinter ihre Tätigkeit. Das Sekret verliert seine normale Konstitution. Damit wird das System wohl abgestimmter Beziehungen im formalen Ring gestört. Die „chemischen Boten" schreiben in fremder Schrift. Antrieb und Hemmung büßt seine geregelte Form ein. Die Gesetzmäßigkeit von Angriff und Hilfe weicht dem Chaos. Die gehetzt arbeitende Schilddrüse, die mit dem gesteigerten Blutzufluß alle normalen Sekretkonstituenten an sich zu reißen sucht, wird zum Symptom. Im selben Sinne wie beim Kretinismus, dominierend durch ihre Vormachtstellung in der funktionellen Gliederung, aber selbst nur mehr ein Reif in der Kette. Dies ist Werdegang und Wesen des Morbus Basedowi.

Es ist nicht von der Hand zu weisen, daß es unter Umständen keiner bedeutenden Speichervorräte, ja vielleicht überhaupt keiner solchen bedarf, um den identischen pathologischen Prozeß, wie ihn die Höhe der Erkrankung darstellt, zu ermöglichen. Es gibt eine Fülle von Beobachtungen, die uns mit Sicherheit annehmen lassen, daß der erste von der Tonusstörung ausgehende Impuls eine von Reservematerial freie Schilddrüse betraf. Nicht weniger eindeutig scheinen andere Fälle, in denen die Schilddrüse erst sekundär in das pathologische Geschehen einbezogen wird, was durch die Tatsache ihrer endokrinen Gebundenheit natürlich ist. Grundlegend jedoch für die Entwicklung des dargelegten Mechanismus ist die Tatsache, daß seine Basis in einer neuropathischen Konstitution gegeben sein muß. Für die Auswirkung hyperfunktioneller Zustände kann dies nicht mehr abgelehnt werden.

Nun gibt es aber eine reiche Zahl ähnlicher Krankheitsbilder, die eindeutig auf der medikamentösen Zufuhr von Jod beruhen, also auf einer exogen bedingten Sekretaktivierung, der der Charakter des Gewaltsamen, nicht durch endogene Vorgänge Ausgelösten, unleugbar anhaftet. Hier scheint der Zwang zur Annahme einer neuropathischen Konstitution nicht unmittelbar vorliegend. Dazu ist zunächst zu bedenken, ob nicht — wie ich früher andeutete — die abnorme Speicherung als solche nur auf dieser Grundlage zustande kommen kann. Jugendliche Speicherkröpfe finden sich bei Vagotonikern. Die Auswahl unter allen, denselben physiologischen Bedingungen ausgesetzten Individuen scheint dadurch gegeben.

Aber auch die Reaktion auf Jodzufuhr im Sinne einer Sekretüberlastung des Organismus ist eine individuelle, keineswegs eine allgemeine.

Die Förderung der Ausschwemmung durch Jodzufuhr ist ein regelmäßiger Vorgang im Tierexperiment. Es ist möglich, die erzwungene Situation im Versuch als Störung der nervösen Regulierung zu deuten, wodurch die gleichsinnige Basis auch im Experiment gegeben wäre.

Beim Menschen spricht die Beschränkung der Jodwirkung auf eine Minderzahl von Individuen überzeugend dafür. Unter den zahlreichen Personen, die — mit einem Speicherkropf behaftet — Jod als Medikament gegen andere Erkrankungen oder als Mittel gegen den Kropf erhalten, zeigt immer nur ein gewisser Teil hyperthyreote Symptome als Effekt dieser Jodzufuhr. Und diese wieder zeigen ihn in verschiedenem Grade. Das hängt natürlich neben anderen Bedingungen in weitem Umfange mit der Menge des einverleibten Jodes und der Dauer der Zufuhr zusammen. Aber die Tatsache der Auslese legt die Annahme einer neuropathischen Grundlage nahe.

Die Bewegung von der Stauung zur Ausschüttung des Sekretes ergibt sich als sicher und klar zu verfolgende Linie. Aber sie gibt in dieser Form nur eine der vielen Kurven wieder, die durch die unmeßbare Feinheit aller lebenden Beziehungen, durch die tausendfältige Abstufung äußerer und innerer Reize, durch das Einmalige und nicht Erfaßbare der individuellen Konstitution gezogen werden. Aber diese Linie gibt einen Weg, der durch das Dunkel des krankhaften Geschehens zu führen vermag und zu immer neuen Ausblicken leitet. Einheitlich geschaut, umschließt eine Pathographie der Schilddrüse dieser Art alle krankhaften Vorgänge, die an den funktionellen Zustand der Schilddrüse geknüpft sind oder ihn bedingen Die Fülle anderer Momente, die an der Morphologie oder selbst an der Funktion der Drüse wirksam sein können, ohne mit deren Eigenfunktion genetisch verknüpft zu sein, ändern an der Wesenheit der Bilder nichts. Nicht die Vollzähligkeit zu erklärender Erscheinungen war anzustreben, sondern die Logik einzelner. Diese nahm Tatsachen zu Bausteinen. Nun gilt es, ihre Tragfähigkeit zu erweisen.

Anatomische Grundlagen

Die Schilddrüse des Menschen stellt sich uns als ein zu beiden Seiten der Luftröhre symmetrisch angelegtes Organ dar, dessen Hälften durch ein vor der Trachea gelegenes Mittelstück, den Isthmus, verbunden sind.

Die Anlage der Schilddrüse[1], die zu den am frühesten sich ent-

---

[1] Diese Schilderung der Entwicklung der Schilddrüse ist eine gekürzte Wiedergabe des betreffenden Abschnittes aus dem demnächst im gleichen Verlag erscheinenden „Lehrbuch der Entwicklung des Menschen" von ALFRED FISCHEL. Diesem Buch entstammen auch die Abbildungen 1—3.

wickelnden Organen gehört, erscheint als eine Einsenkung des Epithels in der Medianebene des Mundhöhlenbodens. Dieses Epithelgebiet liegt bereits hinter der Rachenhaut, so daß also die Schilddrüse aus dem Entoderm entsteht. Durch Wucherung des eingesenkten Epithels bildet sich in der Folge ein Epithelhöcker aus, welcher verschiedene Form besitzen und auch eine Andeutung von zwei Lappen aufweisen kann

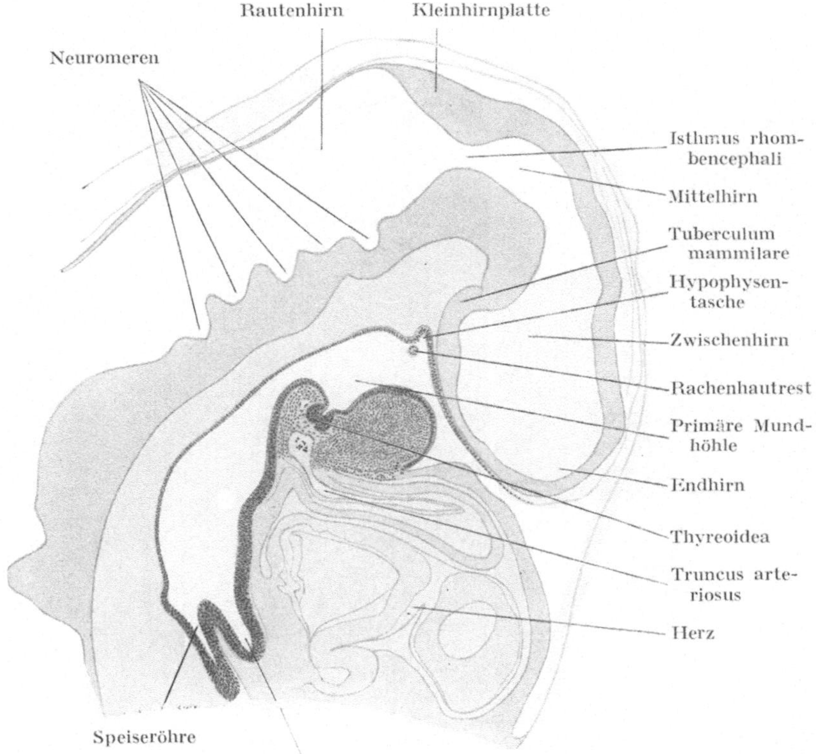

Abb. 1. Längsschnitt durch das Vorderende eines 5 *mm* langen menschlichen Embryo. 37 fache Vergrößerung. Nach FISCHEL

(Abb. 1). Dieser Epithelhöcker liegt im Teilungswinkel des Trunc. art. Er löst sich hierauf als solider oder eine kleine Höhlung besitzender Körper von seinem Mutterboden ab und verschiebt sich mit dem Trunc. art. kaudalwärts im Mesoderm (Abb. 2). Die Spur dieser Wanderung bleibt im Mesoderm eine Zeitlang noch erkennbar. Die Ablösung vom Mutterboden erfolgt jedoch zumeist nicht sofort, sondern die Thyreoidea-anlage bleibt meistenteils mit der Zungenanlage eine Zeitlang durch einen epithelialen Strang, den Ductus thyreoglossus, in Verbindung.

Die Stelle, von welcher dieser Strang in der Mundhöhle abgeht, befindet sich auf der Oberfläche der unterdessen gebildeten Zunge und stellt hier das Foramen caecum dar, das also dem Entstehungsort der Schilddrüse entspricht.

Der Truncus arteriosus verschiebt sich mit dem Herzen kaudalwärts. Diese Verschiebung macht die Thyreoideaanlage mit, bis sie an

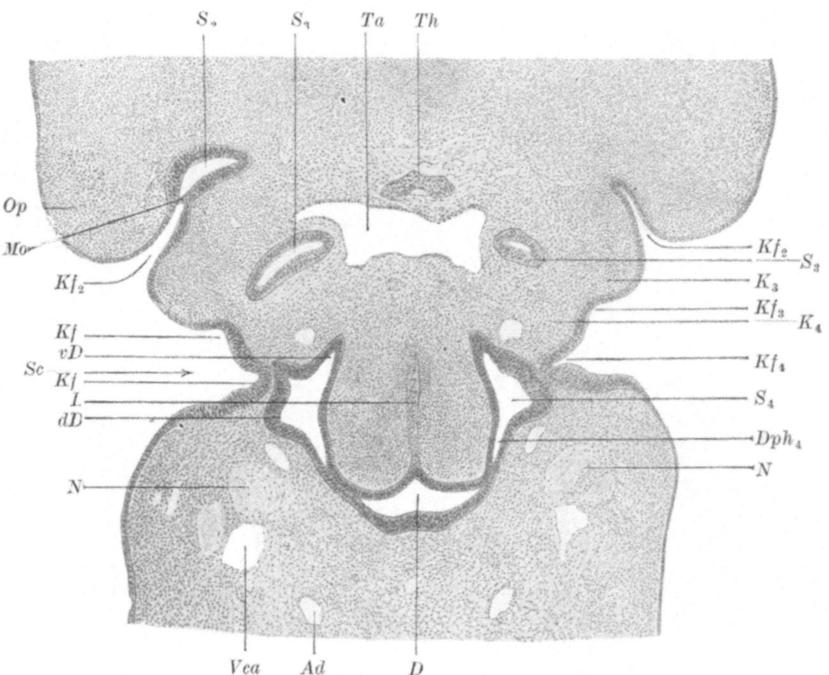

Abb. 2. Schnitt durch die Kiemenbogengegend eines 8,5 *mm* langen menschlichen Embryo. *Ad* = Aorta descendens; *D* = Kiemendarm; *Dph* = Ductus pharingobronchialis der 4. Schlundtasche; *dD, vD* = dorsales, ventrales Divertikel dieser Tasche; $Kf_{2, 3, 4}$ = 2. bis 4. Kiemenfurche; *L* = Anschnitt des Kehlkopfeinganges; *Mo* = Membrana obturans; *Op* = Operculum des 2. Kiemenbogens; *N* = Nerv; *Sc* = Sinus cervicalis; $S_{2, 3, 4}$ = 2. bis 4. Schlundtasche; *Ta* = Truncus arteriosus; *Th* = Thyreoidea; *Vca* = Vena cardinalis anterior. 54 fache Vergrößerung. Nach FISCHEL

die Stätte der späteren Lage ihres Mittellappens gelangt. Der Ductus thyreoglossus bildet sich in den meisten Fällen zurück. Doch können sich Teile des Ganges erhalten. Solche erhalten gebliebene kaudale Endstücke des Ductus bilden den Lobus pyramidalis der Schilddrüse. Aus anderen stellenweise erhalten bleibenden Abschnitten des Ductus können sich kleine Schilddrüsen in der Zunge, vor dem Zungenbein, vor der Cartilago thyreoidea u. a. m. entwickeln: obere Nebenschilddrüsen (Abb. 3). Setzen Teile der Drüsenanlage die Wanderung kaudalwärts über die normale Lagerungsstelle hinaus fort, so können sich aus ihnen die unteren Nebenschilddrüsen entwickeln. Während die oberen Nebenschilddrüsen entsprechend ihrer Herkunft stets in der Mitte des Halses liegen, können die unteren sowohl in der Mitte als auch seitlich liegen, je nachdem ob sie vom Isthmus oder von einem der Seitenlappen abgesprengt wurden. Schreitet die Rückbildung des Ductus über das normale Maß hinaus fort, so fehlt der Isthmus, während die Seitenlappen vorhanden sind.

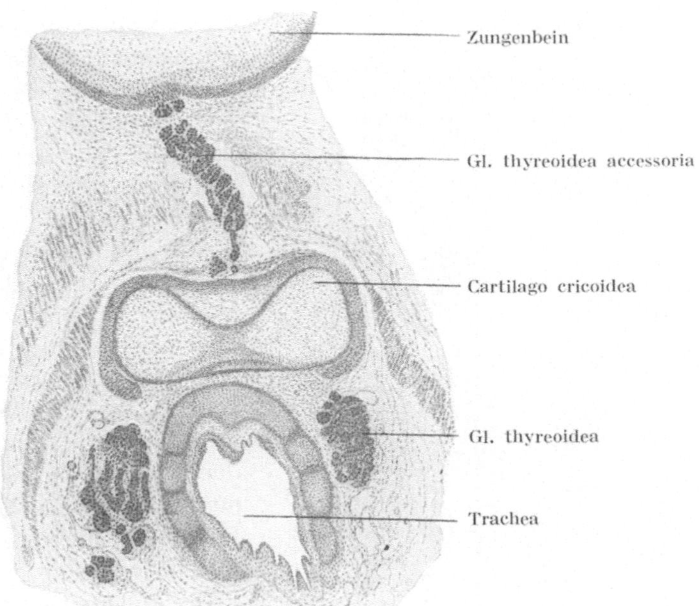

Abb. 3. Frontalschnitt durch den Hals eines 6,5 *cm* langen menschlichen Embryo. Die untere Hälfte des Halses ist gegen die obere so stark gekrümmt, daß die Trachea fast quer im Schnitte getroffen erscheint. Zwischen dem Ringknorpel und dem Zungenbeine befinden sich Gruppen von kleinen Schilddrüsen: Glandulae thyreoideae accessoriae superiores. 32 fache Vergrößerung. Nach FISCHEL

Mittelstück und Seitenlappen bestehen ursprünglich aus dicht gedrängten Epithelsträngen. In diesen entstehen, zunächst an der Peripherie der Lappen, Höhlungen, so daß die Stränge ein perlschnurartiges Aussehen erhalten. Entsprechend den Perlen dieser Schnüre werden dann die Stränge in einzelne Zellgruppen zerlegt, welche die Anlage der Follikel darstellen. Doch können die Höhlungen in den Follikeln auch viel später auftreten. Anzeichen von Sekretion in den Epithelsträngen sollen schon zu Beginn des dritten Monates vorhanden sein.

Für die Wertung der Funktion der Schilddrüse — somit für das Gerüst, das uns die Anatomie bieten soll — kommen nach dem heutigen Stand unserer Kenntnisse die Drüsenepithelien als spezifische

Werkstätte und das Kolloid als deren sichtbares Produkt in erster Reihe in Frage. Aber auch die übrigen strukturellen Elemente sind von Bedeutung.

Die Beurteilung der Blutgefäßversorgung im Einzelfalle läßt keine bindenden Schlüsse zu, da sie am Lebenden nur zum kleinsten Teil eingesehen werden kann und auch aus dem Leichenmaterial keine maßgebenden Vergleichswerte zu erheben sind. Die von LANDSTRÖM erwiesenen Anastomosen zwischen den Arterien derselben Seite und denen beider Hälften beweisen die ausgedehnte und feine Gliederung der Blutversorgung.

Für das venöse System ist die Zahl der Variationen ebenso bezeichnend wie der außerordentliche Ausbau des Netzes. Die Gewähr der bestmöglichen Abfuhr ist durch ein dreifaches Mündungsgebiet (vena facialis, vena jugul. int., venae anonymae) gegeben.

Die Abbildungen 4 und 5 mögen ein Beispiel für die Blutversorgung der Schilddrüse darstellen.

Die durchschnittlich großkalibrigen Schilddrüsenarterien spalten sich innerhalb des Parenchyms in ein reiches Maschenwerk

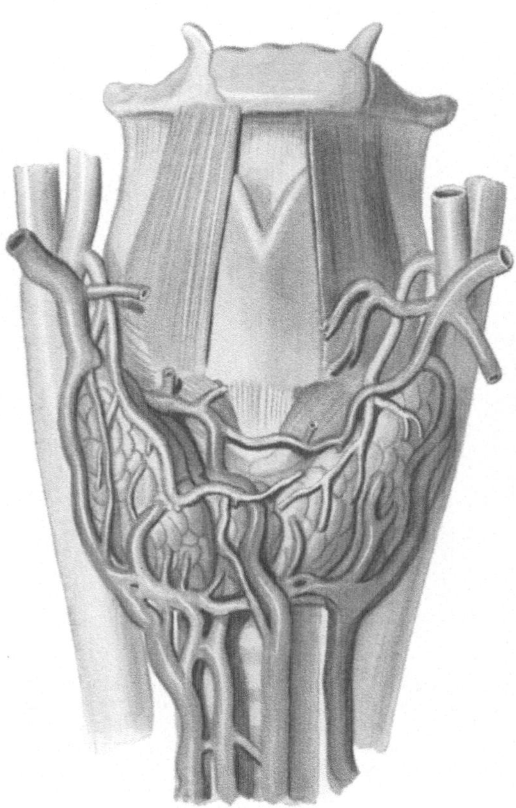

Abb. 4. Die Gefäßversorgung der Schilddrüse. Ansicht von vorne

auf, das in der Form verschieden konturierter Kapillaren die Follikel umschließt. Ihre Weite ist auffallend. In kindlichen und hyperämischen Schilddrüsen (WEGELIN) findet man unmittelbar unter dem Epithel liegend oder manchmal die Epithelzellen geradezu auseinanderdrängend blinde, tropfenförmige Ausbuchtungen (ZEISS). Die Kapillaren der kindlichen Schilddrüse sind auch — ebenfalls als Zeichen höchster Funktionsbereitschaft — mit einem feinen Stützapparat von Zirkulärfasern (WEGELIN) ausgestattet. Im gleichen Sinne können die von WÖLFLER auf-

gezeichneten Ampullen gewertet werden, wie auch die Erklärung der
arteriellen Zellknospen durch M. B. SCHMIDT als Anpassungserscheinung
der zu weiten Arterien beim Übergang vom fötalen in das bleibende
Kapillarnetz dieselbe Auffassung vertritt.

Nach M. B. SCHMIDT ist die Muskelarmut der Schilddrüsenarterien
im Verhältnis zur reichen Elastica interna auffallend.

Die Wand der Venen
ist durch ihre Zartheit charakterisiert; sie besteht fast
nur aus Intima und Adven-
titia (WEGELIN).

Für unsere Auffassung
des Sekretionsvorganges sind
diese anatomischen Befunde
grundlegend.

Klinische Erfahrungen,
viele eigene Feststellungen
im Verlaufe von Kropf-
operationen und Studien in
cadavere schienen eine Einschätzung der jeweiligen
Gefäßverhältnisse in be-
schränktem Umfang zu er-
möglichen.

Zwei alte Beobachtun-
gen verdienen Aufmerksam-
keit: Die Tatsache, daß familiäre Strumen häufig
gleichseitig sind, und die
auffallend geringe Venen-
entwicklung im Bereiche
intrathorakaler Strumenanteile.

Dazu kommt die Beob-
achtung F. STARLINGERS u. a.

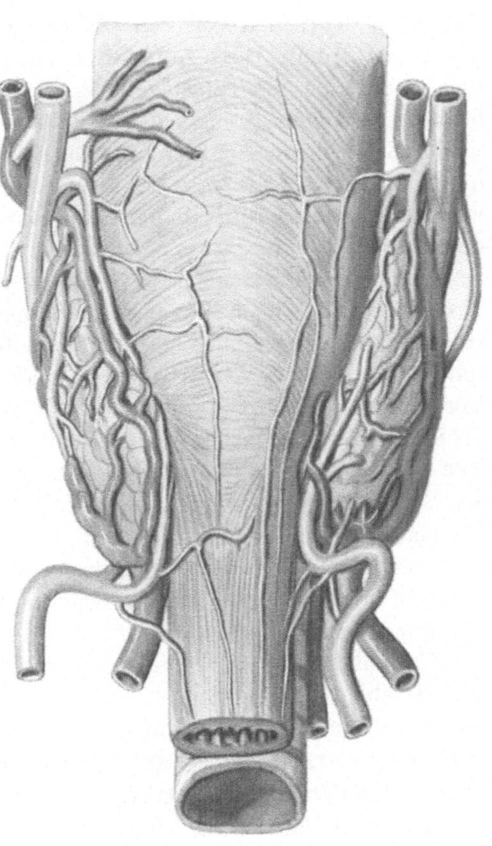

Abb. 5 wie Abb. 4. Ansicht von rückwärts

von dem Überwiegen rechtsseitiger Strumen, sofern es sich um diffuse
Formen handelt. Ich fand bei der Untersuchung einer Kropffamilie mit
diffusen Strumen bei der Mutter und sieben Kindern die rechte Schilddrüsenhälfte bedeutend stärker hypertrophiert. ADAMS und CROSSLEY
sahen bei einer Strumenepidemie in London, 1923, durchwegs die rechte
Schilddrüsenhälfte stärker vergrößert. Die geringe Ausbildung des Venen-
netzes um substernale Strumenanteile konnte ich, seit ich darauf achte, fast
jedesmal feststellen. Ich habe auch bei einer großen Anzahl von Patienten

mit ungleichmäßiger nicht intrathorakaler, diffuser Schwellung beider Schilddrüsenlappen in der überwiegenden Mehrzahl das Venennetz im Bereiche des größeren Strumenanteiles schlechter ausgebildet gefunden. Natürlich ist hier nur der Vergleich beider Seiten zu verwerten. Die mächtigen Venenkonvolute bei alten großen Kröpfen sind sekundäre Erscheinungen und betreffen vorwiegend die subkutanen, nicht die abführenden Schilddrüsenvenen. ANDERSON spricht im Hinblick auf dieses Verhalten der Venen von den schlechteren Abfuhrbedingungen aus dem strumösen Anteil. Diese Auffassung leitet zum Versuch einer Beurteilung dieser anatomischen Tatsachen. Es sei vorweggenommen, daß sie bei der endogen bedingten Struma nicht als kausales Moment in Frage kommen, wohl aber können sie hier eine lokale Bedeutung erlangen. Für sich allein können sie als eine der exogenen Ursachen beschuldigt werden, wie ich dies ausgeführt habe. Das Schwanken des Sekretbedürfnisses des Organismus führt zum Schwanken der Sekretabfuhr. Die durch das mangelhaft ausgebildete Venensystem geschaffenen ungünstigen Transportbedingungen aus einem Lappen ergeben periodische Rückstände in diesem. Die ungleichmäßige Kolloidanschoppung[1] wird anatomisch begreiflich. Gefäßatypien sind bekannte familiär auftretende Vorkommnisse. Darin könnte die Beobachtung gleichseitiger diffuser Schilddrüsenvergrößerungen bei Kropffamilien ihre Erklärung finden. EPPINGER festigte diese Auffassung durch das Experiment: Ligatur der Schilddrüsenvenen führt zur Kolloidbildung auf der ligierten Seite. Ich glaubte in einer Serie von 100 Basedowkranken der Klinik EISELSBERG bei einem hohen Prozentsatz der Fälle in dem homolateralen Auftreten von Kropf und indurativem Spitzenprozeß eine gleichsinnige Annahme vertreten zu können.

Das allgemeine Überwiegen der rechtsseitigen Struma sucht STARLINGER ebenfalls anatomisch zu begründen. Ausgehend von der allgemein angenommenen Erklärung des Zustandekommens der Varikokele links betont er, daß die klappenlosen, fast muskularisfreien Venen des rechten Schilddrüsenlappens eine gradlinigere Fortsetzung der Cava superior darstellen als die Venen des linken Schilddrüsenlappens. Der Rückstoß im Venenstrom wird sich daher im Bereiche des rechten Lappens mit größerer Intensität bemerkbar machen, wodurch die Abfuhrstauung in diesem anatomisch-mechanisch erklärt erscheint. Mit STARLINGERS Beobachtungen decken sich die von KLOSE an den Maingau-Knotenkröpfen erhobenen. Die Entwicklung der Strumenknoten beginnt fast regelmäßig im rechten unteren Pol, die Knoten sind sehr kolloidreich. Auch die Stauung im linken unteren Pol der „Tieflandschilddrüsen" könnte durch Gefäßknickung infolge des habituellen Tiefstandes dieses Poles gedeutet werden.

---

[1] Der Begriff wird hier vorweggenommen.

Zusammenfassend kann gesagt werden, daß eine Reihe anatomischer Befunde für die mechanische Abfuhrerschwerung des Venenblutes aus dem rechten Schilddrüsenlappen im allgemeinen und für einzelne Schilddrüsenanteile im Sinne familiärer Gefäßanomalien zu sprechen scheint. Oder umgekehrt: Für bestimmte Strumenarten dürften anatomische Bedingungen mit für die Entstehung maßgebend sein.

In diesem Zusammenhang ist schließlich auch die Tatsache wichtig, daß schon beim Neugeborenen (DEMME) der rechte Schilddrüsenlappen meistens etwas größer ist als der linke (HENLE, HUECK, WEIBGEN) und daß er beim Erwachsenen etwa ein Fünftel schwerer ist (WEGELIN, WEIBGEN).

Für die Abflußbahnen der Lymphe beschreibt BARTELS ein oberes und ein unteres Lymphgebiet. In bezug auf den Hauptweg des Sekretabtransportes ist bemerkenswert, daß sich zwischen Schilddrüse und Thymus keine Lymphgefäßverbindungen nachweisen lassen (BOÉCHAT). Dies verweist die „chemischen Boten" auf die Blutbahn.

Dafür scheinen auch die Befunde von RIVIÉRE zu sprechen, der einen unmittelbaren Kontakt zwischen den Lymphgefäßen und dem Follikelepithel ablehnt, da sie durch eine blutgefäßhaltige Bindegewebsmembran getrennt sind. Die Umscheidung der Arterien und Venen durch die Lymphstämme in den interlobulären Septen wird von ZEISS besonders betont. Die Lymphgefäße der Schilddrüse sind sehr reichlich (BOBER, REGAUD und PETITJEAN).

Die große Bedeutung des Nervensystems für den Sekretionsvorgang der Schilddrüse offenbart seine Dichte und Verzweigtheit. Die in engen Maschen (BRÄUCKER) das Parenchym durchziehenden Nerven gehören teils dem sympathischen, teils dem parasympathischen autonomen System an. Als Ausgangsstellen erscheinen das obere (V. CYON), mittlere (BRIAU) und untere (WIENER) Zervikalganglion. Die Verbindungen mit den Nervenplexus der Umgebung sind mannigfach und zahlreich (WEGELIN). Als Begleiter der Schilddrüsenarterien geben die Nerven Fasern an die Gefäße ab, während andere Fasern in die Drüsenläppchen eindringen, die Follikel umflechten und sich „mit leicht verdickten Enden an die Außenfläche der Epithelzellen anlegen" (WEGELIN, VERSON u. a.).

WEGELIN weist darauf hin, daß auch die Anlage und Art des bindegewebigen Stromas der Schilddrüse die innigen physiologischen Beziehungen zwischen Schilddrüsenfollikeln und Blutbahn morphologisch zum Ausdruck bringen. Dafür spricht das Fehlen einer Membrana propria der Follikel (KOLMER, SIGNORE, WEGELIN) und die Zunahme der Gitterfasern im interlobulären Stroma, die die Atrophie des Follikels begleitet.

Eine stärkere Ausbildung des nur selten anzutreffenden Fettgewebes (ARNDT, KLÖPPEL) ist nach WEGELIN mit einer Atrophie des Drüsengewebes verbunden.

Die Feinheiten des anatomischen Baues treten trotz der Folgerungen, die sie gestatten, zurück gegen die Bedeutung der Epithelien und des Kolloids.

Das Epithel bildet die Innenauskleidung rundlicher, geschlossener, manchmal schlauchartiger und miteinander kommunizierender Hohlräume, die den Aufbau der Schilddrüsenläppchen bedingen. Die Größe dieser Hohlräume (Bläschen, Follikel) ist weder in derselben Drüse, noch bei verschiedenen Individuen, noch in verschiedenen Gegenden die gleiche (DE QUERVAIN, SANDERSON, WEGELIN); sie bewegt sich — am Durchmesser gemessen — zwischen 35 bis 500 μ.

Neben diesem geschlossenen Zellbelag beschreiben v. EBNER, ISENSCHMID und SANDERSON solide Zellhaufen außerhalb der Drüsenbläschen, die WÖLFLER als embryonale Drüsenzellen aufgefaßt hatte. Von Bedeutung für das Urteil über den Funktionszustand der Schilddrüse werden jene polsterförmigen Epithelwucherungen, die der Follikelwand angehören und sich durch starke Vaskularisation auszeichnen (s. später).

Die Epithelzellen als Auskleidung der normalen Follikel schwanken in Größe und Form. Dieser Unterschied ist unverkennbar durch die funktionelle Spannung der Zelle begründet. Man unterscheidet ein zylindrisches Epithel mit bläschenförmigen, an der Zellbasis gelegenen Kernen. Es findet sich vorwiegend in jugendlichen Schilddrüsen und in solchen, bei denen die Vermehrung der Epithelien mit der Kolloidbildung gleichen Schritt hält (WEGELIN). Sie sind nach den allgemeinen Begriffen der Zellbeurteilung der Ausdruck einer regen Funktion. Wir bezeichnen ihre Gesamtheit als eutrophisches Epithel.

Beim Erwachsenen tritt diese Form im allgemeinen zurück gegen ein niedrigzylindrisches, kubisches Epithel, dessen formale Beeinflussung durch den Follikelinhalt deutlich ist. Mit der Zunahme des Kolloids erfolgt eine allmähliche Abplattung des Epithels, die Kerne rücken in die Zellmitte. Der eutrophische Charakter kommt in diesem Stadium nur durch die früher erwähnten polsterförmigen Anhäufungen hochzylindrischer Zellgruppen zum Ausdruck, unter denen sich Gruppen von neugebildeten, teilweise noch uneröffneten Schilddrüsenfollikeln finden. Dieser Typus wird als proliferierende Kolloidstruma bezeichnet. Ihr Zellbild gestattet die Annahme vollwertiger Sekretbildung, während die zunehmende Kolloidanschoppung für eingeschränkte Sekretabfuhr spricht.

Es muß als „ruhender Zustand" des Epithels aufgefaßt werden, wenn bei wachsender Kolloidvermehrung eine allmähliche Abplattung des Epithels ohne Polsterbildung einsetzt. Das Bild eines Erdrücktwerdens der Zellen ist ausgesprochen. Ihre sekretorische Tätigkeit steht still. Dieses flache, fast endothelähnliche Zellgefüge mit den schmalen, gepreßten Kernen nennen wir hypotroph.

Als Gegenstück zeigen sich Epithelformen mit ausgesprochen lebhaftem Wachstum, deutlicher Vermehrung der Zellen, die höher und schmäler werden, und schließlicher Bildung echter Papillen, die verschiedengestaltlich in das meist völlig kolloidfreie Lumen der Bläschen hineinragen. Wir haben eine morphologisch wohlcharakterisierte Funktionssteigerung im Sinne vermehrter Epitheltätigkeit vor uns, die die Bezeichnung hypertrophisches Epithel rechtfertigt.

Neben der Form und Größe der Epithelzellen müssen noch andere anatomische Merkmale beachtet werden.

Vor allem die azidophilen Granula. LOBENHOFFER hält sie für einen Bestandteil des Sekretes (Bausteine des Kolloids), da er sie im Zelleib und als schmalen Saum im Follikellumen fand.

Ein wesentlicher Anteil am Eigenleben der Zellen scheint einem System von „Lipoid-, Pigment- und Oxydasekörnchen" zuzukommen, das von ALTMANN, ARNOLD, CLERC und GRAEFF, vor allen von HÄBERLI eingehend untersucht wurde. Das „proteinogene Pigment" (LUBARSCH) imponiert als Zellschlacke.

Der zweite wichtige morphologische Faktor neben den Epithelzellen ist das Kolloid.

Das Kolloid, das nur im Zusammenhange mit der Funktion der Drüse von Interesse ist, soll bei der Physiologie eingehend besprochen werden. Hier mögen einige Bemerkungen genügen.

Das Kolloid ist eine homogene Substanz, deren Konstitution nicht durch eine Formel zerlegbar ist. Nach LANGENDORF gibt es mikrochemisch alle Reaktionen der Eiweißkörper, so daß die Auffassung berechtigt erscheint, daß es wenigstens fast ausschließlich aus Eiweiß besteht. JONES glaubt jodhältiges von jodfreiem Kolloid scheiden zu können.

Bezeichnend für das Kolloid ist der Wechsel seiner Konsistenz, seines Glanzes, seiner Färbbarkeit, seiner Wasserlöslichkeit. Es liegt nahe, diesen Wechsel mit der verschiedenen chemischen Konstitution zu begründen: AESCHBACHER hält das eosinrote Kolloid für jodreicher.

Frisch sezerniertes Kolloid ist dünnflüssig, glanzlos, mit Eosin gefärbt hellrot, mit Hämatoxylin hellblau, an der Peripherie des Follikels gelegen (zellsaumnahe), jodreich, in gleichen Eigenschaften in den Zellen und Lymphspalten nachweisbar.

Älteres Kolloid ist dickflüssig, stark glänzend, mit Eosin gefärbt dunkelrot, mit Hämatoxylin dunkelblau, zentral im Follikel gelegen, jodarm (jodfrei ?), wasserunlöslich.

Dieses Schema wird durch abweichende Befunde durchbrochen, die die Kompliziertheit der Vorgänge beleuchten. Die Behauptung:

„frisches" oder „altes" Kolloid ist erschlossen, nicht gegeben. Sekretion und Rückresorption sind an diesen Befunden nicht meßbar, der gleichzeitige Zustand des Epithels nicht beachtet. Die Bemerkungen bezwecken eine allgemeine Orientierung, die nicht der Häufung ungeklärter anatomischer Einzelheiten, sondern dem Bau eines tragfähigen morphologischen Gerüstes dienen soll. Hiezu ist noch die Bestimmung der chemischen Bestandteile der Schilddrüse nötig.

Von anorganischen Substanzen finden sich in der Schilddrüse Chlor (die Schilddrüse gehört zu den an Chlor reichsten Organen), Phosphor, Kalk. Ihre Menge steht durchschnittlich im umgekehrten Verhältnisse zum Jodgehalte (H. Müller, Kocher sen. und jun., Aeschenbacher), der am meisten die chemische Konstitution der Schilddrüse bestimmt. Die Schilddrüse ist das jodreichste Organ (s. auch Maurer und Diez).

Schwefel, Magnesium, Silizium wurden in der Schilddrüse ebenfalls nachgewiesen. Im übrigen finden sich Eiweiß und Abbauprodukte des Eiweißes.

Aus den oben genannten Wechselbeziehungen lassen sich noch keine entscheidenden Schlüsse ziehen, trotzdem sie für den Sekretionsvorgang als solchen und für die Funktionsbreite der Drüse von großer Bedeutung zu sein scheinen.

Die Mengenverhältnisse sind fast ausschließlich aus dem Gesamtparenchym bestimmt. Abnahme des Jodgehaltes ist von Zunahme der Phosphormenge begleitet. Das Wichtige daran ist, daß die Jod- und Phosphormengen für das Kolloid gesondert errechnet wurden.

Ohne die Besprechung des Sekretionsvorganges vorwegzunehmen, seien folgende Befunde als anatomisches Substrat festgehalten:

Der Jodgehalt der Drüse geht dem Kolloidgehalte parallel, er schwankt mit dem Alter des Individuums, mit der Jahreszeit, mit der Art der Ernährung. Auch bestehen geographisch-regionäre Verschiedenheiten. Kindliche Schilddrüsen zeigen einen mäßigen Jodgehalt, der auch im Senium nach einer Höchstkurve zwischen dem 25. bis 55. Jahre wieder absinkt. Hunger vermindert den Jodgehalt, reichliche Pflanzennahrung steigert ihn. Im Sommer ist die Schilddrüse jodreicher. Bei der Neugeborenen-Schilddrüse des Endemiegebietes Baden z. B. wurden nur Spuren von Jod gefunden (Schmitz-Moormann). In der Pubertätsstruma ist der prozentuale Jodgehalt besonders gering, um erst später, beim Abschwellen der Struma, deutlich anzusteigen. Frank konnte mit der von Kraus nach Unna abgeänderten Methode feststellen, daß die Schilddrüsen von Säuglingen „ungefähr bis zum Ende des ersten Lebenshalbjahres mit wenigen Ausnahmen nur eine Kolloidart, und zwar das von Kraus als fuchsophil bezeichnete" aufweisen. Erst von diesem Zeitpunkt an tritt das gerbsäurefeste Kolloid auf, das in den Schilddrüsen älterer Kinder reichlicher vorhanden ist. Nach dem achten Lebensjahre fand er dieses — wie bei Erwachsenen — im Vordergrunde stehend.

Jod findet sich im Epithel und im Kolloid, wobei das dünnflüssige Kolloid jodreicher befunden wird.

Aus der Schilddrüse lassen sich in der Hauptsache zwei Eiweiß-verbindungen darstellen: Das Jodthyreoglobulin (OSWALD) und ein Nucleoproteid. Die Mengenzunahme des letzteren geht einer vermehrten Speicherung und Verdichtung des Kolloids parallel (GRÖBLY); es ist phosphorreich, aber jodfrei.

Ich habe früher unterstrichen, daß alle morphologischen Elemente, mithin der ganze Bau der Drüse auch unter normalen Verhältnissen zweifellos während der verschiedenen großen Perioden der Funktion einem Wandel unterworfen ist. HÄGGSTRÖM hat dies für die Kaninchen-schilddrüse eindeutig nachgewiesen. Dieser Umstand, der dem feinen funktionellen Spiel des Organes entspricht, erschwert die Festlegung von Befunden, die zur Beurteilung der Norm verwendet werden können. Eine große Zahl von Beziehungen ist noch ununtersucht, manche Er-scheinungen nicht verwertbar, da der einzige uns zugängliche Weg der Deutung selbst eine Hypothese zur Voraussetzung hat. Ja selbst für den Pfeil: Ursache—Wirkung müssen wir bei strenger Kritik für einzelne Urteile die Möglichkeit der entgegengesetzten Richtung einräumen. Es steht über allem Zweifel, daß wir heute auch vom Jodchemismus der Drüse nur einen kleinsten Teil einzusehen vermögen, während eine Fülle anderer Vorgänge noch völlig im Dunkeln liegt.

Diese Schwierigkeiten haben mich veranlaßt, die deutlichsten, gröbsten anatomischen und physiologischen Feststellbarkeiten ganz in den Vordergrund zu rücken. So sollte ein Ausgangspunkt geschaffen werden für eine einheitliche Richtung der Erklärung. Von diesem Ge-sichtspunkt aus mag die Darstellung anatomischer Typen an-gesehen werden.

Die Beschreibungen der Schilddrüse des Neugeborenen schwanken in Beziehung auf den Kolloidgehalt und das Verhalten des Epithels. Es ist das Verdienst H. N. GLOORS, durch einwandfreie Unter-suchungen hier Klarheit gebracht zu haben. Eine Reihe von Autoren fand in der überragenden Zahl von Neugeborenen-Schilddrüsen Desqua-mation des Epithels und Fehlen des Kolloids (HESSELBERG, STÄMMLER, DE QUERVAIN, ELKES). Andere konnten die Epithelablösung nicht be-stätigen und beschreiben kolloidhaltige Follikel (L. R. MÜLLER, SUMITA, MÉROZ-TYDMANN). Zur Schulmeinung wurde erhoben, daß die Schild-drüse des Neugeborenen kolloidfrei ist (die Epitheldesquamation hatte schon 1896 MÜLLER als postmortale Erscheinung erklärt) und auch in letzter Zeit nennen ORATOR und WALCHSHOFER den soliden, kolloid-freien Typus den „Neugeborenen Typus". GLOOR hat nun gezeigt, daß die Zeit, welche nach dem Tode bis zum Einlangen des Materials in das Konservierungsmittel verstreicht, von entscheidender Bedeutung ist. Die Ablösung der Follikelepithelien erwies sich als Leichenerscheinung. „Der Kolloidgehalt der Follikel verschwindet allmählich nach dem Tode. Die Drüsenbläschen, welche mit Kolloid ausgefüllt sind, behalten ihr Epithel länger wandständig als die leeren Alveolen."

Die Schilddrüse des Neugeborenen ist kolloidhältig.

Als Beispiel diene das der Arbeit von H. N. GLOOR entnommene Bild (Abb. 6).

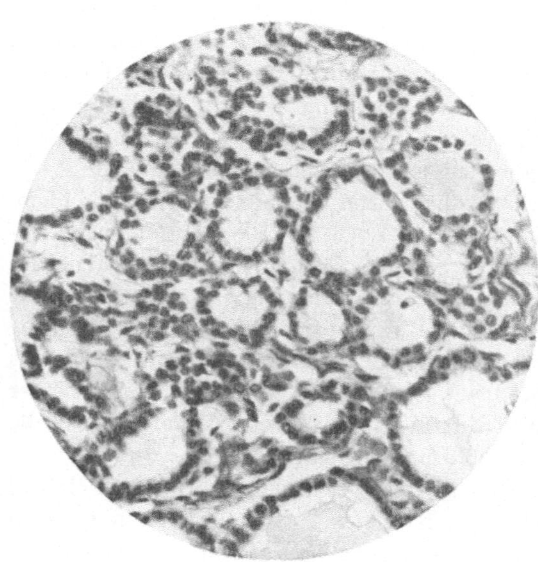

Abb. 6. Schilddrüse eines Neugeborenen von 3¹/₂ kg Gewicht. 1. Fragment, 10 Minuten nach dem Tode fixiert. Nach H. N. GLOOR l. c.

Der normalen Schilddrüse des Neugeborenen steht die Struma congenita in der Form der funktionell bedingten diffusen Struma gegenüber. Das Organ ist hyperämisch, hyperplastisch (primäre Vermehrung der Epithelien) und in der überwiegenden Zahl der Beobachtungen kolloidfrei. Das Epithel in soliden Haufen oder in regelmäßigen Reihen von kubischen Zellen, manchmal als Zylinderzellenepithel nachweisbar, trägt alle Stigmen der Volltätigkeit (WÖLFLER, J. MÜLLER, WEGELIN). Die kongenitale Struma ist äußerst jodarm, meist jodfrei (BAUMANN, ABELIN, RIETMANN) (Abb. 7).

ORATOR und WACHSHOFER suchten die weitere anatomische Entwicklung der normalen und der funktionell vergrößerten Schilddrüse in Steiermark, einen „Schilddrüsenstammbaum", darzustellen. Ihre Befunde haben im wesentlichen auch für Wien Gültigkeit. Die Unterschiede zwischen Endemiegegenden und kropffreien Gebieten sind in erster Hinsicht durch die angeborene Hyperplasie und durch die mangelnde Speicherung der kindlichen Schilddrüse in jenen gegeben. Die allgemeine „biologische Linie" ist dieselbe.

Ein allmähliches Entfalten des ganzen Parenchyms zu Follikeln mit dünnflüssigem Kolloid („Übergangstypus") führt zur normalen Kinderschilddrüse mit kolloidreichen Zentralbläschen, um welche herum in Follikeln angeordnetes kolloidfreies Parenchym gelagert ist. Die erste Periode größter Leistung ist beendet. Das vollwertige Sekret, von wohlfunktionierenden Zellen geliefert, bietet die Möglichkeit zu beginnender Speicherung, die dem Ansturm der Pubertätsjahre begegnen soll. Der Jodgehalt der Drüse steigt an. Diese Form der Schilddrüse ist etwa für das dritte bis neunte Lebensjahr bezeichnend (Abb. 8, S. 38).

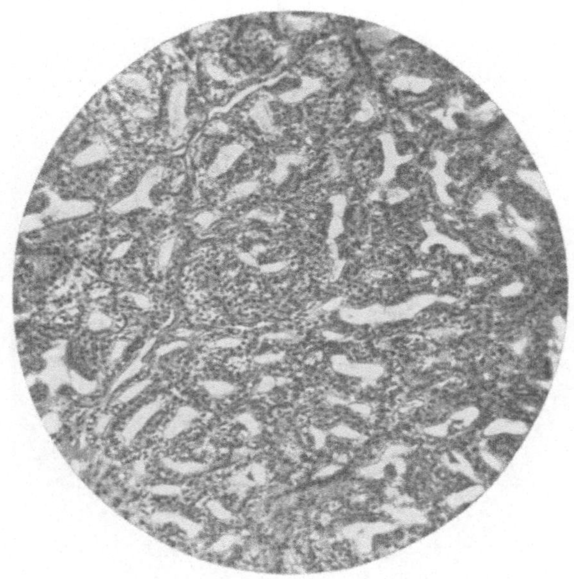

Abb. 7. 30 Stunden alt: Neugeboren. Resektion der Struma wegen hochgradiger Trachealstenose. Exitus 24 Stunden p. o. Das Bild ist von zahlreichen schlauchartigen Drüsenquerschnitten beherrscht, in denen nur äußerst spärliche fadige Kolloidreste enthalten sind

Parenchymanbau und Hyperämie mit Abnahme des Kolloidgehaltes kennzeichnen die normale Schilddrüse in der Pubertät. In kropffreien Gegenden ist makroskopisch kaum eine Veränderung wahrnehmbar. In den Jahren nach dem Kriege zeigte sich aber in vielen Gegenden Deutschlands und Österreichs eine auffallende Häufung manchmal beträchtlicher Schilddrüsenvergrößerungen bei Jugendlichen, die früher in diesem Ausmaße nicht beobachtet wurden. Als Schulkropf, Goitre scolaire, Blähhals der Entwicklungsperiode, Jugendkropf, Kropf der Flegeljahre bezeichnet, wurde dieser Typus erstmalig und als wohl charakterisierte Form von GOLD und ORATOR aus der Klinik EISELSBERG beschrieben und meinem System der funktionellen Schilddrüsenerkrankungen pathogenetisch eingefügt. Die meisten anderen Beobachtungen dieser Endemien (KLEIN, LÄMMEL, NOBEL und ROSENBLÜTH,

HELLER, ENDERS, SCHRÖTTER u. a.) erbrachten nur wenig anatomisches Material. Form und Verlauf der von ihnen beschriebenen Fälle gestatten indes eine volle Identifizierung.

HOTZ, KLOSE und HELLWIG, STAHNKE haben gleiche Bilder als diffuse Parenchymstrumen beschrieben, wobei die makrofollikulären den Pubertätsjahren zugehören sollen, während die mikrofollikulären als „Basedowstrumen[1] ohne klinische Symptome" aufzufassen wären, wie sie A. KOCHER gesehen hatte.

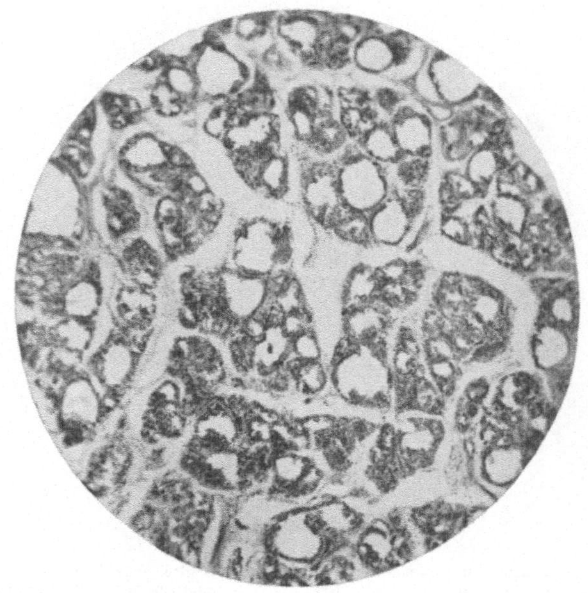

Abb. 8. „Eröffnungstypus". Nach ORATOR und WALCHSHOFER l. c.

Die histologische Charakteristik der Adoleszentenstruma nach GOLD und ORATOR ist durch folgende Eigenheiten gegeben:

Die Größenzunahme der Schilddrüse beruht auf einer Vermehrung und auch Vergrößerung der Läppchen. Auch die lebhaft wuchernde Adoleszentenstruma kennt keine Papillenbildung, keine Vielschichtigkeit des Epithels. Überhochzylindrische Zellformen fehlen. Die Epithelzellen sind durchwegs kubisch oder zylindrisch, die Kerne basal gelagert, die Granula spärlich. Das Bindegewebe ist zart. Die einzelnen Läppchen hängen in Form eines räumlichen Balkenwerkes netzartig miteinander zusammen. Die Hauptmenge des Gewebes bildet der solide Parenchymanteil, der aus uneröffneten Follikeln besteht. Innerhalb dieser soliden

---

[1] Auch dieser Begriff muß hier vorweggenommen werden.

Anteile finden sich vereinzelte, verzweigte, lumenführende, von höherem Epithel ausgekleidete Gänge, Zentralkanäle.

Als Bläscheninhalt findet sich in den solid-follikulären Anteilen ganz vereinzeltes fädiges, dünnflüssiges, helleosinrosarotes, mit Granula vermengtes Kolloid, das sich etwas reichlicher in den Zentralkanälen nachweisen läßt.

Das Bild der volltätigen Drüse ist gegeben. Das Epithel der Follikel trägt das Zeichen hoher Leistungsfähigkeit. Aber die Fähigkeit zur Speicherung des Sekretes ist genommen. Das Kolloid erscheint in der jüngsten Phase der Sekretion. Die Jodmenge in der Drüse ist äußerst gering.

GOLD und ORATOR betonen, daß dieser besondere Typus des Adoleszentenkropfes (follikulär wuchernd, Zentralkanäle führend) mit einem

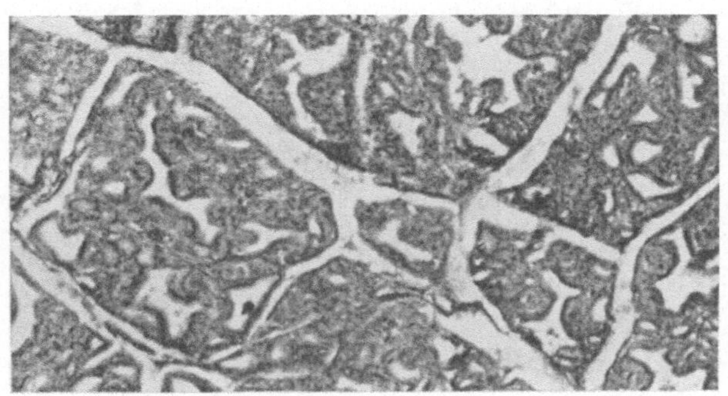

Abb. 9. Adoleszentenstruma nach GOLD-ORATOR

funktionell-klinisch indifferenten Zustandsbild einhergeht. Auf diesen Punkt soll später eingegangen werden.

Zwingt Größe und Lage der Jugendstruma nicht zur Operation, so geht sie allmählich in den ruhenden Typus über. Dieser Wandel, den schon HEDINGER aufzeigte, folgt im Entwicklungsgang, wie er von GROSSER, SOBOTTA, MAURER beschrieben wurde, als nächste Stufe. Das gleichmäßige kubische Epithel umschließt verschieden weite Follikel von wechselndem Kolloidgehalt. Das Kolloid findet sich stets durchwegs in beiden Phasen, wobei das dunkler färbbare, eingedickte in die Mitte des Follikels zu liegen kommt. Der Jodgehalt der Drüse steigt an. In diesem Gleichgewichtszustand nähert sich die Schilddrüse dem Senium. Nach dem 50. Lebensjahr setzt ein Rückbildungsprozeß ein, der sich ungefähr vom 65. Jahr an besonders bemerkbar macht (WEGELIN). Größe und Gewicht der Drüse nehmen ab (CLERC, KLOEPPEL). Im Parenchym zeigt sich eine Verkleinerung der Bläschen, an den Epithelien machen sich Degenerationserscheinungen (Kernpyknose) bemerkbar. Die Lipoidsubstanzen nehmen zu. Das Kolloid, in den Lymphspalten kaum mehr

nachweisbar, erfährt eine beträchtliche Eindickung, basophile Schollen
herrschen vor. Das Bindegewebe erhält die Oberhand. Als „Teilerscheinung der allgemeinen Seneszenz" (WEGELIN) verfällt das Organ der
Sklerosierung, die morphologischen Zeichen funktioneller Leistung sind
auf Reste beschränkt. Das Bild der senilen Atrophie ist vollkommen.

In diesen Werdegang und Verfallsweg der normalen Schilddrüse
gräbt das generative Leben des Weibes scharfe Zäsuren.

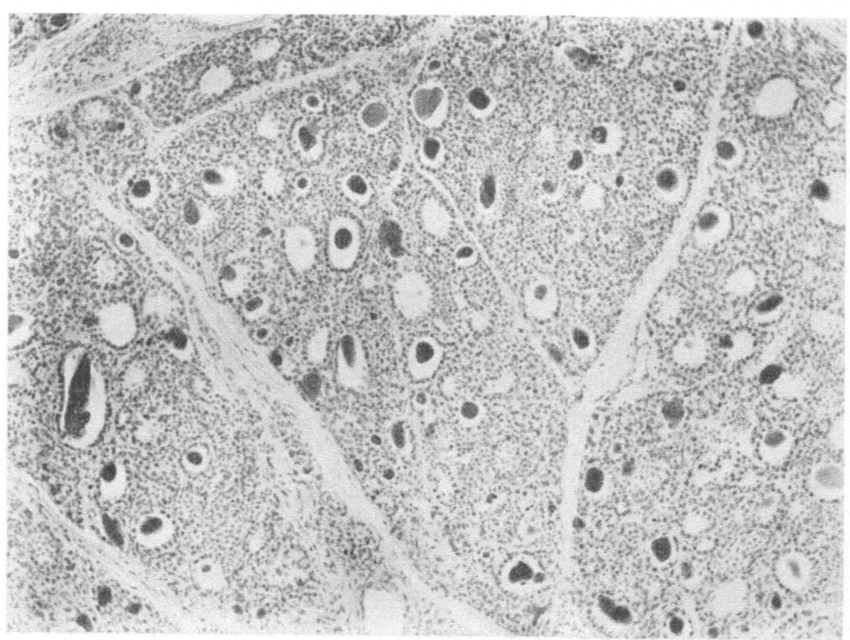

Abb. 10. Struma diffusa parenchymatosa bei einer Erwachsenen. Zahlreiche basophile
Kolloidschollen. Operationspräparat. (Vergrößerung 87fach.) Aus WEGELIN l. c.

Hyperämie, mehr minder sichtbare Parenchymzunahme, vermehrte
Speicherung kennzeichnen die prämenstruelle Schilddrüse. Dem
Ende der Menstruation folgt der Abbau dieser Vorgänge. Sie treten bei
erfolgter Konzeption neuerlich und vermehrt auf. Die Laktation steigert
die Kolloidspeicherung in der hyperplastischen Drüse, die mit ihrer Beendigung neuerdings abnimmt. Alle diese Schwankungen betreffen das
ganze Organ, wenn auch anatomische Bedingungen, wie ich sie früher
anführte, darin Besonderheiten nach sich ziehen können.

Nur selten setzt sich die diffuse Wucherung des Parenchyms, wie sie
im Adoleszentenkropf auftritt, über die Reifungszeit hinaus fort. Wenn
es der Fall ist, ersteht das Bild der Struma diffusa parenchymatosa,
das WEGELIN derart beschreibt: „Zusammensetzung der gegenüber der

Norm vergrößerten Läppchen aus kleinen, oft leeren Bläschen, Schläuchen und soliden Zellhaufen; kubisches oder zylindrisches Epithel; zahlreiche abnorm große Kerne. Bildung von Papillen und Leisten in den größeren Bläschen; geringe Mengen von Kolloid; spärliches, fast nur aus Kapillaren und Gitterfasern bestehendes intralobuläres Stroma.‘‘

Schon die klinische Beobachtung dieser Fälle zeigt, daß fast in allen die Organvergrößerung erst nach der oberen Pubertätsgrenze deutlich in Erscheinung trat. Ein äußerer Anlaß, etwa die Einwanderung in eine Kropfgegend, kann nur vereinzelt erwiesen werden. Die Hyperplasie

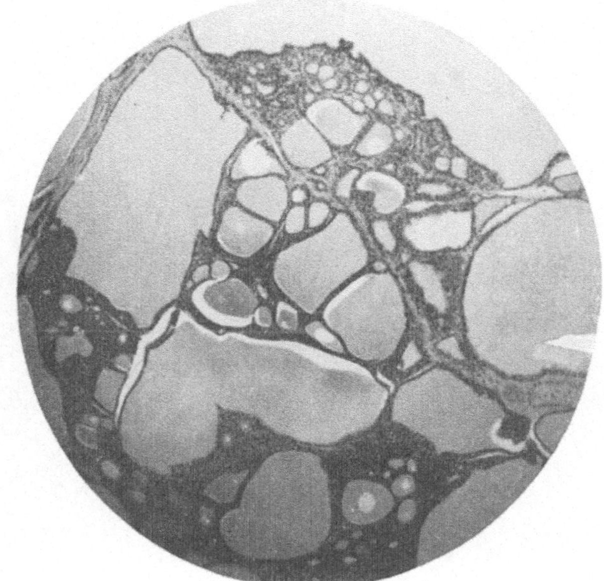

Abb. 11. Eutrophische Kolloidstruma

scheint vielmehr einem vorübergehenden Stadium der Ruhe zu folgen. Dies scheinen auch die Kolloidbefunde zu bestätigen. Die Mengen des dünnflüssigen, hell-eosinroten Kolloids sind gering wie im Adoleszentenkropf. Hingegen finden sich Schollen von altem, stark glänzendem basophilem Kolloid. WEGELIN gibt ein sehr anschauliches Präparat wieder (Abb. 10).

Der ungleich häufigere Weg, den die Jugendschilddrüse abseits des Normalen geht, ist die Steigerung der Abfuhrshemmung zum ausgeprägten Speicherkropf, zur Struma colloides diffusa.

Makroskopisch ist die Drüse gleichmäßig vergrößert, die vergrößerten Läppchen sind auf der Schnittfläche deutlich unterscheidbar. Die Konsistenz ist eher weich.

Der histologische Charakter ist durch die Bezeichnung umschrieben. Die Kolloidanschoppung in den Follikeln bestimmt den Eindruck. Das Kolloid ist gleichmäßig verteilt, es ist von geringem Glanz; mit Eosin gefärbt zeigt es eine feine Stufung von hellstem Rosa bis zu sattem Rot. Randvakuolen fehlen fast gänzlich.

Diese Eigenschaften des Kolloids erleiden einige Wandlungen nach dem Verhalten des Epithels, das in zwei differenten Formen zu beobachten ist.

Der eine Typus wird als „stationäre Form" (WEGELIN, ruhender

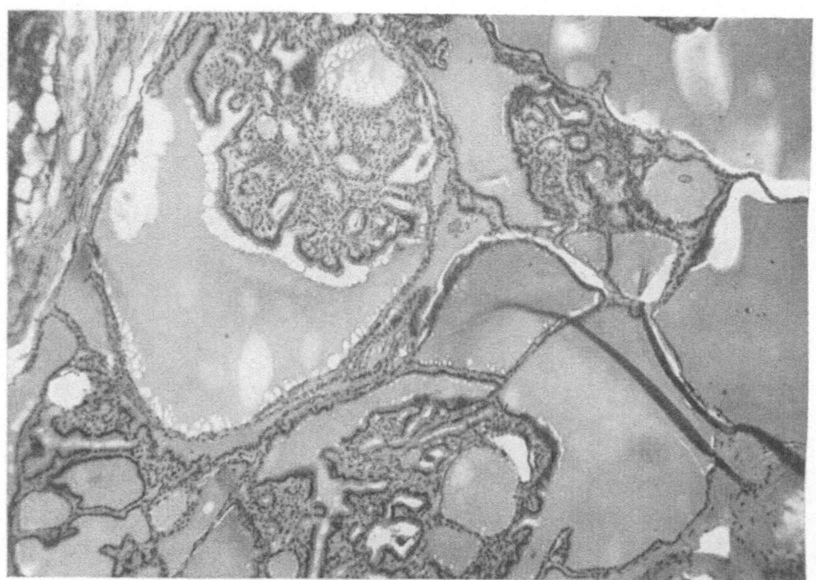

Abb. 12. Basedowifizierte Kolloidstruma

Typus HEDINGERS) bezeichnet. Die Epithelhyperplasie der Struma parenchymatosa ist beendet. Die vorwiegend gleich großen Follikel tragen einen kubischen Epithelsaum. Hellrotes Kolloid füllt das Bläschen und findet sich häufig auch in den interlobulären Lymphspalten. Morphologisch scheint der Aspekt eines Gleichgewichtes von Produktion und Abfuhr gegeben.

Weitere Zunahme der Kolloidanschoppung bleibt nicht ohne Einfluß auf den Epithelbelag. Die Zellen werden abgeplattet, gleichsam an die Wand gedrückt. Die interlobulären Septen erleiden eine dauernde Kompression, die Lymphspalten werden verschlossen, Kolloid in ihnen fehlt. Das Stroma wird durch die Einengung der Blutgefäße anämisch. Die Vitalität der Septen nimmt ab, sie atrophieren unter dem Druck der Kolloidmassen, zerreißen oder gehen zugrunde. Mehrere Bläschen fließen ineinander, so daß beträchtliche Kolloidlager entstehen. Die erdrückten Zellen behalten eine untere Grenze funktioneller Leistung. Rückresorption und Abfuhr des Kolloids wird mechanisch erschwert. Es zeigt zunehmende Eindickung, die glänzenden zentralen Schollen nehmen überhand. Die ruhende Drüse wird zur hypotrophen.

Der zweite Typus, die proliferierende Kolloidstruma (ASCHOFF, BÜRKLE DE LA CAMP) wandelt sich in entgegengesetzter Richtung. Neben dem kubischen Epithel dieser Form sieht man an verschiedenen Stellen Zylinderepithel, das in einzelnen Haufen hochzylindrische Formen erhält. Als besonders auffallend erscheinen reichliche Epithelpolster (SANDER-son), in denen sich solide Sprossen abschnüren und zu neuen Bläschen auswachsen. Die Kerne sind durch starken Chromatingehalt ausgezeichnet. Über diesen Proliferationspolstern zeigt das dünnflüssige, helle Kolloid Randvakuolen. Das Kolloid ist homogen, glanzlos in den Follikeln und in den Lymphspalten. Die Blutgefäße sind gut gefüllt (Abb. 11, S. 41).

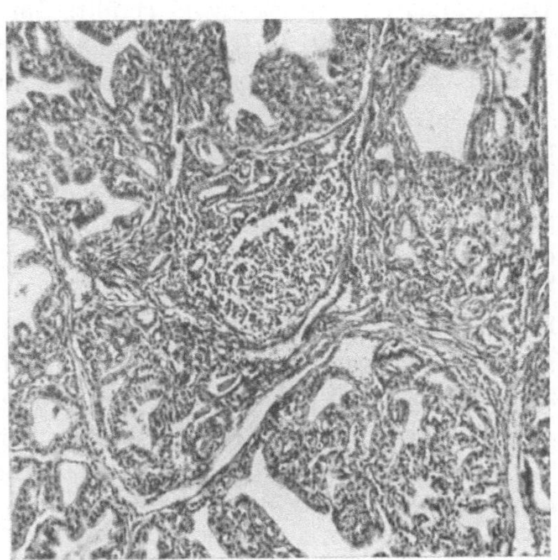

Abb. 13. Struma basedowiana. 25 jähriger Mann. (Zeiß A, ocul. I.)

Die fortschreitende Verflüssigung und Abfuhr des Kolloids wird von einer Zunahme der Epithelpolster und Neubildung von Bläschen begleitet, wodurch der Eindruck der Polymorphie erhöht wird (STAHNKE). Es kommt zur Bildung unregelmäßiger Follikel, die wieder Läppchen zusammensetzen. Die Lichtungen der Bläschen erfahren durch die gesteigerte Sprossung der Proliferationspolster eine zunehmende Einengung. Lymphozytenansammlungen treten auf. Dem Schwund des Kolloids folgt Epitheldesquamation. Die Zeichen der „Basedowifizierung" haben die Kolloidstruma abgelöst (Abb. 12, S. 42).

Neben diesen genetisch eine Kette bildenden Strumenformen beschreibt die pathologische Anatomie einen eigenen Typus als echte Basedowstruma.

Als Eigenheit gilt zunächst eine aktive arterielle Hyperämie, die das ganze in verschiedenem Ausmaß vergrößerte Organ betrifft. Die Vergrößerung des derben Parenchyms beruht auf einer echten diffusen Hyperplasie. Vermehrung der Läppchen oder Vergrößerung einer bedeutenden Zahl von ihnen werden wechselnd angetroffen. Das Hervorstechende an ihnen drückt sich in einer Polymorphie aus, die in einer wirren Verzweigung von Schläuchen und ausladenden Follikeln ihren Grund hat. Echte papillenförmige Ausbuchtungen des Epithels drängen sich in die kolloidfreien Lumina der Follikel, während sie sich basal in solide Zellstränge fortsetzen. Follikelneubildungen liegen in jeder Wachstumstufe nebeneinander. Das Epithel ist hochzylindrisch, die basal liegenden Kerne chromatinreich. Oft kommt es zur Mehrschichtung des Epithels, dessen obere Zone der Abstoßung verfällt. Die abgelösten Zellen und Wucherungspolster nehmen die Hohlräume der Schläuche ein. Die Kapillaren sind strotzend gefüllt. Im Stroma fallen Lymphozytenhaufen auf, die sich zu Lymphknötchen mit ausgedehnten Keimzentren (Mac Callum, v. Werdt) entwickeln können (A. Kocher, Askanazy, de Quervain, F. Müller, Erdheim, Lubarsch, Troell, Wegelin und viele andere). Diese Form der Schilddrüsenveränderungen wird im Gegensatz zur basedowifizierten Kolloidstruma als Struma basedowiana bezeichnet, zuerst von Fr. Müller 1893 beschrieben. Beim Vergleich der klinischen Symptome mit dem histologischen Bild bei Morb. Basedow kommt Holzweissig zu ähnlichen Ergebnissen wie sie hier festgehalten sind. Die morphologischen Merkmale, die zur Funktion in Beziehung gebracht werden können, sind im Wesen dieselben. Auf bemerkenswerte Eigenheiten in der Form herdförmig umschriebener Atrophien hat besonders Gold hingewiesen (Abb. 13, S. 43).

Um den Ausführungen über die Pathographie der Schilddrüse gerecht zu werden, muß noch die Anatomie der Kretinenstruma Erwähnung finden.

Bei der klinischen Vielseitigkeit der Erkrankung kann morphologisch kein einheitlicher Befund vorliegen.

Verwertbare mikroskopische Untersuchungen finden sich erst, seit Th. Kocher die Theorie von der thyreogenen Natur des Kretinismus ausgesprochen hatte (Bayon, de Coulon, Getzowa, Hanau, Hedinger, de Quervain, Wegelin). A. Wydler hat jüngst, nach der bedeutungsvollen Bearbeitung durch E. Bircher, an der Hand eines überragenden, in allen Belangen genau geprüften Materiales eine unser heutiges Wissen erschöpfende Darstellung gegeben. Das für die morphologisch-funktionelle Betrachtungsweise Wesentliche sei hier wiedergegeben.

Die Schilddrüse des Kretinen ist durch Atrophie und Sklerose gekennzeichnet. Dies gilt für die Struma jeder Altersstufe, sofern klinisch ein ausgeprägtes Symptomenbild besteht. Adenomknoten[1] fehlen niemals (Wegelin).

Die kleinen, zum Teil zusammengefallenen Bläschen schließen sich

---

[1] Der Begriff des Knotenkropfes muß vorweggenommen werden.

zu kleinen Läppchen, die durch das Knotengewebe aneinandergepreßt werden. Die Epithelien erscheinen abgeplattet, Kerne fehlen zum Teil, zum Teil sind sie groß und in Haufen anzutreffen. Neben „kleinen pyknotischen oder zerfallenen Kernen sieht man wahre Kernmonstruositäten" (WEGELIN).

Soferne in den atrophischen Follikeln ein Lumen vorhanden ist, enthält dieses eingedickte, stark glänzende, basophile Sekretmassen.

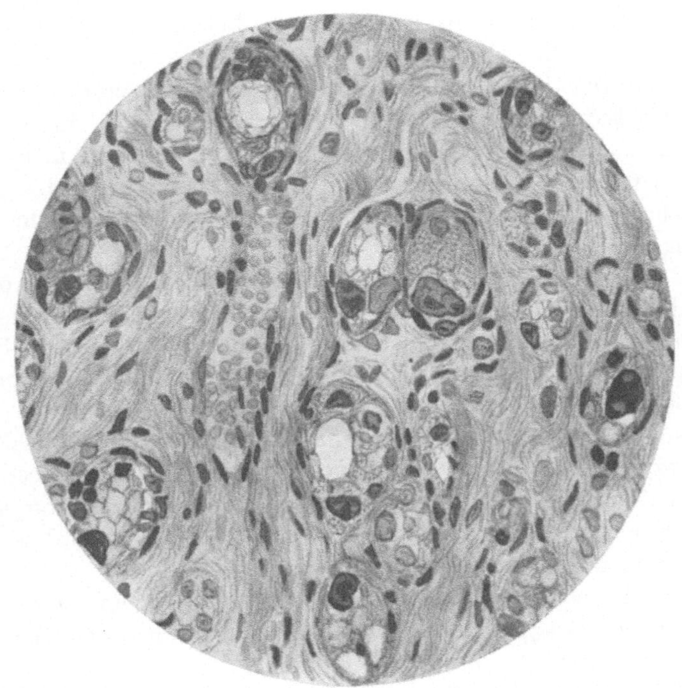

Abb. 14. Schilddrüse einer 41 jährigen, 146 cm langen Zwergkretinen. Hochgradige Atrophie des Epithels mit Kerndegenerationen. Starke Sklerose. (Leitz-Obj. 7, Ok. 1.) Aus WEGELIN l. c.

Das Bindegewebe um die Follikel und zwischen den Bläschen ist verbreitert, grobfaserig, reich an Fetttröpfchen, stellenweise in hyaliner Umwandlung und Verknotung begriffen. Das Kapillarnetz ist erhalten. Lymphgefäße sind selten nachweisbar, die Lymphspalten sind frei von Kolloid. Die knotigen Partien weisen fast durchwegs einen trabekulären, kleinfollikulären Bau auf. Die mikroskopische Struktur dieser parenchymatösen Knoten besteht nach WYDLER in weitgehender Epitheldegeneration, Wucherung des Stromas, Entartung, schlechter Blutversorgung und Lymphstauung, spärlichem Kolloid, Fehlen von Kolloid in den Venen und Lymphgefäßen.

Als wichtiger Befund neben dieser morphologisch-funktionellen Minderwertigkeit höchsten Grades muß hervorgehoben werden, daß in allen Drüsen (WEGELIN) Stellen aufzufinden sind, in denen das Epithel regenerative Wucherungen erkennen läßt. Manchmal deutet die Bildung von Papillen und Polstern auf lebhafte Epithelbildung hin.

Das Vorhandensein von Kolloidknoten verbürgt die Tatsache einer stattgehabten Sekretion. Wenn es auch in manchen Fällen grobschollig und eingedickt die Schläuche füllt, zeigt das von ihm erdrückte Epithel Felder von kubischem bis zylindrischem Belag, der sekretionsfähig erscheint. Trotzdem bleibt der Gesamteindruck allgemeiner Kerndegeneration (DE COULON) in dem atrophischen und sklerotischen Organ.

Damit ist ein Überblick über jenes morphologische Material versucht, das zu den funktionellen Schilddrüsenerkrankungen in unmittelbarer und faßlicher Beziehung steht. Diese Beziehungen sind allgemein biologischer Art, mithin von Gegend, Rasse und ähnlichem im Wesen unabhängig.

Viel schwieriger fällt die Entscheidung, inwieweit die knotigen Veränderungen im Schilddrüsenparenchym mit der Funktion der Drüse in Zusammenhang gebracht werden können. Davon soll bei der Erörterung der Probleme noch die Rede sein. Hier soll nur die anatomische Platz haben.

Die Unterscheidung in knotige Hyperplasie und Adenom (WEGELIN, HUECK, WILSON, GOLD und ORATOR) trennt eine besondere Form im Rahmen der allgemeinen parenchymatösen Organvergrößerung von einer echten Geschwulstbildung. Aber mehrere Momente erfordern bei dieser Beurteilung strenge Beachtung:

1. Die Unmöglichkeit, in jedem Falle die Zuerkennung zur einen oder anderen Gruppe mit vollkommener Sicherheit auszusprechen (HUECK, WEGELIN).

2. Die überragende Häufigkeit der Adenome in Gegenden des endemischen Kropfes (BIRCHER, WEGELIN) und die zahlenmäßige der knotigen Hyperplasien vom Tiefland gegen die Grenzen der Endemie (HUECK).

3. Das Überwiegen beider Formen im höheren Alter mit dessen Steigerung ihr Auftreten Schritt hält, und ihr Überwiegen beim weiblichen Geschlecht.

4. Der Parallelismus von Knoten und Mutterboden im Hinblick auf Epithel und Kolloidgehalt (GOLD und ORATOR).

5. Die funktionelle Sonderstellung des Toxic adenoma (WILSON).

Als knotige Hyperplasie bezeichnet WEGELIN „umschriebene, aber unscharf begrenzte Bläschengruppen, die sich nur schwer von vergrößerten Drüsenläppchen unterscheiden lassen, aus ausgereiftem Schilddrüsengewebe bestehen und meistens gehäuft in diffusen Kolloidstrumen, manchmal aber auch in diffusen parenchymatösen Strumen und in normalen Schilddrüsen auftreten. Sie stellen eine Mittelstufe zwischen der normalen oder der diffus hyperplastischen Drüse und dem echten Adenom dar".

Die Bläschen dieser lokalen Hyperplasie sind vergrößert, das Epithel ist kubisch; nicht selten finden sich Wucherungszentren in der Form der SANDERSONschen Polster als Ausdruck der Sprossung des Bläschenepithels (HUECK). Die Follikel sind kolloidhältig. Kapillaren und Lymphgefäße erleiden häufig eine nennenswerte Kompression. Blutungen und Hämosiderinablagerungen sind kein seltener Befund. Auch in der Form von Blutkörperchen im Bläscheninhalt, von abgestoßenen, verfetteten Epithelien sind Kreislauf- und Ernährungsstörungen ausgedrückt (WEGELIN).

Das Adenom als gutartige epitheliale Geschwulst zeigt Bilder aller Entwicklungsstufen des normalen Schilddrüsengewebes verteilt auf die verschiedensten Stellen des Organes.

Die Histogenese der Knoten wird noch nicht einheitlich gedeutet. WÖLFLERS Annahme embryonaler Drüsenformationen, die entweder als solche bestehen bleiben oder sich in normal aussehende Gebilde umwandeln, wurde durch HITZIG, MICHAUD, KRÄMER, VOGEL u. a. abgelehnt und der Ursprung der Adenome von normalem Schilddrüsengewebe hergeleitet. Dies kann als heute gültige Auffassung hingestellt werden, von der nur RIBBERT, BORST, SIMPSON mit der Annahme embryonaler Keime abweichen.

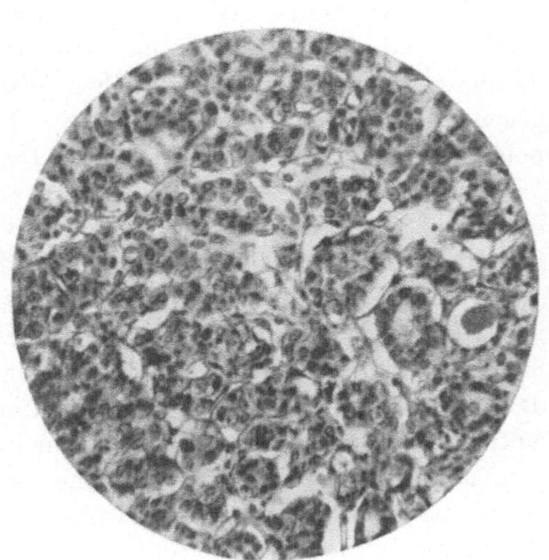

Abb. 15. Parenchymatöses Adenom

Das Charakteristische der Adenome ist ihr autonomes Wachstum, die Kapselbildung, die Ernährung durch einen eigenen Gefäßstiel und die dadurch bedingte Kreislaufstörung und Kolloidabfuhr. Der Fortschritt des Wachstums vollzieht sich stets ausschließlich an der Peripherie der Knoten, wobei das zentrale Gewebe infolge der ungenügenden Ernährung der Degeneration verfällt. Dies ist der Grund der Fülle von Bildern, die durch diese fortschreitenden regressiven Metamorphosen hervorgerufen werden, Bilder, die zwar die anatomische Reihe beleben und abwechselnd gestalten, mit den Fragen der Funktion der Drüse aber in keinem Zu-

sammenhang stehen. Diese kann dabei nur insofern in Betracht kommen,
als durch die Größenschwankungen derart veränderter Adenome das
normale Drüsengewebe erdrückt und mechanisch geschädigt wird. Da
es sich meist um Personen im höheren Alter handelt, macht sich diese
Auswirkung klinisch nur selten bemerkbar.

Die histologische Einteilung reiht die parenchymatösen neben
die kolloiden Formen.

Das Vorherrschen der epithelialen Elemente gegenüber Kolloid und
Stroma kennzeichnet die Struma nodosa parenchymatosa, bei der
ein trabekuläres, tubuläres und kleinfollikuläres Adenom unterschieden
wird.

WEGELIN nennt als ihre besonderen Eigenschaften: Das trabe-
kuläre Adenom: Vorwiegen von soliden Zellsträngen (MASSON);
häufiges Auftreten im jugendlichen Alter; Vorherrschen in Endemiegegenden; rasches Wachstum. Die Epithelien sind kubisch oder
polyedrisch, ab und zu zylindrisch. Die Vaskularisation ist reichlich.
Das tubuläre Adenom: Lange, verzweigte, miteinander verbundene
Schläuche, die manchmal an den Randteilen der Knoten in solide Stränge
übergehen. Das Epithel kubisch oder zylindrisch. Sekret in den Schläuchen
selten; das Stroma spärlich; die Vaskularisation reichlich.

Das **kleinfollikuläre Adenom:** Bei fließenden Übergängen zu den
beiden ersten Formen stehen hier Anhäufungen kleiner Bläschen mit
deutlichem Lumen und kubischem Epithel im Vordergrund; Läppchen-
einteilung fehlt; Zusammenhänge kleiner Bläschen mit solidem Epithel-
haufen, kubisches Epithel; reichliche Granula. Dünnflüssiges Kolloid;
selten dichtere Schollen. Das Kapillarnetz im Stroma hochentwickelt.
Wachstum in radiärer Richtung, manchmal mehrere Wachstumszentren.

Die Struma nodosa colloides zeigt sich in zwei Formen:

Das **einfache großfollikuläre Adenom:** Große, prall mit Kolloid gefüllte Bläschen; SANDERSONsche Proliferationspolster; solide Epithel-
haufen; Abschnürung kleiner Bläschen; mäßige Vaskularisation. Häufige
Vergrößerung der Bläschen durch Verschmelzung. Epithel vorwiegend
kubisch. Älteres und junges Kolloid.

Das **papilläre großfollikuläre Adenom:** Durch Vermehrung der
Epithelzellen bedingte in das Lumen der Bläschen gerichtete Papillenbildung mit Verästelung. Daneben Bläschenneubildung. Epithel aus
schmalen Zylinderzellen, in den kolloiderfüllten Bläschen kubisch oder
abgeplattet. Kolloidproduktion reichlich, auch in den im Stroma der
Papillen abgeschnürten Bläschen.

Zur Ergänzung der pathologisch-anatomischen Befunde in Schilddrüsen seien noch die folgenden Formen erwähnt:

Regressive Metamorphosen in Adenomen: Arterienveränderungen
durch Einlagerung von Bindegewebe und hyaline Degeneration der

Intima, Verkalkung, Verfettung, Erweiterung der zentralen Blutgefäße, kavernöse Erweiterung der Kapillaren. Stauungshyperämie, Blutung, Hämatom mit Umwandlung in Kautschukhyalin oder hämorrhagische Erweichung.

Fibröse Umwandlung der Adenome; Struma fibrosa (VIRCHOW).

Hyaline Umwandlung von den Bindegewebszellen her oder durch Übertritt aus dem Blut.

Schleimige Umwandlung aus dem Protoplasma der Epithelien (ERNST, NIKOLSKY) und von seiten des Stromas (WEGELIN).

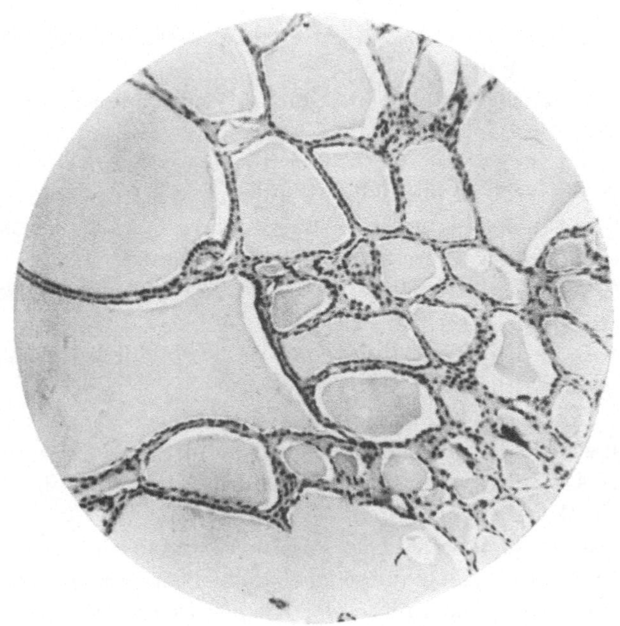

Abb. 16. Kolloidales Adenom

Amyloide Umwandlung, bedingt durch Blutstauung, Lymphgefäßmangel (MONOGENOW) und lockeres Stroma (WEGELIN).

Fettige Umwandlung aus den Epithelien (SATA) und dem Stroma (Diffusion aus den Gefäßen, WEGELIN).

Verkalkung im perivaskulären Hyalin, im fibrösem Stroma, im Epithel und im Kolloid, im Kautschukhyalin nach Blutungen.

Knöcherne Umwandlung des verkalkten hyalinen Bindegewebes oder durch Knochenbildung von einem jungen osteoplastischen Bindegewebe her (HUNZIKER, PEISTER, SEHRT).

Zystische Umwandlung in Form von Follikelzysten (Kolloidstauung bei mangelnden Abfuhrwegen) oder ödematöse Erweichung. Blutzysten.

Auch entzündliche Erkrankungen scheinen das Adenom zu bevorzugen. Im Gegensatz zur Thyreoiditis, die den Entzündungsprozeß in einer normalen oder diffus vergrößerten Schilddrüse bezeichnet, ist die Strumitis der Ausdruck für die Entzündung im Adenom (DE QUERVAIN, WEGELIN).

Akute Strumitis: Pneumokokken im Anschluß an Pneumonie (BAUDET und CONDANNE), Streptokokken, Staphylokokken, Bacter. coli, Malariaplasmodien, Typhusbazillus; MELCHIOR beschrieb aus der Klinik KÜTTNER einen interessanten Fall von posttyphöser abszedierender Strumitis; nach Grippe (SCHULTHE, SCHMINCKE).

Chronische Strumitis: Nicht eitrig („eisenharte Struma"); eitrig (larvierte Form der akuten).

Besondere Formen stellen die infektiösen Granulationsgeschwülste dar:

1. Die Tuberkulose der Schilddrüse als akute und subakute Miliartuberkulose, wobei ebenfalls die Adenomknoten bevorzugt werden (WEGELIN), und in der Form vereinzelter miliarer Tuberkel als Metastasen chronisch-tuberkulöser Prozesse in anderen Organen.

Chronische Tuberkulose, proliferierend oder käsig abszedierend (NATHER).

2. Die Lymphogranulomatose der Schilddrüse als sekundäre Lokalisation der Erkrankung.

3. Die Syphilis der Schilddrüse: angeboren (Gumen oder diffuse Thyreoiditis), erworben (Gumen oder luetische Sklerose).

4. Die Aktinomykose der Schilddrüse meistens in der Form hämatogener Metastasen.

Die Zysten der Schilddrüse teilt WEGELIN in thyreogene (Gruppen erweiterter Kolloidbläschen besonders in Adenomknoten);

branchiogene (vom Epithel der Kiementaschen [KÜRSKINER] ausgehend oder vom Ductus postbranchialis [GETZOWA, HERMANN und VERDUN] mit Flimmerepithel und charakteristischer Lage);

Zysten des Ductus thyreoglossus (im Processus pyramidalis oder im Isthmus [BRUCH, JOANNOWICS, SCHMIDT, STRECKEISEN], oft multipel, Zylinderepithel); mit Ausgang vom Respirationstrakt (auf Keimversprengung beruhend [ISENSCHMID], Zylinderepithel mit Flimmerhaaren, bisher 1 Fall).

Der Echinokokkus der Schilddrüse als E. hydatidosus (einzelne Zyste oder mehrere völlig getrennte Blasen; die Blasen häufig unfruchtbar, ohne Skolizes; meist solitär; Bevorzugung Jugendlicher und Frauen und des rechten Lappens).

Die Geschwülste der Schilddrüse sind epithelialer oder bindegewebiger Natur, Mischgeschwülste auf embryonaler Anlage, Teratome, Karzinosarkome.

In ihrer gutartigen Form wurden die epithelialen Geschwülste als Adenom früher beschrieben.

Ein biologisches Phänomen von besonderer Art bedeutet die metastasierende Kolloidstruma (nach Kocher maligne Kolloidstruma, nach Masson Épithélioma adénoide). Die reiche Literatur hierüber (Cohnheim 1876, Wegelin 1926) vermochte den Streit in der Auffassung nicht zu entscheiden. Er wird noch heftiger werden, wenn die Vermischung eines klinischen und eines pathologisch-anatomischen Schematismus fallen gelassen und der Einzelfall funktionell zu werten

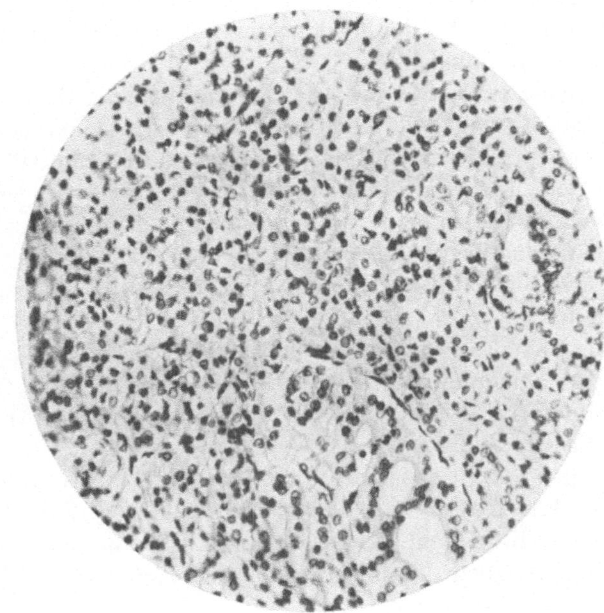

Abb. 17. Wuchernde Struma (Langhans)

versucht wird (Bontsch). Ich kann bei der Besprechung der Diagnostik von mehreren einen Fall anführen (S. 148), der darauf hinweist und die Frage der Malignität als funktionelles Problem grundsätzlich aufwirft.

Im Gegensatz zu den großzelligen metastasierenden Adenomen, die von Wegelin als meist gutartig (also nicht metastasierend) und übrigens sehr selten beschrieben werden, stellt das kleinzellige Adenom den Typus des metastasierenden dar. Sowohl in der Schilddrüse als in der Solitärmetastase fehlen Zeichen der Malignität (nur solche reine Fälle gehören natürlich hieher!). Die Metastasierung erfolgt auf dem Blutwege. Das Wachstum der Metastasen geht äußerst langsam vor sich (Schall). Mikroskopisch liegt der Bau eines mehr minder kolloidhältigen kleinfollikulären Adenoms vor. Gewebe und Kolloid sind jodhältig (EWALD, GIERKE). Die Mehrzahl der Fälle wurde jenseits des 40. Lebensjahres beobachtet. Wiederholt konnte einem Trauma die lokalisierende Ursache zugesprochen werden. Die spezifische Eigentätigkeit der Metastasen ist erwiesen (EISELSBERG).

Das Eindringen von Drüsenepithelien in die Blutbahn allein kann nicht als bestimmend für die maligne Natur des vorliegenden Adenoms angesehen werden. Noch weniger die schon von COHNHEIM geforderte besondere Konstitution des Individuums. Diese erklärt WEGELIN als Tumorbereitschaft, BONTSCH als Anpassungserscheinung, als Selbstschutz gegen den drohenden Ausfall der Schilddrüsenfunktion. In dieser Richtung geht auch meine Auffassung.

Den Übergang zu den bösartigen Formen bildet die wuchernde Struma LANGHANS, von TH. KOCHER als Adenokarzinom bezeichnet.

Makroskopisch sind rundliche oder ovale, auf der Schnittfläche vorquellende Knoten zu sehen, in deren Mitte sich ein darüber eingesunkener Bindegewebsherd, die Narbe (LANGHANS) findet. Das mikroskopische Aussehen erhellt aus der vorstehenden Abbildung.

Die Regelmäßigkeit des Baues und zugleich seine Eigenartigkeit ist gut erkennbar.

Der vitale Charakter äußert sich im Durchwuchern der Kapsel und Einbrechen des Tumorgewebes in die Blutgefäße. Die Metastasierung auf dem Lymphweg (KOCHER) und dem Blutweg ist häufig. Die Lunge wird am häufigsten befallen.

Die Gruppe der malignen epithelialen Geschwülste vertritt das Karzinom als Plattenepithelkrebs, Zylinderzellenkrebs und solides Karzinom. Hier handelt es sich um echte bösartige Neubildungen mit allen klinischen und histologischen Zeichen der Malignität.

Die seltenen Fälle von Plattenepithelkarzinom, die zum Teil branchiogenen Ursprunges sind, zum Teil von Epithelnestern des Ductus thyreoglossus stammen (WEGELIN), haben keine Beziehung zur Schilddrüsenfunktion.

Der Zylinderzellenkrebs geht vom Drüsenepithel aus. Es ist bemerkenswert, daß Zylinderzellen die „Stellen stärkster Zellwucherung" in der fötalen und kindlichen Schilddrüse kennzeichnen und im tubulären Adenom ebenso wie in den SANDERSONschen Polstern die besondere funktionelle Bereitschaft andeuten.

In Fällen von Carcinoma solidum, die Epithelstränge und Nester und Kolloid bilden, wurden deutliche klinische Zeichen von Organüberwertigkeit, ähnlich der BASEDOWschen Krankheit, beobachtet, die mit der sekretorischen Leistung der Tumorzellen in Verbindung gebracht werden (HOLST, LOEWY).

Die besondere Form der Struma mal. endotheliomatosa, deren klinische Diagnose nicht möglich ist, beschreibt DE QUERVAIN.

Von WÖLFLER und von DELORE-OURMANOFF stammen die Beschreibungen der zwei einzigen bisher gesehenen gutartigen Fibrome der Schilddrüse.

Als maligne Bindesubstanzgeschwulst erscheint das Sarkom (Spindelzellen-, Rundzellen-, Riesenzellen- und polymorphzelliges Sarkom; Fibro-, Myxo-, Osteochondrosarkom); als Gefäßgeschwulst das Hämangioendotheliom. Das Lymphangioendotheliom wird von WEGELIN angezweifelt.

In den einfachen Mischgeschwülsten finden sich Bestandteile des Entoderms und des Mesoderms. Die Tumoren sind angeboren, zum Teil zystisch verändert.

Die ebenfalls angeborenen und teilweise zystischen Teratome zeigen Abkömmlinge des Ento-, Meso- und Ektoderms. Bezeichnend ist ihre ventrale Lage im Verhältnis zur Körperachse und ihr oft reichlicher Gehalt an Neuroepithel (WEGELIN). Maligne Degeneration ist häufig.

Ein Dermoid der Schilddrüse beschrieb GREENE.

Die Karzinosarkome der Schilddrüse werden in Kollisionstumoren und Kompositionstumoren (R. MEYER) eingeteilt. Bezeichnend ist das gleichzeitige Vorkommen von karzinomatösem und sarkomatösem Gewebe. Der epitheliale Anteil zeigt alle bekannten Karzinomtypen, der bindegewebige ist vorwiegend spindelzellig. Metastasen erfolgen auf dem Blut- und Lymphweg.

Schließlich muß erwähnt werden, daß die Schilddrüse auch als Sitz metastatischer Tumoren von bösartigen Geschwülsten anderer Organe dienen kann (Ösophagus-, Magen-, Lungen-, Mammakarzinom; Hypernephrom; Melanosarkom usw.). Diese Metastasen bevorzugen ebenso wie die Entzündungen die adenomatösen Anteile der Drüse. Auffallend ist die mehrfache Beobachtung hyperthyreoter Erscheinungen (MORI, KLOSE), namentlich wenn Kolloidstrumen von den Metastasen befallen werden.

Die anatomischen Grundlagen für die Beurteilung der Schilddrüsenpathologie, im besonderen der funktionellen Schilddrüsenerkrankungen, stellen ein reiches, gründlich bearbeitetes Material dar. Das Problematische beginnt mit dem Versuch, die Morphologie mit der physiologischen Leistung in Zusammenhang zu bringen. So sehr hier die Vielgestaltigkeit der Formen der Erklärung der notwendig anzunehmenden Stufung der Funktion entgegenkommt, so verwirrend wirkt dieser Wechsel, wenn von der lockenden Hypothese zu sicherer Behauptung der Weg gefunden werden soll.

Die einfache Registrierung des bereits Erforschten, die den realen Boden jeder neuen Arbeit, vor allem in anatomischen Belangen, bilden muß, wird zum unübersehbaren und hemmenden Ballast in den Fragen der Funktion, deren Beantwortung den Charakter „mutmaßlicher Annahmen" nicht überschreiten kann. Bei der Besprechung der physiologischen Grundlagen habe ich daher eigene Forschungswege und -ergebnisse in den Vordergrund gerückt, ohne dabei die Fülle gleichsinniger oder anders gerichteter Arbeit übersehen zu wollen. Die Betonung gewisser anatomischer Momente zeigt die Richtung. Klinik und Experiment müssen führen.

Physiologische Grundlagen

Die ersten Einblicke in die Physiologie der Schilddrüse verdanken wir dem oft zitierten „unfreiwilligen Experiment der Chirurgen", das in der vollkommenen Entfernung des vergrößerten Organs bestand (REVERDIN, KOCHER). GARRÉ, 1883 Assistent TH. KOCHERS, schildert den Eindruck der zur Nachuntersuchung nach Kropfoperation bestellten Patienten: „18 haben sich gestellt, ihrer 16 waren kaum wieder zu erkennen: Schwer erkrankt, verblödet, die Kinder kretinhaft im Wachstum und geistiger Entwicklung zurückgeblieben. Noch sehe ich sie vor mir jene traurigen Gestalten mit dem müden, schwerfälligen Gang, den frostigen, angeschwollenen Händen, dem gedunsenen faltigen Gesicht mit kretinhaftem Ausdruck. Ein erschütternder Anblick!"

Im selben Jahre teilten die Brüder REVERDIN das Ergebnis ihrer Nachuntersuchungen mit (5 analoge Befunde), worauf rasch Bestätigungen durch JULLIARD, BAUMGÄRTNER, v. BRUNS folgten.

Diese krankhaften Erscheinungen, die mit dem Wegfall des Organes ohne Zweifel ursächlich in Zusammenhang[1] gebracht werden mußten, fanden ihr auffallendes Gegenstück in einem pathologischen Zustand, bei dem sich die Schilddrüse vergrößert zeigt und ebenfalls mit Sicherheit als pathogen wirksam anzusprechen ist. Das von dem Merseburger Arzt BASEDOW 1840 erstmalig vollständig beschriebene Krankheitsbild (auch der Engländer GRAVES und der Italiener FLAJANI hatten die Symptome als einheitlichen Komplex aufgefaßt) gab dem Problem seine tiefere Bedeutung. Der geistige Schlüssel von Ursache und Wirkung war der weiteren Forschung in die Hand gedrückt. Er wurde bis heute weidlich nach allen Seiten gedreht und manche verborgene Kammer damit erschlossen. Zu den „Müttern" führte er noch nicht.

Die Grundlage aller späteren Arbeit war in zwei Feststellungen gegeben: In der Bestätigung der somatischen Wirkungen des Organausfalles durch das Tierexperiment und seiner Kompensierung durch den Organersatz; in der Aufhebung der schädlichen Schilddrüsenwirkung durch deren Reduktion.

----

[1] Bei zwei von KOCHERS „Total"exstirpationen fehlten die Erscheinungen der Kachexie, dafür war ein Kropfrezidiv nachweisbar!

1892 fand HOFMEISTER, daß bei erhaltener Nebenschilddrüse die Entfernung[1] der Schilddrüse nur für das erwachsene Kaninchen unschädlich zu sein scheint, während sich bei jugendlichen Tieren ein eigentümlicher, dem Myxödem des Menschen ähnlicher Zustand einstellt: Chronische Kachexie, Zurückbleiben des Wachstums, Verzögerung der Ossifikation sowohl des Epiphysenknorpels als der Synchondrosen. Gleichzeitig konnten histologische Veränderungen der Hypophyse und der Ovarien nachgewiesen werden. MOUSSU erhob ähnliche Befunde bei einem jungen Schwein.

Auf der Grundlage der Überzeugung (HORSLEY), daß die Schilddrüse ihre Haupttätigkeit in der fötalen und jugendlichen Periode entfaltet („ohne jedoch beim erwachsenen Individuum überflüssig oder unwichtig zu werden"), begann EISELSBERG seine ausgedehnten Experimente zum Studium der Wachstumsstörungen nach Schilddrüsenexstirpation.

Die Versuche wurden an Schafen, Ziegen, Schweinen und Affen vorgenommen. Das Ergebnis war gleichsinnig und eindeutig; am Affen identisch mit den von HORSLEY beschriebenen.

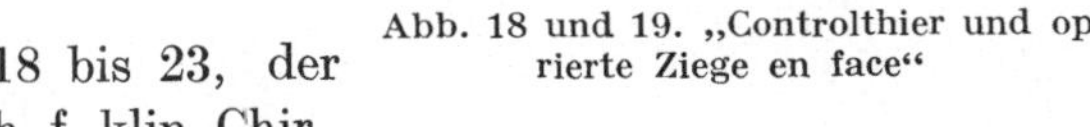

Abb. 18 und 19. „Controlthier und operierte Ziege en face"

Die Abbildungen 18 bis 23, der Arbeit EISELSBERG, Arch. f. klin. Chir., Bd. 49, H. 1, Tafel II (Abb. 1, 2, 4, 5, 8, 9), entnommen, veranschaulichen die Ergebnisse;

In Schlagworten können die Befunde, soweit sie hier wichtig sind, folgendermaßen ausgedrückt werden:

Operiertes Schaf Nr. 1 (Abb. 23) und Nr. 2 „Hochgradige Wachstumsstörung des Knochensystems, verbunden mit einem schweren, frühzeitigen Marasmus".

Operirtes Zicklein Nr. 2 und 5 (Abb. 19 und 21) „Schwerste Wachstumsstörung und Idiotie".

Die Wachstumsstörung betrifft vor allem die langen Röhrenknochen (ganz analog wie beim Kretinismus), so daß EISELSBERG die Bezeichnung Kretinismus als Charakteristikum vorzieht.

---

[1] Die ersten Versuche wurden von M. SCHIFF 1854 vorgenommen.

Der Zusammenhang zwischen dem Ausfall der Drüsenfunktion und den somatischen Störungen war eindeutig. Er erfuhr seine besondere Betonung durch den Befund bei dem operierten Zicklein Nr. 2. Bei diesem hatte die Exstirpation der Schilddrüse keinerlei Beeinflussung des Wachstums bedingt. Die Obduktion deckte eine Nebenschilddrüse auf, die an Größe fast der Hälfte einer Drüse eines erwachsenen Tieres entsprach.[1]

Damit war die Analogie mit den Erfahrungen am Menschen erwiesen. EISELSBERGS Versuche, auch die Transplantationserfolge am Menschen

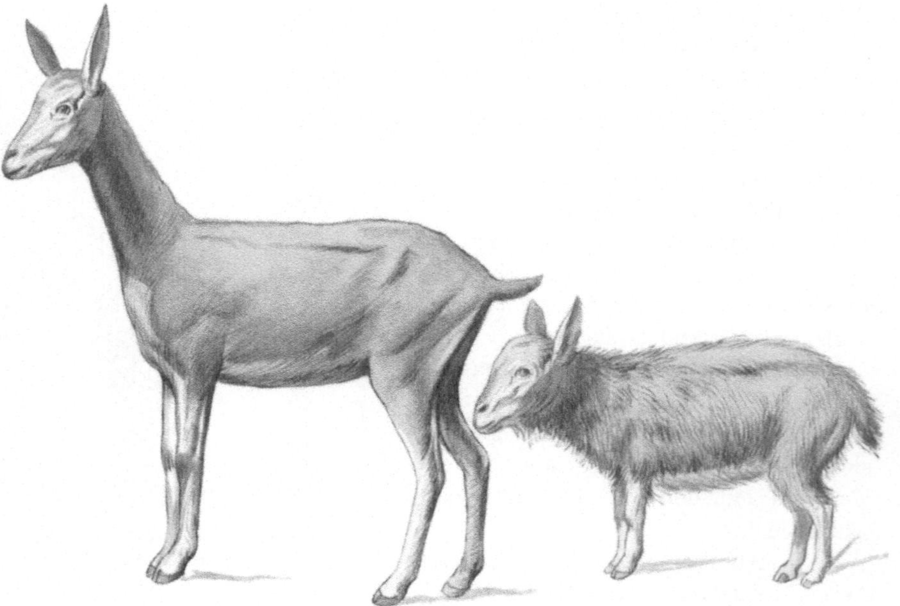

Abb. 20 und 21. „Controlthier und operierte Ziege en profil"

(HORSLEY, BIRCHER, KOCHER) im Tierversuch zu erzielen, gaben nicht den gewünschten Effekt. Dies war nur eine Frage der Zeit. Denn trotzdem die Trennung der Funktion von Schilddrüsen und Epithelkörperchen damals noch nicht erwiesen war, die Deutung der Versuchsergebnisse daher von unserer heutigen abweicht, bleibt der grundlegende Wert früherer Transplantationsversuche von EISELSBERG auch für das Schilddrüsenproblem aufrecht: Der Schilddrüse beraubte Katzen blieben nach Implantation dieser Schilddrüse von Tetanie verschont. Nach Exstir-

---

[1] Im Hinblick auf die späteren Ausführungen sei festgehalten, daß diese Nebenschilddrüse „auffallend starke papilläre Wucherungen zeigte, während Kolloid nahezu ganz fehlte". Die kompensatorische Leistung mit allen strukturellen Zeichen ist unverkennbar.

pation des Transplantates erkrankten sie schwer an Tetanie und gingen zugrunde. Hier war die Möglichkeit des Organersatzes eindeutig erwiesen.

Bei Besprechung der Transplantationstherapie soll noch einmal davon die Rede sein.

Organausfall und Organersatz hatten einen ersten tiefen Einblick in die Physiologie der Schilddrüse ermöglicht. Es galt, die Auffassung ihrer Überwertigkeit zu erweisen.

Die Struma war im Symptomenbild des Morbus Basedowi lange Zeit hindurch nicht ätiologisch gewertet worden. Ihre operative Entfernung war daher zunächst nicht mit dem Gedanken kausaler Therapie verknüpft. Ja vielfach wurde die Strumektomie beim Basedow noch an der Wende des Jahrhunderts (WÖLFLER) abgelehnt. 1883 berichtete L. REHN im ärztlichen Verein zu Frankfurt a. M. über operierte Basedow-Patienten, wobei er neben der bisherigen mechanischen Indikation die funktionelle andeutete. Nach der Beschreibung der Fälle sagte REHN: „Ich habe diesen Krankheitskomplex bis jetzt in 4 Fällen beobachtet und in diesen 4 Fällen hat die dauernde Beseitigung des Leidens nach der Operation schlagend die Abhängigkeit der Krankheitssymptome von der Struma bewiesen.“

Mit dem bereits 1880 von TILLAUX mit Erfolg operierten Fall von Morbus Basedowi bilden die Fälle

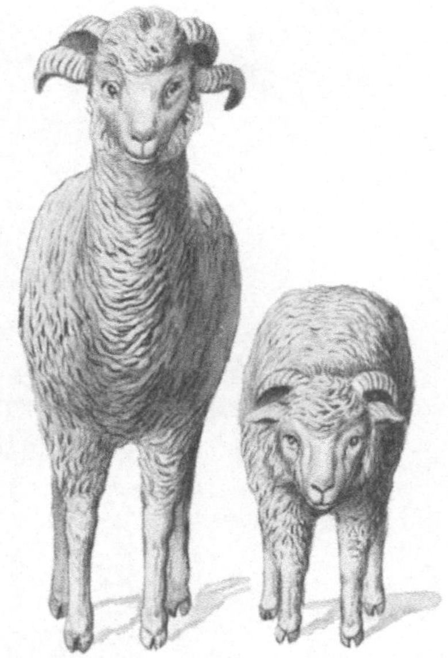

Abb. 22 und 23. „Controlthier und operiertes Schaf“

REHNs und ihre Deutung durch diesen den zweiten großen Baustein zum Verständnis der Schilddrüsenfunktion.

Organausfall und Organüberwertigkeit, auf der Basis dieser grundlegenden Feststellungen[1] (womit nur die allerwesentlichsten angeführt sind), konnte die Physiologie der Schilddrüse eingehend erforscht werden.

Eine spezifische Leistung des Organs war erwiesen. Es galt, sie in ihren Besonderheiten darzustellen. Aus der ungeheuren Fülle daran gesetzter Arbeit ergaben sich sichere Erkenntnisse, die unsere heutigen Vorstellungen bedingen. WEGELIN hat sie jüngst klar und übersichtlich zusammengefaßt:

---

[1] Der letzte Ring — die experimentelle Erzeugung des Morb. Basedow — ist noch nicht geschlossen (BIRCHER, KLOSE, LAMPÉ, BARUCH, O. HOCHE).

1. Die Schilddrüse übt einen bestimmenden Einfluß auf das Wachstum aus. Er betrifft vor allem das Knochensystem, dessen Längen- und Dickenwachstum in hohem Maße von der Schilddrüse abhängig ist. Die hiebei wirksamen Stoffe werden nach GLEY Harmazone genannt (siehe PFLÜGER).

2. Die Schilddrüse ermöglicht die Differenzierung der Gewebe und Organe, wobei nennenswerte Unterschiede in der Entwicklungs-

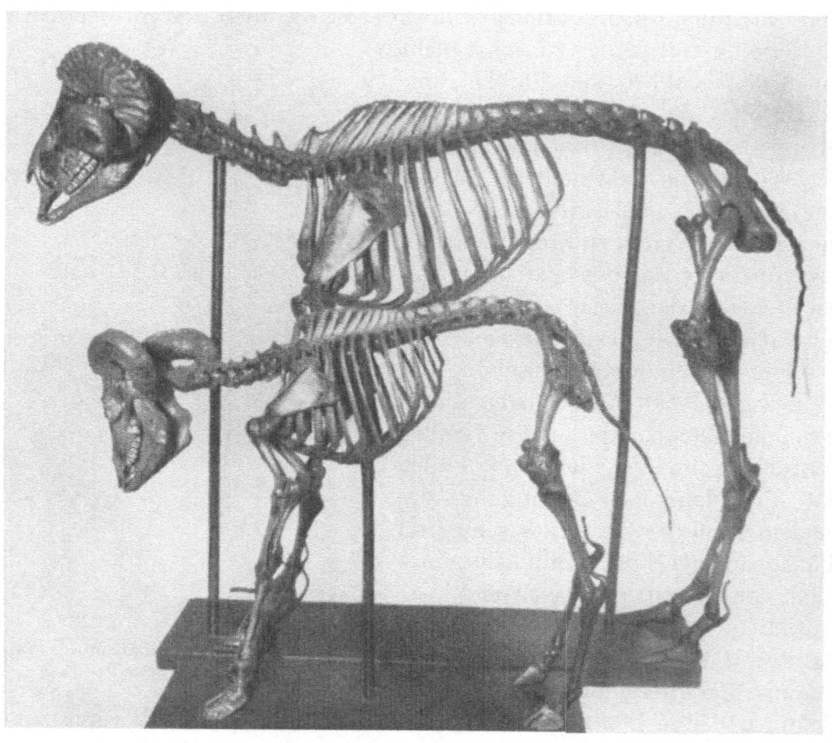

Abb. 24. „Skelette des operierten Schafes resp. des Controlthieres"
(Aus dem Museum der II. chirurg. Universitätsklinik in Wien)

beschleunigung der einzelnen Organe auffallen. Diese Differenzierung, die beim Menschen (und den Säugetieren) im Fötalleben durch die mütterliche Schilddrüse gewährleistet wird, kommt bei diesem nur mehr beim Knochenwachstum, bei der Ausbildung der Zähne, bei der weiteren Entwicklung des Nervensystems und der Keimdrüsen zum Ausdruck.

3. Die Schilddrüse beherrscht den Stoffwechsel im Sinne einer vermehrten Dissimilation. Schilddrüsenmangel bewirkt ein Absinken, Schilddrüsenzufuhr eine Steigerung des Grundumsatzes. Besonders wird der Eiweiß- und Fettstoffwechsel beeinflußt.

4. Das Schilddrüsensekret wirkt erregend auf das sympathische und parasympathische Nervensystem. Die Erregbarkeit des zentralen Nervensystems ist von der Schilddrüse abhängig.[1]

---

[1] Die Beziehungen der Schilddrüse zum vegetativen Nervensystem sind doppelter Natur: Als Drüse mit innerer Sekretion übt ihr Hormon, so wie diese der anderen gleichartigen Organe, großen Einfluß auf die vegetativen Funktionen des Organismus und ihren regulierenden Apparat aus. Anderseits untersteht sie aber auch in der Produktion ihres Inkretes der Leitung des vegetativen Nervensystems.

Aus der Fülle der pharmakologischen Wirkungen des Schilddrüsensekretes jene auf das vegetative System auszuscheiden, erscheint schwierig, da ja der Beweis für direkte Wirkung oder nur sekundäre über den Weg anderer inkretorischer Organe oder über eine allgemeine Veränderung des Stoffwechsels schwer zu erbringen ist. So lehnt FRÖHLICH eine unmittelbare Wirkung auf das sympathische Nervensystem ab, während WEGELIN zu dem Schlusse kommt, daß das Schilddrüsensekret erregend auf das parasympathische und sympathische Nervensystem wirkt, eine Auffassung, die auch im wesentlichen v. BERGMANN und BILLIGHEIMER und E. ROST teilen. ABDERHALDEN und WERTHEIMER kamen auf Grund von Stoffwechseluntersuchungen zu dem Ergebnis, daß das Thyroxin über das sympathische Nervensystem auf den Zellstoffwechsel steigernd einwirkt.

Nach HARRINGTON und BARGER ist das Thyroxin kein Tryptophanderivat (Kendall), sondern eine β [3,5-Dijod-4 (3′,5′-dijod-4′ oxyphenoxy)-phenyl] α-aminopropionsäure. ABDERHALDEN und HARTMANN finden das von HOFFMANN LA ROCHE synthetisch obiger Formel entsprechend hergestellte Präparat im Kaulquappenversuch gleichwertig dem KENDALLschen aus der Drüse gewonnenen Thyroxin. Wenn sich nun auch noch das Thyroxin der wirksamen Schilddrüsensubstanz biologisch gleichwertig erweist, wie es schon jetzt sehr wahrscheinlich ist, wird die durch ungleiche Präparate sehr erschwerte experimentelle Prüfung der Schilddrüsenwirkung auf das automone Nervensystem einwandfrei ermöglicht werden (SUSANI).

Die Innervation der Schilddrüse erfolgt vom sympathischen als auch vom parasympathischen Nervensystem, die entsprechenden anatomischen Bahnen der N. laryngei, recurrentes, vagus, plexus caroticus, plexus venae jugularis int., plexus pharyngeus und Nervi cardiaci (BRÄUCKER) sind so reichlich anastomosiernd, daß eine Klärung durch präparatorische Trennung kaum möglich erscheint. Aufschlußreicher sind hier die physiologischen und pharmakologischen Experimente. So hält SPIEGEL neben den Vasomotoren auch sekretorische Fasern für erwiesen, wenn er auch über ihre sympathische oder vagale Natur kein Urteil fällt. WEGELIN kommt zu dem Schlusse, daß den sympathischen Fasern eine sekretorische Funktion zukommt, während der Vagus eine solche nicht zu besitzen scheint. Da sich die sekretorische Funktion der Drüse entsprechend morphologischer und klinischer Befunde in zwei Komponenten, nämlich Sekretbildung und Sekretabfuhr teilen läßt, so wird entsprechend der Befunde von DEMEL, YATRU und WALLNER, ORATOR, REINHARD, WEISS u. a. die Annahme wahrscheinlich, daß der Sympathikus die Sekretbildung und Sekretabfuhr fördert, während der Parasympathikus letztere hemmt (SUSANI). Ob nun letzterer seine Wirkung vorwiegend direkt auf die Drüse entfaltet oder auch durch zentrale Hemmung des Sympathikus, ist derzeit noch unklar.

5. Die Schilddrüse beeinflußt die Beschaffenheit des Blutes in morphologisch- und physikalisch-chemischer Hinsicht.

In letzter Zeit wurde die Bedeutung der Schilddrüse für die natürliche Immunität mehrmals erörtert. So berichtet MARINESCO über zwei Myxödemkranke, von denen der eine an Miliartuberkulose, der andere an Grippe starb. Die Obduktion ergab bei beiden eine weitgehende Infektion verschiedenster Organe mit Tuberkelbazillen, bzw. Streptokokken. MARINESCO schließt daraus, daß die Schilddrüse eine wichtige Rolle für die natürliche Immunität des Körpers spiele. In ihr verkörpert sich zum Teil die Fähigkeit des Organismus, exogene und auch endogene Schädigungen zu überwinden. Je stärker die Schilddrüse funktioniert, desto intensiver geht der Stoffwechsel vor sich und desto energischer wirken auch die natürlichen Abwehrkräfte des Körpers gegen die Krankheitskeime (Fortschr. d. Organoth., H. 2).

SAVINI nimmt an, daß die Schilddrüse die Phagozytose befördert und die Widerstandsfähigkeit hebt. Nach seiner Ansicht übt sie auch einen antianaphylaktischen Einfluß aus. ABELIN und SATO heben hervor, daß die Wirkungen des Schilddrüsensaftes weitgehende Analogien mit der Wirkung der Proteinkörpertherapie aufweisen.

Diese in groben Umrissen festgehaltene Kenntnis vom Wesen der Schilddrüsenfunktion regte früh dazu an, die histologische Struktur des Organs mit seiner Tätigkeit in Beziehung zu bringen. Die Fülle der Widersprüche, die sich dabei ergaben, ließ aber bald wieder davon Abstand nehmen. ASCHOFF, HOTZ, DE QUERVAIN und ihre Schüler u. a. führten Untersuchungen im selben Sinne durch. Seit 1912 ist die Klinik EISELSBERG mit Untersuchungen klinischer und experimenteller Natur beschäftigt, die vom Histologischen zum Funktionellen eine Brücke ermöglichen sollen. Bei Besprechung der „Anatomischen Grundlagen" habe ich den Ausgangspunkt dieser Untersuchungen in den Formelementen der Drüse gezeigt.

Die ausschlaggebende Bedeutung, die dem Kolloid bei der Beurteilung der funktionellen Schilddrüsenerkrankungen zukommt, zwingt zu näherem Eingehen auf dieses Kapitel.

Der Name Kolloid wurde von LAENNEC eingeführt. Er findet sich in allen Schilddrüsenbefunden erwähnt, ohne daß dem Kolloid anfangs besondere Bedeutung zugemessen wurde. WÖLFLER hat vor allem die Zellbefunde der Strumenarten und deren Kolloidbeschaffenheit einer umfassenden Untersuchung unterzogen, nachdem PANAGIOTADES (1847) zum erstenmal das Aussehen der Follikel und ihres Inhaltes in einer Weise beschrieb, die den heutigen Anschauungen nahe kommt. Noch PHILIPP v. WALTER hielt das Kolloid für ein „Exsudat", für „ausgeschwitzte plastische Lymphe" und prägte daher den Namen Struma lymphatica. VIRCHOW läßt es „durch sekundäre Umwandlung einer Flüssigkeit in eine gelatinöse Masse" hervorgehen. Er faßte es nicht als einfaches Exsudat auf, sondern glaubte, daß es „aus der Zusammensetzung von Eiweiß, Natron und Kochsalz entstehe". Die künstliche Erzeugung von Kolloidkörnern sollte dafür den Beweis erbringen. LANGENDORFF befaßte sich eingehend mit den mikrochemischen Reaktionen der kolloiden Substanz, die er als „aus Eiweiß bestehend" ansieht oder der er doch einen hohen Eiweißgehalt zuspricht. Nur dürfte es kein Alkalialbuminat sein, sondern ein „durch reichlichen Kochsalzgehalt modifiziertes Alkalieiweiß. Größere Globulinmengen dürften nicht vorhanden sein". LANGENDORFF verfocht energisch die Annahme, daß das Follikelkolloid mit den Lymphräumen kommuniziere, da sich in diesen fast immer Kolloid finde. „Morphologisch ist das Verhalten genau dasselbe: dieselben Schrumpfungserscheinungen bei gleicher Behandlung, die sogenannten Vakuolen, dieselbe homogene Beschaffenheit usw. Bei allen Färbungsversuchen verhält sich der Lymphgehalt ganz genau so wie der der Drüsenbläschen. Endlich ist das mikrochemische und tinktorielle Verhalten den oben angeführten Reaktionen gegenüber genau dasselbe." Diese Meinung geht im Prinzip auf das Jahr 1884 zurück, wo sie sich zuerst in der SÖMMERINGschen Eingeweidelehre findet. ERNST gebührt das Verdienst, die strenge Differenzierung zwischen Kolloid und Hyalin in der Schilddrüse durchgeführt zu haben. Er betont, daß die amyloiden und hyalinen Massen, die man nicht selten in Strumen findet, von „kleineren Gefäßen des interfollikulären Stromas ausgehen und nur sekundäre Veränderungen präexistenter Kropfknoten darstellen". Sie sind ein Produkt des Bindegewebes und nicht des Epithels.

SCHMID faßt nach vielfachen Untersuchungen von KÜHNE, BUBNOW, DREXEL, HUTCHINSON und mehreren anderen die noch heute zu Recht bestehenden Kenntnisse über die chemischen Eigenschaften des Kolloids zusammen.

Die Herkunft des Kolloids blieb lange unentschieden. FRERICHS, ROKITANSKY, GUTKNECHT und LÜBCKE nehmen noch an, daß sich ganze Zellen in Kolloid verwandeln, und daß daher von einer kolloidalen Metamorphose der Epithelzellen gesprochen werden könne.

Der Einigung über die Eigenschaften des Kolloids ging ein Streit um die Deutung seines wechselnden Verhaltens zur Seite. Vor allem bedingten die Vakuolen, die sich in allen Färbepräparaten fanden, die divergentesten Auffassungen. Während sich die einen (LANGENDORFF und mehrere andere) darüber hinwegsetzten als über rein mechanische Produkte der Retraktion durch die Fixierungsmethoden, bauten andere (ANDERSON) ausgreifende Theorien darauf auf (die chromophoben Bläschen sollten für ein „chromophobes" und „chromophiles" Thyreoidalsekret sprechen) und ERNST suchte sie, durch ZEISS unterstützt, mit viel Genauigkeit und Überzeugtheit als Zellbetten hinzustellen.

Fast alle Beobachter notieren die verschiedene Färbbarkeit des Kolloids, die nach LANGENDORFF durch das Alter bedingt sei, wobei der ältere Inhalt eine intensivere Tinktion annähme. SCHMID formuliert diese Anschauung dahin: „Die Dichtigkeit und damit die Färbbarkeit des Follikelinhaltes nimmt mit dem Alter des Follikels zu." Darum spricht er von verschiedenen Konzentrationsgraden des Kolloids, womit sich ungefähr KLÖPPELs Begriff einer Eindickung des Kolloids deckt. Seine Auffassung ist durch zahlreiche Beobachtungen am Tiere belegt, wobei er bei älteren Tieren fast immer dunkler gefärbte Follikel fand, aber auch bei demselben Tiere verschieden gefärbte, „je nach deren Altersstufe". v. WYSS spricht das „blaßrosa gefärbte Kolloid" als junges Kolloid an, im Gegensatz zu den „dunklen, älteren Kolloidkörnern". ANDERSON findet eine ganze Stufenleiter von Übergängen zwischen dem stark färbbaren Follikelinhalt und dem schwach färbbaren Inhalt eines Teiles „der peripheren Drüsenbläschen". Er ist überzeugt, dies „als den Ausdruck einer verschiedenartigen chemischen Zusammensetzung" betrachten zu können.

Dem hell oder dunkel gefärbten Kolloid wurde das schwach und stark glänzende gegenübergestellt. Auch hier soll die Altersstufe den Unterschied bedingen, aber auch eine graduell verschiedene chemische Potenz mag dabei eine Rolle spielen. DE COULON kam zur Annahme, daß das stark glänzende Kolloid nicht mehr resorbierbar sei.

LANGENDORFF prägte die Bezeichnung „Hauptzellen" und „Kolloidzellen", deren differentes Aussehen ihm der Ausdruck einer verschiedenen sekretorischen Tätigkeit dünkte. HÜRTHLE teilt diese Ansicht und betont, daß das Protoplasma der Kolloidzellen dieselbe Tinktionsfähigkeit besitzt wie die Kolloidsubstanz. SCHMID bekräftigte die Deutung dieser Befunde durch den Nachweis, daß alle Übergänge zwischen Haupt- und Kolloidzellen in einem Präparate nachweisbar sind. Ebenso wie das Kolloid im Follikel „Konzentrationsgrade" erkennen läßt, erscheinen auch die Kolloidzellen „in allen Schattierungen".

HÜRTHLE fand selten in normalen Schilddrüsen, wohl aber in solchen, wenn er vorher eine partielle Resektion ausgeführt hatte, Tropfen in den Follikelzellen, die er „Kolloidtropfen" nennt. Schon vorher hatte BIONDI auf häufige, dem Kolloid gleiche Kügelchen in einzelnen Epithelzellen hingewiesen und so LANGENDORFF zur Differenzierung der beiden Zellgruppen Veranlassung gegeben. HÜRTHLE hält die Kolloidtropfen für ein Frühstadium der Kolloidsekretion. Dem widerspricht ERDHEIM, der durch VAN-GIESON-Färbung einen Farbenunterschied zwischen diesen Tropfen und dem Follikelkolloid erzielte und daraus schloß, daß die beiden nicht zu identifizieren seien. Diese Widerlegung scheint nicht stichhaltig. Es ist klar, daß sowohl in verschiedenen Schilddrüsen als auch in verschiedenen Bezirken derselben Drüse das Kolloid in verschiedenen Stadien seiner Entwicklung angetroffen wird. Die zeitliche Folge der Stadien mag mit einer Differenz der chemischen Konstitution parallel gehen. Außerdem kann hier noch die lokale Verschiebung von Einfluß sein. Es wäre denkbar, daß das Kolloid nach seiner Ausstoßung in den Follikelraum frei von den animalischen Vorgängen der Zelle sich so verändert, daß es eine bestimmte Färbung annimmt, deren Intensität nunmehr nicht nur sein Alter, sondern auch seine örtliche Position dokumentiert. Dem scheinen allerdings in gewissem Sinne die Beobachtungen von LÜBCKE entgegenzustehen, der nach der Fixierung keinen Unterschied zwischen frisch gewonnenem Kolloid und solchem aus Leichen finden konnte. Aber dieser Widerspruch ist nur scheinbar. Für das Organ ist es in gewissem Sinne bedeutungslos, ob der ganze Organismus leblos ist oder ob es aus dem Kreislauf des noch lebenden Organismus völlig ausgeschaltet wurde. Das Organ ist tot. Darum kann kein divergentes Aussehen des Kolloids in den beiden Fällen erwartet werden.

LÜBCKE vermeidet die Bezeichnung Kolloid für den Follikelinhalt, da sie ihm in vielen Fällen mit den von VIRCHOW dem Kolloid zugeschriebenen Eigenschaften nicht übereinzustimmen scheint. Auch hier liegt die Meinung zugrunde, daß das Kolloid, sofern es ein einheitlicher Körper sein soll, auch immer chemisch gleich beschaffen sein müsse. Auch das Blut bietet im lebenden Organismus ganz verschiedene Befunde. Das arterielle und das venöse Blut stellen schon optisch einen Gegensatz dar. Es ist für die Kolloidfrage von Wichtigkeit, auf die Veränderungen hinzuweisen, die das Blut eingeht, sobald es die Gefäßwände verläßt. Zudem ist uns über das Blut vor seiner vollendeten Erscheinung in den Gefäßen wenig bekannt. Die Origo ist zwar kaum mehr eine Frage, wohl aber mangeln hier alle optisch darstellbaren Vorstufen. So wenig sich ein Vergleich zwischen Blut und Schilddrüsensekret durchführen läßt, so wichtig ist die Tatsache, daß die ,,Säfte des Organismus" in ihrem optischen und chemischen Verhalten — also in jenen Eigenschaften, die uns unmittelbar zur Beobachtung zugänglich sind — an ihre Umgebung gebunden sind. LÜBCKE stützt seine Auffassung über das Kolloid durch die sichere Überzeugung, daß ,,der Follikelinhalt nach der Entfernung der Struma oder Schilddrüse aus dem Körper in das Epithel eindringt". Dadurch erst könne es zu einer Äquivalenz von Follikelinhalt und Zellprotoplasma kommen. Die tatsächliche Beobachtung, daß unmittelbar nach der Entnahme der Schilddrüse aus dem Organismus der Follikelinhalt ein differentes Aussehen besitzt gegenüber dem Epithelzellenprotoplasma, während sich nach längerer Zeit und nach thermischen Einwirkungen dieser Unterschied in der Weise löst, daß nun das Epithel die Eigenschaften des Follikelinhaltes annimmt, zeigt ja gerade, daß der Follikelinhalt der ältere ist, der, extrazellulär gelegen, unter anderen vitalen Bedingungen auch andere Erscheinungsformen zeigen muß.

Erlischt die Vita der produzierenden Zelle durch Entnahme aus dem Organismus, so gelangt ihr eben zum Ausstoßen in den Follikelraum bereiter Inhalt unter ähnliche Bedingungen wie dieser und nimmt daher dessen optische Eigenschaften an.

BOZZIS Versuch, die ERDHEIMschen Fettkörnchen als unfertiges Kolloid zu deuten, fällt durch die einfache Feststellung, daß Kolloid immer vor dem Auftreten der Fettkörnchen gefunden wird.

Den unterschiedlichen Deutungen der histologischen Befunde folgten abweichende Vorstellungen über die Bedeutung des Kolloids. Zwei Lager standen hier lange einander gegenüber: jene, die das Kolloid als Degenerationsprodukt auffaßten und jene, die ihm den Wert eines physiologischen Sekretes zusprachen. Gegenüber den Deduktionen LÜBCKES betonte SCHMID: ,,Man muß scharf unterscheiden, ob es sich um die Nachahmung einer wahren physiologischen Sekretion von seiten des Epithels, eine Verarbeitung und Ausstoßung von Material unter Erhaltung der Zelle, also einen hochstehenden Lebensakt handelt, oder um Vorgänge, bei welchen die gebildeten Stoffe durch Abstoßung und Auflösung, also eine finale Metamorphose der Epithelien, frei werden, um schließlich als Absonderungsprodukte der ganzen Drüse, nicht der Zelle, nach außen zu treten." Nach eingehender Erwägung scheint es ihm unabweisbar, daß die Kolloidbildung als ,,echter Sekretionsakt der Epithelien, der an die volle Vitalität der Zelle gebunden ist", aufzufassen sei. Dabei bleibt es für SCHMID fraglich, ob das Kolloid das eigentliche ,,die Funktion der Drüse bedingende Produkt darstellt und die chemischen Substanzen untrennbar an ihm haften", da ja das wirksame Prinzip auch eine optisch nicht wahrnehmbare und unabhängig von dem Kolloid entstehende Substanz sein könne. Heute sind fast alle Autoren darin einig, daß das Kolloid das spezifische Sekret der Schilddrüse vorstelle, dessen Entstehungsphasen SCHMID damit kennzeichnet: ,,Das Sekret der Schilddrüse wird in den Epithelzellen gebildet. Durch die Bildung des Sekretes in der Zelle wird die Zelle stärker tingierbar, ihr Inhalt homogener, es entsteht aus ihr eine Kolloidzelle, und zwar beginnt der Prozeß in dem dem Lumen zugekehrten Teile der Zelle. Kolloidzellen sind sezernierende Hauptzellen. Der Inhalt der Kolloidzellen geht, wie wir annehmen müssen, in das Follikellumen über."

Alle diese Untersuchungen hatten unverkennbare Beziehungen des Kolloids zur Funktion der Schilddrüse erwiesen. Bei der Unkenntnis der näheren physikalisch-chemischen Eigenschaften des Kolloids und der Bedeutung dieser für den eigentlichen Sekretionsvorgang konnten nur die Schwankungen seiner Menge bei experimenteller Umstellung der Funktion zur Bestätigung dieser Auffassung dienen.

Die Versuche, die HÜRTHLE in diesem Sinne unternahm, brachten keine eindeutigen Ergebnisse. 1911 habe ich ähnliche Versuche ausgeführt, die mir zur Grundlage aller weiteren Schilddrüsenstudien wurden.

Der einfache Gedankengang war der folgende:

In der Schilddrüse des normalen Versuchstieres besteht eine bestimmte Korrelation zwischen Drüsentätigkeit und Kolloidmenge. Die Reduktion der sezernierenden Substanz, z. B. durch die Entfernung eines Drüsenlappens, bedeutet eine gewaltige Störung der Funktion. Im Vergleichsbild zwischen dem zuerst und dem einige Zeit später entfernten Schilddrüsenlappen muß diese Funktionsstörung im Kolloid zum Ausdruck kommen.

Die Anordnung der Experimente[1] bestand in einem Vorversuch zur Gewinnung normaler Übersichtsbilder der Schilddrüse von Hunden. Als Hauptversuch wurde einem normalen Hund der größte Teil eines Lappens reseziert und daraus mikroskopische Präparate hergestellt. Nach einer Reihe von Tagen wurde demselben Tier ein entsprechendes Stück des anderen Schilddrüsenlappens reseziert und die so

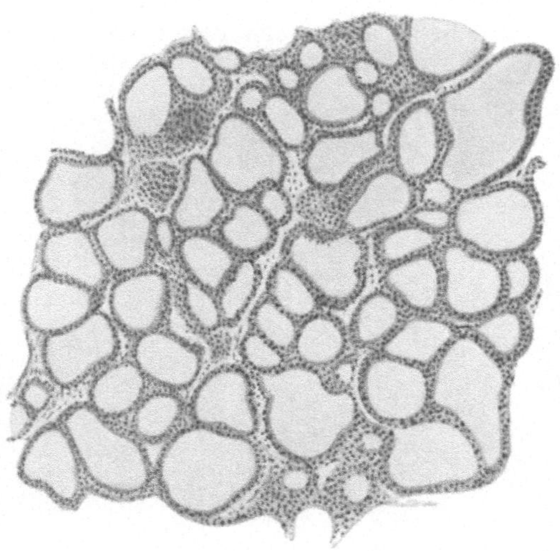

Abb. 25. Zuerst gewonnenes Schilddrüsenstück; im Wesen identisch mit den Übersichtsbildern des Vorversuches. Gut tingiertes Kolloid erfüllt die Follikel

gewonnenen Präparate mit dem ersten verglichen. In derselben Weise wurden aus den Drüsen von sechs anderen normalen Hunden Präparate hergestellt.

Die histologischen Bilder zeigten nun in allen Fällen ein gleichsinniges Verhalten des Kolloids: im später resezierten Lappen war eine deutliche Abnahme der Kolloidmenge und Abblassung seiner Farbentönung zu sehen. Die beiden folgenden Abbildungen (25, 26) mögen als Vertreter dieser Versuchsreihe dienen (siehe „Mitteilungen aus den Grenzgebieten der Medizin und Chirurgie" 1913, Bd. 25, H. 5. G. Fischer, Jena).

Die Verminderung der Sekretionsfläche der normalen Schilddrüse hatte mithin eine Abnahme des Kolloidgehaltes zur Folge. Lokale Bedingungen konnten nicht maßgebend sein. Die

---

[1] Alle Versuche wurden nach Vorbereitung durch Morphium in Äthernarkose ausgeführt.

Abnahme der Menge konnte nur durch ein Absinken der Sekretion oder durch eine Ausschwemmung aus der Drüse erklärt werden. Der ersten Annahme widersprachen die Übersichtsbilder mit ihrem Kolloidreichtum, der die Norm darzustellen schien. Das Schwinden des Kolloids war nur durch Resorption verständlich. Damit war der Gedanke gegeben, daß der Sekretausfall durch die Parenchymresektion durch die Ausschwemmung des Kolloids aus dem erhaltenen Drüsengewebe wettgemacht wurde. In dieser Auffassung mußte das Kolloid als Vorratsprodukt angesprochen werden.

Ich hatte in der Zeit dieser Versuche Gelegenheit, einen Hund mit einer beträchtlichen diffusen weichen Schilddrüsenschwellung derselben Untersuchung zu unterziehen. Die Abbildungen 27 und 28 zeigen das Resultat.

Die Wirkung der Resektion zeigt sich bei der pathologisch vergrößerten und übermäßig kolloidreichen Drüse identisch mit jener bei der normalen. Es ist also derselbe biologische Vorgang anzunehmen und dem Kolloid in beiden Fällen dasselbe Verhältnis zur Drüsenfunktion zuzusprechen. Die Kolloidüberfüllung erscheint als

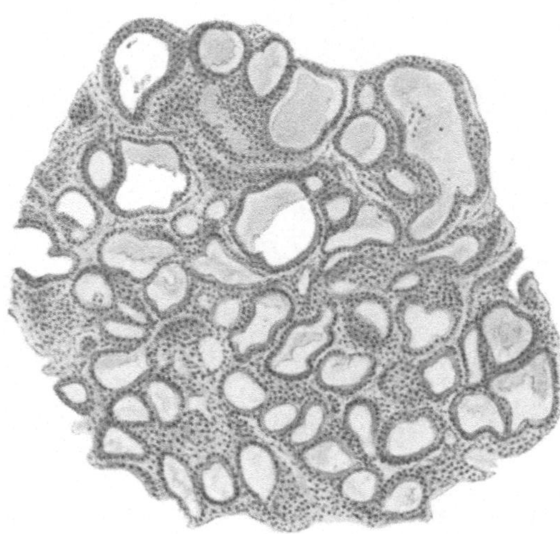

Abb. 26. Später gewonnenes Drüsenstück. Die Menge des hellgefärbten Kolloids ist fast in allen Follikeln verringert

pathologisch gesteigerte Sekretspeicherung. Soweit ließen rein morphologische Betrachtungen einen Schluß zu. Ein näherer Einblick mußte aus physikalisch-chemischen Untersuchungen erwartet werden. Die Drüse in ihren epithelialen Anteilen und das Kolloid boten das Material. Hier war schon größte Vorarbeit geleistet.

Die Griechen hatten durch die therapeutische Verwendung jodhaltiger Meerschwämme unbewußt das Jod mit der Physiologie der Schilddrüse in Verbindung gebracht.[1] KOCHER sen. schloß aus den günstigen Effekten der Jodbehandlung von Kröpfen, daß das Jod ein normaler Bestandteil der Schilddrüse sein müsse. BAUMANN erbrachte dafür den exakten Beweis; seither gilt als feststehend, daß der Jodgehalt

---

[1] Eine eingehende historische Darstellung siehe: BREITNER „Kropf und Jod", Erg. d. Chir. u. Orth., 1928, Bd. XXI.

des Organismus seine Zentrale in der Schilddrüse habe. Hier ist das Jod an einen Eiweißkörper gebunden, den BAUMANN Jodothyrin nannte. OSWALD subsumierte das Jodothyrin dem Thyreoglobulin, einem Gemenge zweier Eiweißkörper, aus denen sich das Schilddrüsenkolloid zusammensetzt, deren hydrolytisches Spaltungsprodukt es vorstelle. Der zweite Eiweißkörper wurde von OSWALD als Nukleoproteid bezeichnet, jodfrei, dafür aber phosphorhaltig befunden. Die Inkonstanz des Jodgehaltes der Schilddrüse überhaupt hat JOLIN gezeigt. OSWALD detaillierte den Befund in der Weise, daß er in Basedowstrumen das jodhaltige Thyreoalbumin vermindert, das jodfreie Nukleoproteid hingegen ver-

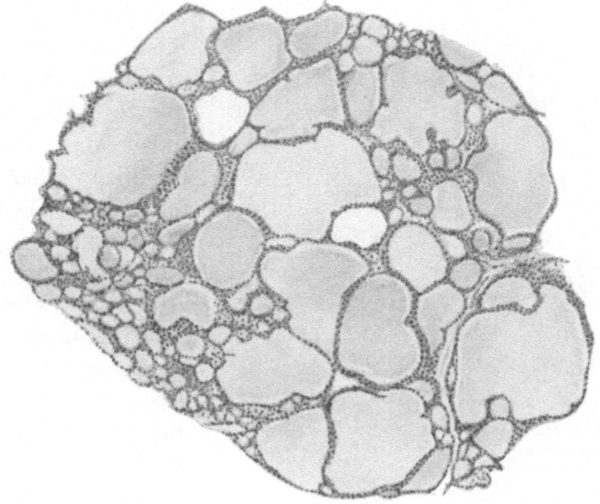

Abb. 27. Der erstresezierte Lappen zeigt große kolloiderfüllte Follikel. Nach BREITNER

mehrt fand. In Kolloidkröpfen beträgt das Jodthyreoglobulin drei Viertel und mehr des Trockengewichtes, ist jedoch als prozentualisch minderwertiges jodhaltiges Thyreoglobulin anzusprechen. Je höher also die momentan im ganzen Organismus wahrnehmbare funktionelle Leistung der Drüse ist, um so geringer ist ihr Gehalt an Jodthyreoglobulin und umgekehrt. Da die ausgelöste Wirksamkeit des Schilddrüsensekretes notwendig an die tatsächliche Abfuhr aus der Drüse in den Organismus geknüpft ist, lautet der Satz in anderer Formulierung: Bei gesteigerter Abfuhr schwindet der Jodthyreoglobulingehalt in der Drüse selbst. In den Kolloidkröpfen hingegen findet sich der dem physiologischen Sekret chemisch am nächsten stehende Körper in einer Weise vermehrt, die nur durch den prozentualen Jodgehalt von dem vollwertigen Sekret abweicht. Diese Befunde lassen nur die eine Deutung zu, daß Kolloidanschoppung der Ausdruck verminderter Abfuhr sei, und daß das Kolloid in erster Linie der Jodierung bedarf, um zum physiologischen Schilddrüsensekret zu werden. Um sich von diesem Vorgang eine Vorstellung zu machen, bedurfte es der Entdeckungen Aeschenbachers und Rogers. Ersterer fand stets in den Follikelzellen von Kolloid befreiter Drüsen jodhaltiges Thyreoalbumin. Rogers glückte der Nachweis der Korrelation zwischen dem Globulin und dem jodarmen Kolloid, zwischen dem jodreichen Thyreoalbumin und der übrigen Schilddrüsensubstanz. Er fand in dem Aufguß der Drüse mit Kochsalzlösung zwei aktive Substanzen: ein Nukleoproteid und ein Globulin. Letzteres scheint aus dem Kolloid zu stammen und wird bei Basedowikern nur in geringer Menge gefunden, während dabei das Proteid sehr reichlich vorhanden ist. Bei fehlendem Kolloid hingegen findet sich Globulin nur in ganz geringen Mengen. Das Globulin scheint neben anders gearteten Wirkungen durchweg eine geringere Wirkung auszuüben als das Proteid. Dies ist der Ausdruck für eine energetische Minderwertigkeit des Kolloids gegenüber dem vollwertigen Sekret bei gleichartiger substantieller Anlage. Das

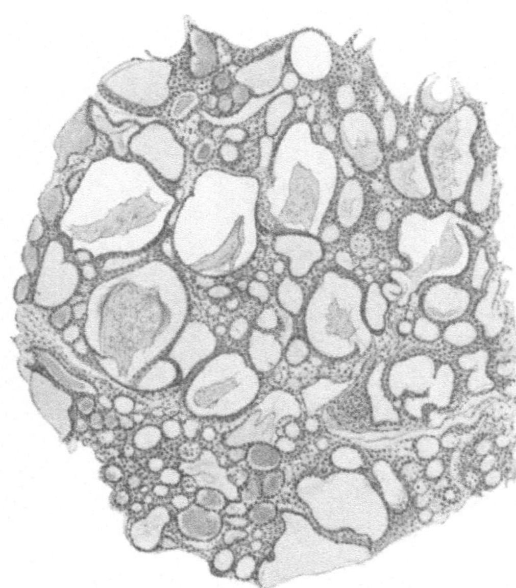

Abb. 28. Weitgehende Kolloidausschwemmung aus den Follikeln

aus der Drüse durch Fällung gewonnene Proteid entspricht der im gegebenen Augenblick für den Organismus verfügbar gewesenen Menge wirksamen Sekretes, das Globulin entspricht den in diesem Augenblick vorhandenen Zwischenstufen. Da diese Zwischenstufen nicht nur als embryonale Sekretanlage, als unfertiges Reservematerial angesehen werden müssen, womit ihr geringerer Gehalt an dem hervorstechendsten physiologisch wirksamen Sekret erklärt ist, sondern da das Fehlen dieses Prinzips zugleich ein Vorherrschen der übrigen vorhandenen Substanzen bedingt, muß der Unterschied in der physiologisch-chemischen Wirkung nicht nur ein gradueller, sondern ein essentieller sein. Die Versuche von Rogers zeigen dies ganz eindeutig.

Mayo sagt darüber: ,,Die Drüse liefert das Jodin, von welchem in einer hyperthyreoten Schilddrüse weniger vorhanden ist als in einer normalen, aber in diesen Fällen war mehr im Blut. Kolloidkröpfe enthalten nach MARINE mehr Jodin in der gesunden Drüse als die normale Drüse. Die Kolloidpartien selbst aber enthalten weniger Jodin als die normale Schilddrüse."

Schließlich konnte AESCHENBACHER und übereinstimmend KOCHER jun. zeigen, daß das dünnflüssige Kolloid stets jodreicher befunden wurde als das dicke intensiv blau gefärbte. Diese Befunde lösen leicht folgende Vorstellung aus: In der normalen Schilddrüse befindet sich im Augenblick der Untersuchung ein bestimmtes Quantum fertigen Sekretes, das sich chemisch durch das jodreiche Thyreoalbumin der Follikelzellen repräsentiert. Außerdem findet sich unfertiges Schilddrüsensekret (Reservematerial) in der Form des jodarmen, mehr oder minder eingedickten Kolloids. Bei Mehrbedarf von Sekret wird dieses Kolloid zum Zwecke der Verwertbarkeit für den Organismus in dünnflüssigen Zustand übergeführt und in diesem Augenblick „ergänzend" jodiert.[1] Bei Verringerung des Bedarfes kommt es wieder zur Eindickung des fortlaufend gebildeten Sekretes in der Form des dickflüssigen Kolloids. Je nach der Sekretionsphase, in welcher die Thyreoidea dem Organismus entnommen wird, ist daher sowohl die Menge des dünnflüssigen Kolloids als der Jodgehalt der gesamten Kolloidmenge im Vergleich zum Jodgehalt der übrigen Drüse verschieden. ROGERS Nachweis von jodreichem Thyreoalbumin neben jodarmen Kolloid bekräftigt die Annahme, daß neben dem Kolloid immer vollwertiges Sekret in der Schilddrüse vorhanden sein müsse. Die Extreme der Sekretlieferung der Thyreoidea sind in dieser Darstellung chemisch vollkommen präzisiert.

Verminderte Abfuhr — Anhäufung von unfertigem Sekret — hoher Gehalt von jodarmem Globulin (Nukleoproteid) bei geringen Mengen von zellulärem jodreichen Thyreoglobulin — Kolloidanschoppung.

Gesteigerte Abfuhr — Schwund (i. e.: vermehrte Aktivierung) von unfertigem Sekret — geringer Gehalt an jodarmem Globulin bei stark jodhaltigem Thyreoalbumin — Kolloidmangel.

Die Zwischenformen dieser Extreme lassen natürlich wie in den histologischen Bildern auch in den chemischen Befunden alle Kombinationen zu. Darum ist eine Kongruenz des klinischen Bildes mit dem mikrochemischen oft kaum herzustellen. KOCHER jun. hat darauf eindringlich aufmerksam gemacht. Man könnte seine Behauptungen geradezu dahin ausdehnen, daß es unter Umständen möglich sei, aus entgegengesetzten Bildern dieselben Schlüsse zu ziehen. Da wir von der Zeit, innerhalb welcher sich die Bedarfserfüllung in der Schilddrüse abspielt, keine Kenntnis haben, können wir immer nur von den Endpunkten aus-

---

[1] Siehe S. 87.

gehen. Dies gilt namentlich von der gesteigerten Abfuhr. Je weniger
Material wir in der Drüse finden, desto mehr wurde ausgeführt. Im
Augenblicke der Erschöpfung des Vorrates kann die Menge von jodreichem Thyreoglobulin schon im Abnehmen begriffen sein, während die
Erscheinungen des Hyperthyreoidismus im Zenit stehen. Es wird somit
eine Hyperthyreose, die sich an eine bestehende Kolloidstruma anschließt, und die wir gleich im Beginne der Erscheinungen histologisch-
chemisch untersuchen können, ein ganz anderes histologisches Bild darbieten und ganz andere chemische Werte geben als eine Hyperthyreose,
die das aufgespeicherte Schilddrüsenmaterial schon längst erschöpft hat
und dem nur das jeweilig eben produzierte Sekret zur Verfügung steht. BAR-
BER wies das Schwanken der Kolloidbefunde, sowohl was dessen Menge als
dessen Tingierbarkeit betrifft, in zahlreichen Unter-suchungen nach. Er betont, daß „die Follikel zu verschiedenen Zeiten ver-schieden stark gefüllt sind

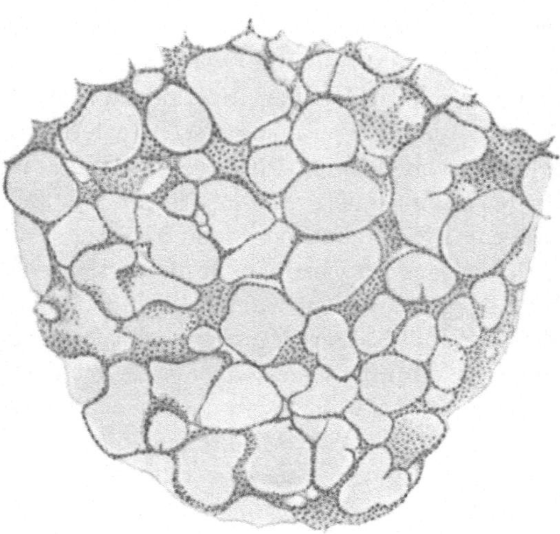

Abb. 29. Die Follikel sind gleichmäßig von Kolloid
erfüllt. Erstreserzierter Lappen

und sich verschieden in-
tensiv färben lassen“. Mit vollem Rechte schloß er daraus auf wechselnde
funktionelle Zustände der Drüse.

Die volle Übereinstimmung der Ergebnisse der physiologischen
Chemie mit jenen Schlüssen, die ich aus der Anatomie der gesunden
und erkrankten Schilddrüse gezogen habe, ist nicht von der Hand
zu weisen.

Zwei verschieden färbbare, verschieden glänzende, verschieden alte
Stufen eines Sekretes, das sich sowohl intrazellulär als intrafollikulär
findet; deren histologische Differenzen sich mit einer graduellen Verschiedenheit ihrer physiologischen Wirkungen decken; deren Mengenverhältnisse die Schwankungen der Sekretabfuhr in dem Sinne begleiten,
daß die Anhäufung des dunkelfärbbaren, kompakten, intrafollikulären,
zeitlich älteren, jodarmen Körpers nicht selten von den Erscheinungen
nachweisbarer Hypothyreose begleitet ist, während hyperthyreotische
Zustände diese Stufe fast ganz missen lassen, rechtfertigen die Annahme
des Kolloids als unfertiges Schilddrüsensekret durchaus.

Als gewonnene Erkenntnis kann auf Grund dieser Versuche und Überlegungen festgehalten werden:

Die Kolloidmenge in der Schilddrüse ist direkt proportional der stattgehabten Abfuhr wirksamen Sekretes.

Das Kolloid selbst ist eine Vorstufe dieses wirksamen Sekretes, die zu ihrer Vollwertigkeit der Jodierung bedarf.

Die Auffassung als Speichersekret bedurfte einer Bestätigung im „positiven Sinne". Wenn durch die Resektion sekretionsfähiger Substanz das Reservematerial der Drüse ausgeschwemmt wird, dann muß es möglich sein, diese Ausschwemmung durch Zufuhr von Schilddrüsensubstanz im Anschluß an die Resektion zu paralysieren.

Die Versuchsanordnung war folgende:

Es wird einem Hunde ein Schilddrüsenlappen reseziert und dessen histologisches Bild festgehalten. Gleichzeitig wird einem zweiten Hund ein Lappen entfernt, sein histologisches Bild fixiert und demselben Hund der vom ersten Versuchstier gewonnene Lappen präperitonal implantiert. An Stelle der Implantation versuchte ich auch Fütterung mit roher Schilddrüse oder mit Thyreoidintabletten. Nach 8 bis 10 Tagen wird

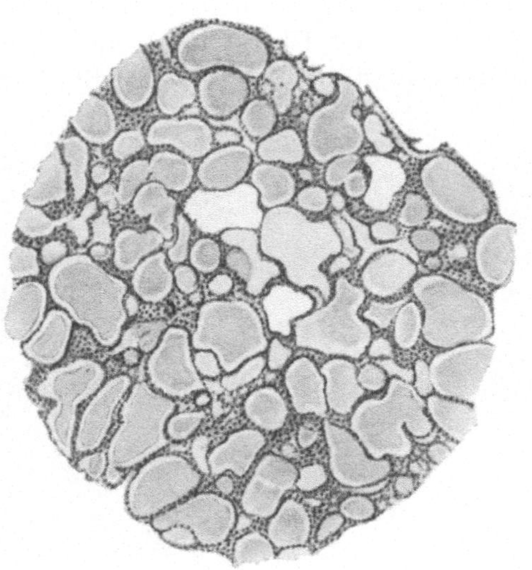

Abb. 30. Schnitt durch den später reserzierten Lappen, 8 Tage nach der Resektion des ersten und Implantation eines von einem anderen Versuchstier gewonnenen Lappens. Einzelne Follikel sind leer. In anderen ist das Kolloid etwas „retrahiert". Ein Vergleich mit Abb. 28 zeigt, daß keine nennenswerte Verminderung des Kolloidgehaltes eingetreten ist im Gegensatz zur ersten Versuchsanordnung

dem 2. Hund der andere Schilddrüsenlappen entfernt und dessen histologisches Bild mit dem erst resezierten verglichen. Das Ergebnis war in allen Versuchen ein ungefähr gleiches. Die Kolloidmenge war in beiden Bildern ungefähr die gleiche. Damit war ein Beweis für die Richtigkeit der Auffassung auch von dieser Seite her erbracht.

Von den histologischen Befunden seien die folgenden ausgewählt (Abb. 29 und 30, Mitt. a. d. Grenzg., 1913, l. c.).

Die physiologische Begründung der Versuchsergebnisse konnte nur darin erblickt werden, daß der Bedarf des Organismus an Sekret die Ausschwemmung bedinge. Wird dieser Bedarf anderweitig (Implantation, Verfütterung) gedeckt, so unterbleibt die Ausschwemmung.

Die Richtigkeit dieser Anschauung mußte dadurch erwiesen werden, daß es auch bei einer auf anderem Wege erzwungenen Sekretanforderung zur Ausschwemmung kommt. Dazu schien die Erzeugung einer allgemeinen Stoffwechselsteigerung durch das Hervorrufen eines aseptischen Entzündungsprozesses geeignet.

In diesen Versuchen und in allen folgenden wurde auch auf das Verhalten der Epithelzellen Gewicht gelegt. Mit der Beurteilung der Mengenverhältnisse des Kolloids war ein Boden für die Einschätzung der Funktion gewonnen. Es war ein Gewinn für alle weiteren Experimente und Überlegungen, die Funktion in ihre zwei wichtigsten Phasen zu gliedern: in die Produktion und in die Abfuhr des Se-

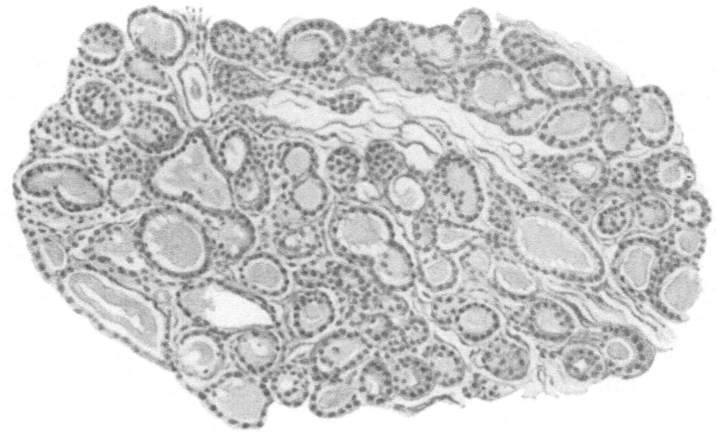

Abb. 31. Schilddrüse eines Kontrolltieres. Typus der normalen Rattenschilddrüse. Nach BREITNER

kretes. Schon die physiologische Tatsache der Speicherung ließ erkennen, daß die beiden Phasen nicht in vollem Ausmaß synchron und mit gleicher Intensität verlaufen. Die bisherigen Versuche konnten dies bestätigen. Die Itensität der Abfuhr war durch die Beurteilung der Kolloidmenge ermöglicht; jene der Produktion konnte nur aus dem morphologischen Verhalten der spezifischen Epithelzellen erschlossen werden. Die allgemeine Beurteilung des Zellbildes war maßgebend. Diese Überlegungen waren das Rüstzeug für die nächsten Versuchsanordnungen, die ich zum größten Teil gemeinsam mit Dr. V. ORATOR durchführte.

Die funktionelle Mehrbeanspruchung der Schilddrüse bei fieberhaften Prozessen war eine bekannte Erscheinung. Den morphologischen Umbau der Schilddrüse bei Infektionskrankheiten hatte DE QUERVAIN festgelegt. Die Erzeugung eines aseptischen Abszesses schien daher der gegebene Weg, um ein im früheren Sinne gefordertes Experiment durchzuführen.

Als Versuchstiere wurden Ratten verwendet. Die Einspritzung von Terpentinöl unter die Bauchhaut bewirkte die Bildung eines tiefen Bauchdeckenabszesses (teils mit teils ohne eitrige Durchwanderungsperitonitis). Die Schilddrüsen wurden am dritten bis fünften Tage nach der Terpentinölinjektion entnommen und mit den Schilddrüsen der Kontrolltiere verglichen. Die angeschlossenen Bilder zeigen die Verhältnisse (Abb. 31 und 32):

Die Versuche verliefen vollkommen gleichsinnig, die Bilder stimmten überein. Die Beurteilung der in allen früheren Experimenten erzielten Ergebnisse hinsichtlich ihres Zusammenhanges mit der Funktion der

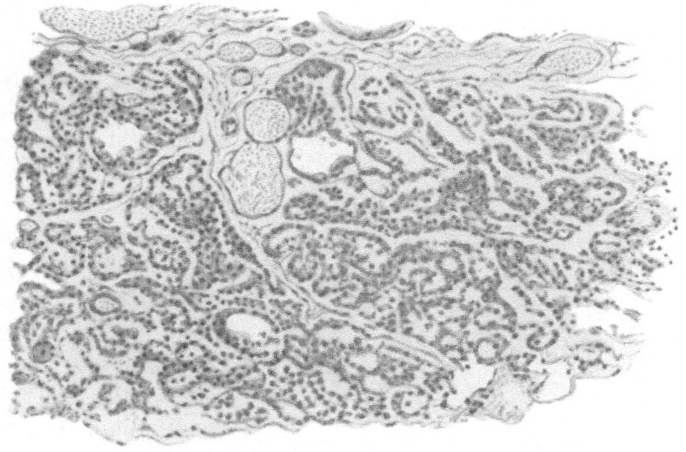

Abb. 32. Schilddrüse 5 Tage nach Terpentinölinjektion nach Tötung des Tieres gewonnen. Tiefer Bauchdeckenabszeß. Kolloid bis auf spärliche Reste geschwunden. Epithelzellen gequollen. Kerne rund, relativ groß. In mäßigem Grade Desquamation des Epithels

Drüse schien ohneweiters ablesbar. Als Zeichen der größeren Beanspruchung der Drüse zeigten sich Kolloidschwund und die morphologischen Stigmen erhöhter Epitheltätigkeit. Es war nun der Beweis im Sinne der Hemmung experimentell zu führen.

BLAUEL und REICH hatten ihn bereits 1913 durch ihre bedeutungsvollen Untersuchungen an Ratten erbracht. Im Sinne der MANSFELD-MÜLLERschen Theorie mußte eine Herabsetzung des Stoffwechsels eine Funktionsbeschränkung der Schilddrüse zur Folge haben. Diese Stoffwechselherabsetzung erzielten BLAUEL und REICH im Experiment durch eine vorsichtige Umschnürung der Trachea von Ratten, wodurch die Sauerstoffzufuhr eingeschränkt wurde. Als morphologischer Ausdruck dessen fand sich Kolloidanschoppung in den Follikeln. Damit war der Ring der Beweise geschlossen. Im Verein mit ORATOR konnte ich die Ergebnisse von BLAUEL und REICH vollauf bestätigen. DEUCHER an der Klinik CLAIRMONT, der die Experimente ebenfalls nachprüfte, ergänzte sie durch zwei wichtige Feststellungen: Bei künstlicher Trachealstenose von mittlerer Dauer fand er vorwiegend den ruhenden Typus der Drüse; bei langer Dauer zeigte sich wieder eine Anpassung zu vermehrter Tätigkeit. Dies zeigt, daß der Organismus die gewaltsam erzwungene Funktionsumstellung zu korrigieren trachtet. Beim Erstickungsversuch konnte er schon nach 4 bis 19 Stunden starke Kolloidspeicherung mit Abplattung der Zellen beobachten. Dies spricht für die außerordentliche Labilität von Produktion und Abfuhr. Das Gegenspiel von Sympathikus und Parasympathikus wird bildlich. Als Beispiel für diese Experimente, die einen der wesentlichsten Fortschritte in der Erkenntnis der Schilddrüsenerkrankungen gebracht haben, seien die Abbildungen aus der Originalarbeit von BLAUEL und REICH festgehalten.

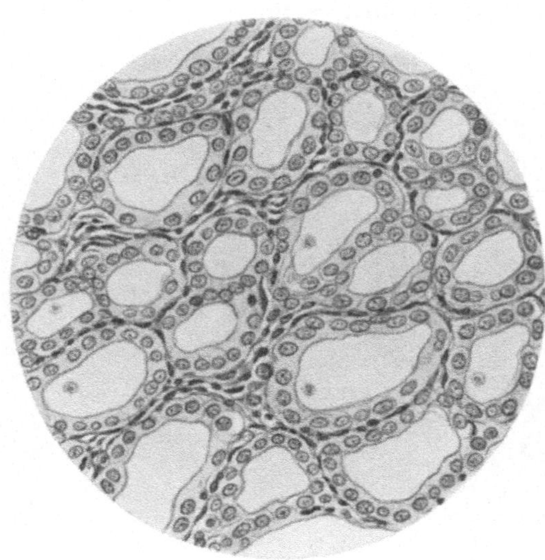

Abb. 33. Schilddrüse vom „Normaltier". Kubisches Epithel mit großen, hellen, bläschenförmigen Kernen. Normaler Kolloidgehalt. Nach BLAUEL-REICH

Der Wert, der in der Phasenteilung der Funktion beruht, tritt hier in Erscheinung. Die Herabsetzung des Stoffwechselumsatzes wirkt sich zuerst an einer Komponente aus: an der Sekretabfuhr. Dadurch wird der Mechanismus der Speicherung durch das Experiment erklärt.

Am Ende dieser Versuchsreihen zeigt sich die erste grundlegende Anschauung über die Bedeutung des Kolloids im Rahmen der Schilddrüsensekretion gefestigt. Seine Rolle als Speichersekret ist verständlich. Nun bedurfte der zweite Grundpfeiler einer geschlossenen Darstellung der Schilddrüsenphysiologie und -pathologie einer experimentellen Bestätigung: Die Mobilisierung des Speichersekretes besteht in seiner Jodierung.

Es ist bekannt, daß nach Halbseitenexstirpation beim Menschen nicht selten eine Hyperplasie des zurückgelassenen Lappens eintritt. v. EISELSBERG, BERESOWSKY und HOFMEISTER haben dies im Experiment gezeigt.

HALSTED, MARINE und LENHART konnten nun nachweisen, daß diese Hyperplasie des restlichen Lappens durch Verabreichung kleiner

Jodmengen aufgehalten oder wenigstens merklich beschränkt werden kann; ja, daß eine auf diese Weise zustandegekommene Hyperplasie der belassenen Seite in eine Kolloidstruma übergeführt werden kann. Damit war der Beweis erbracht, daß die von außen erfolgende Zufuhr der hauptsächlich wirksamen Substanz des Schilddrüsensekretes im histologischen Bilde Änderungen hervorrufen kann, die nur als Sekretsparung, als Sekretanhäufung gedeutet werden können. Des Ligneris und Wiener bestätigen diese Mitteilung. Bruns hat außerordentlich exakte Versuche in dieser Richtung angestellt. Er legte bei jungen Hunden ausgesprochene Kröpfe operativ frei, formte sie in Plastidinmasse ab und exzidierte kleine Stückchen zur histologischen Untersuchung. Nach einer Schilddrüsentablettenfütterung von vier Tagen bis zu sechs Wochen wurden die Strumen exzidiert. Sämtliche wurden viel kleiner, leichter und blutleerer befunden. Das Kolloid hatte in allen eine mächtige Zunahme erfahren. Die Umfangsreduktion ist durch das Zugrundegehen der anfänglich bestehenden kompensatorischen Hypertrophie leicht zu erklären. Über identische Befunde berichtet Luzzato.

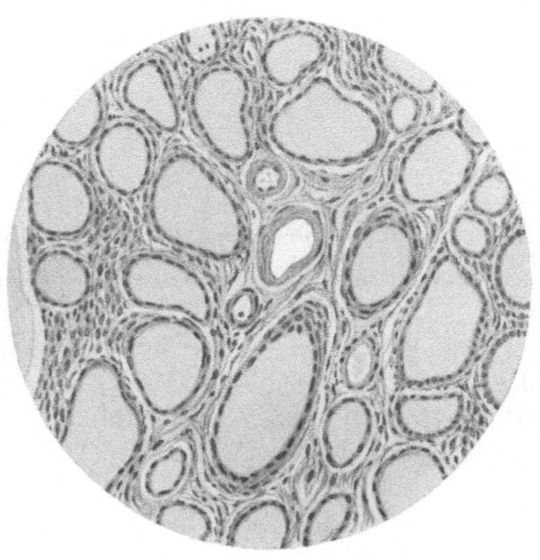

Abb. 34. Schilddrüse einer Ratte mit 18 tägiger Trachealstenose: Ausschließliches Plattenepithel mit kleinen, abgeplatteten, dunklen Kernen. Reichlicher Kolloidgehalt. Nach Blauel-Reich

Die Experimente, die des Ligneris 1907 auf Veranlassung von Th. Kocher anstellte, zeigten, daß Jod bei der wachsenden und bei der parenchymatös-hypertrophen Schilddrüse eine starke Vermehrung des Kolloids bewirkte. Bei der ausgewachsenen Hundeschilddrüse war die Kolloidzunahme durch Jodzufuhr nur unbedeutend oder unterblieb ganz; Kolloidverminderung trat nie ein.

Die Versuche von des Ligneris bestätigten in überaus wertvoller Weise die Erfahrung, daß „normale" Schilddrüsen einer Beeinflussung durch Jod nicht zugänglich sind. Die Norm wird durch die Ausgeglichenheit der nervösen Regulatoren verbürgt. Daher prägte Oswald das Dogma, daß ein

Mensch mit normal funktionierendem Nervensystem niemals Hyperthyreotiker wird.[1]

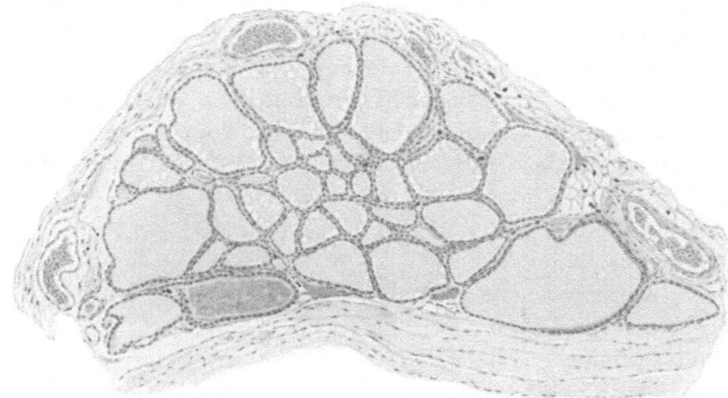

Abb. 35. Zweite Schilddrüsenhälfte eines Tieres, dem sofort nach der Halbseitenreduktion reichlich Jod verabfolgt wurde. Entnahme der zweiten Hälfte nach 10 Tagen. Mittel- und großblasige Schilddrüse mit vermehrtem, reichlichem, hellrotem Kolloid; Epithel kubisch, gut aussehend. Nach BREITNER-ORATOR

Die Beweisführung für den angenommenen Zusammenhang von Jod und Kolloid konnte daher nur an der „pathologischen" Schilddrüse erbracht werden. Dieser „pathologische" Zustand war im Tierexperiment nur durch gewaltsame Störung des Gleichgewichtes von Produktion und

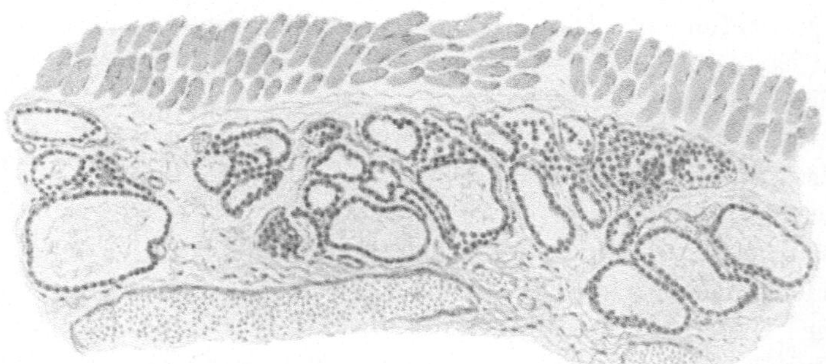

Abb. 36. Zweite Schilddrüsenhälfte nach Halbseitenreduktion ohne Jodzufuhr. Die Follikel enthalten zum Teil ganz dünnflüssiges, helles Kolloid in spärlichen Resten; vielfach sind sie ganz leer. Zum Teil sind die Follikel zusammengefallen. Das Epithel ist niedrig-zylindrisch, die Zellkerne rund, relativ groß. Auffallend starke Füllung der Blutgefäße. Nach BREITNER-ORATOR

Abfuhr des Sekretes zu erreichen. Die Drüse mußte in eine „funktionelle Richtung" gedrängt werden, die einmal Sekretausschwemmung, das andere Mal Sekretretention zur Folge hatte. Dann erst konnte ein feststellbarer Einfluß der Jodzufuhr erwartet werden.

---

[1] OSWALDS Behauptung verlangt keine makroskopisch veränderte Schilddrüse. Fälle, wie sie EIMER beschrieb, widersprechen keinesfalls.

Diese Bedingungen waren durch die vorangegangenen Versuche gegeben. Es gelang im Tierexperiment einwandfrei, die Drüse in den Zustand der Ausfuhrsteigerung oder der Ausfuhrhemmung zu versetzen. Damit war die innere Regulierung gestört, der Sekretbedarf gesteigert oder herabgesetzt. Wurde jetzt Jod zugeführt, dann mußte abermals eine Funktionsumstellung eintreten, wenn anders das Jod einen wesentlichen Sekretfaktor bedeuten und damit in engster Beziehung zum Kolloid stehen soll.

Als Versuchstiere wurden Ratten gewählt, womöglich aus demselben Wurf, von ungefähr gleichem Gewicht und beiderlei Geschlechts. Eine Halbseitenreduktion der Thyreoidea führt zu Kolloidausschwemmung aus dem belassenen Lappen. Jodzufuhr muß diesen Zustand durch die erwartete Höherwertung des Sekretes hemmen oder aufheben.

Es wurden zwei Versuchsreihen mit einer Halbseitenreduktion durchgeführt. In einer Reihe wurde sofort nach der Halbseitenreduktion dem Ver-

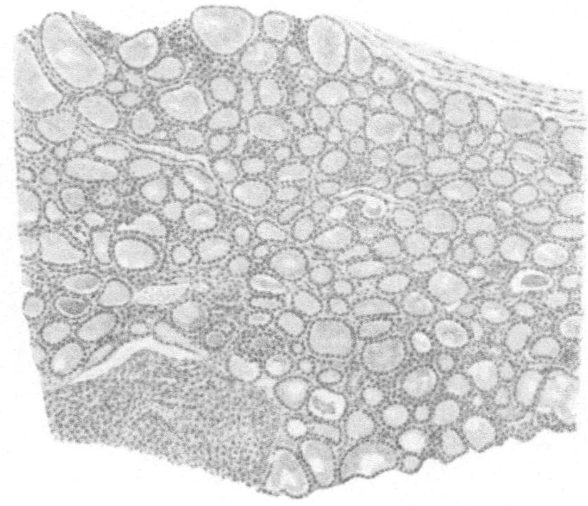

Abb. 37. Schilddrüse nach 5 tägiger Jodverabreichung. Mittel- und kleinfollikuläre Struma mit mäßig viel, aber deutlichem, hellrotem Kolloid. Das Bild entspricht völlig dem der normalen Schilddrüse unserer Kontrolltiere. Nach Breitner-Orator

suchstier in hohen Dosen per os Jod zugeführt. In einer zweiten Reihe wurde erst zehn Tage nach der Halbseitenreduktion Jod gegeben.

1. Reihe:

Es fanden sich folgende Bilder:

Als Vergleichsbild diene Abb. 31, S. 72, die eine normale Rattenschilddrüse (Kontrolltier) darstellt.

Durch reichliche Jodgabe bei gleichzeitiger Halbseitenreduktion wurde also nicht nur die Kolloidausschwemmung verhindert, sondern es kam zu einer Anschoppung des Kolloids, wobei gleichzeitig das Epithel im Zustand der Eutrophie verharrte.

Beginn der Jodzufuhr acht Tage nach der Halbseitenreduktion:

Wird die Jodzufuhr erst eine Woche nach der Halbseitenreduktion eingeleitet, so findet sich nach einigen Tagen das Bild der normalen Schilddrüse.

Aus beiden Versuchsreihen ergibt sich: Jodzufuhr verhindert die bei Halbseitenreduktion sonst gesetzmäßig auftretende Kolloidausschwemmung.

In einer zweiten Versuchsgruppe wurde die BLAUEL-REICHsche Versuchsanordnung mit Jodzufuhr kombiniert. Wieder wurden zwei Reihen durchgeführt. In der ersten begann die Jodgabe nach der Operation (Einengung der Trachea mit einem Seidenfaden). Die nach sechs

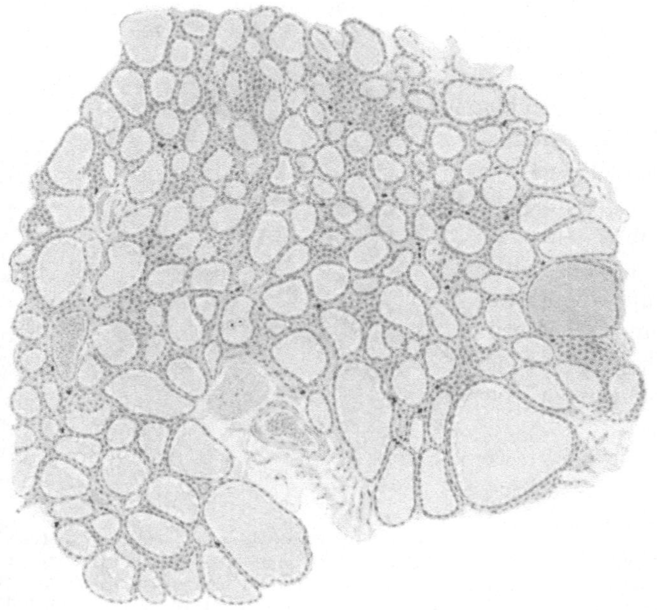

Abb. 38. Mittel- und kleinfollikuläre Struma mit mäßigem Gehalt an hellrotem Kolloid. Das Epithel im Zustande der Eutrophie. Nach BREITNER-ORATOR

Tagen getöteten Ratten zeigten ein Schilddrüsenbild, das nur wenig von der normalen Schilddrüse der Kontrolltiere abweicht.

Die gleichzeitige Jodgabe verhindert also in diesen Versuchen die sonst typische Kolloidanschoppung, wie sie aus Abb. 39 ersichtlich ist.

2. Reihe:

Hier wurde die Jodzufuhr erst eine Woche nach der BLAUEL-REICHschen Operation begonnen und durch einige Tage fortgesetzt.

Es zeigte sich, daß beim Einsetzen der Jodwirkung erst eine Woche nach der Ausführung der BLAUEL-REICHschen Operation, zu einer Zeit also, in der nach den übrigen Versuchen eine reichliche Kolloidanschoppung regelmäßig gefunden wurde, das Kolloid bis auf spärliche, anscheinend schwer resorbierbare, eingedickte, basophile Reste zum Verschwinden gebracht wird und daß das Epithel in den Zustand lebhafter

Wucherung gerät, so daß sich stellenweise basedowähnliche Bilder ergeben. Eine gewisse Analogie mit der Basedowifizierung eutrophischer Kolloidstrumen drängt sich unwillkürlich auf.

In beiden Versuchsreihen wird durch Jod die gesetzmäßige Kolloidanschoppung verhindert. Das verschiedene Ergebnis entsprechend zeitlich verschiedener Einwirkung des Jods auf die erzwungene Sekretstase beleuchtet eindeutig die Wichtigkeit der Beurteilung der funktionellen Richtung.

Die gleichsinnige Deutung dieser Befunde war nicht auf den ersten Blick gegeben. Die Annahme, daß Kolloidausschwemmung das Zeichen für einen Sekretmehrbedarf im Organismus sei, ist für die Versuchsanordnung verwertbar, da die normal bleibende Anforderung an eine verkleinerte Lieferstätte gestellt wird. Damit erlischt die Fähigkeit zur Speicherung. Wird jetzt Jod zugeführt und bedeutet Jod wirklich einen wesentlichen Sekretbestandteil, so ermöglicht es eine Aufwertung des Sekretes im Sinne seines Jodgehaltes und damit seiner physiologischen Wirksamkeit. Diese Aufwertung bedingt eine Abnahme der Sekretmenge bei gleichbleibendem Bedürfnis. Das Zeichen der Abnahme ist die wiedereinsetzende Speicherung.

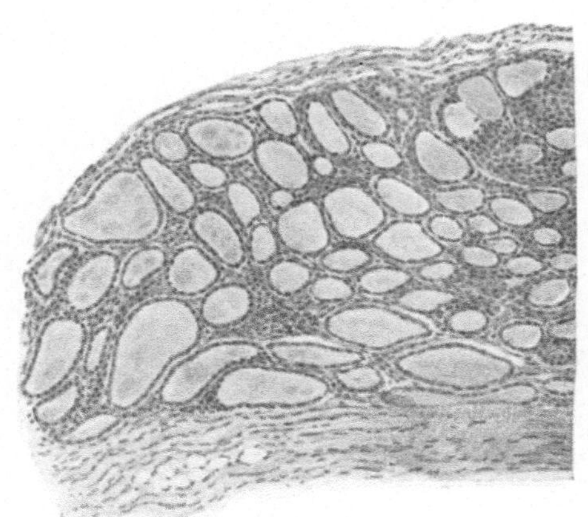

Abb. 39. Schilddrüse 8 Tage nach der BLAUEL-REICHschen Operation. Neben spärlichen kolloidarmen Follikeln finden sich zahlreiche erweiterte, mit relativ dunkel gefärbtem, homogenem Kolloid gefüllte Bläschen ohne Vakuolenbildung. Das Epithel dieser Follikel ist flach, die Zellkerne sind plattgedrückt. Nach BREITNER-ORATOR

Die Tendenz, zu speichern, wurde durch die Resektion gehemmt. Es ist verständlich, daß sie als erstes wieder wirksam wird, wenn der Einfluß der Resektion paralysiert wird. Dazu gibt die Höherwertung des Sekretes die Möglichkeit. Es ist aber auch begreiflich, daß eine in ihrer Speicherungstendenz nicht gestörte Drüse dem zugeführten Jod gegenüber refraktär bleibt (Versuche von DES LIGNERIS). Jene Drüse jedoch, deren normale Sekretabschwemmung gewaltsam gestoppt wird, wird als erstes diese Hemmung zu überwinden trachten. Die Handhabe dazu gibt die Zufuhr des mobilisierenden Faktors, des Jodes.[1]

---

[1] Selbst jene Autoren, die das Kolloid als eine „Entartung" auffassen, geben die mobilisierende Wirkung des Jods auf „in jüngerer Phase kolloider Degeneration begriffene Drüsen" zu (v. BRUNS, CAPELLE).

Hierin liegt die physiologische Parallele zu jenen anatomischen Befunden, die zur Einschätzung des Kolloids als Reservematerial führten. Ihre Deutung kann aber auch auf anderem Wege gefunden werden.

Die allgemeine sedative Wirkung auf das Nervensystem teilt das Jod mit allen seinen chemischen Verwandten im periodischen System.[1] Setzen wir den auf den Drüsenrest nach Halbseitenexstirpation ausgeübten Reiz zur Mehrleistung gleich der Tonussteigerung des Sym-

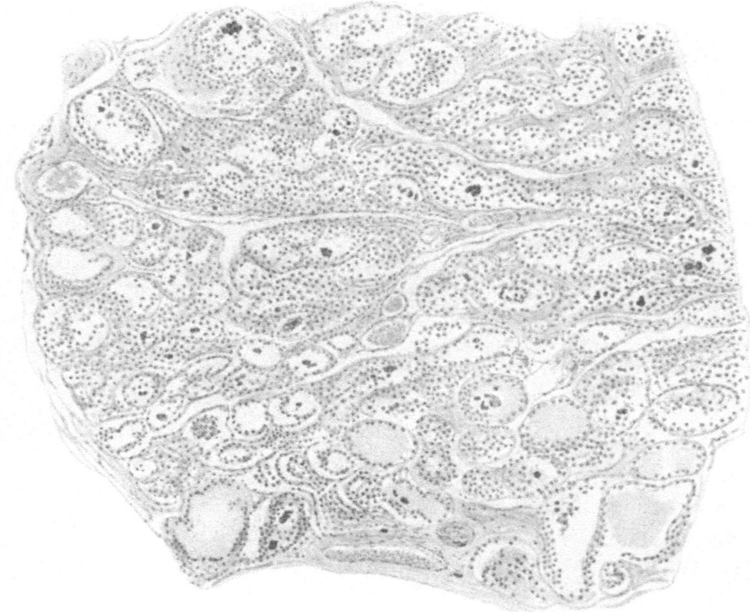

Abb. 40. Mittelfollikuläre Schilddrüse. Die Bläschen sind vielfach leer und enthalten nur Schollen von basophilem, eingedicktem Kolloid, das mehrfach geschichtet ist. Das Epithel ist im Zustand der Eutrophie, zeigt Ansätze zu Papillenbildungen. Das Parenchym ist reichlich durchblutet. Nach BREITNER-ORATOR

pathikus, so wirkt das Jod im Sinne einer Herabminderung des Sympathikusstonus[2] und damit abfuhrhemmend. Die Herabsetzung des Stoffwechselumsatzes durch Einengung des Tracheallumens nach BLAUEL-REICH stärkt unter Verminderung des Sympathikusstonus jenen des Parasympathikus. Der Effekt des Jodes ist die Förderung der Sekretausfuhr.

---

[1] HOFF hat im Institut MARBURG gezeigt, daß beim normalen Tier Jodalkalien nicht in das Zentralnervensystem dringen. Durch gleichzeitige Verabfolgung von Schilddrüsenpräparaten ist es aber möglich, dem Natriumjodat den Weg ins Zentralnervensystem zu bahnen.

[2] KIYONO konnte durch Sympathikusexstirpation am Versuchstier keine morphologischen Veränderungen in der Schilddrüse erzielen. Allerdings wurde die Exstirpation nur einseitig vorgenommen.

Dieser Weg der Erklärung ist deshalb von Bedeutung, weil ein Glied in der Kette des Beweises fehlt. Wenn eine Halbseitenreduktion von einer erhöhten Anforderung an den Drüsenrest gefolgt ist und dieser Anforderung durch die Ausschwemmung der Kolloidreserven Folge geleistet wird, dann müßten — soferne das Kolloid nur durch Jodierung ausfuhrfähig wird — zunächst die Jodreserven der Schilddrüse zur Jodierung herangezogen werden.

Nach Entfernung einer normalen Schilddrüsenhälfte wird die belassene zum Generaljoddepot des Organismus. Nach einer Regulierungsfrist müßte sich demnach wieder das gesamte, nicht eben zirkulierende Jod im belassenen Schilddrüsenlappen vorfinden. Wenn das Versuchstier nach der Halbseitenexstirpation unter denselben Bedingungen wie vorher gehalten wird, also unter gleicher Jodaufnahme und gleichem Jodumsatz, müßte der Jodgehalt des restlichen Lappens annähernd das Doppelte der im ersten Lappen gefundenen Menge betragen. Bei den Untersuchungen, die WINKELBAUER in diesem Sinne anstellte, ergab sich nun nach zehn Tagen tatsächlich eine wesentliche Erhöhung der Jodwerte im belassenen Lappen, die aber niemals auch nur annähernd das Doppelte betrugen. Dieses Defizit ist nur durch die stattgehabte Ausschwemmung erklärbar. Damit erhält gleichzeitig die Sekretionstheorie eine neue Stütze.

Bei allen die Bedeutung des Jods betreffenden Versuchen konnte auch die Annahme zu Recht bestehen, daß sich seine Wirksamkeit in der Drüse selbst entfalte, daß es aber keineswegs einen Bestandteil des die Drüse verlassenden Sekretes bildet.[1] Diese Auffassung, die in der „Entgiftungstheorie" ihre geschlossenste Prägung fand, mußte widerlegt werden, wenn die Erklärung des Kolloids als nicht jodiertes Speichersekret aufrecht erhalten werden sollte (siehe ABELIN, VEIL und STURM und andere).

Von der durch NOTKIN inaugurierten Überzeugung geleitet, daß der Schilddrüse ausschließlich eine entgiftende Tätigkeit zukomme, fassen LANGENDORF und BLUM im Verein mit KISHI das Kolloid als das chemische Endresultat der Bindung von Enterotoxinen auf. HERZFELD und KLINGER nehmen an, daß das Jod nur indirekt für die Sekretbildung oder Resorption von Bedeutung sei, nicht aber am Sekretaufbau beteiligt sei. F. STARLINGER kam auf Grund physikalisch-chemischer Untersuchungen zur Anschauung, daß die spezifische Funktion der Schilddrüse, d. i. die Zertrümmerung von hochmolekularem Eiweiß und die Übergabe der Eiweißspaltstücke in das Passageblut durch ein „energetisches Moment katalytischer Natur kausal bedingt wird, das die Drüse nicht verläßt". Diese dem hier entwickelten System widersprechenden

---

[1] ECKSTEIN hält die Jodwirkung für einen katalysatorischen Prozeß.

Auffassungen machten eine neue Versuchsreihe zur Klärung der Frage notwendig.[1]

Zur Lösung dieses Problems erwies sich das Tierexperiment als unzulänglich. Der einzige Weg war darin gegeben, durch systematische

---

[1] Das große Arbeitsgebiet moderner Laboratoriumsuntersuchungen kann hier nur gestreift werden. Bezüglich des Jodhaushaltes, der in den Fragen der Physiologie im Vordergrund steht, sei vermerkt: Nach PLUMMER sezerniert die menschliche Schilddrüse täglich 0,5 bis 1 mg Thyroxin, das im Körper zur Anregung des Stoffwechsels verbraucht wird. In sämtlichen Geweben mit Ausnahme der Schilddrüse soll der Thyroxingehalt etwa 18 mg betragen. Die Menge des im Blute kreisenden Jods ist nach den Untersuchungen KENDALLS und RICHARDSONS in 100 ccm etwa 0,013 mg, davon sind rund 65% organisch gebunden, der Rest anorganisch. Die Schilddrüse ist nicht nur die Bildungsstätte des Thyroxins, sondern auch ein Speicher, der diesen Körper dauernd an das Blut und an die Gewebe abgibt. Der nervöse Apparat sorgt für eine genaue Regulierung der Abgabe und Konstanthaltung des Jodspiegels im Blute. Experimentell zugeführter Jodüberschuß, selbst in Form von Schilddrüsensubstanz, wird rasch in die Nieren ausgeschieden. Die Jodwerte im Blute sind bei demselben Individuum im allgemeinen sehr konstant, unterliegen aber, ähnlich wie der Jodgehalt der Schilddrüse selbst, periodischen Schwankungen, indem sie im Winter etwas niederer und im Sommer höher sind (Fortschr. d. Organoth. 1924, 4).

Andere physiologische Einblicke wurden auf den verschiedensten Wegen zu erreichen getrachtet. KISCH untersuchte den Arbeitsstoffwechsel beim Morb. Basedow, ZONDEK und KOCHLER die Beziehungen des Blutbildes zur inneren Sekretion. Jene der Schilddrüse zur Oberflächenspannung des Blutplasmas prüften WILHELMY und FLEISHER; SCHEER und BERCHTOLD studierten den Einfluß von Thymus und Thyreoidea bei verschiedener Wasserstoffionenkonzentration auf die Lebensdauer der Kaulquappen. BERNHARD findet ebenfalls im Tierexperiment (AXOLOTL) eine Unterstützung der Anschauung von ZONDEK bzgl. des Einflusses des Ionenmilieus auf die Wirkungsweise der Hormone. TROELL und JOSEPHSON stellten die Wasserstoffionenkonzentration in verschiedenen Strumenpräparaten fest. Der Wasserhaushalt bei Myxödem und Basedow ist Gegenstand einer Arbeit von FALTA und HÖGLER. ASHER und DIETRICKER befassen sich mit der Rolle der Milz im Wasserhaushalt und ihrer antagonistischen Funktion zur Schilddrüse. Über die Bedeutung der Inkrete für den Wasserhaushalt schreibt BOENHEIM.

Vielleicht führt auch der von KATO eingeschlagene Weg der Bestimmung des Gesamtstickstoff-, Eiweiß- und Wassergehaltes der einzelnen Strumen und sein Vergleich mit dem histologischen Bild zu verwertbaren Einblicken.

Das Rachitisproblem bei der Athyreose wird von SIEGERT, die Osteomalazie bei Morb. Basedow von BERNHARD abgehandelt. Ein anderes Gebiet betreten die folgenden: CARTEX und STEINGART (Cholesteringehalt bei thyreotoxischen Zuständen); WALINSKI und HERZFELD (Alkalireserve im Blute bei Schilddrüsenerkrankungen); KRAFT (Einfluß der Schilddrüse auf die Verteilung von Jod, Glukose und Aminosäuren im Blute); RÖMER (Speicheldrüsen und innere Sekretion); LEWIT (Schilddrüse und Magensekretion).

Über die Beziehung zwischen psychischen Vorgängen, der Geschlechtsdrüse und den Drüsen mit innerer Sekretion sucht CENI Aufschluß zu geben.

Untersuchungen des Jodgehaltes des Schilddrüsenarterien-, Schilddrüsen-venen- und Körpervenenblutes und der bei Kropfoperationen gewonnenen Schilddrüsensubstanz Vergleichswerte zu ermitteln.

Das Ergebnis dieser Untersuchungen war folgendes:

Klinisch indifferente Strumen zeigten ein mehrfaches Verhalten.

Im ausgesprochenen Ruhestand fand sich bei morphologisch hoch-gradigen Speicherkröpfen weder im Schilddrüsenarterien- noch im Schild-drüsenvenenblut eine nachweisbare Jodmenge.

Bei Schilddrüsen von Individuen im Stoffwechselgleichgewicht, vornehmlich bei eutrophischen Kolloidstrumen, fand sich Jod in allen drei Blutarten. Das Schilddrüsenvenenblut wurde jodreicher befunden.

Klinisch hyperfunktionelle Strumen zeigten ebenfalls zwei Gruppen: Gesteigerte Werte im Schilddrüsenvenenblut bei mobilisierten Speicher-kröpfen, herabgesetzte Jodwerte im Schilddrüsenvenenblut bei genuinem Morb. Basedow.

Die Jodwerte in der Drüsensubstanz konnten nur bei einem Teil errechnet werden. Mobilisierte Speicherkröpfe zeigten hohen, genuine Basedowstrumen niederen Jodgehalt. Die untersuchten indifferenten eutrophischen Kolloidstrumen ergeben hohe Jodwerte in der Drüsen-substanz.

MAROTTA macht darauf aufmerksam, daß den endokrinen Drüsen eine be-stimmende Rolle in der Ätiologie der Dementia praecox zukommt, bei deren akuten Formen besonders klinische Erscheinungen von Hyperthyreoidismus zutage treten. LANGENFELDT spricht von zwei Komponenten, von denen die eine konstitutionell bedingt ist, während die andere erst zur Zeit der Manifestation der Psychose eintritt.

HOFF und STRANSKY prüfen das Verhalten der Jodausscheidung auf dem Harnwege bei Manisch-Depressiven.

HARROWER glaubt unter Umständen in der Hypothyreose einen ätio-logischen Faktor der Epilepsie zu sehen.

INGLESSIS beobachtete akuten Basedow nach Grippe, VISCHER trau-matischen Morbus Basedow mit tödlichem Ausgange. SCHIÖTZ und FR. MÜLLER beschreiben Besserung des Morbus Basedow durch Fieber.

Auch die Größenschwankungen der Sehdinge wurden zur Stützung der konstitutionellen Bedingtheit des Morbus Basedow herangezogen. NEU-HAUS nimmt in der Makropsie und Mikropsie zentrale Erscheinungen an, die in der basedowoiden Konstitution als regelmäßig anzusehen sind.

Die experimentellen Studien BLUMS zur Schilddrüsenausschaltung zeigen vielleicht neue Wege zu neuen Auffassungen. Das mag auch von den Experimenten von ENDERLEN, BLANCO und GESSLER gelten. Die Bezie-hungen mancher Krankheiten zum endokrinen System sind erst geahnt, z. B. beim Pemphigus (BUSCHKE und LANGER); einzelne Autoren fanden dabei Kolloidstrumen (KHOOR). Mancher Aufschluß kann von der Tier-biologie erwartet werden (FRITSCHI, v. HAECKE, F. W. MÜLLER).

Diese kurzen Andeutungen mögen zeigen, wo die nächsten Probleme der Schilddrüsenforschung liegen.

Zur Prüfung der biologischen Wertigkeit der verschiedenen Blutarten und damit zur Unterstützung der Einschätzung des Jodfaktors im Sekret wurden von O. Hoche Fütterungsversuche an Feuersalamanderlarven angestellt. Die Resultate, die von Hoche ausführlich mitgeteilt wurden (Mit. a. d. Grenzg. 1928, Bd. 40), waren folgende:

Kropfsubstanz übt ebenso wie Schilddrüsensubstanz bei der Verfütterung an Feuersalamanderlarven einen das Wachstum hemmenden, die Differenzierung und Metamorphose beschleunigenden Einfluß aus.

Dieselbe Wirkung kommt hinsichtlich der Differenzierung und des Wachstums beiden Blutarten (Schilddrüsenarterien und Schilddrüsenvenenblut) zu, jedoch mit dem Unterschied, daß sie beim Schilddrüsenvenenblut deutlicher ausgesprochen ist. Die Metamorphose aber erscheint gegenüber der Wirkung der Kropfsubstanz wesentlich weniger beschleunigt.

Daraus kann für die hier in Frage stehenden Probleme abgelesen werden, daß die spezifische Wirkung der Kropfsubstanz auch den Blutarten zukommt. Da dies auch für die Arterie gilt, muß angenommen werden, daß auch im Arterienblut ein wesentlicher Faktor des für die Schilddrüse als arteigen angenommenen wirksamen Prinzipes enthalten ist. Das kann nach unseren Vorstellungen nur das Jod sein.

Nun ist es einerseits klar, daß das Jod auf dem Wege der Arterien in die Schilddrüse gelangen muß. Tatsächlich ergeben auch die Untersuchungen des Arterienblutes einen deutlichen Jodspiegel. Andererseits haben die Untersuchungen von Abelin, Nagel, Swingle gezeigt, daß man durch Jod allein eine ähnliche Wirkung hinsichtlich der Metamorphose erzielen kann, wie durch Schilddrüsensubstanz. Auch darin kommt zum Ausdruck, daß Jod das hauptsächlich wirksame Agens sein muß. Da nun die Wirkung des Schilddrüsenvenenblutes in der Gesamtheit der Beobachtungen biologisch höherwertig erscheint als die des Arterienblutes, ist darin auch dessen höherer Jodwert — wieder in der Gesamtheit der Kropffälle — gegeben.

Damit ist die Tatsache einer in das Blut erfolgenden Sekretion mit Jod als wesentlicher Komponente dieses Sekretes chemisch und biologisch sichergestellt.

Jetzt war die Möglichkeit geboten, eine durch klinische Beobachtung und Tierexperiment gestützte Vorstellung über die physiologische und über die pathologische Funktion der Schilddrüse zu entwickeln, die der knappen, geschlossenen Wiedergabe ihrer Biographie und Pathographie dienen konnte. An fremder Meinung gemessen, mußte die eigene ihre Berechtigung erweisen. Dazu bedarf es einer letzten Auseinandersetzung.

Biedl fixiert drei Möglichkeiten der Abfuhr des Sekretes aus der Schilddrüse: „Der Übertritt des Sekretes in die Lymph- bzw. Blutbahn[1] kann durch Dehiszenz des Epithels und Durchbruch der Kolloidmasse in die Lymphräume (Biondi) oder auf dem Wege von Interzellulargängen (Hürthle) und endlich möglicherweise durch osmotische Vorgänge (Levandowski) erfolgen“.

Es erscheint nicht recht glaubwürdig, daß eine Sekretabfuhr erst eines destruktiven Vorganges bedürfe, um in Erscheinung treten zu können, um so weniger, als es sich hier um einen in jedem Lebensaugenblick auf- und abschnellenden Prozeß handelt. Hürthles Annahme der Interzellulargänge setzt voraus, daß das dünnflüssige Kolloid sich durch diese direkt in die Lymphbahn ergösse. Dies klärt aber manche Befunde nicht auf. Levandowkis osmotische Vorgänge entbehren eines greifbaren Substrates. Garnier faßt seine Vorstellung darüber dahin zusammen: „La cellule a conservé ses deux pôles; son pôle sécrétoire est resté distinct de son pôle vasculaire ...“ Er glaubt daraus auf eine zweifache Art der Zellproduktion und Sekretabfuhr schließen zu können, denn neben dem Kolloid müsse die Schilddrüse auch „autres substances“ produzieren ... „celles-là s’échappent par le pôle vasculaire de la cellule, pendant que la colloïde part par le pôle sécrétoire“. Garniers Anschauung gründet auf der Beobachtung, daß sich kein einwandfreier Weg vom Follikellumen zu den Lymph- oder Blutbahnen findet, während der Zellboden der Epithelzellen geradezu als Gefäßwandteil angesprochen werden kann. Ein Sekretübergang von der Zelle in die Gefäße ist mit Sicherheit anzunehmen, und für diesen Vorgang mag Levandowskis Osmose Geltung haben.

Nach dem Vorgesagten müßte also wohl das jeweilig vollwertig gelieferte Schilddrüsensekret und das im Bedarfsfalle aktivierte Kolloid durch den Zellboden in die Lymph- und Blutbahnen kommen. Für ersteres ist dies durchaus verständlich. Das Kolloid hingegen müßte nach seiner Verflüssigung ein Rückströmen in die Zelle und von dieser aus den Eintritt in die Gefäße durchführen.

Es ist das Verdienst Lübckes, auf die gleichartige Gruppierung des Kolloids, die er „Orientierung“ nennt, aufmerksam gemacht zu haben. Allein die Deutung, die er dieser Erscheinung gibt, erscheint mir nicht stichhaltig. Warum sollte sich der Follikelinhalt nach dem Tode gerade in eine in bestimmter Richtung liegende Zellgruppe zurückziehen? Warum soll dieses „Eindringen des Follikelinhaltes in die Epithelzellen“ eine postmortale Erscheinung sein? Lübcke hat selbst den Einwand,

---

[1] Tohumitsu untersuchte das Blut der Schilddrüsenvenen in seiner Wirkung auf den Vagus und Sympathikus. Die Ergebnisse schienen dafür zu sprechen, das Venensystem als Abfuhrsweg des Sekretes anzusehen. (Siehe Hektoen u. a.)

es könne sich um eine Wirkung der Schwere handeln, experimentell, wenn auch nicht vollkommen, widerlegt. Die Tendenz der Gruppierung und das Faktum des Eindringens sind durchaus richtige Beobachtungen. Im Verein mit den kolloiden Zelleinschmelzungen, die ROKITANSKY und GUTKNECHT ausführlich beschrieben, sind sie Dokumente für die Tatsache, daß sich in jedem Augenblicke der lebenden Thyreoidea Follikelinhalt auch im Innern der Epithelzellen findet. Dieses „intrazelluläre Kolloid" kann sich in zwei verschiedenen Phasen der Bewegungstendenz befinden, die optisch natürlich gleichartig erscheinen. Sie allein würden daher nicht zur Entscheidung genügen, ob es sich im vorliegenden Bilde um zur Ausstoßung in den Follikel bereites oder um in Rückaufnahme befindliches Kolloid handelt. Hier sind morphologische Unterschiede von Bedeutung. Der bläschenartige Inhalt der Kolloidzellen imponiert zweifellos als zur Verwendung fertiggestelltes Kolloid. Die zusammenhängenden amorphen Kolloidmassen hingegen, die vom Follikelraum in die Epithelzellen hineinragen, deuten auf eine zeitlich vorangehende Zusammengehörigkeit des eindringenden Teiles zu jenem im Lumen liegenden. Den Bläschen der Kolloidzellen ist daher eine lumenwärts ziehende Bewegungstendenz, jenen zusammenhängenden Kolloidmassen eine zellwärts gerichtete Bewegung zuzuschreiben. Experimentelle Befunde von HÜRTHLE und SCHMID dienen dieser Vorstellung. Bei ausgedehnter Volumsverkleinerung der Thyreoidea nahm mit dem Fehlen des Kolloids im restlichen Teil die Zahl der Kolloidbläschen in den Zellen zu. Hier mangelt die Möglichkeit einer Resorption, da kein Reservematerial vorhanden ist. Die intrazelluläre Produktion wird daher gesteigert, das Produkt jedoch nicht mehr in die Vorratskammer ausgestoßen, sondern direkt dem Kreislauf übergeben. Das Fehlen der kolloidalen Einschmelzung bei vermehrter Bläschenbildung steht damit im vollen Einklang. Auch die Angaben von ANDERSSON und CRISAFULLI über die vasomotorischen und die spezifischen Drüsennerven und die Anordnung der feinen perifollikulären Geflechte machen den angenommenen Modus verständlich.

Nach diesen Überlegungen besteht wohl die Möglichkeit, sich folgendes Bild von der physiologischen und pathologischen Funktion der Schilddrüse zu machen: Die Thyreoidea liefert analog den übrigen Drüsensystemen fortlaufend Sekret im Überschuß.[1] Das benötigte Sekret wird sofort durch den vaskulären Zellpol dem Säftekreislauf über-

---

[1] Die Möglichkeit einer Sekretüberproduktion bei normaler Drüse, mithin der Fähigkeit der Speicherung geht schon daraus hervor, daß die nach Operation zurückgelassenen Reste fast immer genügen. CHRISTIANI erwies dies für den zehnten Teil der normalen Schilddrüse. HALSTED fand beim Hunde, daß Ausfallserscheinungen ausblieben, wenn ein kaum erbsengroßes Stück am Aortenbogen vorhanden war (KNAUER).

geben. Das Plus an Sekret wird jodfrei in der Form der Kolloidzellenbläschen durch den freien Zellsaum in das Follikellumen ausgestoßen. Im Falle eines Sekretmehrbedarfes wird dieses Reservematerial in der Weise zur Verwendung herangezogen, daß es verflüssigt in der Stromrichtung der Abfuhr („Orientierung") wieder in die Zelle aufgenommen, hier jodiert[1] und so durch seine Lage und chemische Beschaffenheit zur Osmose in die Gefäßräume befähigt wird.[2] Hält der Mehrbedarf an, dann wird schließlich alles Kolloid in vollwertiges Sekret übergeführt. Nach Erschöpfung des Vorrates sind die Sekretproduzenten zu erhöhter Tätigkeit gezwungen. Die Kolloidzellen vermehren sich auf Kosten der Hauptzellen, die nun aus ihrem Ruhestande treten. Eine substantielle Hypertrophie, die schließlich zu mehrfacher Schichtung des Epithels (Papillenbildung) führen kann, ist der letzte morphologische Ausdruck für die Vergrößerung der Maschinenräume bei entleerten Speichern. v. WYSS, der die Drüse durch Pilokarpin zur Mehrleistung zwang, konnte diese Zellveränderungen experimentell hervorrufen. Erlischt umgekehrt das Mehrbedürfnis, oder sinkt der Sekretbedarf unter die Norm, dann steigt der Inhalt in den Follikeln. Zunehmende Kolloidanschoppung führt zu progredienter Zellabplattung, die schließlich unter dem mechanischen Druck zugrundegehen. Damit fällt die Scheidewand benachbarter Follikel, die jetzt zur Druckentlastung konfluieren, bis sie bei anhaltender Anschoppung weitere Follikelwände zum Schwund bringen. Für diese Kolloidmassen erlischt die Möglichkeit der Resorption, da ihre zugehörigen Epithelzellen durch Druck zur Atrophie gezwungen wurden. Die folgende Umwandlung zu beschreiben, macht VIRCHOWS klassische Darstellung der Entstehung von Erweichungs- und Dilatationszysten überflüssig.

Die klinischen Bilder, die den hier geschilderten Vorgängen, durch sie bedingt, parallel gehen, wurden in der Pathographie der Schilddrüse zu zeichnen versucht. Die Übereinstimmung ist eine vollkommene. Trotzdem muß noch ein wichtiger Umstand Erwähnung finden.

Die Annahme einer Hyperfunktion s. str. (d. h. einer erhöhten Tätigkeit, die zu erhöhter Leistung führt) scheint nur für die mobilisierte Kolloidstruma Geltung zu haben. Hier besteht eine wirkliche Hyperthyreose, eine funktionelle Umstellung der Schilddrüse, die auf Grund ihrer Kolloid- und Jodspeicher imstande ist, den empfange-

---

[1] Ich nehme den Einwurf DE QUERVAINS, daß es sich um eine ergänzende Jodierung handle, ohneweiters an. Die Befunde von KATUM und VAN DYCKE scheinen tatsächlich für einen Jodgehalt des Kolloids zu sprechen. Mit dieser graduellen Verschiedenheit wird der Sinn meiner Auffassung nicht geändert.

[2] Daß ein Teil des Kolloids unmittelbar durch die Lymphbahnen abgegeben wird, ist wahrscheinlich. Die „exokrine Sekretion" (MATTON) und die „endokrine Sekretion" (BEUNSLEY) sind wohl ähnlich aufzufassen.

nen Reiz durch die vermehrte Ausschwemmung hochwertigen Sekretes zu beantworten.

Diese beiden Faktoren ermangeln der genuinen Basedowdrüse, die kolloidfrei und jodarm gefunden wird. Schon daraus allein kann von ihr kein höchstwertiges Sekret erwartet werden. Wenn wir nun trotzdem beim Patienten die identischen Symptome wie bei der echten Hyperthyreose finden, ja meist noch gesteigert und in tieferer Verankerung, dann kann man dies nur durch die überaus abnorme, konstitutionelle Sekretempfindlichkeit des Individuums oder durch die funktionelle Mitbeteiligung anderer endokriner Drüsen oder durch die Vereinigung dieser beiden Faktoren erklärbar finden.

Die Tatsache, daß wir durch Organ- oder Jodzufuhr beim Kolloidstrumenträger Basedowsymptome auslösen können, schließt die Mitwirkung anderer endokriner Drüsen hiebei nicht aus. Wir kennen die Schnelligkeit der Mitreaktion nicht.[1] Die Vorstellung, daß wir nur die Schilddrüse zu beeinflussen vermögen und daß daher der Jodbasedow eine uniglanduläre Wirkung, d. h. eine reine Schilddrüsenauswirkung, darstelle, ist unhaltbar. Die Schilddrüse ist aber dabei sicher das primär beeinflußte und das Krankheitsbild beherrschende Organ. Daß aber auch beim Jodbasedow die Konstitutionsformel des Patienten von Bedeutung ist, erhellt eindeutig aus der Auslese der Fälle. Der genuine Morbus Basedow kann mithin nicht als absolute, sondern nur als relative Hyperthyreose bezeichnet werden.

Diese Annahme, die folgerichtig aus der Wertung der klinisch indifferenten eutrophisch-hyperrhoischen Drüse (Adoleszententyp von GOLD und ORATOR) gezogen wurde, deckt sich vollkommen mit Befunden und Deutungen, die auf ganz anderem Wege gewonnen wurden.

F. STARLINGER faßte 1923 das Ergebnis seiner physikalisch-chemischen Untersuchungen im Schilddrüsenarterien- und venenblut bei Basedowkranken dahin zusammen, daß die Vorstellung eines „Erschöpfungszustandes der Drüse im spezifisch-funktionellen Sinne" nicht von der Hand zu weisen sei. Diese Auffassung beruhte auf der Beobachtung, daß sich in den beiden Blutarten „keine oder nur geringe Dispersitätsunterschiede im hyperfunktionellen Sinne feststellen ließen, daß ein auffallend hoher Fibrinogenspiegel sowohl im Schilddrüsenarterien-

---

[1] Über die Raschheit, mit der sich Schädigungen eines endokrinen Organes an anderen metakerastischen Drüsen auswirken, ist uns sehr wenig bekannt. Für endogen bedingte Umstellungen glauben wir eine minimale Zeit annehmen zu können. Bei exogenen Giften liegen ganz ungeklärte Verhältnisse vor. GRANZOW vergiftete Hunde mit Sublimat. Er fand stets erhebliche Funktionsstörungen an Nebenniere und Hypophyse, während Schilddrüse, E. K. und Pankreas fast durchwegs unverändert gefunden wurden. (Siehe dazu SCHÖNEMANN!) SAUERBRUCH glaubt bei der Schilddrüse nicht an die Möglichkeit einer raschen Funktionsumstellung.

und -venenblut als auch im peripheren Blut nachzuweisen war". Ohne auf die Folgerungen einzugehen, die STARLINGER aus diesen Befunden zieht, möchte ich darauf hinweisen, daß zwischen ihnen und den Jodbefunden eine deutliche Übereinstimmung besteht. Hier wie dort ist der Ausdruck einer außerordentlichen Tätigkeit, die aber in der Leistung an der unteren Grenze liegt. Es verlockt, die Jodminderwertigkeit der genuinen Basedowdrüse mit ihrer geringen physikalisch-chemischen Leistung in Beziehung zu bringen. Dies um so mehr, als die von STARLINGER in ihrer physikalisch-chemischen Leistung hochwertig befundenen Strumen dem Bilde des Morbus Basedow auf dem Boden einer mobilisierten Kolloidstruma entsprechen. In den seinerzeit an der Klinik EISELSBERG ausgeführten Untersuchungen über das Schilddrüsenproblem fanden die Befunde STARLINGERS an genuinen Basedowdrüsen noch keine Erklärung in den übrigen Feststellungen. Nunmehr scheint eine Eingliederung vollkommen möglich. Die Ergebnisse der Arbeiten von ABELIN, AESCHENBACHER, BAUMANN, HOMMA, ORATOR, DE QUERVAIN, WEGELIN stimmen überein.

Die Frage Hyperfunktion oder Dysfunktion hat DE QUERVAIN neuerdings eingehend erörtert. Seine Behauptung: ,,um die offene oder verkappte Annahme einer Dysfunktion der Drüse kommt im Grunde keine der bisherigen Erklärungen herum" besteht zu Recht, wenn eine Einigung über das Wesen dieser Dysfunktion erzielt wird.

Nach allem früher Dargelegten kann beim Morbus Basedow auf dem Boden einer mobilisierten Kolloidstruma von reiner Hyperfunktion gesprochen werden. Hier ist die Frage entschieden.

Anders beim genuinen Morbus Basedow. DE QUERVAIN, der im allgemeinen die Ansicht von PLUMMER, WILSON, BOOTHBY vertritt, ist selbst der Frage der Unterscheidung der Struma basedowificata von der Struma basedowiana nähergetreten. Er stellt fest, daß es sich in beiden Fällen um eine Überfunktion handelt; daß die ,,allerschwersten Fälle von hyperthyreotischen Zuständen gerade beim Jodbasedow beobachtet werden"; daß der genuine Basedow durch Jodmedikation vorübergehend gebessert, die basedowifizierte Drüse verschlechtert wird.

Schon aus dieser Unterscheidung, mit der sich meine Untersuchungen decken, kann nicht eine gleichsinnige Pathogenese angenommen werden. Die Trennung von Tätigkeit und Leistung ist wesentlich. Die Tätigkeit der Schilddrüse ist beim genuinen Basedow enorm gesteigert; die spezifische Leistung ist gering. Das uns zugängliche Maß für diese Leistung ist die ,,Wertigkeit" des Sekretes. Diese können wir derzeit nur aus seinem Jodgehalt erschließen. Seine Verringerung kann mit der Vermehrung bei der mobilisierten Speicherdrüse nicht auf dieselbe Stufe gestellt werden.

Die Beurteilung der Tätigkeit der Drüse muß „Hyper" lauten — das ergibt eindeutig ihre Morphologie. Jene der Leistung der Drüse nicht — das erhellt aus der physiologischen Minderwertigkeit des Sekretes. In der Auswirkung auf den Organismus müssen wir sie wieder hyper nennen — das verlangt die Identität der Symptome mit jenen bei erwiesener Hyperthyreose.

Die variable und nicht meßbare Größe hiebei ist die Sekretempfindlichkeit des Organismus (Labilität der nervösen Regulatoren und des Systems der Blutdrüsen).[1]

Wenn wir die meßbare (morphologisch, physikalisch, chemisch, klinisch) Funktionssteigerung als „Hyper"-Zustand (Hyperthyreoidismus) bezeichnen, können wir dies im Hinblick auf die biologische Wertigkeit des Sekretes beim Morbus Basedow nicht. Trotzdem besteht morphologisch und klinisch ein „Hyper"-Zustand. Beim Kretinismus finden wir funktionstüchtige Parenchyminseln und Jod in der Schilddrüse, die sich im Kaulquappenversuch biologisch aktiv erweist. Und doch stellen wir den Gesamteindruck einer Hypothyreose fest. Dem fötal (konstitutionell) geschädigten Organismus fehlt die Möglichkeit normaler Reaktion. Beim genuinen Morbus Basedow reagiert der konstitutionell geschädigte Organismus auf ein Mindestmaß biologisch wirksamen Sekretes mit höchsten Ausschlägen. Das Mißverhältnis liegt in beiden Fällen in der Auswirkung im Organismus. Das ist das „Dys" im Bilde.

In jüngster Zeit hat sich O. Susani an der Klinik Eiselsberg eingehend mit dem Problem beschäftigt. Das Wichtige seiner kritischen Beurteilung der herrschenden Theorien liegt meines Erachtens darin, daß er die Darstellung Chvosteks neuerdings hervorhebt. Die Zweiteilung der „thyreotoxischen Krankheitsbilder" — um ein umfassendes Wort zu gebrauchen — wäre kurz die folgende:

Morbus Basedow — abnorme Konstitution und Reaktion bei Überfunktion der Drüse.

Thyreoidismus — Überfunktion der Drüse bei abnormer Konstitution und Reaktion.

A. Kochers Auffassung ist eine ähnliche. Susani kommt zu einer Dreiteilung der Krankheitsbilder, die eine grundsätzliche Übereinstimmung mit der von H. Pollitzer und Stolz auf Grund von Gaswechseluntersuchungen und spezifisch-dynamischer Eiweißwirkung aufgestellten zeigt. Diese drei Gruppen aber decken sich mit der von mir 1923 gegebenen Einteilung, die auf Grund klinischer Studien zustande kam. Die Überdeckung der Bilder ist ohne weiteres klar.

---

[1] Die Amerikaner schlugen aus guter Einschätzung der Umstände das Wort „dyscrinism" vor.

<table>
<tr><td>I. Chvosteks echter
Morbus Basedow =</td><td>Pollitzer Form B (Index 70 bis 200);
Susani Form 3 (Vorherrschen der konsti-
tutionell bedingten Störungen des auto-
nomen Systems);
genuiner Basedow meiner Einteilung.</td></tr>
<tr><td>II. Chvosteks
Thyreoidismus =</td><td>1. Pollitzer Form A (Index 0 bis 70);
Susani Form 2 (Sekretmobilisierung der
Kolloidstruma) = Jodbasedow im
weitesten Sinne.
2. Pollitzers atypischer Morbus Basedow
mit vorwiegend extrathyreogener Genese
Susanis Morbus Basedow auf Grund
weiterer Reizsteigerung bei eutrophisch-
hyperrhoischer Form = die endogenen
Morbus Basedowformen extrathyreoi-
daler Genese meiner Einteilung.</td></tr>
</table>

Auch Durigs Dreiteilung der Thyreosen (mangelhafte Jodbindung bei normalem Anbot, überreiches Anbot an empfangsbereite Speicher, abnorme Sekretkonstitution) geht in ähnlicher Richtung.

Diese Einteilungen stehen nun im vollen Einklang mit den Jodbefunden. Diese selbst können aber auch — ähnlich wie Starlingers Ergebnisse — zur Deutung der Auffassung von H. H. Meyer verwendet werden. Wenn beim Morbus Basedow funktionell schwaches, beim eutrophischen Kolloidkropf funktionell starkes Gewebe angenommen werden muß, so deckt sich dies mit der Jodarmut der echten Basedowdrüse (Homa, Wegelin, eigene Untersuchungen) und dem Jodreichtum der Kolloidstruma. Der Unterschied von Tätigkeit und Leistung wird abermals offenbar. Die einer faßlichen Erklärung bisher besonders entgegenstehende Gepflogenheit, den Jodreichtum des Drüsenparenchyms, nicht jenen des Passageblutes zu beachten, scheint nun überwunden. Herzfeld und Klingers Ablehnung der Beteiligung des Jodes am Sekretaufbau kann mit diesen Ergebnissen nicht in Übereinstimmung gebracht werden.

Schließlich muß der Zusammenfassung gedacht werden, die Susani über die Bedeutung des Sympathikus- und Vagustonus gibt, wodurch die „funktionelle Richtung" der eutrophischen Kolloidstruma begreiflich wird. Die Erklärung, daß die Jodwirkung auch in einer Beruhigung des unter höherer Reizung stehenden Systemanteiles zum Ausdruck kommt, läßt die von Orator und mir im Tierexperiment erhobenen Befunde verständlich erscheinen. Bei Sympathikusreiz (hypertrophisch-hyperrhoische Struma) wirkt Jod ausfuhr- und produktionshemmend; bei Parasympathikusreiz (eutrophisch-hyperrhoische Struma) wirkt Jod ausfuhrfördernd. So wird auch von dieser Seite her die Genese und die Therapie beim genuinen Morbus Basedow und bei der mobilisierten Kolloidstruma begründet.[1] H. JANUSCHKE kommt zu gleichen Ergebnissen.

Aber trotz aller Übereinstimmung kann nicht übersehen werden, daß es sich hiebei nur um den Vergleich von Oberflächenprojektionen handelt. Das tiefere Wesen jedes lebendigen Geschehens wird dadurch nicht entschleiert. Die Logik des Experimentes kann überführen, ohne zu überzeugen. Die selbstgefügten Schemen bringen die naturgegebenen Erscheinungen restlos zur Deckung. Es kann nicht oft genug betont werden, daß jeder biologischen Deutung das Einmalige und Unfaßbare des Individuums gegenübersteht, das letzten Endes jeder Schematisierung spottet.

Der Versuch, ein System der funktionellen Schilddrüsenerkrankungen an der Hand der experimentell gewonnenen Einblicke aufzustellen, zeigt dies mit harter Deutlichkeit. Schluß und Prämisse vertauschen zu leicht ihre Rollen. Und der „ruhende Punkt‟ erscheint bald als eigenmächtige Voraussetzung, die durch vergleichendes Wissen erlaubt, aber nicht unmittelbar und unumstößlich gegeben ist. Hier trennt sich Naturwissenschaft und praktische Medizin. Zusammenhänge sehen, heißt Terrain gewinnen. Ein System der Erkrankungen genetisch aufzubauen gibt die Hoffnung auf eine erfolgreiche Therapie. Darum sei der Versuch gewagt.

Ein System der Schilddrüsenerkrankungen

Die einheitliche, physio-pathologische Gliederung der funktionellen Schilddrüsenerkrankungen, die nunmehr unternommen werden soll, fußt auf den Ergebnissen zahlreicher Experimente, an denen die Erscheinungen am Menschen gemessen werden. Das Für und Wider dieses Vorgehens bedarf keiner weiteren Erörterung. Ein Weg muß gewählt werden, um vorwärts zu kommen. Dieser scheint gangbar.

Ich wiederhole in Kürze die Grundlagen, auf denen das System ruhen soll.

---

[1] Hier sollen nur große Linien versucht werden, um eine greifbare Vorstellung festzuhalten. Die Grundlage bildet die bedeutende Darstellung des Problems durch EPPINGER und HESS („Vagotonie‟. Sammlung klin. Abhdlg. über Path. u. Therap. d. Stoffwechsel- und Ernährungsstörungen, 1910, H. 9 und 10). Eine kritische Beurteilung siehe bei v. BERGMANN und E. BILLIGHEIMER in „Handbuch der inneren Medizin‟, (Bd. V, 2. Teil, Berlin 1926, J. Springer). Die Untersuchungen von LOBMAYER (WEISZ-EPSTEIN) über Kropf und vegetatives Nervensystem haben in dankenswerter Weise die Gedanken von EPPINGER und HESS neuerdings aufgenommen.

Die Versuche nahmen die Lehre von den Hormonen als Grundlage. Sie setzen also in der Schilddrüse die Bildung und Abfuhr eines spezifischen Sekretes voraus. Für die Art und Menge dieses jeweils in der Schilddrüse vorhandenen Sekretes wird in der Art und Menge des nachweisbaren Kolloids ein Indikator angenommen.

Hierin wird ein Faktor für die Funktion gesehen.

In den Zellen, den Bildungsstätten dieses hypothetischen Sekretes, muß der zweite Faktor erblickt werden.

Zellbild und Kolloid — Werkstätte und Produkt — ergeben das Bild der Tätigkeit der Drüse.

Unter dieser Tätigkeit kann natürlich zunächst nur die lokale, in der Drüse vor sich gehende Arbeitsleistung verstanden werden. Wie sich diese Tätigkeit im Organismus auswirkt, ist eine ganz andere Frage, die durch den bloßen Aspekt nicht kurzerhand beantwortet werden kann.

Wird einem Hund eine Schilddrüsenhälfte exstirpiert, so zeigt sich im restlichen Lappen eine deutliche Abnahme des Kolloidgehaltes.

Gibt man dem Versuchstier nach der Halbseitenexstirpation Schilddrüsensubstanz oder Schilddrüsentabletten oder Jod, so bleibt der Kolloidgehalt im belassenen Lappen ziemlich unverändert.

Wird die Trachea einer Ratte vorsichtig durch einen Seidenfaden eingeengt, so zeigt sich nach wenigen Tagen eine deutliche Kolloidüberfüllung der Schilddrüse.

Es war naheliegend, die beiden Versuchsreihen zu verbinden: Halbseitenexstirpation und künstliche Trachealstenose in einem Akt. Dabei zeigt sich folgendes: Die bei künstlicher Trachealstenose regelmäßig eintretende Kolloidvermehrung unterbleibt, wenn gleichzeitig ein Schilddrüsenlappen entfernt wird.

Wenn man einer Ratte durch Injektion von Terpentinöl einen tiefen Bauchdeckenabszeß erzeugt, dann kommt es zum Kolloidschwund in der Drüse.

Es ergibt sich mithin, daß man durch verschiedene Versuchsanordnungen den Kolloidgehalt der Hunde- und Rattenschilddrüse in dem Sinne beeinflussen kann, daß entweder eine Stase, eine Retention, oder eine Ausschwemmung erzielt wird.

Das Zellbild wird dabei nur in den Extremen verändert, und zwar insofern, als bei länger bestehender Kolloidanschoppung eine Abflachung des Epithels und ein Plattgedrücktwerden der Zellkerne nachgewiesen werden kann, während bei völliger Kolloidausschwemmung eine Epitheldesquamation eintritt.

Diese Grenzfälle der Anschoppung und der Ausschwemmung haben uns veranlaßt, zur schnellen Charakterisierung des Zustandes die Begriffe der Hyporrhöe und der Hyperrhöe anzuwenden.

Durch die Experimente war der Bedriff Sekretstauung (Hyporrhöe) und Sekretausschwemmung (Hyperrhöe) für einen Befund gegeben, der jederzeit im Tierversuch erzeugt werden konnte.

Als Ergebnisse dieser Versuche kann man zunächst folgendes zusammenfassen:

Die Schilddrüse des Normaltieres weist im Durchschnitt einen mittleren Kolloidgehalt auf. Wird die Produktionsstätte des Kolloids wesentlich vermindert, so schwinden die Kolloidbestände in der Drüse. Dasselbe tritt ein, wenn ich den Organismus des Versuchstieres in den Zustand eines erhöhten Stoffwechselumsatzes versetze.

Oder anders ausgedrückt:

Jede Form der Mehranforderung an die Schilddrüse wird mit Kolloidausschwemmung beantwortet.

Daß das Wesen dieser Versuchsanordnung mit Recht als Steigerung des Sekretbedürfnisses[1] angesprochen wird, erhellt daraus, daß die Kolloidabschwemmung bei Zufuhr von Schilddrüsensubstanz per os unterbleibt. Die einfachste Formel, auf die sich diese Versuche bringen lassen, lautet mithin:

Einem gesteigerten Sekretbedürfnis des Organismus entspricht ein Mangel an Kolloid in der Drüse.

Die Einengung der Trachea setzt das Versuchstier in einen Zustand des herabgedrückten Stoffwechselumsatzes, womit die Einengung des Sekretbedarfes Hand in Hand geht. Die Auswirkung dieses Zustandes auf den Kolloidgehalt zeigt sich nun in dessen reichlicher Vermehrung.

Wieder war der Beweis zu erbringen, daß der Sinn der Versuchsanordnung wirklich in einer Herabsetzung des Sekretbedarfes liegt. Dieser Beweis konnte dadurch geführt werden, daß die experimentell erzwungene Sekretmehrlieferung die Kolloidstase aufhob. In einfacher Formel läßt sich daher sagen:

Beschränkung des Sekretbedarfes im Organismus ist von Kolloidanschoppung in der Drüse begleitet.

Damit schien eine Feststellung in der Beurteilung des Kolloidgehaltes in seiner Beziehung zum Sekretverbrauch im Organismus gemacht.

Wenn man einer Ratte nach Halbseitenexstirpation Jod zuführt, dann unterbleibt die Kolloidausschwemmung aus dem restlichen Lappen. Wenn man anderseits einer Ratte mit künstlicher Trachealstenose Jod zuführt, kommt es nicht zur Kolloidanschoppung.

Mit anderen Worten: durch Jodzufuhr wird die experimentell erzwungene Hyperrhöe gehemmt oder sie wird zu leichter Hyporhöe; die experimentell erzeugte Hyporhöe wird zur Hyperrhöe.

Die Menge des Kolloids in der Drüse mußte als reziprok der Menge des im Organismus kreisenden Sekretes angenommen werden. Damit war der unmittelbare Zusammenhang von Sekret und Kolloid und mithin ihre weitgehende Identifizierung einleuchtend. Das Kolloid imponiert als unfertiges Speichersekret der Schilddrüse, das zu seiner Vollwertigkeit der Jodierung bedarf.

Für die Verwertung des Produktes der Thyreoidea war damit eine einfache Beurteilungsmöglichkeit geboten. Die Produktionsstätte, das Zellbild, hatte sich in den Grenzfällen gleichsinnig verändert erwiesen: Ruhe und Abplattung bei der Stauung, Vermehrung und Desquamation

---

[1] Im Hinblick auf das verkleinerte Organ.

bei der Abschwemmung. Bei normalem Zellbild konnte aber aus dem Befund von Hypo- oder Hyperrhöe keineswegs ein Rückschluß hinsichtlich der Auswirkung auf den Gesamtorganismus gezogen werden. Die Eutrophie der Zellen läßt uns eine entsprechende Produktion von Schilddrüsensekret annehmen. Der physiologische Wert dieses Sekretes ist aber damit nicht gegeben. Stauung oder Ausschwemmung läßt uns die funktionelle Richtung der Drüse erkennen. Wie weit aber diese im Organismus zur Auswirkung kommt, kann aus dem morphologischen Bild nicht ohne weiteres erschlossen werden. Der Bedarf des Organismus schwankt in weiten Grenzen, die durch physiologische Umstände und pathologische Erscheinungen gegeben sind. Das Maß dieser Schwankungen kennen wir nicht. Auch die Spannweite der Selbstregulierung von Sekretproduktion und Sekretabfuhr entzieht sich unseren Messungen.

Die im Experiment sichtbare Jodwirkung spricht nicht unmittelbar für die Tatsache einer Sekretabfuhr in der Form des jodierten Kolloids. Es könnte sich um eine lokale Einwirkung auf den Sekretionsvorgang handeln. Der Nachweis des Parallelismus vom Absinken des Kolloidgehaltes und des Jodgehaltes im Drüsenrest lehnt diesen Einwand ab.

Als Hauptabfuhrsweg des Schilddrüsensekretes und mithin des jodierten Kolloids muß das Passageblut angesprochen werden. Die Vergleichswerte des Jodspiegels im Zufuhrs- und im Abfuhrsblut müssen ein Urteil über die Leistung der Drüse im Sinne der Ausschwemmung wirksamen Sekretes gestatten.

Drüsen mit reichen Kolloidbeständen und Jodvorräten zeigten niedere Jodwerte im Passageblut, wenn klinisch die Zeichen funktioneller Minderwertigkeit gegeben waren; sie zeigten identische Werte in beiden Blutarten, wenn klinisch ein indifferentes Bild vorlag; sie ergaben die höchsten Werte im Venenblut, wenn klinisch die Zeichen des Hyperthyreoidismus bestanden. Diese Zeichen kamen in der ausgeprägten Form des Morbus Basedowi bei solchen Drüsen zur Beobachtung, die kolloidfrei und jodarm befunden wurden und bei denen das Passageblut niedere Jodwerte ergab. Damit war die Beweiskette geschlossen.

Die Gliederung der Funktion in Sekretproduktion und -abfuhr führte über die Wertbestimmung des Sekretes zur Begutachtung von Tätigkeit und Leistung. Das Gerüst für ein System der funktionellen Schilddrüsenerkrankungen war gegeben.

Die Darstellung der anatomischen Elemente mußte die spezifischen Drüsenzellen als Wandbelag der Follikel und den Inhalt dieser Follikel in den Vordergrund stellen. Die biologische Auffassung der funktionellen Schilddrüsenerkrankungen muß denselben Weg gehen, da eine Änderung der spezifischen Tätigkeit der Drüse, primär oder sekundär bedingt, ihr Wesen bedeutet.

Aus dem gleichen Grunde werden die das ganze Organ gleichsinnig betreffenden morphologischen Veränderungen in erster Linie einer Beurteilung unterzogen. Funktionsumstellungen müssen das ganze Organ betreffen, wobei besondere lokale Verhältnisse immerhin formale Abweichungen bedingen können (s. S. 29).

Die diffusen Strumenformen bilden daher das anatomische Substrat der funktionellen Schilddrüsenerkrankungen. Ihre allgemeine morphologische Charakteristik wurde früher zu geben versucht. Die Anwendung der durch das Experiment erkannten Beziehungen von Zellbild und Kolloidmenge auf die Fülle von Erscheinungsformen der diffusen Schilddrüsenvergrößerungen führt zur Aufstellung wohl umschriebener morphologisch-funktioneller Typen, die in völliger Übereinstimmung zur klinischen Beurteilung stehen.

Unter Verwendung der Bezeichnungen Hyporhöe für gehemmte, Hyperrhöe für gesteigerte Sekretabfuhr; der Begriffe Eutrophie für normal tätiges, Hypotrophie für minder leistungsfähiges, Hypertrophie für gesteigert tätiges Drüsenepithel ergeben sich vier Grundformen pathologischer Organvergrößerungen, die eine einheitliche Darstellung ihrer Natur ermöglichen.

1. Der eutrophisch-hyperrhoische Typus

Teils mikrofollikuläre, teils solide Epithelhyperplasie mit mäßiger Papillenbildung und spärlichem Kolloid.

Lebhafte Produktion, rasche Abfuhr. Struma parenchymatosa. Die Leistung entspricht der Tätigkeit. Hoher Bedarf im Organismus (Wachstumsalter) oder ungenügend wertiges Sekret. Typus der Neugeborenenstruma und der endemischen Struma bei jugendlichen Individuen. Grundform des endemischen Kropfes überhaupt. Adoleszentenstruma.

Genese aus der normalen oder vergrößerten kindlichen Schilddrüse durch echte epitheliale Hyperplasie.

Ätiologie: Insuffizienz der mütterlichen Schilddrüse (darum in erster Linie im Endemiegebiet); Unterwertigkeit des Sekretes im Sinne eines Joddefizites (darum im Endemiegebiet, zur Zeit besonderer Sekretanforderung in der Pubertät, darum auch der Erfolg der Jodverabreichung).

Mit dem Erlöschen der hohen funktionellen Anforderungen der Pubertätszeit kommt es zur Stabilisierung der Sekretausschwemmung in der Form der Kolloidspeicherung. Diese physiologische Hemmung der Abfuhr als der labileren Komponente der Funktion kann durch primärmechanische (Trachealkompression) oder endogene Vorgänge (Funktionsschwankungen der anderen endokrinen Drüsen) pathologisch gesteigert werden. Der hormonale Reiz zur Sekretlieferung wird durch reichliche Sekretbildung (Proliferationspolster) beantwortet, die pathologischen Abfuhrshemmungen führen zur Zunahme des Kolloidgehaltes. Hierin ist Genese und Ätiologie des zweiten Typus, der

2. eutrophisch-hyporhoischen Struma

ausgesprochen.

Sie deckt sich mit der Struma colloides diffusa. Produktion rege, Abfuhr vermindert. Leistung der Tätigkeit entsprechend. Gefahr der gewaltsamen medikamentösen Überwindung der Abfuhrshemmung durch Jod, wobei es zur Mobilisierung und Ausschüttung von Sekret und damit zur Hyperthyreose kommt.

Bei allmählich absinkender Sekretanforderung kann anderseits die Kolloidanschoppung auch von dieser Seite her eine Steigerung erfahren. Die Follikel werden überdehnt, die Epithelzellen an die Wand gedrückt und so überdies mechanisch in ihrer Funktion gestört. Die Scheidewände der Follikel erliegen der Kompression durch die Kolloidmassen, es kommt zur Konfluenz der Bläschen, zum Stillstand von Produktion und Abfuhr. Leistung und Tätigkeit sinken ab. Betrifft der Vorgang jüngere Individuen, so treten hypothyreote Züge auf. Die Eindickung des Kolloids und die mechanische Sperrung der Abfuhrswege machen Jodzufuhr unwirksam. Diese Form stellt den dritten Typus, den

3. hypotrophen-hyporhoischen Typus

dar.

Die diffuse parenchymatöse Form hat aber auch einen anderen Weg der Entwicklung. Sie ist als funktioneller Typus außerhalb der Endemie nur auf dem Boden einer konstitutionellen Eigenart des Individuums denkbar. Die normale Stabilisierung der Sekretion unterbleibt oder wird durch unmerkbare Ursachen unterbrochen. Soferne nicht die exogene Einwirkung einer Endemie angenommen werden muß, kann nur die besondere Labilität des Organismus und damit der Funktion der Schilddrüse unter anderen endokrinen Organen angeschuldigt werden. Diese Labilität wird bei irgendwelchem Anlaß (psychisches Trauma usw.) zur vehement einsetzenden Gleichgewichtsstörung. Sie ist nur in der Steigerung der Insuffizienz der Schilddrüsenwirkung, deren morphologischen Ausdruck ja die Parenchymstruma darstellt, möglich, weil der Weg zur Stabilisierung verwehrt ist (was eben in der Form der latenten Insuffizienz das Wesen der primären Störung bedeutet!). Die fühlbar werdende manifeste Insuffizienz der Wirkung erhöht den Versuch der Steigerung der Tätigkeit. Die Drüse bietet morphologisch das Bild der funktionellen Höchstanspannung. Die Erschöpfung ihrer Jodreserven, die in der Jodminderwertigkeit des Passageblutes zum Ausdruck kommt, zeigt ihre physiologische Schwäche. So entwickelt sich auf der Basis der funktionell indifferenten Parenchymstruma der echte Basedowkropf, dessen klinische Erscheinungen wir als „genuinen Basedow‟ bezeichnen. Sein histologischer Aspekt ist

4. der hypertrophisch-hyperrhoische Typus

Dieses System der funktionellen Schilddrüsenerkrankungen zeigt die verschiedenen klinischen Formen durch eine einheitliche Beurteilung der morphologischen Elemente nicht nur im Einzelfall erklärt, sondern es ermöglicht im besonderen die Aufstellung einer genetischen Entwicklung. In dieser stehen die Krankheitsbilder nicht wie erratische Blöcke plump und unnahbar nebeneinander, sondern sie fügen sich in

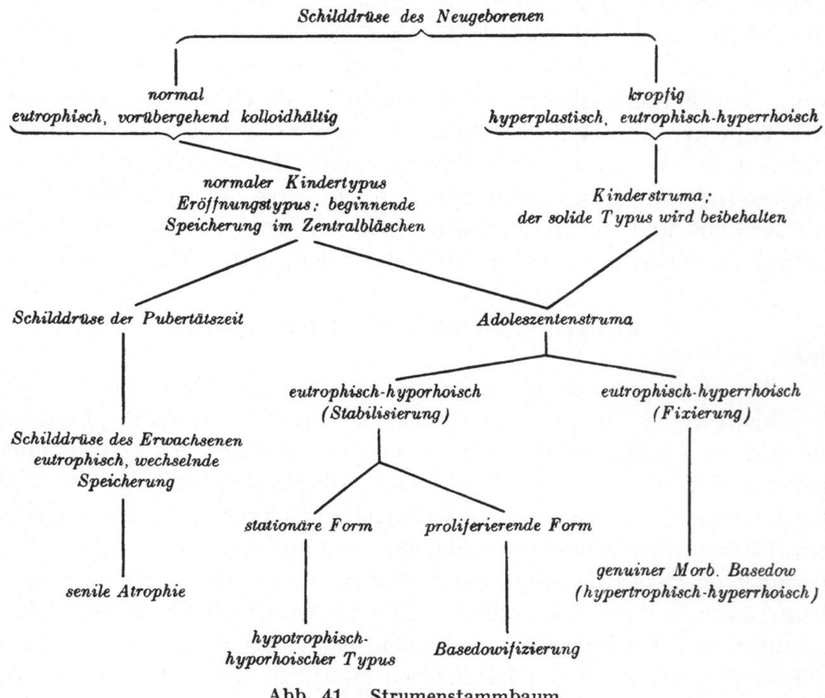

Abb. 41. Strumenstammbaum

ein organisches, lebendiges Geschehen, dessen Linie nun nicht mehr mit dem Blick der Phantasie geschaut (wie der Versuch einer Pathographie vermuten lassen könnte), sondern durch den objektiven Griffel der Tatsachen gegraben ist. Diese Linie kann anschaulich in einem Schema[1] wiedergegeben werden, das den Lebensgang der normalen und ab ovo pathologisch veränderten Schilddrüse zeigt. Auf das Adenom ist in diesem Schema nicht Rücksicht genommen, da hiebei Erbmomente und regionäre Bedingtheit von Einfluß sind.

Die beiden zuletzt genannten Momente, die für die Beurteilung

---

[1] Die schematischen Darstellungen von SUSANI, ORATOR und WALCHS-HOFER bringen Ähnliches zur Anschauung.

der adenomatösen Strumen bedeutungsvoll sind,[1] bedürfen noch einer besonderen Besprechung. Die Beobachtungen über das Vorkommen des Knotenkropfes außerhalb betonter Endemiebezirke oder in Gegenden leichter Endemie (z. B. Wien) zeigen neben dem Auftreten der Adenome erst im höheren Alter ein anscheinend familiäres Gebundensein. Die Annahme, daß die Neigung zur Blastombildung ein Erbgut darstelle, schien mir hinlänglich durch unsere anamnestischen Erhebungen belegt. Bestärkt wurde ich darin durch die Bemerkung WEGELINs, daß die Adenome keine Spezialität des endemischen Kropfes seien, sondern daß sie durch „geschwulstartiges Wachstum des Epithels in den Schilddrüsen wohl fast aller Länder" entstünden.

Das genauere histologische Studium der Adenome jedoch, ihr von GOLD und ORATOR erwiesener sekretorischer Parallelismus mit dem Mutterboden, ihre funktionelle Wertigkeit als Metastase (EISELSBERG) zwangen zu einer funktionellen Einschätzung der Adenome.

Nun betont WEGELIN die ungleich größere Häufigkeit der Adenome im Endemiegebiet gegenüber kropffreien Gegenden. Je stärker die Endemie, desto häufiger ist die Struma nodosa und desto frühzeitiger tritt sie auf (KLÖPPEL, WEGELIN). Die alte Behauptung, daß der typische endemische Kropf der Knotenkropf sei, erlebt damit eine Auferstehung, allerdings in einer neuen biologischen Fassung. Denn WEGELIN erblickt heute in der Bildung der Adenome eine kompensatorische Hypertrophie[2] für das ungenügend funktionierende Drüsengewebe. Dieser Anschauung vermag ich in dem Sinne beizupflichten, daß ich das Adenom für eine lokale, besonders betonte Wachstumsenergiesteigerung im Rahmen einer allgemeinen Hyperplasie halte. Meine verfochtene Überzeugung, daß ein Wesenszug der endemischen Struma in der Abfuhrshemmung des Kolloids gelegen sei, wurde vornehmlich durch die Arbeiten von BIRCHER und WEGELIN dahin korrigiert, daß ich den Kolloidreichtum der Strumen der Erwachsenen im Endemiegebiet jenem außerhalb der Endemie gleichzusetzen und die primäre Hyperplasie der „Gebirgsschilddrüse" als das Wichtigste einschätzen lernte. Die Einwirkung der „Noxe" im Endemiegebiet muß gleichsinnig wirksam mit dem ätiologischen Moment unserer Adoleszentenstruma angenommen werden.

Die gesteigerte Tätigkeit der Schilddrüse im Endemiegebiet steht fest. Damit erhält auch das Adenom seinen funktionellen

---

[1] SCHMITZ-MOORMANN sagt, daß die Adenome als autonome Gebilde außerhalb der Wechselbeziehungen der differenzierten Teile des Organismus stehen. Sehr klar formt BÜRKLE-DE LA CAMP aus der Schule ASCHOFFS die Bedeutung der diffusen Schilddrüsenvergrößerungen und der Kropfknoten für das funktionelle Problem.

[2] Auf den Umstand, daß die Organhyperplasie endokriner Drüsen ein Symptom, nicht die Ursache des Krankheitsbildes ist, macht auch ZONDEK aufmerksam.

Charakter, der im schon aus anderen Überlegungen zuerkannt werden mußte.[1]

Mit der Behauptung einer funktionellen Genese aller **diffusen Kropfformen**, gleichviel ob ein exogenes oder endogenes ätiologisches Moment wirksam ist, entsteht zwangsläufig die **Frage nach dem Verhalten der übrigen innersekretorischen Drüsen**.[2]

Das hierüber gesammelte Material ist außerordentlich groß. Nicht minder die widersprechenden Meinungen und die Verschiedenheit der Deutung erhobener Befunde. Vielfach fehlt eine einheitliche anatomische Anschauung.[3] DEMEL, JATROU und WALLNER haben die hier durchgeführte Auffassung der Sekretion den histologischen Ergebnissen zahlreicher Tierversuche zugrundegelegt und damit wertvolle Einblicke eröffnet. Wie fruchtbringend eine konsequente Auffassung sein kann, scheint mir z. B. aus der Beurteilung des funktionellen Wertes der Epithelkörperchen hervorzugehen.

Bei Beurteilung des Morbus Parkinson als Hypoparathyreoidismus bespricht BIEDL unter Heranziehung der gesamten Literatur die Unstimmigkeit, ja Gegensätzlichkeit der Autoren in dieser Frage. ERDHEIM, THOMPSON, HABERFELD, MARANON erhoben negative pathologisch-anatomische Befunde. GJESTLAND beschreibt eine „echte Hyperplasie“, die bei dem 75 jährigen Patienten allerdings einer physiologischen senilen Veränderung entspricht (BIEDL). ALQUIER fand in einigen Fällen Atrophie der E. K., in anderen Hypertrophie und reichliche Kolloidbildung, CAMP, ROUSSY und CLUNET „einfache Hyperplasie mit viel Kolloid“. Dieser Befund wird, unter Zugrundelegung der Anschauung von PEPERE, daß die eosinophilen Zellen die sezernierenden Elemente und das Kolloid das spezifische Produkt der E. K. sei, als Beweis für die Annahme einer Hyperfunktion der E. K. angesprochen.

Die Volumzunahme des Organs wird als Zeichen der funktionellen Überwertung behauptet. Prüft man nun den histologischen Charakter dieser Volumzunahme, so liegt es gerade in der Auffassung PEPERES, eher eine Sekretstauung als eine überreichliche Sekretabfuhr anzunehmen. Im Begriff

---

[1] ELSE charakterisiert die „diffuse Adenomatosis“ in diesem Sinne. SEIFERT hält den Kropf der Erwachsenen „gleich, ob er knotig oder diffus ist“, für ein „mehr oder weniger degeneriertes Organ“.

[2] HIRSCH berichtet kürzlich über eine eigentümliche Verlaufsform pluriglandulärer Syndrome, die neuerdings zur Überzeugung führt, daß jede monoglanduläre Reizung notgedrungen, zwangsweise zu polyglandulären Reaktionen führt. Neben vorsichtigen Annahmen älterer Autoren stehen in jüngster Zeit ausgesprochene Formulierungen dieser Zusammenhänge. FERTIG, MAJANZ, MONSSOHN stellten eine endokrinologische Formel bei Kindern in verschiedenen Altersperioden auf.

[3] Jede Einzelbeobachtung ist wichtig. So fand PETENY in einem Fall von Akromegalie bei einem $10^1/_2$ jährigen Knaben eine ausgesprochene Kolloidstruma, während alle anderen endokrinen Drüsen makro- und mikroskopisch ein normales Bild boten. Die Kolloidstruma bei einem 10 jährigen Jungen ist ein Befund, der nur funktionell gedeutet werden kann. Die besonders nahen Beziehungen von Schilddrüse und Hypophyse sind bekannt (HOCHENEGG, HOFSTÄTTER u. a.).

der Sekretstauung (Kolloidanschoppung) liegt aber der Ausdruck der herabgesetzten Sekretauswirkung im Organismus, mithin der Ausdruck des Hypoparathyreoidismus. Ich habe diese Überlegungen früher ausführlich entwickelt und kann hier davon absehen. Es genüge der Hinweis, daß gerade die strittigen Bilder von ASQUIER, ROUSSY und CLUNET in ihrer Wertung als hyporhoischer Typus die Auffassung des Morbus Parkinson als Hypoparathyreoidismus histologisch begründet erscheinen lassen.

Für die Auffassung der endogenen Genese der Tetanie auf der Grundlage der Endokrinologie sei an ihr Vorkommen bei hyperthyreoten Zuständen und an ihr Verschwinden beim Rückgang der Hyperthyreose erinnert (BUSCHAN, FALTA und KAHN, v. FRANKL-HOCHWART, SKENE, STERN, STRÜM-PELL, VETLESEN). Latente Tetanie bei Morbus Basedow und das Erlöschen der tetanischen Zeichen mit dem postoperativen Abklingen der hyperthyreoten Symptome; tetanische Zeichen nach Operation funktionell vollwertiger Strumen und ihr Aufhören mit der Stabilisierung der Sekretausschwemmung hat JATROU jüngst beschrieben. Diese Erscheinungen werden verständlich, wenn ein Erdrücktwerden der E.-K.-Funktion durch die überwertige Thyreoidea, mithin ein funktioneller Antagonismus beider Organe angenommen wird. Auch die Entscheidung dieser Frage scheiterte an der Unvereinbarlichkeit der histologischen Befunde. Letzten Endes liest BIEDL aus der großen Literatur das Ergebnis, daß in allen Beobachtungen und Versuchen die Hypertrophie und Kolloidanhäufung als Ausdruck der gesteigerten Funktion gewertet werden müsse; anderseits müssen aber Gewebszunahme und Kolloidschwund ebenfalls als funktionelle Hypertrophie angesprochen werden. Wieder scheint in der Erfassung der Funktion in ihren zwei Komponenten — Produktion und Abfuhr — der einfache Schlüssel zur Lösung zu liegen. Der Begriff der Hyporhoe entkleidet die Kolloidanschoppung ihrer scheinbaren Überwertigkeit und läßt alle Bilder in der Auffassung eines funktionellen Antagonismus ohneweiters verständlich erscheinen.

Dieses einfache Beispiel mag die Schwierigkeiten aufzeigen, die einer gleichsinnigen Verwertung aller Befunde entgegenstehen. Aber diese muß angestrebt werden, wenn die endogene Genese der funktionellen Schilddrüsenerkrankungen erkannt werden soll.[1]

---

[1] Reiches Material über endokrine Beziehungen auf der Tagung der Deutschen Gesellschaft für Gynäkologie in Bonn, Juni 1925, durch BIEDL, ZONDEK, ASCHHEIM, JOSEPH, EHRHARDT, FELS, NEUMANN, OFFERGELD u. a. Im Schrifttum: LAEMMER, SCHMITT, ZWEIFEL und MOATSCHININ.

Seit BIEDLS erschöpfender Darstellung wurden zahlreiche neue Untersuchungen und Befunde mitgeteilt. Auffallend viele Arbeiten gelten den Beziehungen von Schilddrüsenfunktion und Schwangerschaft. KNAUS vertritt in mehreren Mitteilungen die Auffassung einer Überfunktion der Hypophyse, einer Unterfunktion der Keim- und Schilddrüse in der Schwangerschaft. SCOTT, GUTZEIT (der die Kropfform berücksichtigt), HINTON kommen zu ähnlichen Feststellungen. Anders JÜLICH, DALY und STROUSE betonen die erhöhten Anforderungen an die Schilddrüse während der Schwangerschaft, was zur Verminderung ihres Jodgehaltes führt. Damit erklären sie die nervösen Störungen und die günstige Wirkung der Jodzufuhr. MARINE, CIPRA, HUNT untersuchten den Einfluß der Schilddrüse auf die Steigerung der Verbrennung während der Schwangerschaft und Laktation. Bei normalen

Wegelin nimmt als heute in den uns hier interessierenden Punkten feststehend an:

Die Veränderungen beim Kretinismus betreffen Thymus, Hypophyse und Geschlechtsorgane (Epithelkörperchen und Nebennieren zeigen keine morphologischen Abweichungen). Die Thymus ist frühzeitig involviert; die Hypophyse im Vorderlappen vergrößert, was durch eine Hyperplasie der Hauptzellen bedingt wird. Das Kolloid ist spärlich, das Stroma nicht vermehrt. Die Veränderungen sind gleichsinnig mit jenen, die in der Hypophyse bei der Kachexia thyreopriva gefunden werden. Die Keimdrüsen sind hypoplastisch, hochgradig unterentwickelt, mehr bei männlichen als bei weiblichen Individuen. Bemerkenswert ist die Übereinstimmung mit Befunden bei Thyreoaplasie oder hypothyreoten Zuständen, wobei jedoch beim Kretinismus verschiedene Abstufungen der Störung angetroffen werden.

Beim Morbus Basedow ist eine hyperplastische Thymus ein häufiger Befund. An der Hypophyse[1] fällt häufig eine ausgeprägte Hyperämie auf, an den Nebennieren[2] eine Hypoplasie von Rinde und

---

Tieren tritt dabei eine Stoffwechselerhöhung ein, die bei thyreoidektomierten Tieren unterbleibt. Sie hängt also mit der Schilddrüsenfunktion zusammen.

Kraul und Halter konnten zeigen, daß eine Funktionsanomalie der Ovarien, bzw. des ganzen vom Ovarium gesteuerten weiblichen Genitales, auch im Grundumsatz zum Ausdruck kommt.

Graff schreibt über Kropf und Myom (Büdinger). Sklower über Schilddrüse und Thymus; Merke über Basedow-Myxödem-Athyreose; Klaften über innere Sekretion und Basalstoffwechsel; Thoenes über innersekretorische Störungen im Kindesalter. Oswald bespricht die klinische Pathologie der inneren Sekretion; Romeis die Veränderungen der Hypophyse bei Erkrankungen der Schilddrüse.

Ein von Tobler genau beschriebener Fall von Gynäkomastie zeigt bei hochgradiger Atrophie des generativen Anteils und gleichzeitigem fast völligem Fehlen der Zwischenzellen des Hodens einen diffusen Kropf mit allen Zeichen der Sekretstauung (behinderten Abfuhr). Während Ujma nach Röntgenkastration Morbus Basedow auftreten sah, berichtet Khoor über die Heilung einer Hyperthyreose durch Kastration. Csepai und Weiss finden Steigerung der Pituitrinempfindlichkeit bei Morbus Basedow und Hyperthyreose, Herabsetzung bei hypothyreotem Infantilismus. Borchard spricht von thyreosexueller Insuffizienz. Zondek erörtert die pathophysiologische Bedeutung von Schilddrüsenhyperplasien und Volumszunahme anderer Inkretdrüsen.

Es ist nicht erwiesen, ob wir in den Fällen von pluriglandulärer Insuffizienz (Held, Borchard u. a.) eine einheitliche Schädigung annehmen dürfen, wenn es auch das Wahrscheinlichste ist.

Für die Fülle der Probleme, die nur im Gebiete der Endokrinologie liegen, mögen diese Andeutungen ein Zeichen sein.

[1] Hofstätter liest aus eigenen Versuchen die sekundäre Rolle der Hypophyse im Bilde des Morb. Basedowi ab.

[2] Tsuji (nach ihm Chauffard und Girot) fand im Tierversuch den Synergismus von Schilddrüse und Nebenniere auch morphologisch gegeben.

Mark. Der Genitalapparat zeigt oft Merkmale der primären Hypoplasie.

Diese bis heute erhobenen Befunde, die — namentlich beim Morbus Basedow — meist nur einen Teil der Fälle betreffen, zeigen zwar einen funktionellen Zusammenhang, gestatten aber keine bindenden Schlüsse. Das Alter des Individuums, die Dauer der Erkrankung, vor allem aber ihre jeweilige Ätiologie schaffen so wesentlich geänderte Zustände, daß eine weitgehende Umstellung auch der morphologischen Zeichen unausbleiblich ist. Man könnte am Glauben an das „endokrine System" irre werden, wenn man die völlig widersprechenden Befunde der einzelnen Forscher vergleicht. Hier liegt auch in der Plumpheit unserer Methoden, in der Gewaltsamkeit des Experimentes, in der „Eigenheit der Schule" keine Erklärung für die zerflatternden Berichte, die alle derselben Erscheinung gewidmet sind. Die Gleichsinnigkeit in äußersten Begrenzungslinien muß als bestes Ergebnis gebucht werden, wenn die Enthüllung einer Gesetzmäßigkeit angestrebt wurde. Ja in der Frage endokriner Zusammenhänge muß die grundsätzliche Feststellung gegenseitiger Beeinflußbarkeit schon als Erfolg verzeichnet werden.

Die experimentellen Untersuchungen von DEMEL, JATROU, WALLNER sind in diesem Sinne deshalb wertvoll, weil die von diesen Autoren gleichsinnig oder widersprechend gegenüber anderen erhobenen Befunde dem klinisch erschlossenen System angeglichen werden können. Auch darin scheint mir ein beachtenswerter Umstand zu liegen, daß sie in der Beziehung auf ein Organ ein Maß zu finden wußten. Das Tatsächliche ihrer Beobachtungen an Ratten beruht in folgendem:

Beiderseitige Ovariektomie bedingt bei jungen und älteren Tieren Kolloidvermehrung in der Schilddrüse.

Ovariektomie und Thymusimplantation führt bei schlecht erhaltenem Implantat zur Kolloidstruma, bei gut erhaltenem Thymusimplantat bilden sich in der Kolloidstruma solide Zellstränge aus.

Geschlechtsreife Tiere beantworten Ovariektomie + Thymusimplantation mit papillärer Wucherung des Follikelepithels.

Trächtige Tiere zeigen erhöhte Gewebsreaktionen. In jüngsten Untersuchungen an zirbeldrüsenlosen Schafen konnte DEMEL Veränderungen an der Schilddrüse in dem Sinne erheben, daß die mit flachem Epithel ausgekleideten Kolloidbläschen größer und kolloidreicher sind als beim Kontrolltier. An einzelnen Stellen erinnerten die Bilder an den Typus einer Kolloidstruma.

Die ungemein zahlreichen Untersuchungen ähnlicher Art erfuhren auch dadurch keine Klärung. Der neuerliche Beweis enger funktioneller Abhängigkeit ist aber bei der Verwirrung der Anschauungen begrüßenswert. Der Umstand, daß wir für die Gesetzmäßigkeit der Beziehungen noch keine klare Formel zu geben vermögen, darf uns nicht dazu verleiten, eine Gesetzmäßigkeit abzulehnen. Sie ist vielmehr ein Postulat, durch Klinik und Experiment gegeben.

Ich habe mit voller Absicht die Darstellung der ganzen Pathographie ausschließlich auf die Schilddrüse beschränkt. Dieses Organ steht im Vordergrund, es ist am besten durchforscht, es ist einer Beurteilung und Behandlung am ehesten zugänglich. Wenn es sich aber auf Grund dieser Ausführungen als unerläßlich erweist, die Aufstellung eines Systems der funktionellen Schilddrüsenerkrankungen zu versuchen, darf die theoretische Ausgangsstellung nicht übergangen werden. Auf ihr beruht letzten Endes die Vorstellung von der Eigentätigkeit der Schilddrüse und in ihrem Dunkel liegt die Begründung vieler Vorgänge enthalten, die heute in völlig hypothetischen Annahmen die Glaubwürdigkeit des Sicheren gefährden oder als allzulose Arabeske umranken. Hier ist der Boden für die Arbeit der nächsten Zukunft. Jeder Spatenstich ist Gewinn, mag er ein erdachtes Fundament bestätigen oder nicht.

Für unsere heutigen Kenntnisse kann das folgende als giltig angenommen werden:

Die funktionellen Schilddrüsenerkrankungen gehen mit morphologischen Veränderungen des Organs einher.

Diese Veränderungen zeigen sich keineswegs als etwas wesentlich Neues. Sie finden sich formal im Rahmen der physiologischen Funktionsschwankungen der Schilddrüse und erfahren nur eine Steigerung und Fixierung. Darin liegt die Möglichkeit ihrer funktionellen Einschätzung.

Gleichzeitig ist damit ausgesprochen, daß die Natur der Veränderungen eine in der Spannung der Leistungsfähigkeit gelegene sein muß, nicht eine von fremder oder zufälliger Art. Auf denselben morphologischen Elementen ruhend kann nun Verminderung (Erschöpfung, Ausfall) oder Steigerung der organeigenen Tätigkeit (materiell gesteigert als Leistung, virtuell als Tätigkeit) zustande kommen.

Das Besondere der funktionellen Veränderungen ist durch die Gebundenheit der Schilddrüse im endokrinen Ring gegeben. Jede funktionelle Schilddrüsenerkrankung ist eine Systemerkrankung, nicht lediglich eine Organerkrankung.

Diese Tatsache tritt bei den Extremen der Unter- und Überwertigkeit nicht nur funktionell,[1] sondern auch anatomisch eindeutig in Erscheinung. Sie muß schon aus diesem Grunde auch für die Zwischenstufen gefordert werden.

Die zeitliche Priorität der funktionellen Umstellung kann im Einzelfall für ein bestimmtes Organ nicht mit voller Sicherheit

---

[1] Das Sekret entzieht sich bis heute der Darstellung. Aber die Wirkung des Unsichtbaren kann zum Teil erschlossen werden. Ähnlich wie die ersten Versuche an der Schilddrüse werden die organeigenen Wirkungen anderer Drüsen festgelegt und zur Leistungsbeurteilung verwendet. Csépai und Pintér-Kovats haben jüngst ein solches Verfahren für Hypophysenpräparate ausgearbeitet.

behauptet werden. Schilddrüsen und Keimdrüsen sind in ihren Leistungen am besten erforscht und dem Studium ihrer Veränderungen am leichtesten zugänglich. Dazu kommt die Periodizität ihrer Leistungsschwankungen, die ein Maß der Einschätzung an die Hand geben.

Die Periodizität, die sich an der Schilddrüse in einer großen, steigenden, kulminierenden und absinkenden Kurve äußert, wird durch die wiederholten bedeutenden Ausschläge in der Hauptkurve des generativen Lebens besonders eindringlich. Die Schilddrüse hinwiederum zeigt infolge ihrer Labilität gegenüber den Veränderungen des Stoffwechsels einen so raschen und irregulären (wenn auch stets gleichsinnigen) Wechsel ihrer Leistungsphasen, daß sie neben ihrer substantiellen Überlegenheit vornehmlich aus diesem Grunde als häufigster Ausgangspunkt funktioneller Umstellungen angesprochen werden muß. Damit rückt die Schilddrüse in den Mittelpunkt der endokrinen Störungen.

Die auf physiologischen Zusammenhängen beruhenden Störungen werden ihrer Natur nach als endogene bezeichnet. Ihre gegenseitige Auswirkung erscheint uns am besten verständlich, wenn wir als Verbindungsorgan dieses Systems von Beziehungen das Passageblut der einzelnen Drüsen ansprechen. Für die Schilddrüse konnte als funktionell wichtiger Faktor das Jod nachgewiesen werden. Für dieses Halogen ist die Schilddrüse die Speicherstätte, aus der es in wechselnder Menge als Bestandteil des angenommenen Sekretes ausgeschwemmt wird.

Die Bedeutung des Jods für die Schilddrüse wird besonders deutlich, wenn seine Zufuhr durch Atmungsluft und Nahrung dauernd vermindert wird. Dieser geographisch-regionär bedingte Zustand bildet das Hauptmoment jener Störungen, die als exogene zusammengefaßt werden. Letzten Endes werden allerdings auch diese auf dem Umweg über den Organismus in der Schilddrüse wirksam.

Beide Arten der Störungen, die endogenen und die exogenen, führen zu einer Steigerung oder Hemmung der Leistung der Schilddrüse. Da diese Umstellung nur einen graduellen Unterschied gegenüber den physiologischen Schwankungen, bzw. deren Fixierung bedeutet, muß der Boden hiefür in der besonderen Konstitution des Individuums gesucht werden. Zum klinischen Manifestwerden einer funktionellen Schilddrüsenerkrankung bedarf es daher einer zum größten Teil neuropathischen Veranlagung des Individuums.[1]

Es liegt in der Natur der Störungen, daß die abnorme Konstitution des Individuums in erster Linie für die Auswirkungen der Überwertigkeit angenommen werden muß. Dies entspricht schon dem Wesen eines in der Norm speichernden Organes. In der Tat ruhen die Hypozustände auf gewaltsamen Organreduktionen (Kachexia thyreopriva, die Myxödem-

---

[1] Über die Bedeutung des vegetativen Nervensystems siehe S. 59.

formen, Athyreoidie) und nur in selteneren Fällen auf einem endogen bedingten Erlöschen. Die Genese der Hyperzustände ist dagegen fast durchwegs endogen gegeben. Eine Ausnahme bildet der Jodhyperthyreoidismus.

Das konstitutionelle Moment, das wir noch nicht in einer Formel erfassen können; die endokrine Gebundenheit, die uns nur in weiten Umrissen bekannt ist; die Verbindung endogen und exogen wirksamer

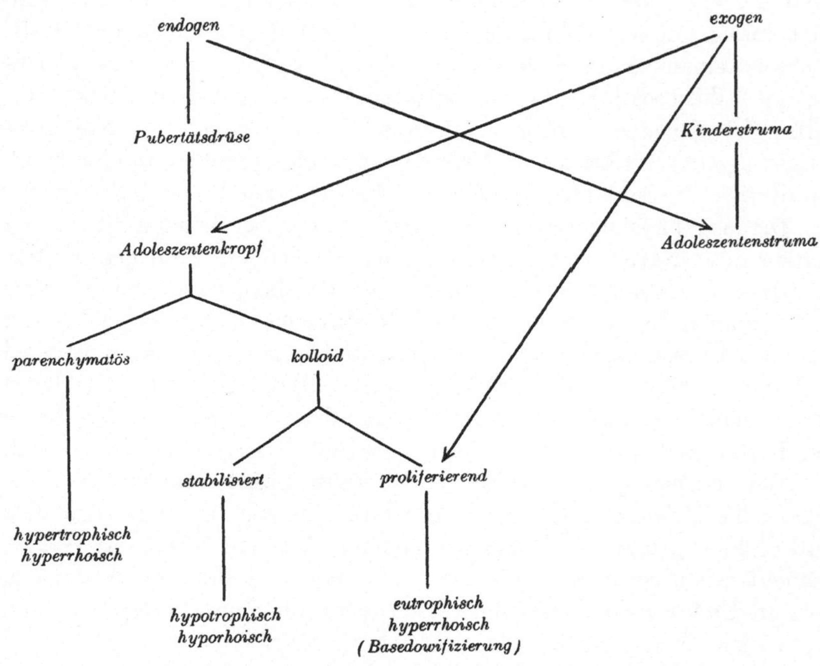

Abb. 42.   Ursachenschema der Kropfformen

Ursachen — alle diese Umstände müssen bei der Beurteilung des Einzelfalles berücksichtigt werden.

Im Hinblick auf den „Strumen-Stammbaum" (S. 98) klärt das obenstehende Schema die Frage der Ursachen. Das Überwiegen endogener Momente ist offensichtlich, wenn von dem besonderen Fall der endemischen Struma abgesehen wird.

Das Ergebnis aller auf die Schilddrüse einwirkenden Faktoren drückt sich in einer Änderung der an das Organ seitens des Gesamtorganismus gestellten Anforderungen aus.

Gesteigerte Ansprüche verlangen eine erhöhte Leistung. Einer Verminderung der Ansprüche folgt eine Abnahme der Leistung.

Die Leistung der Drüse ist in erster Linie durch ihre Tätigkeit, in zweiter durch die Reaktionsfähigkeit des Organismus verbürgt.

Die Leistung kommt in physiologischen Werten zum Ausdruck. Die Tätigkeit ergibt sich aus morphologischen Zeichen. Es ist irrig, aus dem anatomischen Bild die Leistung erschließen zu wollen.

Die Leistung erscheint vollwertig, wenn klinische Zeichen des Mangels fehlen. Der Jodwert des Passageblutes ermöglicht eine zahlenmäßige Einschätzung. Das zugrundeliegende Bild der Tätigkeit kann verschieden sein. Darin kommt das konstitutionelle Moment zum Ausdruck.

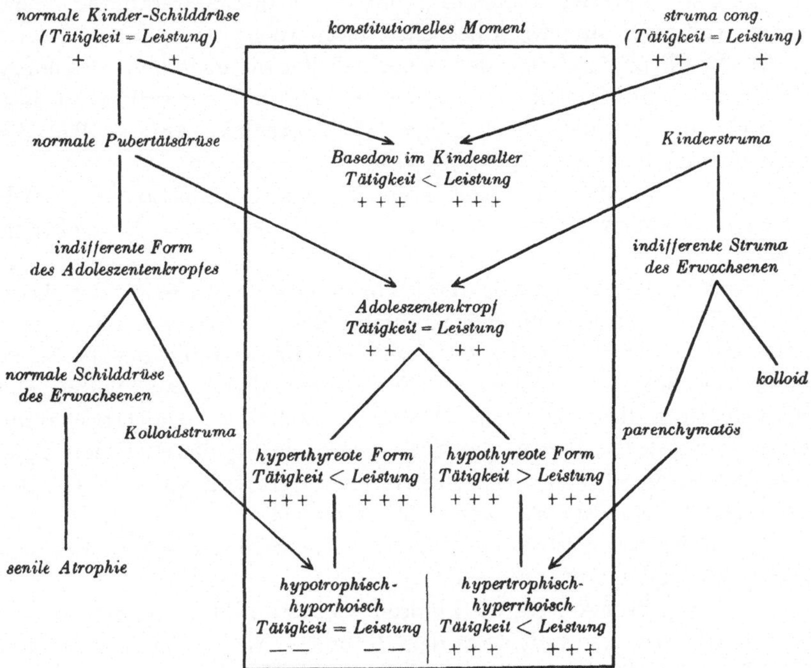

Abb. 43. Bedeutung des konstitutionellen Momentes für die einzelnen Kropfformen (Tätigkeit und Leistung)

Die morphologische Formel der Tätigkeit gestattet an der Hand des klinischen Bildes einen Rückschluß auf den physiologischen Wert der Leistung und auf die Reaktionsfähigkeit des Organismus.

Der Versuch, die polyglanduläre Natur jeder funktionellen Umstellung zur Erklärung des Mißverhältnisses von Tätigkeit und Leistung im Falle des genuinen Morbus Basedow heranzuziehen, ist rein theoretischer Natur. Er erscheint berechtigt, um dem noch dunkleren Begriff der Konstitution eine anatomische Stütze zu geben.

Das vorstehende Schema versucht diese Verhältnisse darzustellen.

Die formalen Elemente der Tätigkeit sind durch die sekretproduzierenden Zellen und durch ihr Produkt gegeben. Die Art der Tätigkeit erhellt aus dem Verhältnis von Produktion und Abfuhr des Sekretes.

Der fehlende Parallelismus von Tätigkeit und Leistung zeigt sich auch im Verhältnis dieser Komponenten, die die engere Funktion kennzeichnen.

Wieder ist es im Sinne der Eigenart des Organes gelegen, daß die Sekretabfuhr die labilere Komponente darstellt. Die erste Regulierung wirkt sich mithin an dieser aus. Die ununterbrochenen Schwankungen des Bedarfes, wie sie durch Schlaf und Wachsein, Ruhe und Tätigkeit usw. bedingt sind, betreffen zuerst die Umstellung der Sekretabfuhr. Schon daraus ergibt sich unvermeidlich eine Inkongruenz.

Im Vergleich der Typen der Genealogie der Strumen und der endogen oder exogen einwirkenden Ursachen zeigt sich die Vielgestaltigkeit dieses Wechsels, die bei der gleichzeitigen Bedachtnahme auf die Tätigkeit und Leistung besonders auffällig wird.

So wird die Anatomie auch in den Fragen der funktionellen Schilddrüsenerkrankungen zur Grundlage jeder biologischen Betrachtungsweise.

Sekretproduktion und Sekretabfuhr — beide Begriffe auf der theoretischen Basis der Hormonologie entstanden — sind die elementaren Bausteine, auf denen das hier vertretene System der funktionellen Schilddrüsenerkrankungen errichtet ist. Es erscheint daher zweckmäßig, auch die Bedeutung dieser in einem Schema festzuhalten. Die Einschätzung des physiologischen Wertes des Sekretes wurde für die einzelnen Typen weggelassen, da sie aus dem Vergleich mit dem Schema von Tätigkeit und Leistung ohneweiters hervorgeht (Abb. 44).

Damit ist das System der funktionellen Schilddrüsenerkrankungen in Umfang und Gerüst gezeichnet.

Alle Gewaltsamkeiten, die klinisch wichtige Bilder auslösen, wurden beiseite gelassen. Sie fallen aus dem Rahmen der Biologie des Organes. Ihre Natur ist eindeutig, ihre Auswirkung selbstverständlich. Die extremen Ausschläge im Sinne der Unterwertigkeit gehören zum größten Teil in diese Kategorie. Jene im Sinne der Überwertigkeit zum kleinsten. Hierin ist ein Fingerzeig für die Therapie enthalten.

Es ist nun das Besondere der Schilddrüsenpathologie, daß die für das Organ als solches festgehaltenen Linien seiner funktionellen Umstellungen durch äußere Umstände eine eigenartige, in manchem Sinne verwirrende Gestaltung erfahren. Die Erscheinungsformen der Schilddrüsenerkrankungen bieten durch ihre örtliche Gebundenheit ein neues Problem ihrer Gliederung. Indes zeigt ihre Beurteilung von dem hier gewonnenen Standpunkte aus, daß es sich um keine neue Wesenheit handelt. Sie reihen sich vollkommen in das System, zu dessen eigentlicher Bestätigung sie werden.

Aber gerade diese Übereinstimmung soll nicht zur Behauptung der Lösung ihrer Problematik verleiten. Es soll vielmehr gerade hier die

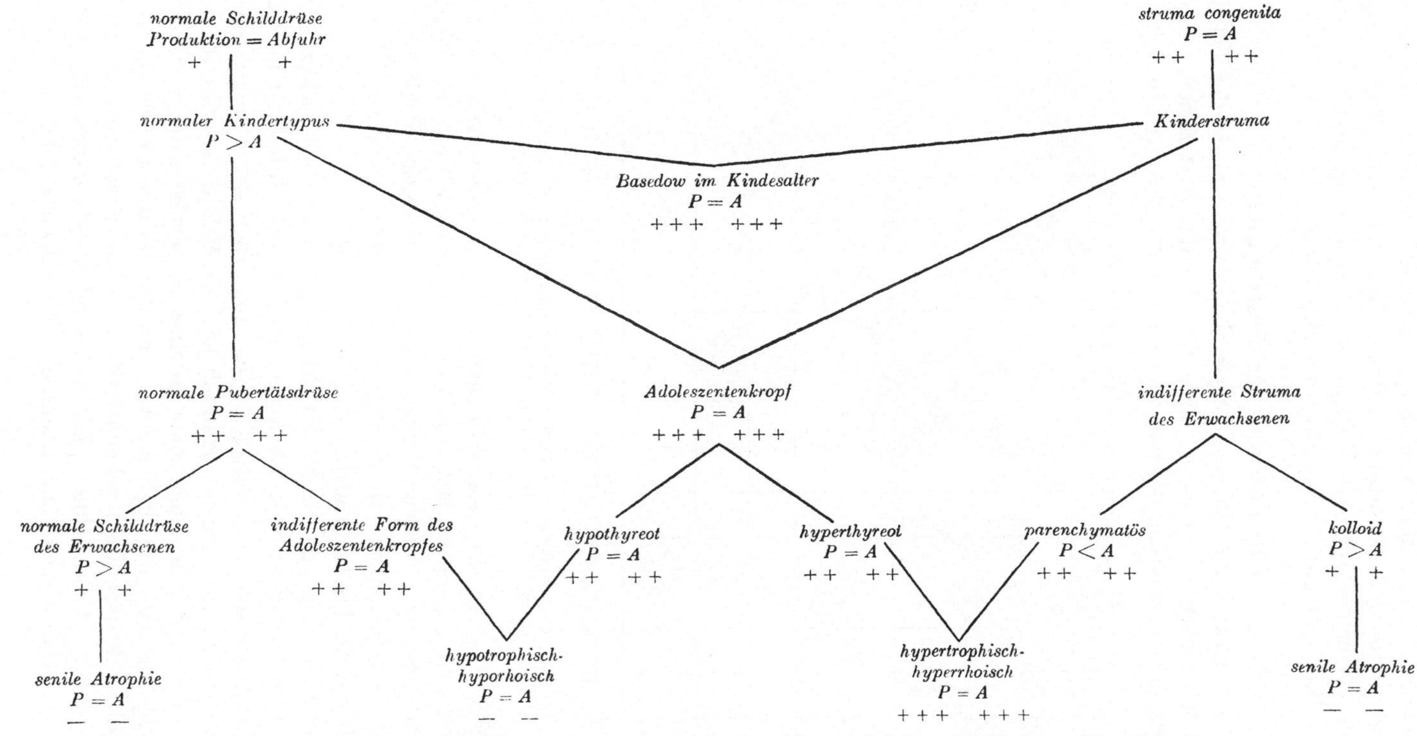

Abb. 44. Verhältnis von Produktion und Abfuhr des Sekretes bei den verschiedenen Kropfformen

Überzeugung noch einmal nachdrücklich betont werden, daß alles, was an Systematik und Erklärung in diesen Zeilen versucht wurde, nichts anderes als eine geschlossene Form der Anschauung in ihrem Wesen unenthüllter biologischer Vorgänge bedeuten will.

Die Formen der Erscheinung

Die hier skizzierte Übersichtskarte, die das wesentliche der Tatsache zu unterstreichen bestrebt ist, ohne Einzelheiten zu betonen, soll das Problem der Erscheinungsformen des Kropfes von einer neuen Seite her

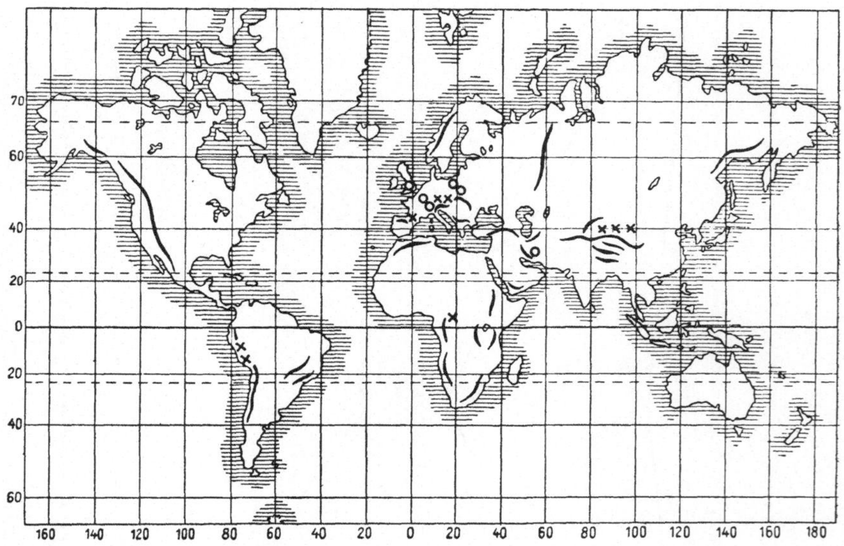

Abb. 45. Übersichtskarte der Erscheinungsformen des Kropfes
× endemischer Kropf. ○ epidemischer Kropf

aufzeigen. Die Art der geographischen Verbreitung der Kröpfe auf der Erdoberfläche scheint zunächst mit allem über das Wesen der Schilddrüsenerkrankungen bisher Vorgebrachten in keinerlei Beziehung zu stehen. Es muß daher darauf eingegangen werden, wenn es sich auch um Allzubekanntes zu handeln scheint.

Die Karte zeigt, daß es in Hinblick auf die Örtlichkeit drei Formen von kropfigen Veränderungen der Schilddrüse gibt. Eine Form, die seit den ältesten Zeiten, aus denen wir Berichte haben, in einer bestimmten Gegend heimisch ist. Sie befällt den Großteil der Bevölkerung und äußert sich schon in einer Hyperplasie der Schilddrüse der Neugeborenen. Die Örtlichkeiten sind durch ihren Gebirgscharakter (Hochtäler, Mittelgebirge) gekennzeichnet. Diese Form wird als endemischer Kropf bezeichnet. Es ist besonders bemerkenswert, daß in sein Verbreitungsgebiet der endemische Kretinismus fällt.

Die zweite Form, der epidemische Kropf, tritt als plötzliche Häufung von Schilddrüsenschwellungen auf engbegrenztem Gebiet (Kaserne, Pensionat, Gefängnis u. ä.) im Bereiche einer leichten Endemie oder außerhalb einer solchen in Erscheinung. Die Dauer einer Epidemie schwankt zwischen einigen Wochen bis Monaten, worauf sie spurlos erlischt. Es kann aber zu einem neuerlichen epidemischen Auftreten an derselben Stelle kommen.

Die dritte Form, der sporadische Kropf, ist an keine bestimmte Gegend geknüpft. Er findet sich überall auf der Erdoberfläche bei allen Rassen und Nationen mit größerer oder geringerer Seltenheit.

Diese eigentümliche geographische Gebundenheit des Kropfes erfährt ihre Ergänzung dadurch, daß die Bewohner der Meeresküsten fast ausnahmslos kropffrei gefunden werden. Und schließlich muß hier der Umstand vermerkt werden, daß auch in gewissem Sinne die funktionelle Wertigkeit der Strumen örtliche Beziehungen aufweist. Der endemische Kropf neigt zur Unterwertigkeit, der epidemische wurde indifferent befunden, der sporadische gibt alle Stufen der Möglichkeit. Im Bereiche leichter Endemien sind hyperthyreote Strumen häufig und in einzelnen Gegenden ist der vorwiegende Charakter der Kröpfe der der Überwertigkeit. Die letzten Jahre haben überdies gezeigt, daß eine vorübergehende auffallende Häufung oft beträchtlicher Schilddrüsenschwellungen bei jugendlichen Individuen in bisher kropffreien Gegenden nicht selten festgestellt werden konnte.

Soweit liegen Beobachtungen über den Zusammenhang von Kropf und Örtlichkeit vor.

Die Frage, ob diese verschiedenen Kropfformen auch pathologisch-anatomisch abweichende Bilder zeigen, wurde lange nicht gestellt. Und doch mußte darin der Schlüssel zum Problem vermutet werden.

Die erste naheliegende Entscheidung war damit gegeben, die Ursache für alle örtlich begrenzten Formen in exogenen Momenten zu sehen.

Der endemische und der epidemische Kropf traten als offensichtlich exogen bedingt dem endogenen sporadischen Kropf gegenüber.

Verschiedene Ursachen lassen verschiedene Wirkungen annehmen. Da die äußere Erscheinung der Schilddrüsenveränderung wenig Unterscheidungsmerkmale hat, konnte nur vom histologischen Bild Aufschluß erwartet werden. Dabei fand sich nun, daß wohl der epidemische Kropf in dem geringen vorliegenden Material gleichsinnige Veränderungen aufweist, daß aber im übrigen die verschiedensten Bilder beim endemischen und sporadischen Kropf zur Beobachtung kommen. Da gleiche Ursachen abzulehnen waren, mußte angenommen werden, daß verschiedene Momente zu einer gleichartigen morphologischen Veränderung führen. Da aber anatomisches Bild und physiologische Funktion nach dem Charakter des Organes innig verknüpft sein müssen, blieb als letzter

Schluß übrig, daß es sich in jedem Falle um eine geänderte Inanspruchnahme der Schilddrüse seitens des Organismus handeln müsse, der eine funktionelle Umstellung und damit eine Änderung der die Funktion tragenden formalen Elemente notwendig parallel gehen. Diese Auffassung wird dadurch unterstützt, daß die Histologie der epidemischen Struma nicht nur an sich eine einheitliche ist, sondern daß sie überdies den in den letzten Jahren beobachteten Häufungen der „Jugendstrumen" gleicht. Da sich überdies, wie früher erwähnt, auch der funktionelle Charakter in weiten Grenzen mit der geographischen Verbreitung im Zusammenhang zeigt, kann das gesamte Strumenproblem nur als ein Problem der Funktion angesehen werden.

Exogene — durch den Charakter der Örtlichkeit bedingte — und endogene, durch die Physiopathologie des Individuums bedingte Faktoren beeinflussen den Organismus in einer Form, die den funktionellen Zustand der Schilddrüse in verschiedener Weise ändert. Damit sind Erscheinungen, die zunächst in ganz verschiedenen Regionen zu liegen scheinen, auf eine Fläche projiziert.

Es ist klar, daß damit nur der primäre Vorgang der Wirkung verstanden sein will. Die sekundären Veränderungen, die zu vielen Variationen der formalen Elemente Anlaß geben, haben mit dem Wesen des physiopathologischen Geschehens nichts zu tun.

Die Natur der endogen bedingten Funktionsschwankungen wurde im Versuch eines Systems der funktionellen Schilddrüsenerkrankungen ausführlich erörtert. Der „sporadische Kropf" bedarf daher nur mehr einiger ergänzender Bemerkungen. Wichtig aber erscheint bei der Besprechung des endemischen und epidemischen Kropfes die Betonung, daß endogene Momente natürlich auch innerhalb der Endemien wirksam sind, die ihrerseits die Tätigkeit der Schilddrüsen beeinflussen. Es bedarf einer genauen Abschätzung aller Faktoren, um im einzelnen Fall zur richtigen Beurteilung des klinischen und des morphologischen Bildes zu kommen. Trotz vieler Fragen, die im Kapitel der regionären Gebundenheit des Kropfes auch heute nur zum Teil gelöst sind, gehört seine eigenartige Problematik bereits der Geschichte an.

Die Problematik der regionär bedingten Schilddrüsenerkrankungen ist in jener der funktionellen Organveränderungen aufgegangen. Dadurch ist ein großer Fragenkreis eingeengt und viel Verwirrendes beiseite geräumt worden. Die pathologische Physiologie der Schilddrüse steht im Mittelpunkt aller Überlegungen. Ihre Grundsätze sind durch die Kenntnis der normalen Physiologie gegeben. Der Sinn der krankhaften Abweichungen ist der einer Reaktion auf Forderungen, die die Spannkraft des Normalen überschreiten. Das Bild der Pluskrankheit im Sinne von MUNK ist deutlich.

Die Berücksichtigung der Erscheinungsformen hat durch ihre Ausgleichung in pathologisch-physiologischer Hinsicht nichts an Bedeutung verloren. Denn die Frage nach der Ätiologie bleibt eng mit jenen verknüpft. Die Beurteilung eines Einzelfalles von Kropf wird die drei „örtlichen Kategorien" beachten müssen, denn damit ist auch heute noch der erste Schritt zur Diagnose des Kropfes getan.

Der endemische Kropf

Eingehende Darstellungen der Verbreitung finden sich in der geographischen Pathologie von HIRSCH, ferner bei LÜCKE, BIRCHER u. a. Einen ungefähren Überblick gibt die Kartenskizze (S. 110).

Es erscheint müßig, alle diese Feststellungen in Einzelheiten aufzuzählen.

Nur einiges Neue möge angeführt werden als Ergänzung der bisherigen Erhebungen.

HEREUS, BENSON und CARTER bereichern unsere Kenntnis über das Vorkommen des Kropfes in Neuseeland. Sie konnten die Häufigkeit des Leidens im ganzen Gebiet feststellen (31 bis 60% aller Schulkinder!). Frei wurden nur jene Eingeborenen Maori gefunden, die an der Meeresküste wohnen und sich von Fischen und eßbarem Seetang nähren.

JARVIS, CLOUGH und CLARK beobachteten in einer Kropfgegend in Britisch-Kolumbien, daß die Eingeborenen von Kropf frei waren, während die weißen Kolonisten zum Großteil Kropfträger waren.

In den gewaltigen Gebirgen Ostasiens, vor allem in dem hinterindischen Gebirgssystem, das sich durch besonders tiefe Schluchttäler auszeichnet, ist Kropf namentlich bei Frauen außerordentlich häufig (G. KÖHLER). OTONELLO beschreibt eine Endemie in Sardinien. Alle alten und neuen Feststellungen über endemisches Vorkommen enthalten in ihrer Gesamtheit ein neues wichtiges Moment des ganzen Problems.

Die Tatsache des endemischen Vorkommens ergab seit Jahrhunderten die Frage nach der Ätiologie. Denn jede Feststellung im Hinblick auf die Charakteristik der Gegend führte über eine bloße Registrierung hinaus, suchte Zusammenhänge und Übereinstimmungen. Die meisten von ihnen trafen sich in einem Punkt: in der Beschuldigung des Trinkwassers als Ursache des Kropfes.

Die Erscheinung des Kropfes als solchen war lange bekannt. In den Schriften arabischer Ärzte finden sich die ersten Aufzeichnungen über Geschwülste am Halse, die von griechischen Gelehrten als Schilddrüsenerkrankungen übernommen wurden. Erst HIPPOKRATES führte die Scheidung zwischen echten Schilddrüsenschwellungen und Drüsenschwellungen anderer Art (Lymphome) durch. Gleichzeitig stellte er fest, daß die Entstehung der Schilddrüsengeschwülste zum größten Teile von dem Genuß bestimmter Wasser abhänge. PLINIUS berichtet über bekannte Kropfbrunnen. Die Werke VITRUVS enthalten Mitteilungen über das gehäufte Vorkommen von Schilddrüsenschwellungen in bestimmten Gegenden und JUVENAL witzelt in seinen Satiren über die Kröpfe der Älpler.

Die Literatur des Mittelalters enthält nur spärliche Nachrichten, trotzdem zahlreiche Beobachtungen darauf hindeuten, daß das Leiden damals in Europa ein sehr verbreitetes gewesen sein muß.

Dem genialen Salzburger Arzte Theophrastus Paracelsus gebührt das Verdienst, als erster dem Krankheitsbilde eine erhöhte Aufmerksamkeit geschenkt und den Zusammenhang von Kropf und Kretinismus festgestellt zu haben.

Nun fand das Leiden vielfache wissenschaftliche Beachtung. Mit WICHMANN und GAUTIERI beginnt eine fast ununterbrochene Kette exaktester anatomischer, geographisch-geologischer, experimenteller und bewußt therapeutischer Arbeiten, die — um Knotenpunkte im Ausbaue der Erkenntnis zu nennen — über STUMPF, CAMPELL, FOREST, MALACARNE, ACKERMANN, FODERÉ, IPHOFEN und MEYER-AHRENS zu VIRCHOW, BILLROTH, WÖLFLER, REVERDIN, TH. KOCHER, WILMS, CARRISON, v. EISELSBERG, v. WAGNER, DE QUERVAIN und BIRCHER führt.

Es ist bemerkenswert, daß die älteste bekannte Theorie das Trinkwasser als Träger des Krankheitskeimes bezichtigte. Allein das Mittelalter verwischte diese Erkenntnis, bis auch hier wieder PARACELSUS auf Grund zahlreicher Beobachtungen mit voller Überzeugung sagen konnte: „. . . . Die Kröpff kommen aus den erzischen und mineralischen Wassern sicut in Bintzgew . . . ubi fontes, si quis diu bibat, struma accipit . . . .“ Das 18. und 19. Jahrhundert hat diese Überzeugung im vollen Umfange[1] verfochten, die trotz mehrfacher leidenschaftlicher Widerlegungen (RÖSCH, MAFFEI, EVANS, BRAMLEY, HUMBOLDT, MEYER-AHRENS u. a.) in jüngster Zeit wieder zu Anerkennung gekommen ist.

Die Anschuldigung des Trinkwassers — auch die Chinesen suchen darin den Grund — löste eine Reihe von Detailtheorien — schon ST. LAGER (1867) stellte 43 verschiedene Theorien zusammen — aus, welche der unglaublichen Fülle der Beobachtungen wegen und wegen einiger heute noch verfochtener Thesen nicht übergangen werden dürfen.

TSCHUDI erklärte das Schnee- und Eiswasser als alleinigen Kropfträger, RICHARDSON, FODERÉ u. a. widerlegten ihn durch zahlreiche Beispiele. BOUSSINGAULT gründete die Schädlichkeit des Wassers auf seine Armut an atmosphärischer Luft. Er fand exakte wissenschaftliche Gegenbeweise. Die wichtigste unter den Hypothesen ist jene, welche sich auf den Gehalt des Trinkwassers an gewissen mineralischen Beimischungen, besonders Kalk und Talg, bezieht. Es ist unmöglich, alle Einzeluntersuchungen zu registrieren. Überschuß an Gips, Kalkchlorür, Magnesia, Kalksulfat und Mangel an Jod und Salz wurden in gleicher Weise als Ursache herangezogen. Von all diesen Annahmen ist jede einzelne die absolute wissenschaftliche Negation der anderen, da alle auf tatsächlichen Befunden beruhen und sich daher in der Verwertung gegenseitig ausschließen.

---

[1] Bekannt ist die Inschrift MICHEL-ANGELOS auf einer Studie zu den Deckengemälden der Sixtina: „Ein Kropf wuchs mir bei dieser Arbeit so groß wie einer Katze nach dem Genuß von lombardischem Wasser“ (GERSBACH).

Neben der Trinkwassertheorie[1] suchten sich eine Reihe anderer Hypothesen zu behaupten, die an die Namen SAUSSURE, ACKERMANN, ZSCHOKKE, GUYON, GOSSE, ZAMBRONI, GRANGE u. v. a. geknüpft sind.

Die klimatischen Eigentümlichkeiten der Kropfzentren: Hohe Temperatur mit Stagnation der Luft, warme Feuchtigkeit, starker und plötzlicher Temperaturwechsel, Lichtmangel, Durchfeuchtung, Versumpfung des Bodens, die Konfiguration des Landes, die Elevation und schließlich die Bodenbildung waren Gegenstand zahlloser Forschungen, Behauptungen und Kontroversen, ohne daß ein endgültiges, überzeugendes Resultat erzielt werden konnte. Auch die sozialen Verhältnisse und der Rasse- und Nationalitätenunterschied wurden ohne volle Überzeugungskraft zur Erklärung herangezogen.

Ein Ausspruch TH. KOCHERS sei festgehalten: „Der Kropf entsteht, wenn die Kinder in die schlechte Schulluft kommen und vergeht, wenn sie zum Militär kommen, in die freie Luft. Der Militarismus ist also doch für etwas gut, und der Schulmeister gewinnt nicht alle Siege." In der

---

[1] Die gemeinsame Beurteilung jahrhundertealter Endemien und der in jüngster Zeit beobachteten lokalen Häufungen des Kropfes hat viel Verwirrung gebracht.

Unter der Auffassung der Struma als Symptom nötigt auch der morphologisch gleiche Befund nicht zur Annahme der gleichen Ätiologie. So hat den Zusammenhang von endemischem Kropf und Tuberkulose SUSANI neuerdings mit vielem Material und kluger Überlegung dargetan.

Auch PETRUSCHKY verweist 1926 auf den ätiologischen Zusammenhang von Kropf, Basedow und Tuberkulose (s. a. ASKANAZY). Ausführliche Bearbeitungen bei HITTMAIR, SERGENT und MIGNOT, BAUER, FRUGONI, GRIXONI und HAYEM, MORINI, LEVI, SCHIÖTZ u. a.

Nach einer interessanten Mitteilung von J. FISCHER war SAUTER, 1839, der erste, der eine Wechselwirkung zwischen Kropf und Tuberkulose behauptete. In der Folge befaßten sich besonders HAMBURGER, FLECHNER, HALLER, ROKITANSKY u. a. mit diesem Thema. Mir erscheint es wichtig, daß man sich der Trennung echter, erbeingesessener Endemien von den gehäuften Kropfbeobachtungen der letzten Jahre bewußt ist. Alle diese Tatsachen unterstreichen die Bedeutung der Struma als Symptom. Die funktionelle Umstellung kann durch verschiedene Umstände bedingt sein. Auch gleichsinnig wirkende endogene Momente können als Massenerscheinung auftreten. FINKELSTEIN widmet den nicht endemischen Schilddrüsenvergrößerungen im Kindesalter eine beachtenswerte Studie. Man darf die gewöhnlichen endogenen Strumen nicht mit den pathologischen Formen verwechseln. SCHWENKENBECHER stellte in Hessen neben der sicheren Frequenzsteigerung der gewöhnlichen Kröpfe auch eine solche des echten Morbus Basedow und anderer endokriner Störungen fest.

Darin kommt wieder ein anderes Moment zum Ausdruck. Auf das Wesentliche dieser Verhältnisse habe ich im „System der Schilddrüsenerkrankungen" Bezug genommen. Ich glaube, daß die Ätiologiefrage einer einfachen und übersichtlichen Darstellung zugänglich ist, wenn einmal die hier zugrunde liegende Auffassung keiner langatmigen Verteidigung mehr bedarf. Zum engeren Kapitel „Kropf und Tuberkulose" siehe auch unter „Gefahren der operativen Chirurgie".

Bezeichnung Schulkropf ist etwas von dieser Anschauung haften geblieben. Namentlich deutsche Autoren sprachen davon (KLEIN, LANG u. v. a.). „Sozialen Faktoren" in der Ätiologie der „großen Schilddrüse" spricht auch LIEK eine bedeutende Rolle zu (EWALD, MARINE, KIRSCH).

KLEIN entnimmt aus systematischen Untersuchungen im Essener Gebiet, daß mit der Verschlechterung der sozialen Lage die Kropffrequenz und die Größe der Jugendstrumen zunimmt. „Ungenügend jodhaltige Ernährung der heranwachsenden Jugend in der Nachkriegszeit sowie die mangelhafte Ausnützung des Jodgehaltes der Luft infolge des häufigen Wohnungselends sind für das gehäufte Auftreten der ‚großen Schilddrüse' verantwortlich zu machen."

Noch eine Beobachtung verdient Erwähnung. RITZMANN sucht auf Grund einer „Epidemie" bei mehreren Kindern, Hunden und Ferkeln und gleichzeitig auftretenden kongenitalen Kröpfen bei Kälbern in der Milch den Träger des ektogenen Kropfagens. Ausgehend von der Pflanze „Kälberkropf" (Gattung Chaerophyllum) bespricht er diese Möglichkeit an der Hand zahlreicher beachtenswerter Umstände, durch die die Annahme eines kropferzeugenden Agens allerdings nicht zwingend wird. In ähnlichen Gedankengängen bewegt sich HOFFMANN. Seine Ansicht, die auf einer Reihe von Beobachtungen aufgebaut ist, gipfelt in folgendem: Die Vergrößerung der Schilddrüse mit all ihren Begleit- und Folgezuständen (!) läßt sich vermeiden durch Beseitigung der Fäulnis der Milcheiweißstoffe in der Nahrung. Daher wird süße Milch verboten, saure Milch und Buttermilch empfohlen. GREIL sieht im Kropf eine pathologische Erscheinung, deren Ursache in entwicklungsdynamischen Umständen zu suchen ist.

Von den verschiedenen Beobachtern wird übereinstimmend nur die Möglichkeit der Vererbung zugegeben und die bedeutsame Tatsache, daß der Kropf in Gegenden auftreten kann, die bisher davon verschont waren, während Kropf und Kretinismus aus Gebieten allmählich verschwinden können, in denen sie jahrhundertelang geherrscht haben (DUBINI, RÖSCH, HOF, DURAND, PASCAL, BARTON, DENNY, SIGAUD, BIRCHER u. m. a.).

Mit der Schlagkraft eines Experimentes wirkten die Erfahrungen H. BIRCHERS.

In der aargauischen Gemeinde Rupperschwiel, welche ihr Trinkwasser von Alluvium und Meermolasse bezog, waren schwere Kropfendemie und Kretinismus zu Hause; 1885 wies die Schuljugend 59%, die Rekruten 25% Kropf auf; im Sommer dieses Jahres wurde eine Trinkwasserleitung aus der kropffreien Juragemeinde Auenstein über die Aar hergeleitet. Im Jahre 1886 waren bei der Schuljugend nur mehr 44%, im Jahre 1889 25%, 1895 10% Kröpfe zu finden. Daß der Kropf nicht ganz schwand, erklärte BIRCHER dadurch, daß, wie er selbst konstatieren konnte, manche Einwohner nach wie vor das Trinkwasser dem Bache und nicht der Wasserleitung entnahmen; von Kretinismus finden sich nur noch 17 Fälle im Alter von 17 bis 20 Jahren, bildungsunfähige Kinder waren im Jahre 1895 gar nicht mehr vorhanden, so daß nach BIRCHER die Gemeinde auf vollständiges Verschwinden der Kropfdegeneration rechnen kann. Einen sprechenderen Beweis dafür, daß im Wasser die Kropfursache liegt, kann man sich schwer vorstellen (EISELSBERG).

Dem berühmten Rupperschwiel haben sich seither Bozel in der Tarantaise, Asp, Igis, Zernetz und Burgenheim gesellt.

E. BIRCHER, in seinen geologischen Auseinandersetzungen auf den Schweizer Gelehrten MÜHLBERG gestützt, faßte die Erfahrungen dahin zusammen, daß „der Kropf im wesentlichen auf den marinen Ablagerungen des paläozoischen Zeitalters, der Triasperiode und der Tertiärzeit auftritt, während die Eruptivgebilde, das kristallinische Gestein der archäischen Formation, die Sedimente des Jura- und Kreidemeeres sowie sämtliche Süßwasserablagerungen frei sind".

Die nächste Frage richtet sich nach der Art der Aufnahme der Noxe durch das Wasser. Hier beginnt bereits der Zwiespalt. Zwei Annahmen sind möglich. Entweder das kropferzeugende Agens ist präformiert im Wasser, die Sickerschicht der aufsteigenden Quelle hält dieses Agens entweder zurück oder nicht; oder das Agens ist in gewissen Sickerschichten primär enthalten und Wasser, das durch solche Sickerschichten aufsteigt, wird strumogen, anderes nicht. Eine Entscheidung darüber war nicht möglich. Detailbeobachtungen sollten Klarheit bringen, welche die von REPIN nachgewiesene Radioaktivität der strumogenen Wasser in Betracht ziehen. Die hohe Radioaktivität deutet auf einen tiefen Ursprung. Strumogene Wirkung bei seichter typischer Sickerschicht würde z. B. für die erste Annahme sprechen.

Ein Schritt weiter wendet sich zur Natur des strumogenen Agens. KOLLE präzisiert die Frage: „Ist es eine im Wasser suspendierte oder gelöste chemische Substanz, die bei Entstehung des Kropfes, sei es direkt, sei es indirekt, beteiligt ist, oder ist das Wasser Träger eines lebenden Virus, der seinerseits direkt oder indirekt zur Vergrößerung der Schilddrüse führt?"

BLAUEL spezialisiert dieses Problem noch dahin, daß es möglich sei, daß die für das Kropfwasser charakteristische Gesteinsart außerdem noch einen Unterschied in der Noxe im Sinne einer stärkeren strumogenen oder kardiopathischen Komponente bedingen könne.

Alle bakteriologischen Forschungen, alle Bemühungen, mittels Immunisierung und der Immunitätsreaktion spezifische Elemente zu finden, waren erfolglos. Daher neigte WILMS zur Annahme, daß das Wasser „die im Sinne von Toxin oder Fermentstoffen vorhandenen Produkte der Fauna dieser Meeresgebiete mitschwemme und so zur

Ursache der Kropfbildung werde". BIRCHER wurde durch die Passierbarkeit des Berkefeldfilters für das Toxin zur Überzeugung gedrängt, daß ein Mikroorganismus wenigstens nach dem heutigen Stand unserer diesbezüglichen Anschauungen auszuschließen sei. Seine Meinung, daß es sich um ein Toxin in kolloid-chemischem Zustand handeln müsse, wird durch die herabgesetzte Wirksamkeit eines längere Zeit transportierten Kropfwassers befestigt, da „durch den Transport das Ausschütten der Fermente und kolloider Substanzen bewirkt wird". Die interessanten Versuche von GAYLORD, MAC CALLUM wurden nicht wiederholt. MESSERLI vertritt noch einmal die Infektionstheorie, der auch VAS zuneigt.

Noch eine von WILMS nur mit großer Reserve gegebene Anschauung verdient besonderes Interesse. WILMS hat Kropfwasser im Vakuum eingedampft und dabei einen Kalkniederschlag erhalten. Das Wasser wirkte nicht mehr strumogen. Er glaubt nun, daß die großen Kalklager der kropfwasserfreien Erdschichten vielleicht das Resultat desselben Vorganges darstellen, der sich vor Jahrtausenden abgespielt haben mag. Im übrigen glaubt WILMS, daß der sporadische Kropf durch Trinkwasser erzeugt werde, das aus Brunnen stammt, die mit Stoffen von zersetzten organischen Substanzen verunreinigt sind. Dazu sei noch eine Mitteilung EWALDS erwähnt. Sie betrifft die Äußerung des Geologen Prof. LEPSIUS, der die Gesteinstheorie in ihrer gegenwärtigen Fassung nicht als stichhältig anerkennt. Denn die Gesteinsschichten, die heute als kropfführend bezeichnet werden, sind ebenso wie jene, die als kropffrei gelten, nicht in ihrer Art, sondern nur in der Zeit ihrer Schichtung verschieden. Die Namen der Geologen bedeuten Zeitabschnitte der Erdgeschichte, nicht Gesteinsarten; daher meint LEPSIUS, die chemische Analyse der Kropfwasser könnte allein Aufklärung bringen.

Es war naheliegend, das natürliche Experiment durch das Experiment am Versuchstier zu ergänzen.

Die durchgeführten Tränkungsversuche sind außerordentlich zahlreich (CARLÉ, LUSTIG, BIRCHER, BLAUEL und REICH, WILMS, LOBENHOFFER, SCHITTENHELM und WEICHHARDT, LANDSTEINER, WAGNER-JAUREGG u. v. a.). Aus 1917 liegt eine Zusammenfassung der experimentellen Kropfforschung durch WEGELIN vor. Jüngste Untersuchungen stammen von MESSERLI.

Die Ergebnisse der einzelnen Versuche, Rede und Gegenrede darüber, Beweis und Ablehnung gehören zu den bewegtesten und interessantesten Kapiteln der Strumenforschung. Ich möchte hier nur jene eigenen Beobachtungen mitteilen, die als Experiment am Menschen gelten können und in dieser Richtung die Arbeiten ergänzen sollen. Da mir eine ähnliche Beobachtung nicht bekannt ist, gebe ich sie ausführlich wieder.[1]

---

[1] Siehe Wiener klin. Wochenschr. 1912, Nr. 2.

Im Februar 1910 bezog die zehnköpfige Streckenwärterfamilie St., die aus kropffreier Gegend kam und keinerlei Zeichen von Kropf aufwies, ein Wärterhaus, 500 m entfernt von der Station Trautmannsdorf in Niederösterreich. Der frühere Bewohner des Hauses, das in der Ebene der ringsum ziehenden Felder liegt, hatte den vor dem Haus befindlichen Schöpfbrunnen zugeschüttet und verfallen lassen und das Wasser von der Station benutzt. Ob der beträchtliche „Blähals", der sich bei seinem Sohne entwickelt hatte, dafür der Grund war, konnte ich nicht erfragen.

Die neueingezogene Familie setzte den Brunnen wieder instand und genoß ausschließlich dieses Wasser von Ende Februar an.

Im Frühjahr machte St. die Beobachtung, daß seine Bienen das Wasser dieses Brunnens nicht trinken. Er richtete ihnen eine eigene Tränke zurecht, jedoch ohne Erfolg. Derselbe Schwarm, der seinen früheren Brunnen an heißen Tagen dicht besetzt hielt, genoß von dem Wasser des neuen Brunnens nichts.

Im Juni 1910 bemerkte die Mutter, daß ihr $5^1/_2$jähriger Sohn A. einen dickeren Hals bekam. Im August kam der Knabe auf Besuch zu seinen Großeltern nach Südmähren, wo er vier Wochen blieb. Bei der Rückkehr fiel der Mutter sofort auf, daß der Knabe wieder einen schmächtigeren Hals habe.

Unterdessen machte sich bei dem 7jährigen W. eine deutliche kugelige Schwellung am Halse bemerkbar, die stetig zunahm.

Auch der Vater, der jetzt der Sache mehr Beachtung schenkte, fühlte eine Verdickung seines Halses. Im Laufe des Sommers, da er bedeutend mehr Wasser trank, nahm die Verdickung zu, um bei Eintritt des kühleren Wetters wieder merklich zurückzugehen.

Im Oktober war auch bei dem $3^1/_2$jährigen R. eine Umfangzunahme des Halses bemerkbar. Damals dachte der Vater zum erstenmal daran, daß die Ursache dieser Schwellung im Wasser liegen könne.. Da die ganze Umgegend — also auch die Kinder in der Schule — keinen Kropf aufwies, fielen die St.schen Kinder besonders auf, was den Vater anfangs Dezember veranlaßte, einen Arzt in Bruck an der Leitha aufzusuchen, der zur Operation riet. Nunmehr brachte der Vater den Knaben an die Klinik.

Der Gedanke an einen Kropfbrunnen lag nahe. Ich untersuchte daher die Familie an Ort und Stelle. Bei allen Mitgliedern fand sich eine sichtbare und tastbare Vergrößerung der Schilddrüse in beiden Lappen, rechts durchwegs ausgesprochener als links.

Das in einem Holzeimer frisch geschöpfte Wasser zeigte 7^0 R. Es war weder ein auffallender Geruch noch Geschmack zu bemerken. Im vollen Eimer erschien es leicht opaleszierend.

Ich nahm nun genaue Halsmaße der Familie auf und schärfte den Leuten ein, das Wasser nicht mehr oder nur in gekochtem Zustand zum Genuß zu verwenden.

Dieser Auftrag wurde gewissenhaft befolgt. Als Trinkwasser wurde das eines Brunnens der nahen Station benutzt. Schon nach vier Wochen ergab sich eine Differenz der Maße von durchschnittlich 2 cm bei allen Kindern. Beim Vater ergab sich eine Abnahme von 1 cm; der Halsumfang der Mutter war gleich geblieben.

Diese Maße[1] sprechen in Anbetracht der kurzen Zeit mit überraschender Deutlichkeit für die Annahme eines echten Kropfbrunnens. Die Familie selbst erbrachte nun auf eigenen Entschluß hin — doch ohne Absicht! —

---

[1] Da anzunehmen ist, daß mir bei jeder einzelnen Messung ungefähr dieselben Fehler und Ungenauigkeiten unterlaufen sind, können die Zahlen Anspruch auf relative Richtigkeit erheben.

den entsprechenden Gegenbeweis. Da nämlich das rasche Tauwetter den
Wasserstand des Brunnens bedeutend erhöhte, entschloß sich Vater St.,
wieder das Brunnenwasser wie früher zum Trinken zu verwenden. Das Beschaffen des Trinkwassers von der Station war der Familie etwas umständlich
geworden und die deutliche Abnahme der Halsmaße nach so kurzem Aussetzen schien Gewähr zu geben, daß im Falle neuerlicher bedrohlicher Größenzunahme eine abermalige Enthaltsamkeit Abhilfe schaffen könne.

Als nun nach etwa vier Wochen, nachdem die gesamte Familie wieder
das Wasser ihres Brunnens als Trinkwasser zu verwenden begonnen hatte,
von mir eine Messung der Halszirkumferenzen vorgenommen wurde, zeigte
sich eine abermalige einwandfreie Zunahme des Halsumfanges.

Der Kontrast der Zahlenreihen mit dem der zweiten Messung war allerdings kein so auffälliger, wie der zwischen Messung I und II. Allein ein bestimmter Schluß ist daraus nicht zu ziehen. Denn einerseits ist das Verhältnis
der Umfänge vor dem Genuß des Wassers überhaupt und jener der Messung I
nicht bekannt, anderseits ist es denkbar, daß die eingehende Belehrung und
vor allem die kalte Jahreszeit auf die Menge des konsumierten Wassers einen
Einfluß ausübten.

Sei dem wie immer — eine Beeinflussung des Schilddrüsenvolumens im
Sinne einer Vergrößerung desselben durch den Genuß des Wassers eben
dieses Brunnens schien durch diese Beobachtungen mit großer Sicherheit
dargetan.

Die Untersuchungen des Bodens, des Wassers, zahlreiche Tränkungsver-
versuche an Ratten und Hunden (die ich seinerzeit ausführlich berichtete)
brachten kein neues Moment zutage. Die Sanitätsbehörde verfügte die Ver-
schüttung des Brunnens. Damit waren weitere Experimente beendet.

Eine neue Wendung erhielt das Problem, als H. HUNZIKER, gestützt
auf die Jodstudien eines Jahrhunderts, 1915 den endemischen Kropf
als eine Anpassung an jodarme Nahrung erklärte. In diesem
Lichte gesehen, trat dem „klassischen Experiment von Rupperschwiel"
das „klassische Experiment in der Waadt" zur Seite.

Die Bedeutung dieser Erhebungen für die heutige Auffassung des
endemischen Kropfes ist so groß, daß ich es für unerläßlich halte, der
Darstellung durch H. EGGENBERGER[1] ausführlich zu folgen.

H. BIRCHER hatte zur Ermittlung der Kropfhäufigkeit und -ver-
teilung in der Schweiz im Zuge seiner groß durchgeführten Forschung
eine Rekrutenstatistik[2] angelegt (1875 bis 1880). Auf der entsprechenden
Karte wurde die Kropfhäufigkeit nach den einzelnen Gemeinden ein-
getragen. Dabei war ein Zusammenhang zwischen den politischen
Landesgrenzen und der Kropfhäufigkeit ungemein auffallend. Der Kanton
Waadt grenzt an den Kanton Freiburg, wobei einige territoriale Enklaven
zustandekommen. Nun wurden in der kleinen freiburgischen Enklave
Surpierre 25% Rekrutenkropf errechnet, in den ringsumliegenden waadt-

---

[1] EGGENBERGER, W. H.: „Das Vollsalz", Kapitel 16 in HUNZIKER, H.:
„Die Prophylaxe der großen Schilddrüse." Bern und Leipzig: E. Bircher. 1926.

[2] Es verdient wohl Erwähnung, daß die erste statistische Erhebung über
die Verbreitung des Kropfes auf Befehl Napoleons I. erfolgte, dem der Kanton
Wallis zu wenig Soldaten stellte (GERSBACH).

ländischen Gemeinden 4%. Weiters war die Prozentzahl der wegen Kropf dienstunfähigen Rekruten jener Zeit 30%, in den 3 bis 6 km westlich gelegenen waadtländischen Gemeinden 6%. H. HUNZIKER fand, daß in den Jahren 1884 bis 1891 im Kanton Waadt sehr wenig Rekruten wegen Struma vom Militärdienst dispensiert werden mußten, während im östlich angrenzenden Kanton Freiburg die Zahl der kropfbehafteten Rekruten sehr groß war. In den Jahren 1908 bis 1912 verminderte sich dieser Unterschied.

Die Verhältnisse kommen in der nebenstehenden Skizze EGGENBERGERS zum Ausdruck.

Die Kantonsgrenzen Freiburg-Waadt sind in keiner Weise natürliche. An der Hand der hydrotellurischen Hypothese ist eine Erklärung unmöglich. Die östliche Waadt müßte ebenso stark verkropft sein wie die freiburgischen Enklaven Estavayer und Surpierre, die mitten in diesem Gebiet liegen und geologisch und meteorologisch dem sie umgebenden Waadtland durchaus gleichgestellt sind. Hier schien ein „politisches Moment" einen entscheidenden Einfluß auf

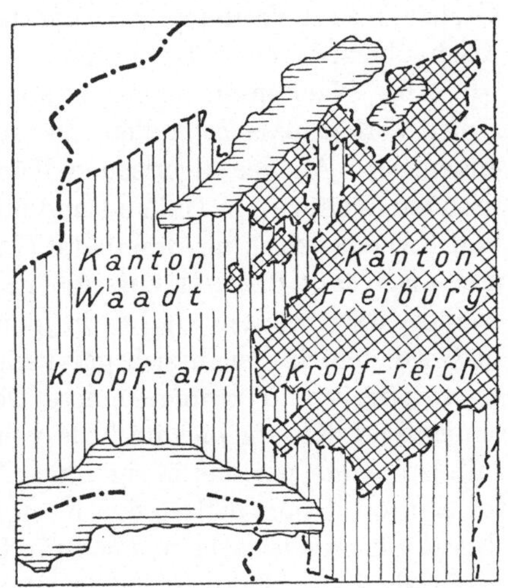

Abb. 46. Aus H. EGGENBERGER l. c.
Karte der Kantone Waadt und Freiburg

die Kropfhäufigkeit der Bevölkerung auszuüben. Dieses Moment wurde überraschend im Salzmonopol gefunden.

Der Kanton Waadt bezog damals sein gesamtes monopolisiertes Kochsalz aus eigener Saline in Bex. Freiburg bezog, wie die übrigen Kantone der Schweiz, unter Kantonsmonopol sein Kochsalz von Rheinfelden. 1894 ergab die Analyse der Mutterlauge von Bex 0,201 g Jodmagnesium (BRUNNER). In der Salzsohle von Rheinfelden wurde bei den Analysen 1868, 1885 und 1898 nie Jod gefunden.

In diesem „Naturexperiment" schien der Beweis erbracht, daß die schon von CHATIN vermutete Jodmangelätiologie tatsächlich zu Recht bestehe. Wie für H. BIRCHER in den Beobachtungen in Rupperschwiel die Gegenprobe dadurch gegeben war, daß eine Reihe von Einwohnern das alte Brunnenwasser und damit den Kropf beibehielt, sah EGGENBERGER in dem aus der HUNZIKERschen Statistik (1908 bis 1912) aufscheinenden Ausgleich in der Kropfhäufigkeit zwischen Freiburg und dem östlichen Waadt ebenfalls eine Bestätigung seiner Auffassung. Denn gleichzeitig wurde die Verminderung des Jodgehaltes im Speisesalz von Bex nachgewiesen.

Wieder war ein Schritt getan, der sich von hochgehaltenen Anschauungen entfernte. Aber der Abstand verkleinerte sich, wenn man die hydrotellurische Theorie als die Jodmangeltheorie unter besonderer Betonung des Wassers als jener Komponente betrachtet, die am längsten bekannt ist und in vielen Fällen als am meisten in die Augen springend befunden wurde.

So wurde der „Respekt der Kropferkrankungen vor der politischen Grenze Waadt-Freiburg" (HUNZIKER) zum Ausgangspunkt einer neuen, rasch überzeugenden Hypothese.

Aber Nachuntersuchungen an anderen Orten konnten keine ähnlichen Verhältnisse feststellen. Es fand sich Kropf in jodreichen Gegenden endemisch: An der algerischen Küste (MAYET), an der Ostsee in Ostpreußen (JUSTUS), in Holland und im jodreichen Becken der Oise (BRAUN und KAPPENBERG), im Brembatal (PIGHINI). Die entgegengesetzten Feststellungen faßt BIRCHER zusammen: „Es konnte an verschiedenen Orten nachgewiesen werden, daß es in jodarmen Gegenden keinen Kropf gibt; in Gegenden, in denen sich gar kein Jod in den Gewässern findet, gibt es kropffreie und kropfgesegnete Orte." Und GRASSI betont, daß das endemische Kropfgebiet im Tale von Aosta das gleiche jodhaltige Meersalz bekomme wie das übrige, kropffreie Italien.[1] Ja selbst die Befunde im Kanton Waadt hielten den Nachprüfungen durch STINER nicht stand. JANSEN hinwieder scheint auch für Utrecht den Nachweis der Jodarmut als ätiologischen Faktors des Kropfes erbracht zu haben, wenn auch vergleichende Untersuchungen fehlen.

Das Schwanken der Heftigkeit der Kropfendemien, die Tatsache der Kropfepidemien ist längst bekannt; ebenso das Auftreten von Endemien in früher kropffreien Gegenden, wie es KLEIN neuerdings für Deutschland feststellt (BAUDEL). Nun ergibt sich aus den Untersuchungen von FELLENBERG, daß der Jodgehalt in den verschiedenen Gegenden der Schweiz örtlich und zeitlich ein sehr stark wechselnder ist. Dies kann wohl mit Recht auch für die übrige Erdoberfläche angenommen werden. Es liegt nahe, zwischen diesen erwiesenen Schwankungen und dem Wechsel der Endemie Beziehungen zu suchen.

Aber auch mit dieser Feststellung ist über die tatsächliche Bedeutung des Jods noch nichts ausgesagt. Ob der bloße Mangel des Jods die Schilddrüsenschwellung bedingt (HUNZIKER), ob also der endemische Kropf als „deficiency disease" (BAYARD) aufgefaßt werden muß; ob das Jod antitoxisch auf endogene und exogene Gifte wirkt (DE QUERVAIN); ob beides oder ein unbekanntes drittes ausschlaggebend ist — darüber gibt auch die günstige Wirkung der Jodprophylaxe[2] keine Auskunft. Es kann

---

[1] Dagegen errechnet EGGENBERGER, daß der Erdboden in Paris viermal mehr Jod enthält als im Aostatal.

[2] Siehe später.

aber nicht übersehen werden, daß sich die erstere Auffassung in alle bisherigen klinischen und experimentellen Erfahrungen fügt und daß ihr keine widerspricht.

Von neuesten Forschungen sei noch erwähnt: Für Neuseeland stellten Hereus, Benson und Carter fest, daß die Häufigkeit der Kröpfe der Menge des im Boden enthaltenen Jods umgekehrt proportional ist. Jarvis, Clough, Clark glauben als Grund ihrer Beobachtungen (siehe oben!) annehmen zu können, daß das Hauptnahrungsmittel der Eingeborenen in verschiedenen Lachssorten bestehe, die alle besonders jodhältig befunden wurden. Die Chinesen verwenden als Heilmittel gegen den Kropf eine besondere Art von Seetang (Köhler, Tafel).

Nehmen wir an, daß sich die Endemiefrage und die Befunde des Jodgehaltes in der Natur nach ihren örtlichen und zeitlichen Schwankungen in Einklang bringen lassen, dann erscheint von allen Hypothesen die des Jodmangels am verständlichsten.

Für die Rattenversuche in Bern und Zürich gilt es gleichermaßen: Ratten, in kropffreier Gegend gehalten und mit Wasser aus Kropfgegenden getränkt, bleiben meist kropffrei und umgekehrt. In diesen Versuchen ist nur die Ablehnung der „ausschließlichen" Wassertheorie enthalten, nicht jene der Jodmangeltheorie. Wenn der endemische Kropf die Antwort des Organismus auf Jodmangel bedeutet, das zugeführte Jod sich aus einer Reihe von Quellen summiert (Luft, Boden, Nahrungsmittel usw.), dann muß nur die Frage beantwortet sein, ob der Jodmangel einer Gegend in allen diesen Faktoren gleichmäßig zum Ausdruck kommt? Dies ist nun nach den von Fellenberg durchgeführten Untersuchungen keineswegs der Fall. Ein Joddefizit in den Salzen, in der Luft usw. kann durch einen höheren Gehalt im Trinkwasser wettgemacht werden und umgekehrt. Es liegt aus physikalischen Gründen nahe, daß der Jodgehalt der Wasser in den meisten Fällen der beste Indikator ist, wenn auch nicht der ausschließliche. Wenn die Ratten in kropffreier Gegend gehalten und mit Wasser aus Kropfgegenden getränkt werden, dann ist die Möglichkeit gegeben, daß die Jodzufuhr mit den übrigen Nahrungsmitteln, aus der Luft usw., die — der kropffreien Versuchsgegend entsprechend — hochwertig sein müssen, den Jodmangel im Wasser ausgleicht. Es ist daher verständlich, daß der Versuch negativ ausfällt, die „ausschließliche" Wassertheorie damit widerlegt, die Jodmangeltheorie aber keineswegs berührt ist. Dieselben Überlegungen haben für die umgekehrte Beobachtung Geltung. Für die Beurteilung der Ergebnisse bei Dach- und bei Kellerratten ist die Untersuchung von Vollmer wichtig, der den Einfluß verschiedener Umweltsfaktoren auf das Wachstum junger Ratten beobachtete. Raum- und Bewegungsverhältnisse sowie Verschmutzung wirken stark wachstumsverzögernd. Alle diese Momente verdienen Berücksichtigung. Bircher sagt mit vollem Recht, daß gerade die Untersuchungen in Effingen, Kaisten und Hunzenschwil der so sehr befehdeten hydrotellurischen Theorie zur Stütze werden.

Es bleibt damit hinsichtlich der Ätiologiefrage, die ja auch in dieser Form vielleicht nur eine temporäre Lösung findet, nur mehr zu beantworten übrig, ob nicht auch andere Metalloide zur selben Wirkung befähigt sind wie das Jod?

Nach den Untersuchungen von GAYLORD kommt auch dem Quecksilber und dem Arsen eine hemmende Wirkung auf die Kropfbildung zu und nach BIRCHERS Experimenten dem Silizium, wahrscheinlich auch dem Phosphor und dem Brom, „also sehr vielen Metalloiden". BIRCHER zieht daraus den bestechenden Schluß, daß dem Jod wohl nur eine „konditionelle" aber keine „alleinig kausale" Bedeutung zugesprochen werden könne.

Diese wichtigen Feststellungen und Mutmaßungen, die eine Wendung der Frage vom Hormonalen zum Physikalischen andeuten, bedürfen eingehender Untersuchungen. Zurzeit liegen diese in ausgedehnter Form nur für das Jod vor. DE QUERVAIN unterstreicht sehr richtig: „Die Jahrhunderte alte Erfahrung mit der Schwammasche hat dem Jod einen solchen Vorsprung gegeben, daß es aus rein empirischen Gründen in erster Linie in Betracht kommen muß, selbst abgesehen von der Tatsache seiner biologischen Rolle im Schilddrüsenhaushalt."

Die Buntheit ätiologischer Momente betont von selbst die Frage nach dem morphologischen Charakter der endemischen Struma. Hier lautet die unbestrittene Antwort, daß es sich von der Neugeborenendrüse an um eine epitheliale Hyperplasie, also um einen Anbau sekretionsfähiger Substanz handelt. Im reiferen Alter bleibt in einer Minderzahl der Fälle die diffuse parenchymatöse Form bestehen, in der Mehrzahl wandelt sie sich zur kolloidspeichernden Form. Jüngst fand auch KOLIBAS, der in begrenzter Zone, in der Draugegend, Kröpfe der Ebene und solche der Gebirgsgegend miteinander verglich, die letzteren einheitlich, diffus, auf Jod ansprechend. Die MERKschen Befunde von Eizellen und Rostzellen erfuhren keine Bestätigung (GOLD und ORATOR und andere).

In dieses Bild der diffusen Struma drängt sich in einem so hohen Prozentsatz das Adenom, daß es für den Gesamtcharakter der Drüse mitbestimmend wird. Damit ist der Wechsel der Erscheinungsformen begründet, der von der einfachen diffusen Hyperplasie zum Konglomerat- oder Nagelfluhkropf (DE QUERVAIN) führt.

Der relative Jodgehalt aller endemischen Strumenformen ist geringer als jener der Schilddrüse in kropffreien Gegenden (BRANOVACKY).

Bringt man diese Tatsachen in Beziehung mit der Jodmangeltheorie, so formt sich eine einfache Erklärung.

Analog gewissen endogenen Momenten, die eine Mehrleistung der Schilddrüse beanspruchen, ist das histologische Bild des endemischen Kropfes der Ausdruck einer gesteigerten Tätigkeit. Nur erfolgt hier der Anstoß hiezu deshalb, weil das in normaler Menge geforderte Sekret den Ansprüchen des Organismus hinsichtlich seiner biologischen Wertigkeit nicht genügt. Diese Minderwertigkeit beruht in seiner Jodarmut. Der geringe Jodgehalt der Drüsensubstanz zeigt, daß das natürliche Reservoir den Bedarf nicht zu decken vermag. Die Produktionsstätte wird vermehrt, um durch die Menge auszugleichen, was an Qualität nicht geboten werden kann. Die Vergrößerung ist anderseits der Ausdruck für die Ausdehnung der Adsorptionsfläche. Aber die Betätigung dafür ist nur gering gegeben, da dem Organismus die wichtigste Sekretkomponente, das Jod, in unzureichender Menge angeboten wird.

In einer Richtung kann daher die Jodmangeltheorie als durchaus befriedigend angesprochen werden. Viele scheinbare Abweichungen sind bei Berücksichtigung endogener Faktoren leicht damit in Einklang zu bringen. Wenn WEGELIN auch die Bildung der Adenomknoten in der endemischen Struma als eine kompensatorische Hyperplasie auffaßt, so unterstützt dies nur die vorgetragene Meinung.

Aber die Jodmangeltheorie erfährt eine weitere Begründung in dem Erfolg der

Jodprophylaxe

Das früher zitierte Werk von HUNZIKER-EGGENBERGER macht eine neuerliche ausführliche Darstellung überflüssig. Es sei daher nur auf einzelne Punkte eingegangen.

Prophylaktische Versuche gehen letzten Endes auf die therapeutischen Maßnahmen von HIPPOKRATES zurück und auf die seit der Entdeckung des Jodes von COINDET und STRAUB vertretene Auffassung.[1] Im großen Ausmaß haben BAYARD, FRITSCHE, HERZFELD, KLINGER, MESSERLI, ROUX, STEINLIN, SILBERSCHMIDT, EGGENBERGER, ZELLER in der Schweiz; DAVIS, MARINE, HARTSOCK, KIMBAL in Amerika; FÜRST, KRAEUTER, LANG, LILL, PFAUNDLER, PFLÜGER, SCHWENKENBECHER, SEIFERT, SEPP in Deutschland; LOBMAYER in Ungarn; WAGNER-JAUREGG, LÄMMEL, SCHRÖTTER, HELLER, ROSENBLÜTH, NOBEL, BREITNER u. a. in Österreich die ausgezeichnete Wirkung der Jodprophylaxe[2] beobachtet.

---

[1] COINDET sah im Jodgehalt der Halsbänder aus Korallen, Meerschwämmen, Bernstein den Grund ihrer Wirksamkeit gegen die Schilddrüsenvergrößerung.

[2] richtiger Therapie. — Eine klare Darstellung fand die Frage der Jodprophylaxe in der Medizin. Gesellschaft der Oberlausitz (Juni 1926) durch BREMME, HESS, STEFFENS, HAUPT, PETRENZ, BERGER, ALBERT. Siehe auch Veröff. a. d. Geb. d. Med. Verv. 1927, Bd. 23, SOMMERFELD, MENNICKE, JAENSCH, HOEPFNER, LEWIN.

Es war HUNZIKERS Verdienst, reine Prophylaxe und medikamentöse Therapie hiebei streng geschieden zu haben. Nicht die Bekämpfung einer sichtbar gewordenen Schilddrüsenvergrößerung ist das Ziel der Prophylaxe, sondern die Verhinderung der Entstehung überhaupt.

Das ist seither — wenigstens theoretisch — Gemeingut geworden.

Die Kropfhäufigkeit schwankt. Der Grund hiefür liegt nach HUNZIKER in dem variierenden Jodgehalt der Nahrung im weitesten Sinne und im variierenden Jodbedarf des Menschen[1] in seinen verschiedenen Wachstumsperioden und unter wechselnden klimatischen Bedingungen. Darin liegt die Erkenntnis der „Kropffähigkeit" einer Bevölkerung als physiologische Notwendigkeit. Der Wandel von der pathologischen zur physiologischen Einstellung war gegeben. Die Untersuchungen wurden aufgefaßt als die Ergründung kollektiven Geschehens (LIPPS) an einem ganzen Volkskörper, bei dem sich „aus einem der vielen möglichen Gründe Jodmangel als conditio sine qua non der Kropfbildung eingestellt hat". Damit schien eine einfache Ausgleichsmöglichkeit verbürgt. Nur eine von dieser Auffassung geleitete Verabreichung von Jod, die in einfacher Weise dem Körper den „Ersatz" des Schilddrüsengesamtjodes zuführte, kann als Prophylaxe bezeichnet werden.

Die Bestimmung der Grenzen der hiezu erforderlichen Dosis war schwierig. ROUX und WEITH versuchten „infinitesimale Spuren", die den Schulkindern durch Verdunsten von Jodtinktur in offenen Gefäßen im Schulzimmer zugeführt wurden. Als ungefähres notwendiges Minimum wurde etwa ein Zehntel Milligramm im Tag (entsprechend 0,0365 g KJ im Jahr) errechnet.

KOCHER hat eigene Gefäße angegeben, die in Kropfgegenden im Wohn- und Schlafraum aufgestellt werden sollen. Sie enthalten eine Mischung von Jodnatrium, -kalium und -kalzium, die sich durch Wasseraufnahme aus der Luft unter Braunfärbung verflüssigen. Das verdunstende Wasser führt dann das Jod mit der Atmungsluft dem Organismus zu.

A. KOCHER unterzieht sich noch der Mühe, zu beschreiben, wie man „Kropfwasser" abkocht und doch ein schmackhaftes Trinkwasser zur Verfügung hat.

OLIN schlägt die Verwendung von jodhaltigem Trinkwasser vor.

Die nächste Frage, die der Art der Einverleibung des Jodes zum Zwecke der Prophylaxe, fand ihre Lösung in der Jodierung

---

[1] v. FELLENBERG konnte die Labilität der Ausscheidungshöhe ziffernmäßig erweisen. Vor allem fand er einen höheren Jodumsatz in kropffreier Gegend. Der Erwachsene scheidet tags und nachts ungefähr die gleiche Menge Jod aus; das Kind tagsüber mehr als nachts. Durch seelische Erregungszustände wird die Jodausscheidung erhöht.

des Kochsalzes. Nach den Erfahrungen in der Waadt ergab sich, daß bei einem jährlichen Kochsalzverbrauch von 5 kg pro Kopf eine Jodaufnahme von 0,04 g erfolgte. Das entspricht auf den Tag ungefähr 0,1 mg. Diese Ziffer gleicht der empirisch ermittelten notwendigen Joddeckung. Diese Tagesdosis wird erreicht durch ein Mischungsverhältnis von KJ : NaCl = 1 : 100.000, d. h. praktisch 1 g Jodkali auf 100 kg Kochsalz (EGGENBERGER). Das Jodkali wurde gewählt, weil es das beständigste Jodid ist. In der gewählten Verdünnung ist das Jod kein Medikament, sondern genau so wie das Chlor im Kochsalz ein anorganischer Nahrungsstoff. Es ist nicht die Hauptsache, Chlor und Natrium sind noch unentbehrlicher. Aber es ist ein natürlicher Bestandteil. Darum betont EGGENBERGER, daß die Bezeichnung „jodiertes Kochsalz" wohl die Herstellungsart richtig benennt, daß aber die Bezeichnung „Vollsalz" das Wesen der Sache trifft und jede ängstliche Mißdeutung ausschließt.

Die Herstellung eines Vollsalzes mit sicherem konstanten Jodgehalt begegnet praktisch einigen Schwierigkeiten (FELLENBERG, MAYRHOFER, KOFLER u. a.). Sie liegen in erster Linie im Zerfall des Magnesiumchlorides im Kochsalz unter Salzsäurebildung, in zweiter in der Abwanderung des Jodkali.

In den staatlichen Salinen von Aussee, Ebensee, Hallein, wird das trockene Salz im Wege eines Paternosterwerkes, Mischschnecke und regulierbarer Zerstäubungsdüse jodiert. Über die von F. MENTER, Hallein, vorgeschlagene Verwendung des „Stabilisators A" liegen noch keine Berichte vor.

Ein Hindernis für die Einführung des Kochsalzes in verkropften Gebieten kann in diesen Schwierigkeiten nicht erblickt werden. Über die Dauer der Prophylaxe sagt HUNZIKER: „Sie hat zu dauern, so lange Menschen ein bedrohtes Gebiet bewohnen. Dies ist Grund genug, für die Nationalökonomen wie für den Sozialpolitiker, der Sache alle Aufmerksamkeit zu schenken. Denn es ist keineswegs gleichgültig, wieviel diese Prophylaxe in der ganzen seßhaften Bevölkerung für alle Zeiten kostet."

Die in anderer Form verordneten Jodgaben sind verschieden. In Deutschland und Amerika ist überwiegend das Kal. jodat. in Verwendung.

1 mg wöchentlich wird von SCHWENKENBECHER als zu wenig befunden.

LILL gibt 5 mg pro Woche.

Die offizielle Schulprophylaxe in Württemberg schreibt 3 mg wöchentlich für die Dauer von sieben Jahren vor. In Deutschland hat der Kropf in den letzten Jahren nicht nur in alpennahen Gebieten Süddeutschlands, sondern auch in Thüringen, Franken, Ruhrgebiet, Hessen-Nassau an Häufigkeit zugenommen (KLEIN, SCHWENKENBECHER, SCHEURLEN, LANG).

Als einfachste und billigste Ordination gibt SCHWENKENBECHER an: Je 1 Tropfen einer 2%igen Jodkaliumlösung auf kleine Zuckerstückchen geträufelt (1 Tropfen = 1 mg Kal. jodat.).

1925 konnte SCHRÖTTER aus amtlichen Erhebungen feststellen, daß die Hälfte der schulpflichtigen Kinder Österreichs an Hypertrophie der Schilddrüse leidet, wobei Knaben und Mädchen, Stadt und Land in gleicher Weise betroffen sind.

NOBEL und ROSENBLÜHT sehen diese Endemie durch das Vollsalz günstig beeinflußt.

LEVAY beschreibt im September 1921 die Welle der Jugendstrumen in Budapest. LOBMAYER rühmt dabei den Erfolg der Jodbehandlung.

In den endemischen Kropfzentren im Gebiet der großen Seen Nordamerikas wurde 1917 von MARINE und KIMBALL die Verabreichung von Jodmikrodosen eingeführt. Die Erfolge, die aus Ohio, Cleveland, Michigan, Indiana u. a. gemeldet werden, sind ausgezeichnet. MARINE und KIMBALL verabreichen zweimal im Jahre 0,2 g (!) Jodkali durch zehn Tage.

In der Schweiz erhalten die Schulkinder nach STEINLIN im ersten Jahr 40 Dosen von je 1 mg Jodkali, im zweiten 12, im dritten 8. Die Schokolade-Jodostarintabletten „Roche" (4 mg Jod in Form von Jodostarin + 1 mg Jod in Form von Jodnatrium) suchen anorganisches und organisches Jod in sich ergänzender Form zuzuführen. Es soll wöchentlich eine Tablette durch ein Jahr genommen werden; später ein- bis dreimal im Jahr 6 bis 8 Wochen lang (KLINGER, FRITZSCHE, COURT, GRAEMINGER, STEINLIN u. a.).

Das Graphikon von KLINGER sowie jene von STEINLIN und von IMBACH, aus denen die Wirkung der Schokolade-Jodostarintabletten an 5000 Kindern ersichtlich ist, sprechen im Sinne eines eindeutigen Erfolges. Jüngst hat HELLER gleich günstige Erfahrungen an 22.000 Salzburger Kindern mitgeteilt.

HEID stellte im Kreise Heppenheim die Zunahme des Jugendkropfes und seine günstige Beeinflussung durch Jod (2 mal im Jahre zwei Monate lang 0,001 Jod in Form der Jodtropontabletten) fest.

Jodeisenmalzextrakt (WENDER) wird von A. KOCHER empfohlen. Eingehende Untersuchungen mit Betonung der Wirksamkeit der Jodtabletten wurden von GERSBACH mitgeteilt. HARTSOCK vertritt die Jodprophylaxe und -therapie mit den auch von uns geforderten Einschränkungen.

Der Vergleich der Wirkung der Kropfprophylaxe wird durch Verwendung verschiedener Mittel in den einzelnen Kropfgebieten erschwert. Dasselbe gilt für die Beurteilung der Jodbehandlung des Kropfes. Das Verlangen nach Einheitlichkeit darin, das SCHWENKENBECHER neuerdings ausspricht, ist daher sehr gerechtfertigt. Er schlägt wegen der einfachen konstanten Zusammensetzung und der Billigkeit die Verordnung anorganischer Jodpräparate, und zwar des Jodkaliums, vor.

Zur Beantwortung der Wirksamkeit der Jodprophylaxe können bei der kurzen Zeit ihrer Einführung derzeit nur die Schilddrüsen der Neugeborenen als Material verwendet werden. Alle übrigen Erfolge der Jodverabreichung in Schulen usw. gehören zu der heute außerdem noch notwendigen Therapie. Wenn die Kropfknoten als Testobjekt für die Endemie und die Jodwirkung betrachtet werden (MEISEL), muß das ätiologische Moment des Jodmangels allerdings abgelehnt werden.

EGGENBERGER und ZELLER sahen bei der makroskopischen Beurteilung der Schilddrüse (durch direkte Messung), daß 20% jener Neugeborenen, deren Mütter Vollsalz verwendeten, eine Verkleinerung des Organes zeigten gegenüber solchen, deren Mütter gewöhnliches Kochsalz genossen. Von besonderer Bedeutung sind die Befunde WEGELINS, der neben der Größenabnahme der Schilddrüse histologisch die Rückkehr zum normalen Typus mit kolloidhaltigen Bläschen feststellte.

Die Frage nach Schädigungen durch die reine Vollsalzprophylaxe ist trotz der schweizerischen Enquete nicht unwidersprochen gelöst.

Die klassische Darstellung von E. BIRCHER, „Die Jodtherapie des endemischen Kropfes und ihre Geschichte" (Schweiz. med. Woch., 1922, 29) erübrigt jeden weiteren Versuch einer Schilderung. Die Schäden einer „wilden Jodbehandlung" sind aufgedeckt und hundertfach belegt, alles nur als eine Bestätigung sehr alter Erfahrungen. Einzelne Beobachtungen von Jodschäden seit der Einführung des jodierten Kochsalzes haben WIESEL zur Forderung einer Revision der Vollsalzfrage veranlaßt. Die Erwiderung WAGNER-JAUREGGS vermochte manches aufzuklären. Aber die Fälle von ROTH, HENSCHEN, HOTZ, HÜSSY, BAUMANN, BIRCHER sind nicht widerlegt. Bei der längst bekannten Tatsache einer außerordentlichen Jodempfindlichkeit mancher Menschen nehmen sie auch gar nicht wunder. Ob es sich im Einzelfall um Thyreoidismus oder Jodismus handelt, ist für die praktische Folgerung, die daraus gezogen werden soll, ohne Belang.

Das Problem ist denn auch von der rein medizinischen Fassung mehr in eine soziale, allgemein volksgesundheitliche abgerückt. Der früher erwähnte Standpunkt DE QUERVAINS, daß bei der Unmöglichkeit der völligen Vermeidung solcher Schäden diese als „Lösegeld" hingenommen werden müssen, scheint bei der ungeheuren Bedeutung der Verkropfung mit allen ihren Folgen für die späteren Generationen durchaus annehmbar.

DE QUERVAIN hat auf der 89. Versammlung der Gesellschaft deutscher Naturforscher und Ärzte den ganzen Fragenkomplex in derzeit gültiger Form eingehend besprochen.

Von der Therapie des endemischen Kropfes soll in diesem Zusammenhang gesagt werden, daß ihre Erfolge die Jodmangeltheorie weitgehend stützen. Namentlich die Schulbehandlung hat Erfolge, wie aus den Beobachtungen der früher genannten Autoren hervorgeht. Hiebei wurden auch die verschiedensten Jodpräparate angewendet. An der Klinik EISELSBERG hat sich die Behandlung der Jugendkröpfe mit Schokolade-Jodostarintabletten (ROCHE) klaglos bewährt.

Die Gefahr der Schädigung durch Jodzufuhr ist bei den therapeutischen Dosen und bei Erwachsenen natürlich ungleich größer. Das soll später besprochen werden. Hier sei nur noch bemerkt, daß die üblen Zufälle in ihrer Analyse die Auffassung des endemischen Kropfes und der spezifischen Jodwirkung besonders unterstützen.

Der epidemische Kropf

Das Problem des „epidemischen Kropfes" hat bisher in fast allen Lehrbüchern entweder die bloße Registrierung ungeprüfter Überlieferungen erfahren oder die Einreihung in das Kapitel Endemie. Beides führt nicht weiter. Es ist nicht angängig, im epidemischen Auftreten von Kröpfen durchwegs nur eine besondere akute Phase einer Endemie oder die Auswirkung dieser auf „eingewanderte Individuen" zu sehen. Das mag für manche sogenannte „Epidemien" Geltung haben. Andere Beobachtungen aber scheinen einwandfrei den epidemischen Charakter zu ergeben.

Die Voraussetzung zur Behauptung einer Epidemie liegt in der Tatsache, daß es sich um das plötzliche Auftreten vielfacher Kropferkrankungen in einer bisher von Kropf verschonten Gegend handelt. Wenn unter dieser allgemeinen Fassung WEGELIN die Epidemie in Silberberg in Schlesien 1820 anzweifelt, da unterdessen festgestellt wurde, daß Kropf in Schlesien endemisch sei (DAVIDSOHN, VEITH SIMON, HERFARTH, HAUKE), so ist dabei nicht berücksichtigt, wie weit der Begriff „Gegend" gefaßt werden muß. Und wenn die Kropffreiheit von Nancy angezweifelt wird, so widerspricht dies den Feststellungen von LEBERT, der auf Grund eigener Studien Nancy, Autun (Epidemie im Seminar), Clermont (Soldaten- und Studentenepidemien) kropffrei fand. Der Auffassung von Mc. CARRISON aber, daß es sich bei den Epidemien um das Befallenwerden schilddrüsengesunder Individuen nach ihrer Einwanderung in ein Endemiegebiet handle, steht die Beobachtung von LEBERT gegenüber: von den nach Genf einberufenen Schweizer Soldaten stammten die meisten aus Endemiegebieten, der Kropf trat aber erst nach ihrer Einstellung beim Militär auf (HAUKE). Für die von CEMACH mitgeteilte „Epidemie" unter den jüdischen Kriegsflüchtlingen 1915/16 dürfte die Annahme von Mc. CARRISON zu Recht bestehen.

Die Verwendbarkeit des Wortes „Epidemie" soll hier nicht untersucht werden. Sie könnte einmal durch die schärfere Fassung der „Gegend"
unterstützt erscheinen. „Die Kaserne" in Nancy, „das Seminar" in
Autun, „die Paulinenpflege" in Stuttgart, „die Willertsche Stiftung"
in Herrnprotsch sind wohlumschriebene engumgrenzte Gebiete, die sich
aus einem Gebiete mit mäßiger Kropfhäufigkeit scharf abheben. Auch
die Plötzlichkeit des Auftretens legt die Bezeichnung Epidemie nahe.
Hier liegt der wesentliche Unterschied gegenüber den Kropfhäusern,
Kropfdörfern und gegenüber meiner Beobachtung einer streng auf alle
Mitglieder einer Familie beschränkten Kropferkrankung (siehe
S. 119).

Eine zweite wesentliche Unterstützung ist durch den Beweis der
Gleichwertigkeit der Erkrankungen in pathologisch-anatomischer Hinsicht
zu erbringen. Dazu gibt es nur wenig Material. Die Epidemien von
Cantamessa, Pallanza, Kokan, Drome u. a. können daher nicht verwendet werden. Um so wertvoller sind die ausführlichen Mitteilungen
über die schlesischen Epidemien durch HANCKE, LEBERT, TIETZE,
PFEIFFER u. a. In jüngster Zeit hat HAUKE alles darüber Bekannte
zusammengestellt. Ich halte diese Frage für sehr wichtig in der Strumenforschung und dabei das Tatsächliche für so wenig bekannt, daß ich
ausführlich darauf eingehe.

Vor allem sei zu den französischen Epidemien im 18. und 19. Jahrhundert noch bemerkt, daß die Schilddrüsenschwellung akut auftrat,
sich rasch steigerte und nach einer Reihe von Wochen fast durchwegs
von selbst schwand. Weiters ist zu bedenken, daß fast nur Personen des
Mannschaftsstandes betroffen waren, Offiziere aber frei blieben. Auch
erscheint der Umstand beachtenswert, daß sich einige dieser Epidemien
in denselben Anstalten, nach verschieden langer Zeit und in verschiedener
Intensität wiederholten.

Aus diesen drei Umständen kann die Annahme einer zufällig akuten
Steigerung im Rahmen einer Endemie abgelehnt werden. Es wäre allerdings möglich, das Freibleiben der Offiziere und in manchen Fällen der
Unteroffiziere mit der vielleicht berechtigten Annahme zu erklären, daß
diese schon lange in derselben Gegend gelebt hätten. Diese Annahme ist
indessen nicht beweisbar. Zudem erscheint es ungezwungener, die verschiedenen Lebensbedingungen der beiden Gruppen als maßgebend
anzusprechen. Weiters zwingt der Umstand der engen lokalen Begrenztheit, des akuten Einsetzens und des Rezidivierens für eine ausgesprochene
streng örtliche Bedingtheit. Es ist naheliegend, in dieser ein anderes
Moment zu suchen, als es ätiologisch der milden Endemie der Umgebung
zugrunde liegt.

Die drei schlesischen Epidemien betreffen die Garnison der Festung
Silberberg 1820 und 1861/62, die dritte wurde 1912/13 unter den Zög-

lingen der Willertschen Waisenhausstiftung beobachtet. Während um die Zeit von 1820 unter den Bewohnern von Silberberg kropfige Erkrankungen der Schilddrüse mäßig häufig waren, setzte im Anfang dieses Jahres unter der Mannschaft des 1. Bataillon des 37. königl. preuß. I.-R. plötzlich eine Häufung von Schilddrüsenschwellungen ein. Im Herbst waren über 70% von Kropf befallen. HAUCKE erwähnt, daß Soldaten im höheren Lebensalter fast durchaus verschont blieben. Die makroskopische Beschreibung der Strumen entspricht völlig dem Bild der Jugendstruma, wie wir sie in Wien in den Jahren 1921/22 als Massenerscheinung beobachten konnten. Aber gerade hier offenbart sich ein wesentlicher Unterschied insofern, als das epidemische Auftreten in Wien die Adoleszenten der verschiedensten Gesellschaftskreise im ganzen Gebiet der Stadt betraf, während in Silberberg die enge örtliche und berufliche Begrenzung besonders auffällt. Während wir demnach in Wien uns berechtigt glauben, die Welle von Jugendstrumen unbedenklich als Ausdruck einer akuten Steigerung der Endemie zu betrachten und die Erklärung dafür darin zu sehen glauben, daß sich im jugendlichen Organismus mit seinem höheren Sekretbedarf die endemische Noxe eher auswirkt, kann diese Erklärung für die Beobachtungen in Silberberg nicht stichhaltig befunden werden. Es scheint mir unerläßlich, für diese Verhältnisse eine besonders lokale Bedingtheit anzunehmen. Es ist wichtig, festzuhalten, daß nach der Verlegung des Bataillons nach Schweidnitz fast alle Kröpfe zum Verschwinden kamen.

41 Jahre später wiederholte sich die Epidemie in geringerem Ausmaß und verschwand unter Jodkaliverabreichung, das auch schon während der ersten Epidemie angewendet wurde.

Von besonderer Bedeutung erscheint die von STRUBE unter den Waisenkindern von Herrnprotsch beobachtete Epidemie. Es erkrankten innerhalb von drei Monaten 87% der Kinder, die Mädchen prozentual zahlreicher. Ein Teil der Schilddrüsenschwellungen bildete sich spontan zurück. Bei den übrigen verschwanden die Kröpfe, nachdem die Stiftung geräumt wurde. Das Wertvolle der Beobachtung beruht auf dem Umstand, daß fünf dieser Kinder wegen anhaltender Beschwerden operiert wurden.

Die dabei gewonnenen mikroskopischen Präparate (TIETZE) zeigen das Bild der diffusen parenchymatösen Struma. Die Bedeutung dieser Feststellung liegt nun einerseits darin, daß dadurch die Schilddrüsenschwellungen innerhalb dieser Epidemie in ihrer Natur als identisch festgestellt wurden und daß dies dem Strumentypus entspricht, der von GOLD und ORATOR für die Wiener Endemie als charakteristisch gefunden wurde. Dieser Umstand scheint für die Berechtigung der früher erwähnten Annahme zu sprechen, daß die sogenannten Epidemien nur besondere Kropfhäufungen in Endemiegebieten darstellen. Aber der

Schluß ist wohl nur insofern berechtigt, als die Auswirkung der anzunehmenden Noxe die gleiche ist. HAUKE nützt WEGELINS Erklärung der komplexen Natur der exogenen Kropfnoxe. Die Auswahl der erkrankten Individuen zwingt zur Behauptung einer „konstitutionellen Bereitschaft", die dem jugendlichen Organismus allgemein zukommen soll. Erbfaktoren scheinen dabei allerdings eine nicht nachweisbare Rolle zu spielen.

Die größere Empfänglichkeit des jugendlichen Organismus ist durch dessen Sekretmehrbedarf zur Genüge erklärt. Jede funktionelle Beeinflussung der Schilddrüse wird rascher und augenfälliger beantwortet. Das histologische Bild der Struma hat seine Deutung als eutrophisch-hyperrhoischer Typus erfahren, womit seine funktionelle Richtung gekennzeichnet ist. Unter den genau beschriebenen Fällen der Herrnprotscher Epidemie findet sich keine Hyperthyreose, wohl aber ein Patient mit hypothyreoten Zügen.

Das wirklich Problematische liegt mithin in der „komplexen Natur" des schädigenden Agens. Und so halte ich die Ätiologiefrage durch die Tatsache der Epidemien besonders anregend.

Mit der einfachen Intensitätsschwankung im Bereiche lang bestehender Endemien lassen sich die Epidemien nicht vergleichen. Das Auftreten und Wiederverschwinden von Endemien aber, wie solches z. B. in Granada beobachtet wurde, scheint eher zum Vergleich herangezogen werden zu können. Es ist aber doch auch hier beachtenswert, daß die Plötzlichkeit im Kommen und Gehen am meisten ins Auge springt und daß es sich um eine akute Häufung innerhalb des Bereiches endemischer Verkropfung handelt. (Nur in diesem Punkt könnte die Epidemie von Nancy zum Vergleich herangezogen werden.) Ich habe bei der Besprechung der Ätiologie des endemischen Kropfes darauf hingewiesen, daß die Jahresschwankungen, ja die Jahreszeitschwankungen durch die Untersuchungen von v. FELLENBERG unserem Verständnis näher gerückt sind. Auch das Erlöschen in einem Bezirk hat er zu erklären versucht. Die Plötzlichkeit der Erscheinung aber wird durch alle diese Beobachtungen nicht verständlich. Hier muß ein anderer Weg der Erklärung gefunden werden. Daß lokale Momente das Entscheidende sind, steht außer Zweifel. Die von ADAMS und CROSSLEY in der Birchhill Poor law Institution 1923 beobachtete Epidemie ist ein Schulbeispiel dafür. In einem einzigen Cottage dieser großen Anstalt, die alle gleich eingerichtet und gleich verpflegt waren, erkrankten sämtliche Kinder an einer diffusen Schilddrüsenschwellung, die nach einiger Zeit spontan zurückging. Hier ist die Wirkung des Genius loci doch wohl unverkennbar. Daß diese Wirkung eine Mehrleistung der Schilddrüse erfordert, können wir ebenfalls mit Sicherheit annehmen. Die Jodmangeltheorie kann als mitbestimmend nicht abgelehnt werden, trotzdem sie gerade für die Epide-

mien nicht erwiesen ist. Man muß unwillkürlich an die Versuche mit
den Dach- und Kellerratten im Berner Institut denken. Aber selbst da
wird die Richtigkeit des Vergleichs deshalb abgelehnt werden müssen,
daß ja lokale Verhältnisse dieser Art (Kasernierung in mehreren Räumen,
unterschiedliche Nahrung von Mannschaft und Offizieren usw.) nicht nur
im Jahre 1820 und 1861 in Silberberg, sondern ebenso in der Garnison
Schweidnitz bestanden haben. Die Überzeugung, daß es neben dem Jodmangel auch andere lokal bedingte Umstände gibt, die im selben Sinne
wie dieser Sekretausschwemmung und Parenchymanbau in der Schilddrüse bedingen, wird durch die Beobachtung der Kropfepidemien gestützt.
Das fast ausschließliche Befallenwerden Jugendlicher und die günstige
Wirkung der Jodmedikation unterstreichen die Deutung, daß letzten
Endes die Auswirkung der Noxe in einer Sekretunterwertigkeit zu suchen
ist. In diesem Sinne kann jenen Autoren beigepflichtet werden, die in
den Epidemien nichts wesensverschiedenes von den Endemien sehen
wollen. Es ist jedoch nicht von der Hand zu weisen, daß ein uns derzeit
völlig unbekanntes, lokales Agens dabei im Spiele ist. Es ist verständlich,
daß Überlegungen dieser Art den Vertretern der Infektionstheorie des
endemischen Kropfes als eine Stütze ihrer Auffassung erscheinen. Die
„komplexe Natur" der Noxe ist wohl ein weiter Rahmen für die Erklärung der Endemien. Die Ätiologie der Epidemien begreiflich zu
machen, scheint er nicht geeignet.

Der sporadische Kropf

Die Berechtigung zu einer von äußeren Umständen hergeleiteten
Einteilung, die beim endemischen und beim epidemischen Kropf gleichzeitig die Ätiologiefrage beinhaltet, erlischt beim sogenannten sporadischen Kropf. In dieser Beziehung wäre, wenn nicht alle Betonung auf
das lokale Vorkommen gelegt wird, die Frage nach der Pathogenese abgelehnt. Wir können sie daher nur mehr im Sinne der Feststellung verwenden, daß kropfige Erkrankungen einzeln oder in geringer Zahl auch
außerhalb von Endemien und Epidemien beobachtet werden. Daraus
erhellt sofort, daß es sich nur um endogen bedingte Formen handeln
kann. Diese Formen betreffen alle funktionellen Umstellungen der
Schilddrüse auf Grund innersekretorischer Störungen (die pluriglandulären Formen im weitesten Sinne), ferner jene auf Grund von Schädigungen, die zumeist in erster Linie die Schilddrüse treffen (chemische,
physikalische Einflüsse, Ernährung; Einflüsse, die allerdings streng genommen als exogene bezeichnet werden müssen) und den weiten Formenkreis der Adenome.

Eine Einteilung solcher Art stellt das ätiologische Moment in den
Vordergrund und gliedert die sporadischen Kröpfe in funktionell bedingte und in solche, deren Genese weder von der funktionellen Richtung

der Schilddrüse abhängt, noch diese beeinflußt. Als Beispiele für die drei Gruppen seien erwähnt: die mit den weiblichen Sexualperioden zusammenhängenden Strumen; die Kropfbildung durch einseitige Eiweiß- und Fettnahrung; die singulären oder multiplen Knotenkröpfe. Das Wesen der sporadischen Kropfformen findet mithin zum Teil durch die Gesetze der Endokrinologie und der Physiologie der Schilddrüse seine Erklärung. Die Pathogenese der Blastombildungen ist uns nicht bekannt.[1]

Die praktischen Folgerungen aus der Erkenntnis des Wesens ergeben sich von selbst. Prognose und Therapie muß dem Einzelfall angepaßt werden.

Es ist klar, daß die obgenannten Faktoren auch innerhalb eines Endemiegebietes wirksam sein können. Daraus erwachsen dann die Kombinationsformen, die — wie ich früher darzulegen versuchte — bis in die jüngste Zeit eine einheitliche Auffassung erschwerten. Dabei soll abermals unterstrichen werden, daß auch die Neigung zur Adenombildung eine regionär verschieden stark ausgeprägte ist, ohne daß darin ein endemischer Faktor zwingend als auslösend befunden werden könnte. Aber auch die chemischen und physikalischen Einflüsse (Temperatur, Licht, Toxine usw.) müssen im Endemiegebiet gleichermaßen Berücksichtigung finden. Ein im Endemiegebiet beobachteter Kropf kann mithin in ätiologischer Hinsicht zu den sporadischen Strumen gehören, selbst dann, wenn er pathologisch-anatomisch gleichsinnige Veränderungen zeigt, wie der endemische Kropf. Daraus ergibt sich von neuem, daß das Wesentliche in der Beurteilung auf der pathologisch-physiologischen Erkenntnis des Einzelfalles ruht und daß in diesem Sinne der Aufstellung der Gruppe der sporadischen Kröpfe ein unleugbarer Wert zukommt.

Die praktische Bedeutung solcher Feststellungen kann nicht oft genug in den Vordergrund gerückt werden. Eine Frau mit einem endogenen Schwangerschaftskropf kann von den prophylaktischen und therapeutischen Maßnahmen im Endemiegebiet wenig Heil erwarten; ja sie kann — wie ich bei Besprechung der Jodfrage erwähnt habe — eher davon Schaden nehmen. Das reine Adenom wird sich refraktär verhalten. Als einziger „Erfolg" ergibt sich bei solchen Fällen ein Zweifel an der Richtigkeit unserer Vorstellungen und eine Diskreditierung der Prophylaxe und der medikamentösen Therapie. Es ist aber gleichermaßen unangebracht, die Erfahrungen beim endemischen Kropf für jene sporadischen Strumen anwenden zu wollen, die sich auch räumlich außerhalb des Endemiegebietes finden.

---

[1] Die Auffassung der Adenome im Endemiegebiet wurde früher erörtert. Als gutes Beispiel zeigt die Statistik von FIEDLER in Zahl und Art der Fälle das typische Bild einer endemiefreien Gegend (Provinz Sachsen, Tiefebene) mit den endogenen Strumenformen.

Der Wert der Beobachtung sporadisch auftretender Kröpfe liegt aber noch in einer anderen Richtung. Für die Endemien war lange Zeit das wesentliche Ziel der Forschung die Entschleierung des „Erregers". Beim sporadischen Kropf drängte sich indessen früh die Frage auf, ob nicht etwa besondere individuell gegebene Voraussetzungen für die Entstehung der Schilddrüsenvergrößerung gefunden werden könnten. Dies mußte namentlich bei den Knotenkröpfen erwartet werden, bei denen eine familiäre Gebundenheit seit langem beobachtet wurde. Als die Abtrennung der funktionellen Formen gelang, wurde diese Fragestellung von neuem aufgegriffen und damit das für die gesamte Biologie überaus bedeutsame Kapitel der Erbfrage auch für den Kropf der Bearbeitung unterzogen.

Die Erblichkeit des Kropfes

Die Mühe ungezählter Stammbäume, die das fesselnde Problem des Erbganges physiologischer und pathologischer Erscheinungen lösen sollte, hat außer den wertvollen Einblicken durch GREGOR MENDEL nur wenig gefruchtet. Erst in den letzten Jahren ergaben sich zwei neue Gedanken: Die Periodenlehre von HERMANN SWOBODA und die Anwendung der Lehre von den Blutgruppen auf die Vererbung der Krankheitsdisposition.

Die Auswertung der SWOBODAschen Lehre auf dem Gebiete der Pathologie wurde bisher nur selten versucht (in der Kropffrage noch niemals). Über den Zusammenhang von Blutgruppen und Erbkropf liegen aber ausgedehnte Untersuchungen vor.

Es ist auffallend, daß sich diese auf den endemischen Kropf erstrecken, während der sporadische viel leichter zu überblickende Verhältnisse bietet. Unausgesprochen mag dabei die Überzeugung geführt haben, daß man im endemischen Kropf eine einheitliche Genese und damit eine identische pathologisch-anatomische Form erwarten konnte. Der sporadisch auftretende Kropf, der durch verschiedene endogene Momente ursächlich bedingt sein kann und zudem — vielleicht in erster Linie — die Adenome einschließt, mußte eher unverwertbare Befunde ergeben. Denn eine Untersuchung über den Erbgang beim Kropf hat als Material wesensgleiche Strumen zur Voraussetzung. Es ist daher verständlich, daß sich die Untersuchungen über die Erbfrage dem endemischen Kropf zuwandten.

Es erscheint durchaus zweckmäßig, die Auffassung des Adenoms im Endemiegebiet im Sinne WEGELINs anzunehmen. Die Tatsache, daß das Adenom desto häufiger und desto frühzeitiger auftritt, je stärker die Endemie ist (KLÖPPEL, WEGELIN), spricht lebhaft dafür. Für die Adenome außerhalb der Endemie läßt sich so wenig wie für die Adenome der Prostata, der Leber, der Nieren eine Gesetzmäßigkeit aufstellen. Und die

versuchten Stammbäume sind bei genauer Prüfung ziemlich lückenhaft.
Erst bis alle Formen eines unzweifelhaften Stammbaumes auch wirklich
als Adenome erwiesen sind, kann die Bedeutung des Adenoms im Rahmen
der sporadischen Struma richtig gefaßt werden. Für heute ist es aufs
Höchste beachtenswert, daß überhaupt ein Einblick in die Erbfolge beim
Kropf gewonnen zu sein scheint.

In weiterer Fassung wurde die Frage der Erblichkeit von Schilddrüsenerkrankungen von VALLÉRY-RADOT behandelt. Er stellt eine
„similar, dissimilar and variable Heredity" auf, deren Formen ihm durch
viele Beobachtungen belegt scheinen. Die Vererbung erfolgt durch die

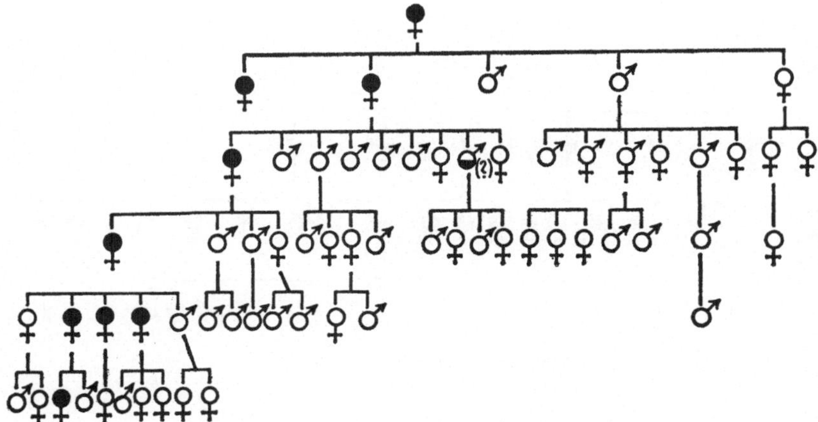

Abb. 47.   Stammbaum von H. W. SIEMENS

Mutter. Basedow — Basedowoid — formes frustes werden häufig gleichsinnig vererbt. Ein ausgesprochenes Myxödem kann mehrfach in der
Familie vorkommen, aber wegen Sterilität der Betroffenen nicht vererbt
werden. Hypothyreosen erscheinen häufig auch in der Deszendenz.
Beim dissimilierten Erbgang zeigen die Kinder einer hyperthyreoten
Mutter zum Teil Formen von Basedow, zum anderen Teil myxödematöse
Bilder. Hieher gehören auch heteroglanduläre Störungen. Schilddrüsen-
störungen auf Grund einer Erbanlage bilden nach VALLÉRY-RADOT einen
bedeutungsvollen Faktor in den funktionellen Erkrankungen des Organs.

In anderen Bahnen bewegen sich neuere Untersuchungen.

H. W. SIEMENS führt aus: „Ein Beweis dafür, daß die Erbanlagen
bei der Entstehung von Kröpfen eine Rolle spielen können, war deshalb
erst zu erbringen, als man Beobachtungen über gehäuftes familiäres Auftreten sporadischer Kröpfe machen konnte. Die erste Mitteilung, die
über dieses Vorkommnis gemacht wurde (1917), bezieht sich auf eine
Familie, in der der Kropf in ununterbrochener Reihenfolge sechs Generationen hindurch anzutreffen war (Abb. 47), und zwar (fast) ausschließ-

lich bei Weibern. Der Vererbungsmodus war offenbar der einer Dominanz, jedoch mit (fast) ausschließlicher Beschränkung auf das weibliche Geschlecht. Bezüglich einer solchen „dominant-geschlechtsbegrenzten Vererbung" zeigte der Stammbaum allerdings insofern eine gewisse Unvollständigkeit, als in ihm die Übertragung des Leidens von der Mutter über den gesunden Sohn auf die Enkelin nicht vorkommt. Diese Lücke wurde später durch einen Stammbaum BLUMS ausgefüllt (1922), in dem die genannte Art der Übertragung des Leidens zweimal vorkommt (Abb. 48).

Nach diesen Beobachtungen war also der Schluß gestattet, daß es erbliche Formen von (sporadischem) Kropf gibt, und daß in

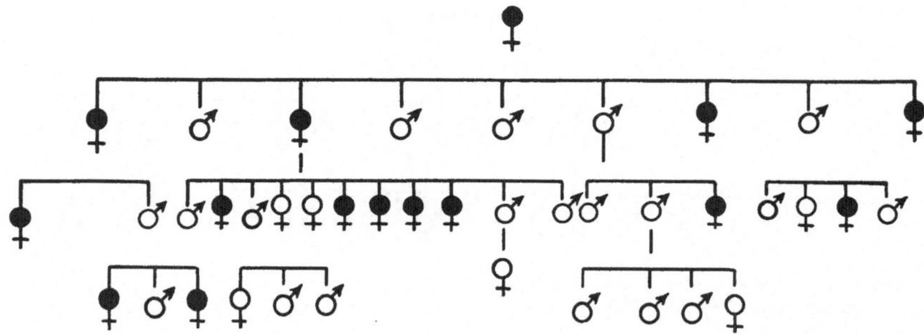

Abb. 48. Stammbaum von BLUM

den beiden bisher beobachteten Fällen offenbar dominant-geschlechtsbegrenzte Vererbung vorlag mit absoluter (oder fast absoluter) Begrenzung auf das weibliche Geschlecht."

Nach diesen Feststellungen war es sehr bemerkenswert, daß FÜRST an der Bevölkerung in Garmisch-Partenkirchen die folgenden Beobachtungen machen konnte: War in einer Familie nur ein Elter ein Kropfträger, während der andere Elter kropffrei war, dann waren von den Kindern nur jene von Kropf befallen, die der gleichen Blutgruppe wie der kropfige Elter angehörten. Die von FÜRST dafür geprägte Formel lautet: „Bei Blutgruppendiskordanz der Eltern und einseitiger Kropfbelastung von nur einem Elter her, erben in weitaus überragender Weise die kropfbefallenen Kinder die Blutgruppe desjenigen Elters, von dessen Seite her auch die Kropfbelastung stammt, während die Blutgruppe des aus kropffreier Familie stammenden Elters auf die kropffreien Kinder übergeht."

Eine Erklärung suchte FÜRST in der Annahme, daß das Schilddrüsenhormon schon frühzeitig „einen formativen Einfluß auf die noch undifferenzierten, gewissermaßen in einem neutralen Zustand befindlichen Blutkörperchen des Fötus ausübt, und daß die Struktur der Blutkörperchen unter dem Einfluß eines auf Grund einer ererbten Anlage nach der krankhaften oder normalen Seite hin ausgebildeten Schilddrüsenhormons sich zu jener Blutgruppe ausbildet, nach der das Blut desjenigen Elters gebildet ist, von dem die normale bzw. krankhafte Schilddrüsenanlage stammt."

In dieser Darstellung ist der Glaube an eine zeitliche und eine wesenhafte Priorität ausgesprochen, der nicht voll begründet ist. Die Blutgruppenzugehörigkeit ist ein unmittelbarer Erbfaktor, sie ist in der Keimanlage enthalten. Nur unter dieser Voraussetzung ist es möglich, die Gültigkeit einer Erbregel anzunehmen, die heute durch Tausende von Beobachtungen erwiesen ist. Nun ist es aber auch nach den Tabellen von SIEMENS und nach den Untersuchungen von FÜRST sehr wahrscheinlich, daß eine heute schon als gesetzmäßig erkennbare Erbfolge beim Kropf besteht. Auch hier muß es sich mithin um eine Erbanlage handeln. Wenn es sich nun herausstellt, daß nur gruppengleiche Individuen der Deszendenz an Kropf erkranken, dann ist die einfachste Annahme die, daß sie diese beiden Anlagen (Blutgruppe und Struma) neben anderen, derzeit noch nicht erweisbaren (Diphtherieempfindlichkeit!) ererbt haben. Die Erklärung der Gruppengleichheit als Ausdruck eines formativen Reizes spräche der Schilddrüse eine übergeordnete Rolle zu, die nicht verständlich ist. Und welche Schilddrüse ist gemeint? Die väterliche kann nicht in Frage kommen, wenigstens nicht im Sinne einer hormonalen Wirkung. Die mütterliche aber kann im Falle einer heterospezifischen Schwangerschaft erst recht nicht angeschuldigt werden.

In der ganzen Frage ist vielmehr das Problem wieder in den Vordergrund gerückt, ob nicht die bestimmte Blutstruktur die Disposition zu gewissen Krankheiten in sich schließt. In unserem Fall: ob der Deszendent nicht deshalb an Kropf erkrankt, weil er einer bestimmten Blutgruppe angehört?

Schon heute hat der Begriff der Disposition eine neue Beleuchtung erfahren. Verwertbare Ergebnisse können erst nach den Feststellungen bei mehreren Geschlechterreihen erwartet werden.[1]

Bedeutungsvoll bleibt die Betonung von FÜRST von der Bedeutung der „idiodispositionellen Bedingtheit" bei der Entstehung des Kropfes. Denn in seinen Untersuchungen handelt es sich um die Feststellung der Vererbung der Adaptionsbreite des Organismus an den Jodmangel in der Nahrung.

ARNDT bringt als vergleichend pathologischen Beitrag zur Frage der Bedeutung genotypischer bzw. konstitutioneller Momente in der Kropfätiologie eine Beobachtung an Hunden: 3 Tiere von demselben Wurf mit

---

[1] Siehe H. W. SIEMENS: Münch. med. Wochenschr., 1925, Nr. 8.

sporadischem, kongenitalen Kropf. Alle Tiere waren in endemiefreier Gegend aufgewachsen, räumlich weit voneinander getrennt und unter ganz verschiedenen äußeren Bedingungen. Im Stammbaummaterial ließ sich Behaftung auf mütterlicher Seite nachweisen.

Es scheint übrigens nicht ausgeschlossen, daß auch das Phänomen der Periodizität des Lebens, dem SWOBODA so überzeugenden Ausdruck gab, in meßbare Kongruenz mit dem System der Blutgruppen (Titerhöhe u. a.) gebracht werden kann. Das Schicksalhafte von Vererbung und Individualität könnte dadurch in weiten Umrissen biologisch erkennbar werden.

Die große Kurve der Titerhöhe wurde von HOCHE-MORITSCH gezeichnet. Es liegt nahe, anzunehmen, daß diese Welle sich aus vielen kleinen Wellen zusammensetzt, die einem Schwanken des Titers entsprechen. Das Zugrundegehen und die Neubildung von Erythrozyten ist eine Tatsache. Vielleicht ist dieser Vorgang von einem Wechsel der Titerhöhe begleitet. Darin könnte zahlenmäßig eine Periodizität erwiesen werden, die bereits bekannte Perioden mit der Virtualität der Blutkörperchen im Einklang zeigt. Laufen solche organische Perioden äußeren rezidivierenden Schädlichkeiten parallel, dann kann bei diesem Individuum ein bestimmter Einfluß früher, intensiver oder ausschließlich zur Wirkung gelangen, wodurch seine Ausnahmestellung biologisch begründet wäre.

So erschließt auch die Erbfrage neue Blicke in die Erscheinungsformen des Kropfes. Aber Zukunftsmusik darf in wissenschaftlichen Belangen die nüchterne Melodie des Heute nicht übertönen. Wir müssen mit dem Gegebenen arbeiten.

Es sei darum noch einmal hervorgehoben: Bei der Frage nach dem Erbmoment ist es von besonderer Bedeutung, die pathologisch-anatomische Form des Kropfes festzuhalten. Es bestehen zwei Möglichkeiten: Die keimplasmatische Neigung zur Blastombildung in der Schilddrüse — daraus folgt das Adenom als Erbkropf, unabhängig von jeder Endemie; und die ererbte Empfänglichkeit für die endemische Noxe — daraus folgt die immer nur auf eine beschränkte Zahl ausgedehnte Strumenbildung im Endemiegebiet. Epidemien von außergewöhnlicher Heftigkeit (80 bis 90% Fälle) legen den Gedanken nahe, daß die Häufung gleichsinnig wirkender Noxen ungeachtet aller ererbten Disposition eine funktionelle Umstellung der Schilddrüse bewirken kann. Es ist mir nicht recht verständlich, wieso daraus die „Kropffähigkeit als allgemein verbreitete Eigenschaft" (HAUKE) abgelesen werden kann. Diese muß ja rein biologisch jeder Schilddrüse zugesprochen werden, sofern es sich um eine erzwungene Leistungsänderung handelt. Vielmehr scheint mir dadurch gerade jene Auffassung gestützt, die verschiedenen ätiologischen Momenten gleiche Auswirkungen auf die Funktion der

Schilddrüse zuspricht. Es muß immer wieder darauf hingewiesen werden, daß es eine Reihe wesensverschiedener Faktoren gibt, die zur Kolloidanschoppung in der Schilddrüse führen. Ebenso kann im Tierversuch der eutrophisch-hyperrhoische Typus durch Anordnungen verschiedener Art (Parenchymreduktion, Abszeßerzeugung) erzielt werden. Fieberhafte Erkrankungen sind von Kolloidschwund gefolgt. Es wäre möglich, in den Epidemien eine Hausinfektion anzunehmen, die sekundär Kolloidschwund in der Schilddrüse erzeugte und allmählich den eutrophisch-hyperrhoischen Typus bedingte. Kommt diese Wirkung im Verein mit einer endemischen Noxe zur Geltung, dann wird die ziffernmäßige Intensität verständlich. Bedenkt man weiter, daß die Jodtherapie immer nur in einem Teil der Fälle wirksam war, dann wird die Hilfstheorie individueller Empfänglichkeit, die deshalb noch zu Recht besteht, in einer faßlichen und erwiesenen Weise ergänzt. Der Erbgang hat für die Erkrankungen von endemischem Charakter Gültigkeit. Die erhöhte Intensität und die lokale Bedingtheit der Epidemie ruht auf einem zweiten, gleichsinnig wirkenden Faktor. Damit wird wohl der epidemische Charakter verständlich, nicht aber die Gültigkeit ererbter Disposition widerlegt. Es kann nicht übersehen werden, daß bei der am besten bekannten Epidemie in der Willertschen Stiftung die Mädchen prozentual stärker beteiligt waren. Hierin ist ein zweites, bekanntes, endogenes Moment zu funktionellen Schilddrüsenschwankungen enthalten. Unzureichende Nahrung führt zum Kolloidschwund, ebenso längerdauernde Kälte. Alle drei schlesischen Epidemien und jene in England fallen in die Wintermonate und erlöschen im Frühjahr. Die Witterung zur Zeit der ersten Silberbergepidemie wird von Hauke als besonders kalt und stürmisch beschrieben. Alle diese Umstände bewirken einzeln eine identische funktionelle Umstellung der Drüse. Es wäre begreiflich, daß ihre zufällige, gleichzeitige Häufung das Bild einer Epidemie bedingen könnte. Aber — und dies kann nicht genug betont werden — die Ablehnung einer Erbdisposition für die Schädigungen der endemischen Noxe kann auf Grund der Epidemien nicht ausgesprochen werden.

Die Untersuchungen von Fürth bedeuten einen Anfang in dieser Frage. Bedeutend genug allerdings, um endlich einen neuen, vielversprechenden Weg zu zeigen. Hier scheint neben weit ausgreifenden, grundsätzlichen Einblicken die Möglichkeit geboten, die Ausnahme von der allgemeinen Gesetzmäßigkeit mit der Gesetzmäßigkeit des Individuums zu erklären. Denn auch die Einmaligkeit des Individuums ist den Normen alles Lebenden unterworfen. Messen wir sie, die ursprünglich bedingten, an den fakultativen der Gesamtheit, dann erscheint unter dem Bild der Ausnahme die vollkommene organische Regelmäßigkeit.

Die Diagnose der funktionellen Schilddrüsenerkrankungen

Keine Erkrankung sank im Laufe der letzten Jahrzehnte so zum Stiefkind diagnostischer Kunst herab wie die Erkrankungen der Schilddrüse. Keine mit solchem Unrecht. Von praktischen Zielen gelenkt, galt alle Mühe der ätiologischen Forschung im weitesten Sinne. Der Versuch, histologisch-funktionelle Übereinstimmungen zu sehen, hatte nur einen Seitenblick übrig für die Bedeutung der Umkehrung des Weges. Und doch kommt kaum bei einer anderen Erkrankung der nach jeder Richtung hin vollendeten Diagnose eine solche Tragweite zu wie hier. Nicht die Diagnose im Laboratorium, jene am Patienten entscheidet von Anfang an über jede therapeutische Maßnahme. Zwecklosigkeiten und therapeutische Irrtümer rächen sich schwerer als anderswo. Die Frage, ob sie vermeidbar sind, tritt mit aller Schärfe in den Vordergrund.

Dem Charakter des Organes entsprechend, ist das einzige unbedingt zu erreichende Ziel die funktionelle Diagnose. Es ist die Arbeit der letzten Jahre, diese Forderung auch, ja gerade dann zu erheben, wenn die Zeichen grober Funktionsausschläge fehlen. Auf ihr ruht die Wahl interner oder chirurgischer Therapie, ihrer Ausschließlichkeit, ihrer Zusammenarbeit; die Abschätzung ihrer Gefahren, ihres Wertes, ihrer Aussichtslosigkeit. Das Gespenst plötzlicher Zufälle, der Schatten des Rezidivs wird gebannt. Die Unsicherheit der Empirie weicht einer bewußten Taktik. Die banale Feststellung „Kropf" wandelt sich zur biologischen Wertung eines anatomischen Phänomens mit allen aus ihr erfließenden Folgerungen.

Der erste Schritt geschieht naturgemäß mit der Behauptung, daß im vorliegenden Fall die Schilddrüse überhaupt als „erkrankt" und damit als ätiologisch oder sekundär beteiligt angesprochen werden kann.

Wieweit dies für den Kretinismus, die Myxödemformen, die Hyperthyreosen geklärt ist, habe ich früher erörtert. Das für die Diagnosenstellung bei dem einzelnen Patienten Wichtige wird später angeführt. Zunächst soll die Beurteilung des Organes im Falle anatomischer Veränderungen versucht werden. Hier lautet die erste Frage:

Entspricht die nachweisbare Geschwulst der Schilddrüse?

Die Antwort ist durch die Feststellung der drei topographisch bedingten Symptome gegeben: Mitbewegung der Geschwulst beim Schluckakt, Lage unter den vorderen Halsmuskeln, Nachweis der Halsschlagader außen und hinter der Geschwulst.

Die Lagesymptome

Diese Symptome, die durch Inspektion und Palpation[1] erhoben werden, verlieren fallweise ihre negative Beweiskraft. Eine ausgesprochen

---

[1] LAHEY beschreibt eine Palpationsmethode. MAURER, MARTIN. HOLTZINGER geben Messungsmethoden an.

ptotische Schilddrüse, die in der oberen Thoraxapertur festsitzt, läßt Mitbewegung ebenso vermissen wie eine entzündlich oder durch neoplastische Muskeldurchwachsung fixierte Struma. Die Ptose allein hebt die innige Anhaftung der Drüse an die oberen Trachealringe nicht auf, wie uns die Bewegung einfacher retrosternaler Kröpfe zeigt. Die Mitbewegung kann sehr gering sein bei hauptsächlich nach der Seite und nach hinten ausladenden Strumen. Das Bewegungsphänomen kann bei der Entscheidung zwischen Blutung in den Kropf und beginnender Strumitis neben anderen Umständen durch den positiven Ausfall für die Annahme der Blutung maßgebend sein. Bei echten Nebenkröpfen kann das Symptom nicht verwertet werden. Hingegen ist es auffallend, wie selbst sehr große Strumen bei genauer Beobachtung (eine häufige Wiederholung des Schluckaktes kann nur durch Verabreichung von Flüssigkeit erzielt werden) deutliche Mitbewegung zeigen. Die abnorme Beweglichkeit des Tauchkropfes bedingt seine verschiedene Lage nach dem Rhythmus der Atmung.

Wenn mithin das Symptom der Hebung der Geschwulst beim Schluckakt nicht nachweisbar ist, muß dies durch einen der genannten Umstände begründet werden. Die Annahme einer Blutung wird durch die akute lokale Größenzunahme nach einem Trauma der Schilddrüse, nach plötzlicher schwerer körperlicher Anstrengung, auch nach Husten, Erbrechen, bei bestehendem Adenomkropf mit rasch zunehmender Atemnot, Spannungsgefühl, Spontan- und Druckschmerz bei fehlendem Fieber berechtigt sein. Gefäßveränderungen, die wir als disponierend ansprechen müssen, sind nur selten nachzuweisen. Bei Männern scheinen Blutungen in den Kropf häufiger vorzukommen als bei Frauen. Gewöhnlich erreichen die Erscheinungen rasch einen Höhepunkt, um unter Ruhe und Eisumschlägen bald abzuklingen. Bei den meisten Fällen bleibt übrigens die Struma beweglich. Nur sehr ausgedehnte Hämorrhagien in tiefer gelegenen Zysten werden fixiert.

Die Entzündung des Kropfes wird aus den mehr minder akut einsetzenden Spontanschmerzen, der Schwellung, dem lokalen Hitzegefühl und dem ausgesprochenen Berührungsschmerz bei erhöhter Körpertemperatur erschlossen. Bald wird — wenn es sich nicht um seltene, sehr tief gelegene Eiterungen handelt — eine Rötung über der Geschwulst bemerkbar, wobei auch die zunächst durch den Schmerz bedingte Fixierung mechanisch durch die entzündliche Verlötung bewirkt wird.

Ätiologisch kommt heute eine Infektion durch eine Punktion des Kropfes wohl kaum mehr in Frage. Es handelt sich vielmehr fast immer um eine metastatische Eiterung (Scharlach, Pneumonie, Puerperalsepsis). Bei Typhuskranken sind infolge der Somnolenz der Patienten die subjektiven Symptome oft schwer zu erheben. Die Eiterung tritt aber hier häufiger erst in der Rekonvaleszenz in Erscheinung. Sie erfaßt immer einen ganzen Lappen und führt zu dessen vollkommener Einschmelzung.[1]

Die seitliche Drehung des Kropfes spannt den Kopfnicker über den Schilddrüsenlappen der dem Gesicht abgekehrten Seite. Das Symptom ist beweisend, wenn der Zusammenhang zwischen dem medial vom Kopfnicker liegenden Geschwulstanteil mit jenem lateral (hinter) dem Muskel liegenden eindeutig ist. Die Lage unter den vorderen Halsmuskeln teilt die Schilddrüse mit anderen Geschwülsten, die im vorderen Halsdreieck vorkommen können. Tuberkulöse Lymphome, auch metastatische Drüsen, die bald die Muskulatur durchsetzen, können anfänglich noch unter dieser getastet werden. Ihre Vielheit, der allerdings oft sehr schwierige Nachweis des primären Erkrankungsherdes werden die richtige Beurteilung ermöglichen. Die seltenen kongenitalen Anomalien (Dermoide, Zysten, das Hygroma colli congenitum) verraten sich durch ihre Topik und die ihnen eigenen Merkmale.

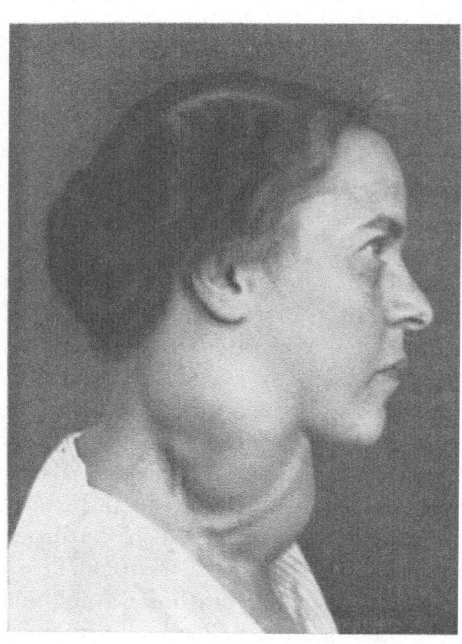

Abb. 49.   Abnorme Lage der Schilddrüse

Das wohl sehr seltene doppelseitige Lymphangioma cavernosum kann, wenn es im vorderen Halsdreieck sitzt und erst in späteren Jahren zur Entwicklung kommt, bei undeutlicher Fluktuation eine Struma vortäuschen (HEREPEY-CSABANYI). Immerhin lassen diese Geschwülste die entscheidende Bedeutung des Symptoms der Lage zur Muskulatur gegenüber dem unverkennbaren Zeichen der Mitbewegung beim Schluckakt zurücktreten.

Die Lage der Karotis hinter der Geschwulst wird bei Strumen nur selten als nicht zutreffend gefunden. Kommt es doch zur Beobachtung, so sind die übrigen Symptome so eindeutig, daß ein Zweifel aus dem Fehlen dieses Zeichens nicht erwachsen kann.

Ich beobachtete an der Klinik EISELSBERG einen Fall (Abb. 49), bei

---

[1] (BREITNER, Zur Chirurgie des Typhus abd. Mit. a. d. Grenzgeb. 1926 Bd. 40), MELCHIOR, l. c.

dem eine mächtige Adenomstruma in beiden Seitenlappen rechts durch die nach außen abgedrängte Karotis geradezu halbiert war.

De Quervains „Chirurgische Diagnostik" und Clairmonts „Verletzungen und chirurgische Krankheiten der Mund- und Rachenhöhle und des Halses" enthalten ein erschöpfendes Bildmaterial über alle diagnostisch schwierigen Geschwulstbildungen am Halse, aus dem die Beurteilung der drei Kardinalsymptome der Struma ohne weiteres ersichtlich ist. Es soll daher hier nur mehr auf besondere Vorkommnisse eingegangen werden.

Die Blutung und die akuten Entzündungen wurden bereits erwähnt. Eine besondere Form der chronischen Entzündung der Schilddrüse haben Riedel und Tailhefer als „eisenharteStruma" beschrieben. Hier tritt manchmal eine so derbe Verwachsung der Schilddrüse mit der Umgebung ein, daß keines der drei für die Schilddrüse charakteristischen Symptome nachgewiesen werden kann. Besteht gleichzeitig eine Schädigung des Rekurrens, so liegt der Verdacht auf maligne Degeneration nahe. Die rasche Progredienz der Erscheinungen von Atemnot und Heiserkeit wird den Verdacht rechtfertigen

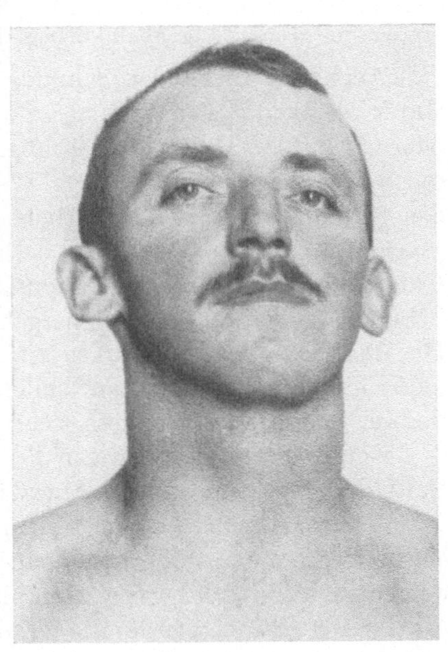

Abb. 50. 30jähr. Mann. Aktinomykose. Aus Clairmont, l. c.

(Clairmont). Es ist bemerkenswert, daß in einigen Fällen (Riedel, Eiselsberg) nach partieller Exzision (histologisch zellarmes Narbengewebe) ein vollkommener Rückgang der derben Schwellung gesehen wurde.

Die chronischen spezifischen Entzündungen der Schilddrüse bieten ebenfalls diagnostische Schwierigkeiten. Die klassischen Symptome der Lage sind verwischt. Schmerzen, Stimmbandlähmung, Trachealkompression weisen auf das maligne Neoplasma. Oft ist eine Entscheidung nur nach dem Erfolg der Therapie oder nach dem histologischen Befund zu treffen.

Am seltensten handelt es sich um Aktinomykose. Neben einem Fall von hämatogenen Metastasen bei generalisierter Aktinomykose (Kollaczek und Patzelt) ist in der Literatur nur jener von Köhler auffindbar, bei dem die Zerstörung der Schilddrüse zum Myxödem führte. In jüngster Zeit berichtet CLAIRMONT über eine auch hierher gehörende Beobachtung.

Das der Arbeit CLAIRMONTS entnommene Bild (Abb. 50) zeigt einen 30jährigen gesunden, kräftigen Mann, bei dem sich innerhalb drei Wochen unter Schmerzen eine derbe Schwellung im Bereiche des linken Schilddrüsenlappens entwickelt hatte. CLAIRMONT operierte unter der Diagnose: abklingende Strumitis. Es fand sich eine schwielige Verdickung des subkutanen Gewebes, der Halsfaszien, der kleinen Halsmuskeln. Der Schilddrüsenlappen war frei. Zwischen Platysma und Muskulatur und an der linken Seite des Zungenbeinkörpers je ein Abszeß mit Aktinomyzesdrüsen.

Auch die Lues der Schilddrüse wird selten gesehen. Angeboren wurde sie in der Form kleiner Gummen (BIRCH-HIRSCHFELD, DEMME) oder als diffuse Thyreoiditis beobachtet (BUSCH, HÜBSCHMANN, PELLEGRINI, PERANDO, SCHLIMPERT, WEGELIN). Als erworbene Lues führt das Sekundärstadium zu deutlichen Schilddrüsenschwellungen (ENGEL-REIMERS, JULLIEN, MAURIAC). Das tertiäre Stadium äußert sich als Gumma oder Sklerose. Differentialdiagnostisch kommen nur die mit Schilddrüsenvergrößerung einhergehenden Prozesse (KÜTTNER) in Frage. Die Derbheit der Schilddrüse ist für alle Fälle bezeichnend. Tertiär luetische Veränderungen an andern Organen oder die Wirkung einer Jodkur können die Diagnose sichern.

Entgegen der Meinung von ROKITANSKY ist die Tuberkulose der Schilddrüse kein allzu seltener Befund.

WEGELIN stellt fest, daß miliare Tuberkel in der Schilddrüse recht häufig vorkommen, daß aber „chronisch fortschreitende Tuberkulosen, welche auch klinisch hervortreten, zu den großen Seltenheiten gehören". Als latente Form wurde die chronische Schilddrüsentuberkulose als Zufallsbefund öfter erhoben (ARNDT, HEDINGER, RUPPANER, NEMURA, WEGELIN u. a.). Bei größerer Ausdehnung der proliferierenden Tuberkulose oder der käsig-abszedierenden Form kann es zu nennenswerter Vergrößerung der Drüse kommen. Die Abszeßbildung kann manchmal sehr rasch vor sich gehen und früh zum Hautdurchbruch führen. Die Differentialdiagnose gegenüber nichtspezifischer Entzündung oder Struma maligna kann ab und zu durch den Nachweis einer andernorts manifesten Tuberkulose gefördert werden.

Oft ist auch die Entscheidung während der Operation noch schwierig.

Ich beobachtete an der Klinik EISELSBERG einen 53jährigen Patienten mit folgender Anamnese: Mit dem 18. Lebensjahr mäßiger Blähhals, namentlich rechts. Im Alter von 40 Jahren Hämoptoe, 2 Jahre später Rippenkaries. Bewegungsschmerzen in der Halswirbelsäule und bald darauf im Lendenwirbelanteil verschwinden im Laufe eines Jahres unter Halskrawatte und Mieder. Vor 4 Jahren letzte Hämoptoe. Seither vollkommen beschwerdefrei. Vor 4 Wochen ziehende Schmerzen in der rechten seitlichen Halsgegend, hinter das rechte Ohr ausstrahlend. Atemnot. Rasche Zunahme der Halsschwellung besonders rechts. Fieberfrei.

Bei der Aufnahme Bild der Struma maligna. In keinem Organ Nachweis aktiver Tuberkulose möglich. Daher ist trotz der Anamnese die Diagnose Tuberkulose unsicher. Bei der Operation findet sich zunächst eine derbe Verwachsung der vorderen Halsmuskeln mit Kropfkapsel und Kropf in großer Ausdehnung. Nach mühsamer Darstellung der rechten Schilddrüsenhälfte zeigt sich diese in der Mitte zerfallen und rahmigen Eiter enthaltend. Der jetzt scheinbar mit Sicherheit gegebenen Diagnose Tuberkulose wird durch einen zweiten knolligen derben Tumor widersprochen, der allseits fest verwachsen median von dem eröffneten Parenchymmantel liegt. Die Punktion ergibt Blut. Der Eindruck der Malignität ist unabweisbar. Schwierige Exstirpation. Das Ergebnis der histologischen Untersuchung (Institut Prof. MARESCH) lautet: Chronische Perithyreoiditis, möglicherweise auf tuberkulöser Basis.

Metastatische Herde in der Schilddrüse bei Lymphogranulomatose wurden von ZIEGLER beschrieben. Eine primäre Lokalisation des Lymphogranuloms in der Schilddrüse ist nicht bekannt (WEGELIN).

Hier muß schließlich auch der Echinokokkus der Schilddrüse Erwähnung finden, wovon bisher über 30 Fälle (Ech. hydatidus) mitgeteilt wurden.

Da der Echinokokkus der Schilddrüse meist solitär bleibt, wird der zystische Tumor im Drüsenparenchym wohl immer als Struma cystica angesprochen. Auffallend ist der häufige Sitz im rechten Lappen. Die Größe der Zyste wechselt; sie kann die Größe von zwei Männerfäusten erreichen (v. UTZMANN). Die Zyste liegt in einer derben bindegewebigen, manchmal verkalkten Kapsel. Die mechanischen Auswirkungen decken sich mit jenen einer Struma von gleichem Sitz und gleicher Größe. Ist eine periodisch bemerkbare Verkleinerung der Geschwulst (subkutanes Platzen) mit gleichzeitiger Urtikaria verbunden (Resorption des Inhaltes der Blase), dann wird ebenso wie bei nachweisbarem Hydatidenschwirren die Diagnose möglich sein (VITRAC). Auch die Komplementbindungsreaktion und die Eosinophilie können dazu führen. Der Durchbruch in die Trachea und das Aushusten von Blasen sind ein zu spätes Symptom.

Mit der Beachtung dieser Besonderheiten der Lage und der Eigenheiten spezifischer Entzündungen der Schilddrüse ist das Wesentliche in der Differentialdiagnose zwischen Erkrankungen der Thyreoidea und anderen pathologischen Prozessen im vorderen Halsdreieck getan. Auch ein Gumma im Sternokleidomastoideus kann durch genaue Beachtung der Lagesymptome und durch den Erfolg einer antiluetischen Kur erkannt werden. Ein Dermoid im vorderen Mediastinum wird eher als substernale Struma angesprochen. Wenn Atembeschwerden die Operation erzwingen, erwächst aus dem diagnostischem Irrtum kein Schaden für den Patienten. Ein kalter Abszeß bei Karies des Manubrium sterni kann wohl kaum mit einer Schilddrüsengeschwulst verwechselt werden.

Einen diagnostisch sehr bemerkenswerten Fall konnte ich an der Klinik beobachten: Die 38jährige Patientin stammt aus gesunder Familie. In ihrem 30. Lebensjahre entwickelte sich verhältnismäßig rasch eine breite Schwellung beiderseits am Halse, die bald zu Atembeschwerden führte. Als Struma erkannt, wurde die Geschwulst durch ausgedehnte beiderseitige Resektion vor 6 Jahren entfernt. Glatter Heilungsverlauf. Seit ungefähr einem Jahr machten sich neuerdings Atembeschwerden bemerkbar, ohne daß am Halse eine Veränderung sichtbar gewesen wäre. Wohl aber hatte eine seit längerer Zeit als flache Erhebung über dem Manubrium sterni aufgetretene Schwellung allmählich die Größe eines halben Apfels erreicht. Die Dyspnoe und ziehende Schmerzen in der rechten Schulter und im rechten Arm führten die Patientin an die Klinik.

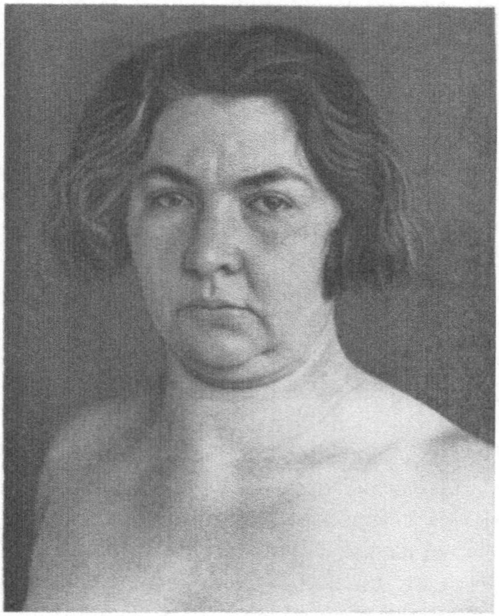

Am Halse (zarte Narbe nach Kragenschnitt) ist keine Geschwulst zu sehen. Bei tiefer Palpation kann im Jugulum eine in die Tiefe namentlich nach rechts reichende derbe, wenig bewegliche Resistenz getastet werden. Die Schwellung über dem Sternum ist von normaler Haut bedeckt, nicht schmerzhaft, nicht fluktuierend, über dem Knochen unverschieblich.

Die röntgenologische Untersuchung zeigt die Luftröhre in ihrem Brustabschnitt weit nach links hinten abgedrängt und von rechts her leicht eingedrückt. Am Manubrium sterni sind keine sichern Veränderungen nachweisbar.

Abb. 51. Strumametastase im Sternum

Die Atembeschwerden waren durch diesen Befund erklärt. Man mußte ein inthrathorakales Kropfrezidiv annehmen. Das auffallend pastöse Aussehen der Patientin, ihre beträchtliche Adipositas ließen an einen hypothyreoten Zustand denken. Dadurch lag der Gedanke nahe, daß die Schwellung über dem Manubrium etwa als Schilddrüsenmetastase im Sinne eines Funktionsersatzes bei zu ausgedehnter Resektion und ungenügendem Rezidiv anzusprechen sei. Das negative Punktionsergebnis erhärtete diese Auffassung. Da die Schwellung mit ihrem obern Rand die Narbe erreichte und das Röntgenbild nicht mit Sicherheit die Geschwulst ins Sternum verlegte, war auch die Annahme einer subkutanen Impfmetastase, die der Organhunger zur Entwicklung brachte, gegenüber einer hämatogenen Knochenmetastase nicht völlig von der Hand zu weisen (Abb. 51).

Die Operation ergab die Lage der Geschwulst im Sternum, histologisch handelte es sich um ein „gutartiges" Schilddrüsenadenom.

Mit der Feststellung der Zugehörigkeit einer Halsgeschwulst zur

Schilddrüse ist der erste diagnostische Schritt getan. Kann Malignität, Blutung oder eine der Formen der Entzündung ausgeschlossen werden, dann gilt die nächste Untersuchung der mechanischen Auswirkung der Geschwulst.

Hier steht an subjektiver und objektiver Bedeutung obenan die Beeinträchtigung der Form und Lage der Luftröhre.

Die Auswirkungen auf den Kehlkopf entgehen wohl kaum der Beobachtung. Sie sind seltener, wenn auch manchmal sehr hochgradig im Sinne einer Verlagerung und Drehung. Die starre Wand des Schilddrüsenknorpels schützt vor Deformierungen.

Die Gewebsbeschaffenheit und die Lage der Luftröhre läßt eine Verschiebung oder Verengerung des Lumens unter dem Druck der vergrößerten Schilddrüse als häufige Erscheinung beobachten. Bei der bloßen Inspektion ist dies meist viel weniger sichtbar, als wenn der Larynx betroffen ist. Die Störungen der Atmung aber verraten den Zustand oft schon im Anfangsstadium. Besonders jene Lage- und Formveränderungen, die sich innerhalb kurzer Zeit geltend machen, bedingen fast ausnahmslos die eindeutigen Symptome der Trachealstenose. Inspiratorischer Stridor bei klarer Stimme; Kurzatmigkeit bei rascher Bewegung und selbst geringer Anstrengung, Zwang zu schnellerer Atemfolge bei lauter Phonation, Gesamtphysiognomie der erschwerten Respiration kennzeichnen den Zustand. Die Eigentümlichkeit des Kropfstridors im Säuglingsalter beschreibt WILTSCHKE.

Stenosen, die sich sehr langsam entwickeln, können fast alle Symptome vermissen lassen. Der Patient vermeidet alles, was ihn erfahrungsgemäß kurzatmig macht, so daß erst eine unabwendbare körperliche Mehrleistung oder ein akuter Katarrh der Luftwege die Stenosenerscheinungen manifest macht.

Die aus den Symptomen erschlossene Trachealeinengung (die reine Verdrängung der Luftröhre macht meist nur geringe Beschwerden) kann hinsichtlich ihres genauen Sitzes und ihrer Form erst durch die endoskopische oder röntgenologische Untersuchung präzisiert werden.

Die Laryngo- und Tracheoskopie leiden (neben dem Vorteil, daß sie die Stimmbandfunktion erkennen lassen) daran, daß sie in den seltenen Fällen einer sehr engen oder einer mehrfachen Stenose kein erschöpfendes Bild zu geben vermögen. Dies ist bei der heutigen Operationsmethodik allerdings von untergeordneter Bedeutung. Der Reiz auf die Trachealschleimhaut ist aber auch bei sehr ausgebildeter Technik so stark, daß man gut tut, zwischen Untersuchung und Operation einen Ruhetag einzuschalten (EISELSBERG).

Die röntgenologische Darstellung der Luftröhre kennt diese Unzulänglichkeiten nicht und hält außerdem das gewonnene Bild dauernd fest. Sie wurde daher zur souveränen Untersuchungsmethode bei Kropfkranken. Ihrer Verwertbarkeit hiebei kommt neben der objektiven Wiedergabe der anatomischen Verhältnisse im Falle der tatsächlichen Stenose eine zweifache Bedeutung zu. Einmal wird für Fälle, bei denen eine andere Erkrankung der Atmungsorgane oder ein pathologischer Zustand des Herzens, der Aorta usw. als Ursache der Beschwerden erwiesen wird, ein nutzloser Eingriff verhindert. Dann aber wird in anderen Fällen, die subjektiv und objektiv eine nennswerte Beeinträchtigung der Trachea nicht annehmen lassen, durch deren Nachweis die Operation indiziert.

Durch HOLZKNECHT 1901 inauguriert wurde die Röntgenologie der Luftröhre 1905 durch PFEIFFER ausgebaut und in ihrer hohen Bedeutung für die Diagnostik betont. Nach einer Reihe von Arbeiten, unter denen namentlich jene von BRAUNE, FRÄNKEL, KIENBÖCK, KRAUSE, STAHEL und WILD zu nennen sind, machte SGALITZER 1920 mit allem Nachdruck darauf aufmerksam, daß die fundamentale Erfordernis für die erschöpfende Untersuchung der Trachea in ihrer Darstellung in zwei zueinander senkrechten Projektionen gegeben ist. Diese Methode ist nunmehr allgemein angenommen.

Das Plattenverfahren in ventrodorsaler und rein seitlicher Richtung ist heute fast durchwegs durch die Durchleuchtung (mit oder ohne Schirmkopie) verdrängt.

Der besondere Wert der Röntgendiagnose liegt nicht so sehr in der Feststellung, von welcher Seite her im Halsteil die Kompression (oder die stärkere Kompression) erfolgt, sondern vielmehr in der Sichtbarmachung intrathorakaler Strumen oder -teile, deren Entdeckung sie zudem durch die Darstellung ihrer Fixiertheit oder Beweglichkeit ergänzt.

Als Beispiel für die Leistungsfähigkeit der röntgenologischen Diagnostik sei auf einige Bilder S. 154 und 155 (SGALITZER, Röntgeninstitut der Klinik Eiselsberg) hingewiesen (Abb. 52 bis 58).

Auch die Auswirkungen der vergrößerten Schilddrüse auf den Ösophagus sind röntgenologisch in manchen Fällen gut darstellbar.

Nervenstörungen

Subjektiv und objektiv gleich früh und sicher zu erkennen sind die Störungen der Nerven, besonders wenn sie den Rekurrens betreffen.

In der überwiegenden Mehrzahl der Beobachtungen findet sich die Nervenläsion als Parese oder Paralyse bei malignen Strumen, so daß ihr Auftreten sofort den Verdacht auf Malignität wecken muß. Indes wurden auch bei gutartigen Kröpfen Rekurrensstörungen ab und zu nachgewiesen. Reizzustände, die sich hauptsächlich durch Krampfhusten äußern, sind selten. Lähmungserscheinungen verschiedenen Grades werden häufiger angetroffen. LEISCHNER berichtet über den laryngoskopischen Nachweis von 22 Stimmbandstörungen bei 500 Strumen vor der Operation. Manchmal besteht sie ohne ausgesprochene Symptome, wenn eine Kompensation durch das Stimmband der gesunden Seite eintritt. Erst bei längerem Sprechen wird dann die Störung manifest.

Die Erkennung einer Stimmbandlähmung ist im Hinblick auf die schwere Gefährdung des Patienten bei operativer Schädigung der gesunden Seite von größter Bedeutung. Die laryngoskopische Untersuchung vor der Operation ist daher eine strikte Forderung.

Die Schädigung des Rekurrens kann nicht aus den Erstickungsanfällen erschlossen werden. Es hat schon KRÖNLEIN darauf hingewiesen, daß hier keineswegs ein ätiologischer oder auch nur synchroner Zusammenhang besteht.

Leichter entgehen der Untersuchung Störungen des Sympathikus, bei denen ebenfalls Reizungs- und Lähmungserscheinungen zur Beobachtung kommen.

Daß auch durch Druck der Struma auf den Vagus Stimmbandstörungen ausgelöst werden können, wurde von JAHNSON beschrieben. BRUBERGER und PINNER sahen Verlangsammung der Atmung als Wirkung des Kropfdruckes auf den Vagus.

Der Hypoglossus wird nur selten durch den Kropf beeinflußt (EISELSBERG).

Die Bedeutung der Symptome einer Nervenschädigung für die Diagnostik liegt vor allem in dem Alarm, an Malignität zu denken. Aber auch die erweisbar gutartige Struma erscheint in einem anderen Licht, wenn sie zu schädlichen Auswirkungen auf einzelne Nerven führt. Die Feststellung solcher ist daher für die Diagnostik unerläßlich.

Kreislaufstörungen

Als subjektives Zeichen der häufigen Störungen des Kreislaufes gilt in erster Reihe das durch geringfügige Anstrengungen auslösbare Herzklopfen. Es ist im Einzelfalle oft schwierig festzustellen, ob hier eine primäre Schädigung des Herzens vorliegt oder ob die Atmungsbehinderung der Grund ist; häufig dürfte es sich um beides handeln.

In jüngster Zeit hat STEINER an der Klinik CLAIRMONT die Frage des Kropfherzens neuerlich eingehend geprüft. Die von MINNICH gegebene Einteilung des mechanischen Kropfherzens (ROSE) und des thyreotoxischen Kropfherzens (V. MIKULICZ) mag in den Extremen zu Recht bestehen. In diesen kann sie auch klinisch behauptet werden. Der Einfluß der Trachealstenose und der Behinderung des venösen Abflusses auf das Herz kann nicht abgelehnt werden. Der Nachweis der Stauung ist durch Klinik und Röntgenbild gegeben. A. W. MEYER behält die Scheidung in thyreotoxisches und mechanisches Kropfherz bei.

Ebenso sicher ist aber die Tatsache thyreogener Herzneurosen (A. KOCHER), bei denen eine makroskopisch kaum erkennbare Veränderung der Schilddrüse besteht. Tachykardie oder idiopathische Herzhypertrophie sollen der Ausdruck der Toxikose sein. STEINER zählt die meisten Herzschädigungen bei Strumenträgern zu den toxisch bedingten. Er findet überragend häufig die Vergrößerung des linken Herzens, selten hingegen die isolierte Erweiterung des rechten. Für das Vollbild der Thyreotoxikose, den Morb. Basedow, steht die reine Dilatation des rechten Herzens im Vordergrund (A. KOCHER). Die für schwerste Basedowfälle charakteristische Veränderung des Myokards (diffuse oder fleckige fette Degeneration der Muskelfasern) ist der anatomische Ausdruck des thyreotoxischen Kropfherzens.

Herzklopfen, Tachykardie, irregulärer Puls, Zyanose, Verbreiterung des linken oder des rechten Herzens oder beider Herzhälften sind die klinisch erweisbaren Zeichen einer Beeinträchtigung des Herzens durch den Kropf. Sie sind diagnostisch (prognostisch) von Wichtigkeit, gleichviel ob sie im Einzelfalle ihre sichere ätiologische Erklärung finden oder nicht.[1]

---

[1] Die Frage der Herzstörungen bei den verschiedensten Formen der Schilddrüsenerkrankungen wurde in der letzten Zeit vielfachen Untersuchungen unterzogen. LOEPER und MOUGEOT sehen Mitralinsuffizienz durch Vaguskompression (Depressorreizung) bedingt. BICKEL und FROMMEL treffen eine Einteilung der Hyperthyreosen nach kardiovaskulären Symptomen.

Daß der Schilddrüsenextrakt auch am Herzen direkt, besonders in seinem Reizleitungssystem angreift, haben die Versuche von LAUTER und DETERMANN ergeben. Dazu ist die Feststellung von GUGGENHEIMER wichtig, der die Wirkung des Jod mit der ATZLER-FRANKschen Methode in der Durchströmung des isolierten Säugetierherzens studierte. Er fand nur kleinste Verdünnungen wirksam, während stärkere Konzentrationen so gut wie keine Wirkung ausübten. KAZUGI TAHANE erzielte durch Thyreoidin und Jodsalze eine experimentelle Myokarditis. ROTH beschreibt Arrhythmia perpetua bei Jodhyperthyreoidismus, HÖSSLIN nach Kropfoperation bei Morbus Basedow. LIAN, MOLL, KÖHLER berichten über Arrhythmie bei Schilddrüsenerkrankungen. LUEG zeichnet das Elektrokardiogramm des Myxödems; ZINS und RÖSLER bringen einen Beitrag zur Beeinflussung des Myxödemherzens durch Thyreoidin. SULGER stellte an der Klinik ENDERLEN experimentelle Untersuchungen über den Einfluß der Trachealstenose auf Herz und Kreislauf an. GMELIN erörtert die Klinik des Kropfherzens. MEYER und SULGER besprechen das Kropfherz vor und nach der Operation.

Die Mehrzahl vergrößerter Herzen zeigten Patienten, bei denen eine Trachealstenose bestand, dann solche, bei denen Hyperthyreoidismus und Trachealstenose kombiniert waren. Es gibt auch eine große Anzahl von Herzvergrößerungen beim Kropf, deren Ursache keineswegs geklärt ist, da mechanische und toxische Veranlassungen sichtlich fehlen. In der Regel geht ein vergrößertes Herz nach der Kropfoperation nicht zurück. Die wenigen Fälle eines Rückganges verteilten sich auf Herzen mit toxischer oder mechanischer Einwirkung oder auf Herzvergrößerungen ohne diese beiden Ursachen. Nicht allzu selten fand man bei vergrößerten aber auch bei normalen Herzen nach der Operation eine Zunahme der Herzbreite, und zwar ist diese wohl auf sekundäre, klinisch keine Erscheinungen machende Dilatation zurückzuführen (HERZFELD).

Dystope Strumen

Die Kenntnis der gewöhnlichen mechanischen Auswirkungen der Struma wird bedeutungsvoll in jenen Fällen, in denen wohl die klinischen Symptome der angeführten Art vorliegen, eine Schilddrüsenvergrößerung aber weder zu sehen noch zu tasten ist. Hier muß der Nachweis einer dystopen Struma versucht werden. Es kann sich um einen intrathorakalen, intratrachealen, retroviszeralen Kropf oder um einen Nebenkropf in der Form der Zungenstruma handeln. FEDELI beschreibt drei akzessorische Schilddrüsentumoren von Fötuskopfgröße im linken oberen Halsdreieck.

Die intrathorakale Struma in einem in toto ptotischen Organ ist verhältnismäßig selten. Meist ist ein beträchtlicher Kropfanteil deutlich am Halse feststellbar und der retrosternale Anteil bildet nur den oder die unteren Pole der Schilddrüse. WILTSCHKE macht darauf aufmerksam, daß die Diagnose Struma bei der Kürze des kindlichen Halses nicht ganz leicht ist. Außer der Palpation ist auf das von HAMBURGER angegebene Symptom der substernalen Struma zu achten: Verstärkung des Stridors bei Flexion und Geringerwerden oder völliges Verschwinden desselben bei Deflexion.

Einer sehr oberflächlichen Untersuchung kann der Tauchkropf entgehen oder er kann „in seiner Bedeutung für bestehende Atembeschwerden außerordentlich unterschätzt werden" (CLAIRMONT). Hingegen läßt genaue Inspektion und Palpation oft die Diagnose einer retrosternalen Struma mit Sicherheit stellen. Wenn die Abtastung des unteren Strumenpoles auch beim Husten des Patienten nicht gelingt, dann kann eine über dem Manubrium sterni nachweisbare Dämpfung, die — vor dem Röntgenschirm — die Schluckbewegung mitmacht, mit Sicherheit als Symptom eines intrathorakalen Kropfes angesprochen werden. CLAIRMONT zeichnet den allgemeinen Habitus dieser Patienten: ältere Leute mit ausgesprochener Zyanose, dickem Hals mit großen erweiterten Venen auch über der Vorderfläche des Thorax. Die Palpation am Halse läßt oft nur bei Hustenstößen eine derbe Resistenz im Jugulum oder über den Klavikeln tasten. Meist besteht eine Verbreiterung des Herzens, oft Emphysem, fast immer ein inspiratorischer Stridor.

Das Röntgenbild ermöglicht bei sonst unsicherem Befund wohl stets die Differentialdiagnose gegenüber kardialem oder bronchialem Asthma oder einem Aneurysma der Aorta oder der Anonyma. Die Unterscheidung zwischen alliiertem intrathorakalem Nebenkropf (Fall ADJUTOLO), fixierter Struma oder Mediastinaltumor ist manchmal undurchführbar.

Die frühe Erkennung des Leidens ist von großer Wichtigkeit. Denn nicht zu selten kommt es im vorgeschrittenen Stadium nach einer Periode, die durch langsam zunehmende Atembehinderung, Druckgefühl in der

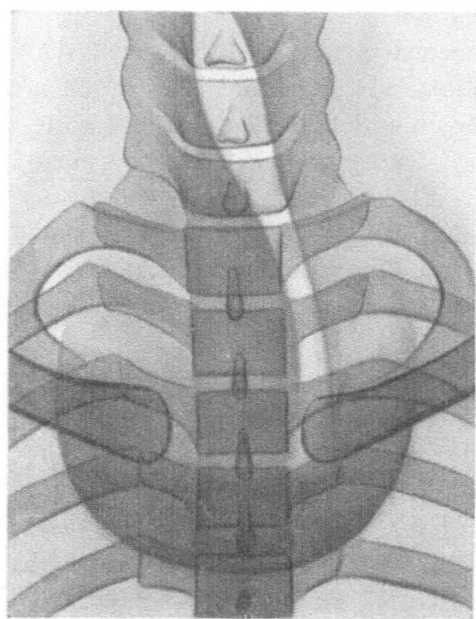

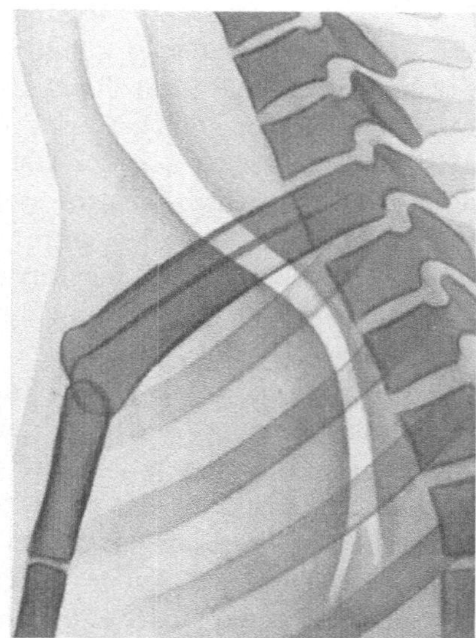

Abb. 52   Abb. 53

Bogenförmige Verdrängung der Luftröhre nach links und hinten durch eine retrosternale
Struma

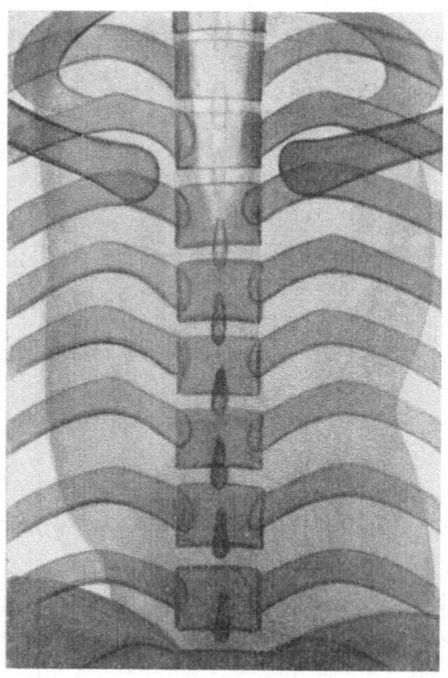

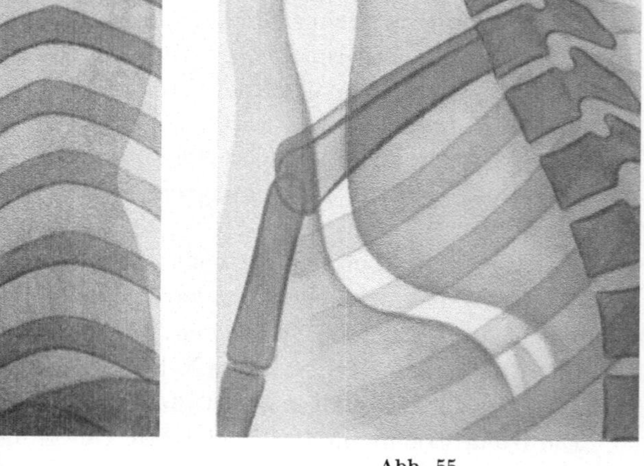

Abb. 54   Abb. 55

Großer Mediastinaltumor mit starken Verdrängungserscheinungen an der Luftröhre, die
im seitlichen Bild (Abb. 55) zum Ausdruck kommen

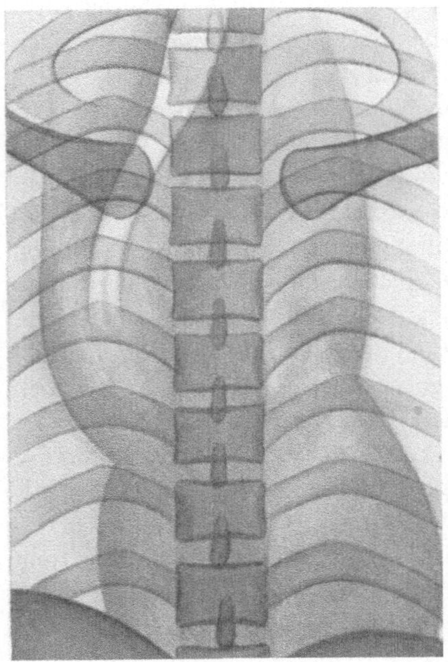
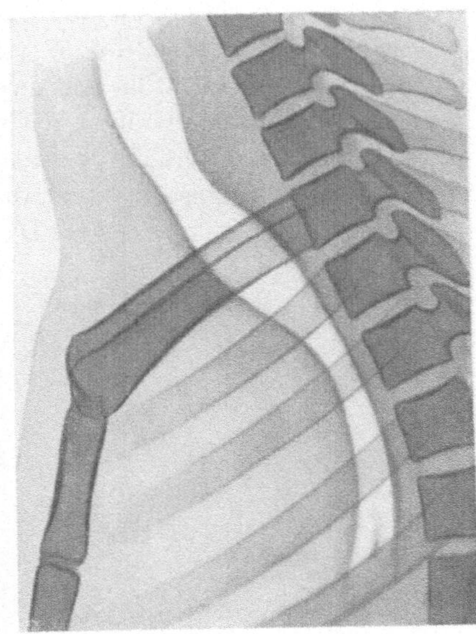

Abb. 56   Abb. 57

Aneurysma des Aortenbogens mit typischen Verdrängungs- und Kompressionserscheinungen
am Brustabschnitt der Luftröhre

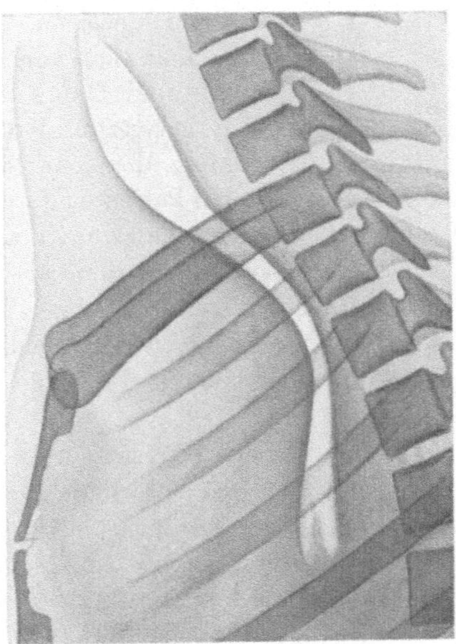

Abb. 58

Aneurysma des Aortenbogens mit starker Verdrängung des Brustabschnittes der Luftröhre
nach hinten und Kompression derselben von vorn her. Gleichzeitig schwere Sternumusur

Brust, Hustenreiz gekennzeichnet ist, plötzlich zu einem Erstickungs-
anfall (besonders häufig nachts), der dann die Operation unter ungünstigen
Verhältnissen (akute Dyspnoe, Tracheomalazie) erzwingt.

Die Abbildungen 52 bis 58 zeigen charakteristische Röntgenbilder.

Manche rein intrathorakal gelegenen Strumen (BRAUN, DIETTRICH)
können eine abnorme Größe erreichen. Im hinteren Mediastinum können
sie sich bis zum Zwerchfell erstrecken (VEREBELY). Bei seitlicher Ausdehnung kann es fast bis zur Ausfüllung einer Thoraxhälfte kommen
(KLOSE, MAYER, EISELSBERG). Die Diagnose muß sich in solchen Fällen
nur auf eine Vermutung beschränken.

Bei Besprechung der Geschwulst-
diagnose als Struma müssen noch
jene Nebenkröpfe erwähnt werden,
die keines der Kardinalsymptome der
Lage aufweisen und doch Schilddrüsengewebe sind.

Das Wesentliche erhellt aus dem
über die Anatomie Gesagten. In Frage
kommen alliierte und echte Nebenkröpfe (Abb. 59). Bei fehlendem
äußerem Kropf und anderen er-
klärenden Umständen können Schluckbeschwerden einen retroviszeralen
Kropf anzeigen. Manchmal gelingt
die Palpation vom Rachen aus. KRÖN-
LEIN und REICH sahen durch einen
so gelagerten Kropf eine Verkrüm-
mung der Wirbelsäule bedingt.

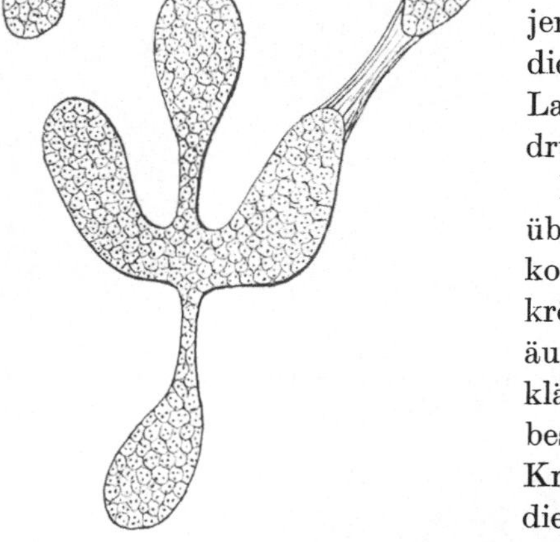

Abb. 59. Schema der Nebenkröpfe nach
WÖLFLER

Die Zungenstruma belästigt den Patienten durch ein Fremdkörper-
gefühl im Halse. Mechanische Sprecherschwerung und lautes Schnarchen
werden häufig beobachtet. Da die Zungenstruma als vikariierende Drüse
eine nennenswerte Größe erreicht, wird die Diagnose durch den Nachweis
des Fehlens der Schilddrüse an normaler Stelle gelenkt. Auch der Erfolg
einer Schilddrüsentabletten- oder einer Jodtherapie kann die Diagnose
sichern.

URBAN gab kürzlich eine knappe Übersicht über die bisher beobachteten Fälle mit bemerkenswerten therapeutischen Überlegungen. Wertvoll
ist auch die Arbeit von HARTLEY (Abb. 60).

Die Laryngoskopie stellt die Diagnose endotrachealer Nebenkropf, der sonst nur vermutet werden kann. Das seltene, aber praktisch
sehr wichtige Vorkommen dieser Strumenart hat WEGELIN ausführlich
behandelt. Es ist festzuhalten, daß die intralaryngotracheale Struma
schon beim Neugeborenen hochgradige Stenosenerscheinungen ver-

ursachen kann und daß bei erwachsenen weiblichen Patienten die Zunahme der Atemnot im Prämenstruum und zur Zeit der Gravidität (HOFFMANN, WURSTER) die Diagnose lenken kann. Über die Entstehung dieser Strumen handeln die Arbeiten von PALTAUF, GOEDEL, DORN, ODERMATT, V. HENSEMANN, MEERWEIN, WEGELIN.

Die Lagesymptome der Schilddrüse fehlen auch vollkommen bei den sehr seltenen vorderen Nebenkröpfen. HOFMEISTER operierte eine subkutan unter der Brusthaut gelegene, mannsfaustgroße Zyste, die sich als alliierter Nebenkropf erwies.

Das gleichzeitige Vorkommen von retropharyngealer und retrosternaler Struma beschrieb CLAIRMONT.

Schließlich sei noch daran erinnert, daß besonders seltene Geschwulstformen am Halse irrig als Nebenkröpfe diagnostiziert werden können.

Ich konnte an der Klinik EISELSBERG den nachstehend (Abb. 61) abgebildeten Patienten beobachten. 16 Jahre alt, Familienanamnese o. B. Vor 6 Jahren zeigte sich eine kleine weiche Geschwulst an der rechten Halsseite. Lang-

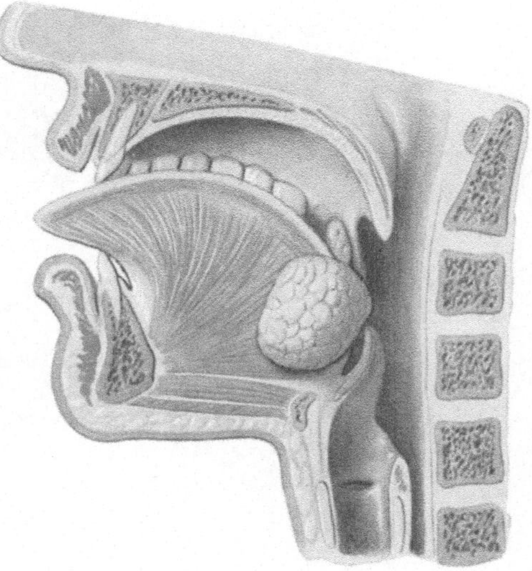

Abb. 60. Lage der Zungenstruma. Nach J. N. J. HARTLEY

sames Wachstum. Nach Röntgenbestrahlung wurde die damals gänseeigroße Geschwulst derb und nahm seither nur mehr wenig an Größe zu. Sonst am Patienten kein pathologischer Befund. Auffallend war jedoch, daß weder durch Inspektion noch durch Palpation an normaler Stelle eine Schilddrüse einwandfrei nachweisbar war. Für die Geschwulst selbst fehlten alle charakteristischen Lagesymptome des Kropfes. Die Palpation widersprach der Zyste. Da auch die Zeichen der übrigen bekannten Geschwülste am Halse fehlten, wurde die Möglichkeit eines echten Nebenkropfes von besonders seltener Lokalisation erwogen.

Die Operation ergab ein Neurinoma Verocay.

Funktionelle Diagnostik

Der anatomischen Diagnose Struma hat die funktionelle Wertung der Kropfform zu folgen.

In den Fällen extremer Funktionsausschläge geht die Beurteilung allerdings meist voran oder sie ist — wie im Falle der Athyreoidie — die allein mögliche Feststellung. Beim Kretinismus sind wir gewöhnt,

der Kropfform keine besondere Beachtung zu schenken, sondern eine
mehr minder ausgedehnte Destruktion und Atrophie des spezifischen
Drüsenepithels anzunehmen. Wir sind auch nur in seltenen Fällen in
der Lage, den histologischen Typus aus Inspektion und Palpation und
den klinischen Eigentümlichkeiten des Falles näher zu erfassen. Bei der
Besprechung der Physiologie wurde darauf eingegangen. Hier sei an das
Wesentliche erinnert:

Aus dem großen Material DE QUERVAINS geht hervor, daß 70% der
Kretinen mit „großen bis sehr großen Kröpfen" behaftet waren und daß

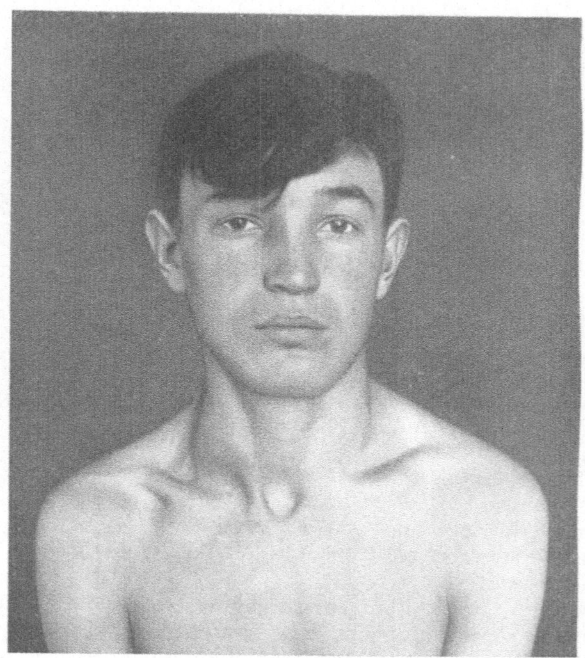

Abb. 61. Neurinoma VEROCAY

auch der Rest „das normale Schilddrüsengewicht meistens um ein Vielfaches übertrifft". Fast durchwegs handelt es sich um den großknotigen
parenchymatösen Typus. Seltener sind die Fälle von Atrophie der
Schilddrüse. Für die Diagnose ist mithin nicht der Befund an der Schilddrüse, sondern das gesamte klinische Bild entscheidend. Zwei, der Arbeit
von WYDLER entnommene Bilder (Abb. 62 und 63), zeigen Extreme im
makroskopischen Befund der Schilddrüse.

Auch beim Morbus Basedowi wird noch vielfach die Struma
als etwas schlechthin Gegebenes angesprochen, ohne daß eine morphologisch-funktionelle Charakterisierung angestrebt wird. Diese möglichst genaue Charakterisierung muß aber gefordert werden, wenn anders

die Diagnosestellung unser Urteil über Prognose, Indikation und Therapie ermöglichen soll.

Das Wesen der Basedowkrankheit und ihrer Symptome wurde bei der pathologischen Physiologie besprochen. Eine Zusammenfassung der diagnostischen Merkmale findet sich am Schlusse des Kapitels. Hier soll nur von der Beurteilung der Struma die Rede sein.

Die von KOCHER in allen Einzelheiten beschriebene klassische Form der Basedowstruma findet sich — entsprechend der verschiedenen

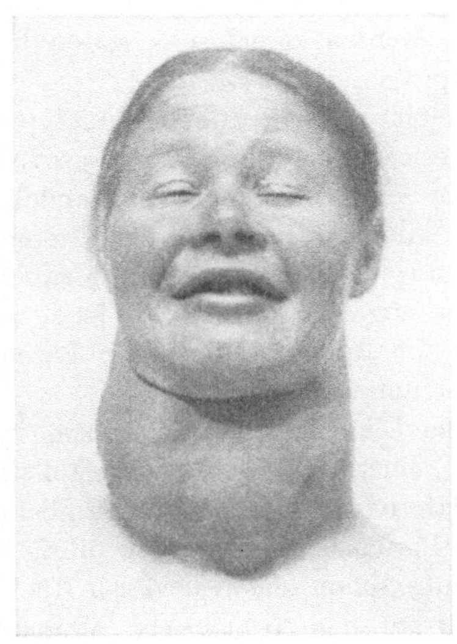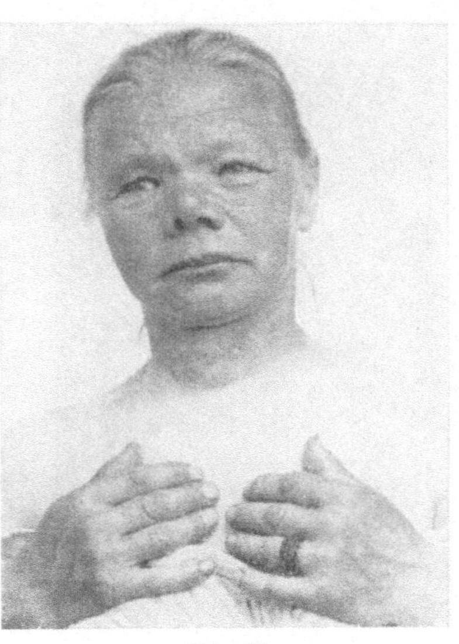

Abb. 62
32 J. alt. Vollkretine, idiotisch, taubstumm, apathisch. Histologisch: str. nod. parench. et coll. Atrophie des Schilddrüsengewebes

Abb. 63
45 J. alt. Vollkretine, idiotisch, taubstumm, optimistisch. Histologisch: str. nod. parench. Atrophie des Schilddrüsengewebes

Nach A. WYDLER

Ätiologie der Thyreotoxikosen — nur in einem Bruchteil der Fälle.

Die gleichmäßig vergrößerte, homogene, derbe Drüse mit deutlicher Pulsation der ganzen vorderen Halsgegend ist der charakteristische Befund beim Vollbasedow.

Ist die Struma selbst stark vaskularisiert (welche Blutfüllung hauptsächlich die Kapillaren betrifft) und hält der vermehrte Zustrom an, dann findet sich neben den Gefäßgeräuschen ein sicht- und tastbares Schwirren der ganzen Drüse, das als Expansivpulsation bezeichnet wird.

Eine sehr stark vaskularisierte Struma fühlt sich bei zarter Palpation weich an. Die derbe parenchymatöse Konsistenz wird erst bei stärkerem Druck deutlich. Sie ist für alle Fälle von genuinem Basedow bezeichnend, sofern überhaupt im gegebenen Falle eine vergrößerte Drüse tastbar ist.

Diesem „typischen“ Befund an der Struma steht jener gegenüber, der den meisten Formen von sekundärem Basedow und der Mehrzahl der „Thyreotoxikosen“ im weitesten Sinne zugrunde liegt. Bei diesen findet sich wenigstens im Beginn der Erkrankung oft eine diffuse, manchmal beträchtlich große, weich-elastische Struma, die mit Sicherheit als Kolloidstruma anzusprechen ist. Erst bei längerem Bestehen der thyreotoxischen Symptome wandelt sich bei diesen Strumenformen zum Teil unter deutlichem Schwund des Parenchyms manchmal die Konsistenz zu parenchymatöser Beschaffenheit. Abnormer Gefäßreichtum oder Pulsation werden dabei sehr selten beobachtet.

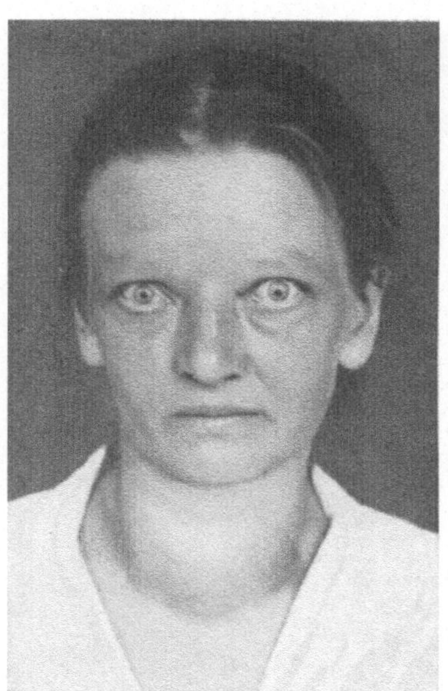

Abb. 64. Morbus Basedowi

Neben diesen zwei Haupttypen kann es sich bei klinischem Basedow oft um einen Knotenkropf handeln. Dabei sind die Formen von Knotenkropf auf dem Boden einer Kolloidstruma ungleich häufiger als jene, bei denen die Adenome in einer Parenchymstruma liegen.

Die Diagnose der Kropfform im Falle einer klinisch festgestellten Hyperthyreose wird mithin allein, ohne Berücksichtigung der übrigen Momente, schon einen gewissen Rückschluß auf das ätiologische Moment gestatten. Darin liegt die Wichtigkeit ihrer genauen Erkennung. Als schwierig erweisen sich dabei nur jene Fälle, die zwischen den Extremen liegen. Auch die rein makroskopische Deutung parenchymatöser oder kolloidaler Adenome bedarf der Unterstützung durch die Anamnese und die übrigen klinischen Befunde. Für die nach jeder Richtung hin strikte Diagnose „Basedow“ muß aber die genaue Feststellung der Kropfform gefordert werden.

Die klinischen Zeichen der Über- oder Unterwertigkeit der Schilddrüse sind in ihrer Gesamtheit nur in den Grenzfällen erweisbar. Einzelne Züge finden sich aber öfter in so verwischter Form, daß sie manchmal nur aus therapeutischen Versuchen erschlossen werden können.

Inwieweit hiebei reine Hypo- oder Hyperzustände vorliegen, kann zurzeit nicht entschieden werden. Es ist dies aber kaum anzunehmen. Vielmehr zeigt sich in diesen Beobachtungen die Feinheit der Verknüpfung innersekretorischer Vorgänge und der pluriglanduläre Charakter mancher

Erkrankungen mit aller Schärfe. Die Mischformen aus Myxödemen und Hyperthyreosen beweisen es am besten.[1]

HERTOGHE sprach von der Forme fruste des Myxödems. KOCHER zeichnete in allen Einzelheiten das Bild der Thyreopenie. Der Charakter des Hypothyreoidismus ist offenkundig. Anamnestisch fehlt eine Erkrankung der Schilddrüse, die auch selbst keine nennenswerte Veränderung darbietet. Jugendliche Individuen bleiben unmotiviert im Wachstum stehen; an der oberen Grenze der Pubertätszeit tritt eine auffallende Trägheit, eine Abnahme der geistigen und körperlichen Leistungsfähigkeit ein; in einem anderen Falle wird das Gesicht gedunsen, ödematös, bei fehlendem Eiweißbefund im Harn; Mädchen bleiben dysmenorrhoisch; Frauen verlieren bei normalem Genitalbefund die Menstruation; Sprachhemmungen, Trockenheit und Kälte der Haut, Gelenksschwellungen entwickeln sich allmählich ohne irgendeinen ersichtlichen Grund.

Ein großer Teil dieser Fälle muß — wie eine entsprechende Therapie lehrt — als Hypothyreoidismus aufgefaßt werden. Die Untersuchung des Grundumsatzes, die zugleich ein Maßstab für die Dauer und Ausdehnung der Organotherapie wird, erhebt die Diagnose schon vor dieser zu hoher Wahrscheinlichkeit. Die differential-diagnostischen Momente werden von CURSCHMANN eingehend besprochen. Die Schwierigkeiten der Beurteilung gehen aus der Darstellung von HOFFSTAEDT hervor. MEULENGRACHT berichtet über die Fehldiagnose: perniziöse Anämie.

---

[1] Das Kapitel der „Instabilité thyroidienne" (LÉVY und DE ROTHSCHILD), dessen Wichtigkeit für die pathologische Physiologie der Schilddrüse nicht übersehen werden kann, soll hier wenigstens eine kurze Erwähnung finden. 1894 erwähnt L. REHN, daß KOWALEWSKY und SOLLIER Mischformen von Myxödem und Morbus Basedow beobachteten. In dieser Bezeichnung ist das Zeitliche nebeneinander ausgesprochen. Das Umschlagen des einen Krankheitsbildes in das andere ist wesensverschieden, spontan oder nach therapeutischen Maßnahmen mehrmals beobachtet. Dies ist ein verständlicher Vorgang, namentlich in der Richtung Morbus Basedow—Myxödem. Seltener und schwerer erklärbar ist der umgekehrte Weg. Ich folge der jüngsten Darstellung DE QUERVAINS: Bei den sekundären Basedow-Erscheinungen bei primären hypothyreotischem Komplex handelt es sich einmal um „jene leichten vorübergehenden kardiovaskulären Erscheinungen bei kretinoiden Mädchen im Pubertätsalter" (DOUBLER). Hier könnten pluriglanduläre Momente im Spiele sein.

Dann kann bei Kretinen oder Halbkretinen mit Kropf nach Jodtherapie ein Basedow-Symptomenkomplex auftreten. Unter der Annahme einer anatomischen Fixation der primären Hypoerscheinungen genügt die „Plus-Minus-Auffassung der Schilddrüsenfunktion".

Die gleichzeitige Entstehung von Hyper- und Hypo-erscheinungen hält DE QUERVAIN mit KAUFMANN für unwahrscheinlich. Vielmehr faßt er die Instabilité thyroidienne als ein rasches Hin- und Herpendeln der Funktion mit zeitweiliger Überschichtung auf. Es kann nicht geleugnet werden, daß hier noch wichtige Fragen auf ihre Antwort warten.

GROEDEL und HUBERT versuchen eine Artdiagnose thyreogener Funktionsstörungen mit Hilfe der interferometrischen Blutuntersuchungen.

Ungleich vielgestaltiger sind die atypischen Formen des Basedow, die in ihren Extremen hieher gezählt werden müssen. In erster Linie sind dies jene Fälle, bei denen die nervösen Symptome das Bild beherrschen. Herzklopfen, profuse Schweiße, Zittern, Verdauungsstörungen, Schreckhaftigkeit, psychische Asthenie sind dauernd oder in Perioden vorhanden, während die mäßig vergrößerte, manchmal vaskularisierte Struma leicht der Beobachtung entgeht. Exophthalmus fehlt. Lidsymptome können nachweisbar sein. Abnorme Pigmentierungen, leichte Tetaniesymptome, Erscheinungen von Nebennierenhypofunktion, Hypogenitalismus, Sklerodermie — alle diese Erscheinungen können in kausalem Zusammenhang mit einer basedowoiden Umstellung der Schilddrüse stehen. Die thyreogenen Herzneurosen wurden früher erwähnt. CRILE sieht in besonderen Fällen in der Blutdruckerhöhung den Fingerzeig auf eine verborgene Hyperthyreose und die Indikation zur Reduktion der Drüse. Noch weiter entfernt scheinen manche Formen von Gastralgien zu sein (ALGUIER, CARO, KAUFMANN, KOCHER, MARANON), die sich erst durch den Erfolg einer internen Basedowtherapie in ihrer Natur erkennen lassen. Dies gilt besonders für die als „thyreotoxische Diarrhoen" beschriebenen Krankheitsbilder, die nach Resektion der oft unbeträchtlichen Struma zur Ausheilung kommen (ORTEGA, ESCUDERO). DEUSCH erwähnt eine thyreogene Obstipation. Nach OSWALD ist die Hypokinese des Darmes ein fast konstantes Symptom der Hypothyreose. KUGELMANN weist auf atypische Krankheitsbilder in diesem Sinne hin.

A. KOCHER macht darauf aufmerksam, daß das wesentliche Merkmal dieser Störungen der Schilddrüsenfunktionen darin liegt, daß ihr Verlauf kein progressiver ist. Es handelt sich vielmehr um ein schubweises Auftreten der Erscheinungen, die nach kürzerer Zeit abflauen oder ganz zurückgehen. PENDE bezeichnet als symptomatische Trias bei konstitutionellen Hyperthyreoidismus: 1. Herabsetzung des Differentialdruckes (diastol.-systol.); 2. Tachypsychismus (erhöhte Schnelligkeit aller psychischen Prozesse); 3. messerschneidenartige Nase (?) infolge mangelhafter Entwicklung in die Breite, oft mit seitlich abgewichenem Septum. LABBÉ betont die Sympathikotonie.

Aus einer umfassenden Studie von F. STEINER geht hervor, daß sich der Symptomenkomplex des Morbus Basedow beim Kinde in gewissem Sinne von demjenigen beim Erwachsenen unterscheidet. Die Entfaltung des Krankheitsbildes erfolgt rascher, die Tachykardie ist minder hochgradig ausgeprägt, das subjektive Gefühl des Herzklopfens tritt mehr zurück, die Schilddrüsenaffektion besteht konstant, während sich die exophthalmischen Zeichen auf ein geringes Maß beschränken; sexuelle

Störungen fehlen; relativ öfters fällt eine Kombination mit Chorea auf. Charakteristisch ist auch, daß alle Erscheinungen, welche einen gewissen anatomischen Hintergrund haben, eine ziemliche Konstanz zeigen, während die begleitenden funktionellen Störungen, welche hauptsächlich in der Kombination mit Hysterie wurzeln dürften, wechseln und inkonstant sind, wie es auch dem leichteren und einfacheren Charakter der infantilen Hysterie entspricht.

An der makroskopischen Veränderung der Schilddrüse wird die Diagnose nur selten einen verläßlichen Anhaltspunkt haben. Die genaue Beobachtung therapeutischer Versuche wird die Rolle der Schilddrüse erkennen lassen. Diarrhoeen in einem unklaren hyperthyreoten Bild, die auf Karbenzym zum Schwinden kommen, schließen die Beteiligung der Thyreoidea am Krankheitsbild nicht aus. Sie unterstreichen nur den polyglandulären Charakter aller endokrinen Erkrankungen.

Zur Erhärtung der Annahme einer Hyperthyreose können neben dem Gesagten eine Reihe von Untersuchungen ausgeführt werden. Noch einmal sei die Grundumsatzbestimmung erwähnt, deren bewegte Geschichte bekannt ist. Heute kann GRAWITZ sagen: Morb. Basedow ohne Grundumsatzsteigerung gibt es nicht. In jüngster Zeit wurde die Frage zu beantworten gesucht von SCHWARZ, JESSEN, ECKSTEIN, SZENES-BIRCHER u. v. a. Auch GMELIN und KOWITZ sehen nach eigenen Erfahrungen an operierten Fällen in der respiratorischen Stoffwechseluntersuchung ein verläßliches Mittel zur Beurteilung des jeweiligen Zustandes der Schilddrüse. Sie sehen darin eine wesentliche Bereicherung unserer diagnostischen Mittel. GRAFE und REDWITZ hatten als erste ähnliche Untersuchungen angestellt (Apparate von KROGH, M. E. BIRCHER u. a.).

Die Epinephrinprobe von GÖTSCH: Man injiziert 6 Teilstriche der Adrenalinstammlösung. Der Hyperthyreote reagiert mit Tremor, Puls- und Atembeschleunigung, Schweißausbrüchen, motorischer Unruhe.

Der pharmakodynamische Wirkungsversuch nach ORATOR: Hyperthyreote reagieren auf subkutane Injektion von Adrenalin (0,001), Pilokarpin (0,01), Atropin (0,001) mit lebhaften Allgemeinerscheinungen.

Die Probe nach HARROWER: HARROWER verordnet „½ bis 2 g of U. S. P. desiccated thyreoids" 4 mal täglich durch 3 Tage. Der Puls ist 2 Tage vorher mehrmals am Tage genau zu kontrollieren. Eine halbe Stunde vor und nach der Einnahme der Pillen soll nicht gegessen oder getrunken werden. Innerhalb dieser Zeit soll der Patient sitzen. Zeigt sich rasch eine wesentliche Pulserhöhung, so ist die weitere Pilleneinnahme überflüssig.

Der Nachweis der Neutropenie nach NAEGELI: Das TH. KOCHERsche „Blutbild" zeigt sich bei hyperthyreotem Zustand als Lymphozytose. NAEGELI (WÄLCHI) betont die Neutropenie.

Dazu ist zu bemerken:

NIDERBERGER schließt aus einer großen Zahl von Untersuchungen, daß die Zahl der roten Blutkörperchen durch keine Strumenform charakteristisch beeinflußt wird, während sich funktionelle Änderungen der Schilddrüse im weißen Blutbild zweifellos ausdrücken. Die Veränderungen sind aber auch hier weder konstant noch spezifisch genug, als „daß man sie als diagnostisch ausschlaggebende Momente benützen dürfte‘‘.

BAUER und HINTEREGGER fanden das KOCHERsche Blutbild des Morb. Bas. auch bei gewöhnlichen Strumen häufig, weshalb sie ihm eine spezifische Bedeutung absprechen. Bezüglich des endemischen Kropfes (Tirol) nehmen BAUER und HINTEREGGER einen Status hypoplasticus an, der zu einer Tendenz des hämatopoetischen Systems führt, auf irgendwelche Gleichgewichtsstörungen im Körper ebenso wie auf exogene Reize mit einer Lymphozytose zu reagieren (s. a. KÜHN).

Die Untersuchung des Dispergierungsvermögens des Serums nach KOTTMANN. Bei der Prüfung des physikalisch-chemischen Verhaltens des Serums (Beeinflussung des kolloiden Jodsilbers) zeigt das Serum eines Hyperthyreoten eine beträchtliche Erhöhung seines Dispergierungsvermögens.

Die Bestimmung der Blutgerinnung nach KOTTMANN: Hyperthyreosen zeigen fast regelmäßig eine Verlängerung der Gerinnungszeit (Methoden von WRIGHT, FRISCH und W. STARLINGER).

Reaktion nach SEREJSKI: SEREJSKI sieht in einem „regionär-vegetativen Reflex‘‘, der bei Pilokarpininjektion auftritt und sich als zirkumskripte Rötung oder Schwitzen der regionären Haut der Schilddrüsengegend äußert, ein diagnostisches Mittel zur Erkennung von latentem Hyperthyreoidismus.

In diesem Zusammenhang muß an jene Krankheitsbilder erinnert werden, bei denen eine Funktionsstörung der Schilddrüse vorliegt, ohne daß die geläufigen Schilddrüsensymptome im Vordergrund stehen. Dazu gehören neben der thyreogenen Fettsucht eine Reihe endokriner Störungen, die sich als „Erkrankungen des Digestionstraktes, des Nervensystems, des Knochensystems, der Haut usw.‘‘ darstellen. In allen diesen Fällen ist die Rolle der Schilddrüse im Krankheitsbild bis zu einem gewissen Grade bekannt und die diagnostische Einschätzung und ihre Auswirkung auf die Chirurgie gegeben. Der makroskopischen Beurteilung wird dabei eine geringe Bedeutung beigemessen.

Demgegenüber steht das Heer jener Schilddrüsenvergrößerungen, bei denen sich die Diagnostik bisher mit der anatomischen Feststellung „Kropf‘‘ begnügte und das Fehlen grob sichtbarer Funktionsänderungen mit der Bezeichnung „funktionell indifferente Struma‘‘ erledigte. Es ist bezeichnend, daß diese Charakteristik die weitaus größere Zahl überhaupt betraf und daß das Gespenst des Rezidivs nicht imstande war, hier eine klarere Erfassung anzustreben.

Ich habe früher dargelegt, wie weit wir imstande sind, die physiologische Wertigkeit der Schilddrüse mit ihren formellen Elementen in Zusammenhang zu bringen. Eine morphologisch-funktionelle Diagnostik, die der Klinik dienen und zur verläßlichen Grundlage für Prognose und Therapie werden soll, muß den umgekehrten Weg gehen. Die sogenannte „funktionelle indifferente Struma" muß auf Grund der Anamnese und des klinischen Befundes (Aspekt, Palpation, Grundumsatz, pharmakodynamische Reaktion, Blutgerinnung und Blutbild usw.) in ihrer funktionellen Richtung zu erkennen getrachtet werden.

Die Zusammenfassung der Symptome mit dem gegebenen morphologischen Bild hatte zur Aufstellung der vier funktionellen Grundtypen geführt. Aber diese Typen sind in ihrer reinen Form nicht allzu häufig. Sie erleiden durch die Einflüsse von Endemien, familiärer Belastung, fieberhafter Erkrankungen, durch medikamentöse Behandlung u. v. a. vielfache Änderungen, ganz abgesehen von der Bedeutung, die dem Adenom in der Struktur der Struma zukommt. Darin lag ja gerade allezeit die große Schwierigkeit, die sich einer funktionellen Strumendiagnostik in den Weg stellte. Gleichwohl besteht hier eine Möglichkeit genauester Umgrenzung der Histogenese, wenn alle Faktoren im Einzelfalle genügend gewürdigt werden.

Der Versuch einer Strumendiagnostik dieser Art wurde bisher unterlassen, da — wie ich eben erwähnte — schon der leichtere Weg (in entgegengesetzter Richtung) nicht sicher gangbar schien. Ich kann bei der Darstellung der Methodik auf meine früheren Arbeiten[1] verweisen und zunächst ein Beispiel anführen:

M. P., 20 Jahre, Hilfsarbeiterin, Wien. Aufgenommen am 9. Februar 1923. — Kein Kropf in der Aszendenz. Als Kind Masern und Keuchhusten, sonst stets gesund. Menarche im 18. Lebensjahre. Menstruation sehr unregelmäßig, oft mehrere Monate ausbleibend, seit einem halben Jahre Amenorrhoe. Kein Partus, kein Abortus. — Seit dem 14. Lebensjahre langsames gleichmäßiges Dickerwerden des Halses ohne Beschwerden. Seit 3 Monaten etwas rascheres Wachstum. Dyspnoe bei körperlicher Anstrengung. Bisher keine Therapie. — Die späte Menarche weist auf eine endokrine Unregelmäßigkeit. Nun bedingt die jeweilige Menstruation Hyperämie und Funktionssteigerung der Schilddrüse im Rahmen der allgemeinen Umsatzsteigerung. Der Wegfall des normalen Reizes infolge der nicht oder unterfunktionierenden Ovarien führt zur Hemmung der Schilddrüsensekretabfuhr. Im 14. Lebensjahr, d. h. um die Zeit, als normalerweise die Menses einsetzen sollen, bemerkt die Patientin eine progrediente gleichmäßige Vergrößerung des Halsumfanges. Das endokrine Moment bleibt im weiteren Verlauf des Lebens der Patientin aufrecht: Die Menses sind stets unregelmäßig, mehrmals besteht Cessatio mensuum durch mehrere Monate. Eine zunehmende Kolloidanschoppung muß angenommen werden. Weder Partus noch Abortus bedingen einen gesteigerten Stoffwechselumsatz. Einer Amenorrhoe im

---

[1] Arch. f. kl. Chir. 1924, Bd. 128.

letzten halben Jahre entspricht stärkeres Wachstum des Kropfes. — Schon aus diesen Momenten kann geschlossen werden: Die beginnende Vergrößerung der Schilddrüse fällt in eine Zeit, in der ihre funktionelle Wertigkeit sich normalerweise steigert. Dieses Parallelgehen scheint für eine wohlfunktionierende Schilddrüse Gewähr zu leisten. Immerhin ist die Vergrößerung nicht sofort als Kolloidüberfüllung anzusprechen; es muß aber die Wahrscheinlichkeit multipler Adenome in Rücksicht auf die von der Patientin gegebene, gleichmäßige Vergrößerung des Halsumfanges als sehr gering betrachtet werden. Die Vergrößerung der Drüse kann daher als echte Hyperplasie oder als Kolloidanschoppung oder als beides gedeutet werden. Da nun im Tierexperiment (DEMEL, JATROU, WALLNER) nach Ovarialexstirpation regelmäßig Kolloidanschoppung in der Schilddrüse auftritt, ist in unserem Falle diese am ehesten zu erwarten. Diese Erwartung wird durch den klinischen Aspekt bestärkt. Die Abb. 65 zeigt die diffuse Vergrößerung der ganzen Schilddrüse. Die Schwellung fühlt sich weich und vollkommen gleich mäßig an. Es sind keine Knoten tastbar. Der Gesamteindruck der Patientin ist im Sinne einer gestörten Funktion nicht zu verwerten. Der grazile Knochenbau, der geringe Panniculus adiposus, eine Andeutung von Glanzauge läßt eher an eine gute Schilddrüsenfunktion denken. Die Röntgendurchleuchtung stellt eine mäßige Trachealkompression fest. — Nach allen Erwägungen müssen wir eine gut funktionierende Drüse mit gehemmter Abfuhr annehmen: ein eutrophisches

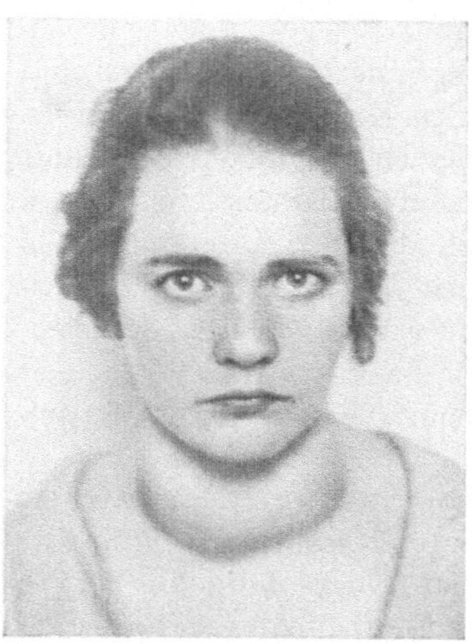

Abb. 65.   Eutrophisch-hyporhoische Struma

Zellbild, dem eine Überladung mit Kolloid zur Seite steht. — Operation am 13. Februar 1923: Resektion beiderseits. Bei lokal reaktionslosem Wundverlauf zeigt die Pulskurve, gemessen an der Temperaturkurve, den Charakter der funktionsbereiten Schilddrüse (JUST). — Die histologische Untersuchung ergibt in der alten Nomenklatur: „Struma colloides diffusa mit reichlich intra- und extrafollikulärem Kolloid" (SCHMID). — Als funktioneller Typus ist die Struma als eutrophisch-hyporhoische Form zu bezeichnen (Abb. 66).

Die Tragweite dieser diagnostischen Methodik im Hinblick auf die Therapie — ein Umstand, der nicht eindringlich genug hervorgehoben werden kann — zwingt zur Erörterung an weiteren Beispielen:

R. L., 47 Jahre, Arbeitersfrau, ständiger Aufenthalt Wien. Erste Aufnahme in die Klinik am 11. Jänner 1922. — Phthisisch belastet. Eine Schwester Blähhals. Seit dem 20. Lebensjahr Herzklopfen, Angstzustände. Seit dieser Zeit Anschwellung des Halsumfanges, die seit 6 Jahren schnell zunimmt. Deutliche Remissionen. 1 Abortus, 3 Partus. Seit einem Jahre Unregelmäßigkeiten der Menses. — Der Aufenthalt in der Wiener Endemie bei der älteren Patientin gibt Gelegenheit zur Kolloidstase. Der Blähhals der Schwester scheint diese Annahme zu unterstützen, die phthisische Be-

lastung hingegen macht erfahrungsgemäß eine Kolloidanschoppung unwahrscheinlich. Anderseits wäre durch die wiederholten Geburten die
Möglichkeit zu numerischer Hyperplasie und Sekretstauung gegeben. Herzklopfen und Angstzustände im Alter von 20 Jahren, gleichlaufend mit dem
damals zuerst aufgetretenen Blähhals, vermerken eine lebhaft funktionierende
Schilddrüse, deren morphologischer Ausdruck Anbau funktionierender
Substanzen wäre. — Der klinische Status ergibt eine ungleichmäßige Vergrößerung der Schilddrüse, links nur geringe Schwellung, rechts und in der
Mitte eine kindsfaustgroße Vorwölbung. Eine Dämpfung über dem Sternum
links bestätigt das Röntgenbild als Ausdruck eines linken intrathorakalen
Anteiles. Es liegt also im Wesen eine Beteiligung der ganzen Schilddrüse

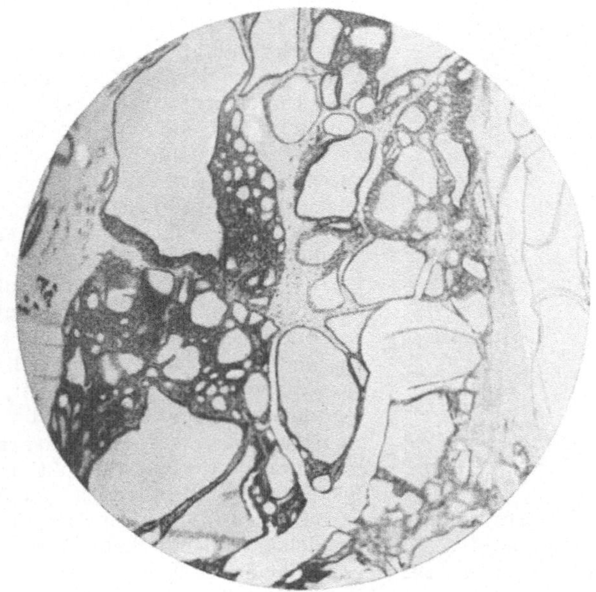

Abb. 66.   Eutrophisch-hyporhoische Struma

an der Vergrößerung vor. Das Fehlen hyperthyreoter Züge spricht für eine
Stabilisierung der Abfuhr bei wohl funktionierender Drüse. Wir erwarten
Kolloidstase bei eutrophischem Zellbild. — Operation am 12. Jänner 1922:
Resektion beiderseits. Der lokal reaktionslose Wundverlauf bestätigt in
Puls- und Temperaturkurve die funktionsbereite Drüse. Morphologisch wird
diese als „Struma colloides diffusa“ bezeichnet. Als funktioneller Typus
zählt sie zur eutrophisch-hyporhoischen Form. — Die Patientin wird mit
p. p. geheilter Wunde beschwerdefrei entlassen. Menopause im Sommer 1922
ohne besondere klimakterische Beschwerden. Das Wohlbefinden hält bei
beträchtlicher Gewichtszunahme im Oktober 1922 an. Im November rapide
Abmagerung, starkes Herzklopfen, Temperatursteigerungen, Zittern, Schweiß-
ausbrüche, leichte psychische Erregbarkeit, Vortreten der Augen. Gleichzeitig Zunahme des Halsumfanges, zunächst rechts. — Die Patientin tritt
beschwerdefrei in das Klimakterium, das Fehlen der normalen klimakterischen
Erscheinungen läßt eine Störung des endokrinen Ringes vermuten. An
sich ist Basedow im Klimakterium nicht selten beobachtet. Dies steht zu-

nächst im Widerspruch zum Verhalten der Schilddrüse beim Wegfall der Ovarialfunktion. Da aber der Basedow im Klimakterium eine pathologische Reaktion bedeutet, deren Wesen wir noch nicht kennen, kann auch keine normale Wechselwirkung zwischen Schilddrüse und Ovarien in dem uns geläufigen Sinne erwartet werden. Die Zunahme des Halsumfanges bei gleichzeitig einsetzenden hyperthyreoiden Symptomen bezeugen vermehrte Sekretabfuhr und Anbau volltätigen Parenchyms. — Die Abb. 67 gibt eindeutig den Zustand der Hyperthyreose wieder. Tachykardie, Exophthalmus, Tremor, Graefe bestätigen diesen Eindruck objektiv. Das Gefäßschwirren in der Strume erscheint als weiterer Beweis für die erhöhte Organfunktion. Der Grundumsatz nach KROGH + 65,8% deckt sich mit der Auffassung einer starken Hyperthyreose. — Operation am 9. Februar 1923: Abtragen des rechten Schilddrüsenlappens, links Resektion von 2/3. Vorübergehend hohe parallel gehende Puls- und Temperaturkurven bei reaktionslosem Verlauf deuten auf eine gut funktionierende kolloidfreie Struma. Morphologisch: „Struma parenchymatosa mit desquamierten Epithelien und geringer Epithelsprossung; kolloidarm" (SCHMID). Im funktionellem Schema: Hypertrophisch-hyperrhoische Form (Abb. 68). — Epikrise: Die Zeichen des normalen Klimakteriums fehlen. Kolloidanschoppung ist trotz des Befundes im Vorjahre nicht zu erwarten. Die endogene Basedowgenese, die schon aus der Anamnese eindeutig erhellt, kann also morphologisch-funktionell nicht durch vermehrten Abbau von Speichersekret, sondern nur durch vermehrte Produktion bei fehlender Stauung erklärt werden. Der funktionelle

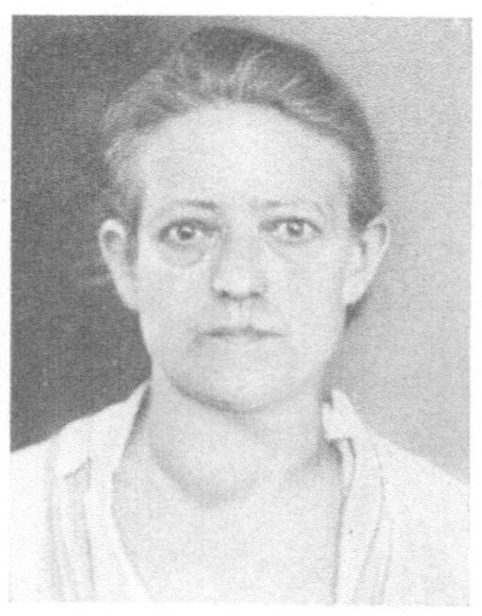

Abb. 67. Rezidiv einer Kolloidstruma als Morbus Basedowi

Typus des Rezidivs muß daher von jenem der ersten Struma abweichen.

H. U., 13 Jahre alt, Lehrmädchen, Wien. Erste Aufnahme in die Klinik am 27. November 1920. — Kropf der Mutter. Patientin seit einiger Zeit Lungenspitzenkatarrh; seit der Geburt Blähhals, seit einem Jahr Atembeschwerden. — Kropf in der Aszendenz, sowie die Angabe, daß der Kropf seit der Geburt besteht, deutet auf kongenitale Adenombildung. Die später einsetzenden Atembeschwerden als Ausdruck der zunehmenden Trachealkompression machen im Sinne von BLAUEL und REICH eine Kolloidanschoppung wahrscheinlich. Wir erwarten ein kolloidales Adenom. Die Inspektion zeigt die Knotenstruma. Die anamnestische Angabe von Nachtschweißen und Temperatursteigerungen wird durch einen Lungenspitzenbefund links ergänzt. Dieses Moment ließ bei dem auffallend hoch gewachsenen asthenischen Mädchen eine erhöhte Inanspruchnahme der Schilddrüse vermuten. Wir müssen stellenweise eutrophische Zellbilder erwarten. — Operation am 29. November 1920: Exstirpation links. Teilresektion rechts. — Postoperativ lokal geringe Reaktion. Am 5. Dezember 1920 mit leicht sezernierender Drainagegestelle entlassen. Parallel gehende Puls- und Temperaturkurve. Dem morphologischen Befund „zum Teil wuchernde kolloidzystische Struma" entspricht funktionell: Hypotrophisch, zum Teil eutrophisch-hyporhoische Form (Adenome). — April 1921 einmaliger Tetanieanfall von eintägiger Dauer. Juli bis Oktober 1921 in der Schweiz. Herbst 1921 Grippe. Seit August 1921 neuerliches langsames Dickerwerden des

Halses namentlich rechts. Atembeschwerden. — Die Neigung zur Adenombildung als kongenitale Gewebstendenz wurde durch die Operation nicht beseitigt. Die abermalige Zunahme des Halsumfanges während des Aufenthaltes in einer Endemiegegend mit rasch wieder einsetzenden Atembeschwerden muß eher als neuerliche Adenombildung, denn als eine reine Kolloidstase, noch besser als eine Kombination beider aufgefaßt werden. Als histologischer Befund muß ungefähr dasselbe Gewebsaspekt erwartet werden wie bei der ersten Operation. Zeichen einer wesentlichen geänderten Funktion fehlen. — Die Operation am 23. Jänner 1923, Resektion beiderseits, ist von einem reaktionslosem Wundverlauf gefolgt. Heilung p. p. beschwerdefrei entlassen. — Histologisch: „Struma colloides diffusa partim cystica" (SCHMID). Als funktioneller Typus: Eutrophisch-hyporhoische Adenome. — Epikrise: Endogene Struma. Im Rezidiv durch die exogene Noxe einer Endemie unterstützt. Die endogenen Momente wirken fort. Der funktionelle Typus des Rezidivs muß der ursprünglichen Struma entsprechen.

Zum Vergleich mit dem zuerst besprochenen Fall sei noch der folgende angeführt:

W. P., 20 Jahre, Schriftsetzer, Wien. Aufgenommen am 18. Jänner 1923. — Keine Kinderkrankheiten. Stets gesund. Seit 10 Jahren macht sich eine gleichmäßige, sehr langsam zunehmende Schwellung des Halses bemerkbar, die erst in den letzten Wochen merklich größer zu werden scheint. Seither wird Patient bei Anstrengungen kurzatmig. Häufiger Kopfschmerz. — Erbliche Belastung

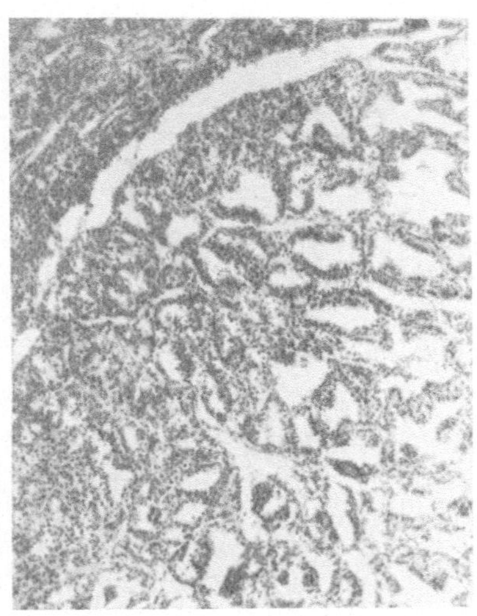

Abb. 68. Hypertrophisch-hyperrhoische Struma

fehlt. Schon vor der Pubertätszeit beginnt eine gleichmäßige Schilddrüsenvergrößerung, die langsam zunimmt, besonders als sich Atembeschwerden bemerkbar machen. Patient ist derzeit außerhalb der Adoleszentenjahre. Dieser Strumentypus kommt daher in Wegfall. Ebenso das Adenom. Gewebszunahme, Kolloidanschoppung oder beides ist möglich. Die Atembeschwerden beherrschen das Bild. Die Annahme der allgemeinen Kolloidstauung bei chronisch zunehmender Trachealkompression gewinnt an Wahrscheinlichkeit. — Die Abb. 69 gibt die diffuse Struma wieder, die palpatorisch von gleichmäßiger weicher Konsistenz ist. Der kräftig gebaute, apathische Patient bietet sonst keine pathologischen Erscheinungen. Das Röntgenbild zeigt eine Kompression der Trachea von beiden Seiten und einen intrathorakalen Kropfzapfen. — Der Allgemeineindruck des Patienten ähnelt dem eines Hypothyreoten leichten Grades, wenn auch kein einzelnes Symptom ausgeprägt ist. Die Forderung einer hyporhoischen Struma, vielleicht mit Zeichen unterwertiger Produktion, wird durch die Klinik bestärkt. — Die Operation am 20. Jänner 1923 nimmt bei der beiderseitigen Resektion darauf Bedacht, indem größere Schilddrüsenreste zurückgelassen werden. — Die kleinen Elevationen der parallelen Puls- und Temperaturkurve sprechen für die Unterwertigkeit der Drüse. Wundheilung p. p. — Morphologischer Befund (SCHMID): „Struma colloides diffusa partim cystica mit auffallend niedrigem Epithel und spärlicher Follikelneubildung.“ — Funktioneller Typus: Hypotrophisch-hyporhoische Form (Abb. 70). — Epikrise: Die anamnestischen Angaben und der klinische Befund decken sich vollkommen.

Die Schwierigkeiten, die sich im Einzelfall ergeben können, möge der nächste Fall beleuchten:

K. T., 16 Jahre, Druckerlehrling, Wien. Aufgenommen am 20. Jänner 1923. Die Großmutter und eine Tante des Patienten wurden wegen Struma operiert. Patient überstand als 5jähriges Kind Scharlach, war sonst stets gesund. Seit längerer Zeit gleichmäßige Zunahme des Halsumfanges, die sich in den letzten Wochen rascher zu steigern scheint. Seit etwa 3 Wochen Atembeschwerden. — Diese Angaben gestatten an sich keine eindeutige Fassung der Kropfform. Hier muß durch die Klinik ein Aufschluß erwartet werden. — Der schwächliche anämische Patient zeigt eine diffuse Vergrößerung der Schilddrüse in beiden Lappen. Glanzauge. Etwas arhythmischer Puls um 100. Die Struma scheint reich vaskularisiert zu sein. Systolisches Geräusch an der Herzspitze. Starke Säbelscheidenkompression der Luftröhre. Kleiner intrathorakaler Strumenanteil. — Eindruck einer Hyperthyreose leichten Grades. Sollte Kolloidstauung als familiär bedingtes, endogenes Moment in Frage kommen, so wäre jetzt vermehrter Abbau anzunehmen. Dagegen spricht die Trachealkompression. Die Vaskularisierung der Struma scheint eher auf eine Parenchymhypertrophie im Sinne der typischen Adoleszentenstruma hinzuweisen. Immerhin kann sowohl auf Grund der Genese als unter Berücksichtigung der Luftröhreneinengung ein Kolloidgehalt erwartet werden, der sonst der Adoleszentenstruma s. str. nicht zukommt. Die hyperthyreoten Züge im jugendlichen Individuum deuten eher auf Hyper- als auf Eutrophie. — Operation am 23. Jänner 1923: Ausgedehnte Parenchymreduktion beiderseits. — Temperatur- und Pulskurve verlaufen post operationem parallel. Heilung p. p. — Mikroskopischer Befund (SCHMID): „Struma parenchymatosa diffusa mit papillenartigen Ausstülpungen. Verhältnismäßig wenig Kolloid.“ — Funktioneller Typus: Eutrophisch-hyporhoische Form, stellenweise hypertrophisch. — Epikrise: Vielleicht ist in der familiären Belastung nicht die Neigung zu Adenombildung ausgesprochen — denn es findet sich kein Adenom —, sondern eine allgemeine Labilität der Schilddrüsenfunktion. Dies würde die hyperthyreoten Züge erklären, die sonst beim Jugendlichen selten sind. Der Fall zeigt ebensosehr die Kompliziertheit der Verhältnisse, die zwischen Produktion und Abfuhr bestehen, wie die Grenzen der genauen Diagnostik.

Diese Beispiele mögen die Erweiterung der Strumendiagnostik in bezug auf die indifferenten Strumen erweisen. Ihr praktischer Wert

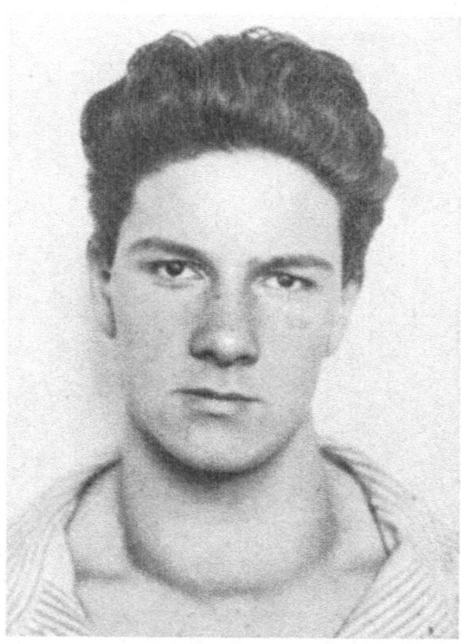

Abb. 69.   Hypothropisch-hyporhoische Struma

kommt in der Entscheidung über die kurativen Maßnahmen zum Ausdruck. Wie wichtig es ist, die funktionelle Richtung der Schilddrüse im Einzelfall zu erkennen, habe ich im Kapitel Physiologie dargetan. Die einzelnen Krankheitsbilder der Schilddrüse stellen sich nach dem Gesagten für die Diagnostik in dieser Form dar:

A. Athyreoidie

Kongenital: Vollständiger Schilddrüsenmangel ist äußerst selten, die Lebensdauer (einige Monate) so kurz, daß es nicht zur Ausbildung charakteristischer Symptome kommt.

B. Hypothyreoidie
(sekundäre, vollkommene oder teilweise Zerstörung der Schilddrüse)

I. *Erworben*: 1. Im Kindesalter: Spontanes infantiles Myxödem. Stillstand des Körperwachstums, Ausbleiben der sexuellen Reifung, geistige Trägheit, Gleichgültigkeit, Verlangsamung der Sprache, Kältegefühl, kühle zyanotische Extremitäten, stumpfsinniger Gesichtsausdruck, Lernunfähigkeit.

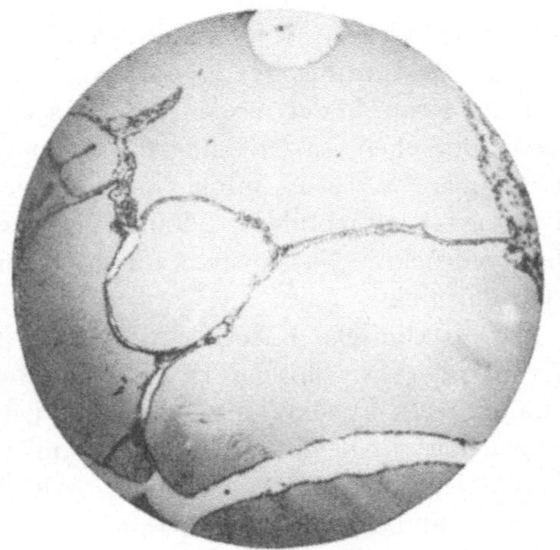

Abb. 70.   Hypotrophisch-hyporhoische Struma

Gerinnungsbeschleunigung des Blutes, Erhöhung der Serumviskosität. Ätiologie unbekannt; vielleicht Entzündung einer bis dahin normalen Thyreoidea mit vollkommener Destruktion des Schilddrüsenparenchyms, Vorkommen örtlich nicht begrenzt.

2. Spontanes Myxödem der Erwachsenen. Zum Teil wie 1. Gedunsenheit der Haut, die auffallend blaß und trocken wird und schuppt; Lidschwellungen; Haarausfall; Plumpwerden der Zunge; polsterartige Schwellungen in den Schlüsselbeingruben; Erlöschen der Menstruation, der Libido und der Zeugungsfähigkeit; Ausfallen der Zähne und der Nägel.

Kropf oder atrophische Schilddrüse. Ätiologie wahrscheinlich meist Entzündung. Vorkommen vorwiegend im Norden Europas, in Gegenden, in denen Kropf nicht heimisch ist; fast nur bei Frauen und meist im 4. Jahrzehnt.

3. Das posttraumatische Myxödem. Erscheinungen wie bei 1. und 2.

Ätiologie: a) postoperativ (Cachexia thyreopriva); Auftreten nach Monaten, manchmal erst nach Jahren nach der Operation. b) Nach entzündlicher Zerstörung des Schilddrüsengewebes, z. B. durch Aktinomykose. c) Nach Röntgenbestrahlung (Zerstörung der spezifischen Drüsenelemente). d) Als Ausdruck der Erschöpfung der Drüse (vollkommener Funktionsausfall) nach extremem Hyperthyreoidismus. Für alle Formen des Myxödems ist die prompte Wirkung der Schilddrüsenorgantherapie charakteristisch.

II. *Kongenital*: 1. Sporadischer Kretinismus (kongenitales Myxödem): Höchststeigerung der Symptome des spontanen infantilen Myxödems (mit dem es vielleicht identisch ist) von frühester Jugend an bei einem Kinde normaler Eltern außerhalb einer Endemiegegend. Günstige Wirkung der Schilddrüsentherapie.

2. Endemischer Kretinismus: Vorkommen nur im Endemiegebiet. Kropf in der Aszendenz. Einsetzen der dem spontanen Myxödem sehr ähnlichen Erscheinungen in den ersten Lebensjahren. Abnorm langsames Wachstum infolge der Verzögerung der epiphysären Knochenbildung (Röntgenbild!); Plumpheit und Kürze der Röhrenknochen; breitgedrückte Nasenwurzel; Schwerhörigkeit, Stummheit; „Idiotie" (Optimismus).

Drei klinische Kategorien: Grenzfälle, Halbkretine und Vollkretine. Kropf oder atrophische Drüse. Als wesentliche Unterschiede zu den Bildern des vollkommenen Schilddrüsenmangels: Dissoziation der Störungen; ungleiche Hemmungen im Skelettbau; Geringfügigkeit der „myxödematösen Veränderungen". Als charakteristisch: Manchmal nur Taubstummheit bei sonst geringfügigen kretinischen Zügen.

Geringer Erfolg der Schilddrüsentherapie.

3. Die endogenen Formen der Hypothyreose. a) Primär mechanisch bedingt. Diffuse gleichmäßige, meist hochgradige Vergrößerung aller Schilddrüsenteile. Keine Pulsation. Weitgehende Einengung der Trachea. Die Hypothyreose ist meist nur durch die früher (S. 163) angeführten Untersuchungen feststellbar.

Betrifft Männer und Frauen im mittleren Alter, meist auf der Basis eines Adoleszentenkropfes.

Ätiologie: Trachealstenose.

b) Endokrin funktionell bedingt: Erscheinungen wie bei a). Vorwiegend Frauen. Deutlicher Zusammenhang der Genese des Kropfes mit dem generativen Leben. Daher auch hier Adoleszentenkropf vorausgehend. Bei Kindern beobachtet, jedoch selten. Bei Männern gebunden an eine diffuse Adenomatose (kolloidale Adenome).

C. Hyperthyreoidie

I. Primäre Formen (genuiner Morb. Basedow):

a) Vollbasedow (typischer Basedow). Kardinalsymptome: Exophthalmus, Tachykardie, Tremor, nervöse Erregung, Schwitzen, Diarrhoen,

Abmagerung, Asthenie. Symptom von Möbius, v. Graefe, Stellwag, Dalrymple.

Geringe oder fehlende Vergrößerung der Schilddrüse, oft aber deutliche symmetrische (manchmal pulsierende) Struma. Hoher Grundumsatz. Florides Stadium, Sekundärstadium, chronische Formen mit Abschwächung der Symptome.

Akutes Auftreten.

Ätiologie: endogen (neurogen-psychisch; vielleicht in einigen Fällen primäre Funktionsstörung einer anderen Drüse des endokrinen Ringes).

b) Partieller Basedow (atypischer Basedow, Basedowoid, unvollständige Form, Forme fruste).

Eines oder mehrere Kardinalsymptome fehlen; vor allem nicht selten der Exophthalmus, der aber häufig wenigstens angedeutet ist (Glanzauge) oder im Verlaufe der Erkrankung vorübergehend auftritt. Schweiße, Abmagerung, Diarrhoe kommen nicht zur Beachtung. Niemals fehlen Tachykardie und Tremor.

Vereinzelt bestehen scheinbar nur Exophthalmus und Lidsymptome; längere und genaue Beobachtung läßt wenigstens zeitweilig auch die übrigen Symptome (Tachykardie) feststellen.

Schilddrüse wie bei a. Erhöhter Grundumsatz.

Vorkommen: 1. Bei neuropathischen Individuen. Neurasthenische Veranlagung, Nervosität vor Ausbruch der Basedowsymptome. Die physischen Symptome bleiben im Vordergrund.

2. Bei erwiesener Erkrankung anderer endokriner Organe: Hypovarie, Akromegalie, Nebenniereninsuffizienz, Hypoparathyreoidie, status thymico-lymphaticus. Die Symptome sind durch die Erkrankung gegeben. Subakutes Auftreten, chronischer Verlauf. Ätiologie endogen. (Daher den primären Formen zugezählt, da die Synchronizität der Erkrankungen nicht abgelehnt werden kann und das primäre Movens unbekannt ist.)

Stützung der Diagnose unter Umständen in der Form der „funktionellen Diagnostik" (Probeverabreichung von Organextrakten) möglich.

c) Rudimentäre Formen (Thyreosen, Thyreotoxikosen).

Herzneurosen: Herzklopfen bei geringster Anstrengung, Tachykardie, Schwindel, Kopfschmerz, vasomotorische Störungen. Herzhypertrophie. Verschlechterung der Symptome durch Schilddrüsenpräparate. Hyperthyreotes Blutbild, Gerinnungsverzögerung:

Magenneurosen (thyreogene Gastralgie): Darmneurosen (thyreotoxische Diarrhoen), Kombination dieser Formen häufig. „Funktionelle Diagnose". Epinephrinprobe von Goetsch.

II. Sekundäre Formen. a) Jodbasedow. Die klinischen Erscheinungen können denen des Vollbasedow gleichen. Ätiologie: Jodzufuhr bei bestehendem Speicherkropf. Daher dieser die Vorbedingung.

b) Hypcrthyreote Erscheinungen im Verlaufe fieberhafter Erkrankunggn. Auch hier ist eine hyporhoische Drüse die Voraussetzung.

In kurzen Zügen können die diagnostischen Aufgaben bei Erkrankungen der Schilddrüse folgendermaßen dargestellt werden.

Feststellung der Rolle der Schilddrüse in einem gegebenen Falle von endokriner Störung, bei der die Erkrankung eines anderen endokrinen Organs prävaliert (Stoffwechselstörungen, Verdauungsstörungen, nervöse Erkrankungen usw.), während die Schilddrüse makroskopisch nicht erkrankt zu sein scheint. (Diagnosis e therapie.) Hieher gehören gewisse seltene Basedowfälle.

Klärung der Bilder von Schilddrüsenausfall und Schilddrüsenunterfunktion: Athyreoidie (kongenitales Myxödem = sporadischer Kretinismus; postoperatives Myxödem; z. B. nach Ligatur aller vier Arterien, nach Exstirpation einer Zungenstruma) traumatisch-entzündliches Myxödem: Vereiterung der Schilddrüse; Röntgenschädigung; Aktinomykose usw.) endemischer Kretinismus.

Bei makroskopisch veränderter Drüse:

1. Nachweis, daß die Geschwulst tatsächlich der Schilddrüse angehört (anatomische Kardinalsymptome).

2. Nachweis der funktionellen Extreme: Hyper- oder Hypothyreoidismus.

3. Bei klinisch-funktionell indifferenter Struma Nachweis des morphologisch-funktionellen Typus, der „funktionellen Richtung". Diffuse Struma oder Knotenkropf.

4. Feststellung der mechanischen Auswirkung der Struma (Trachea, Ösophagus, Halsnerven).

5. Nachweis einer Blutung in die Struma, einer Entzündung (spezifisch-nichtspezifisch), einer malignen Degeneration.

Bei fehlender Geschwulst am Halse, aber klinischen Zeichen einer dystopen Schilddrüse muß diese nachzuweisen getrachtet werden: intrathorakale, intratracheale, retroviszerale Struma; Zungenstruma oder andere echte oder falsche Nebenkröpfe.

In jedem Falle muß man bestrebt sein, das mechanische und das funktionelle Moment genau zu erfassen. Außerdem ist die Berücksichtigung der übrigen endokrinen Drüsen unerläßlich. Der Standpunkt einzelner Autoren, die eine Mitbeteiligung anderer metakarastischer Drüsen bei nachweisbarer Erkrankung einer von ihnen im allgemeinen nicht gelten lassen (BAUER), ist nicht nur für Prognose und Therapie, sondern naturgemäß auch bei der Diagnose abzulehnen. Nicht nur, weil sich ignoramus nicht mit ignorabimus deckt, sondern weil auch das Ignoramus nicht mehr zu Recht besteht.

Im Anschluß sollen die den kropfigen Erkrankungen der Schilddrüse entsprechenden Veränderungen der Epithelkörper eine kurze

Besprechung erfahren. Epithelkörpervergrößerungen, die mikroskopisch einer hyperplastischen Wucherung der Drüse entsprechen und hiebei auch den Charakter von Adenomen annehmen können, wurden erstmalig von ERDHEIM bei der Osteomalazie beschrieben. Er deutet sie als Ausdruck einer kompensatorischen Organhypertrophie infolge der bei dieser Krankheit bestehenden Kalkstoffwechselstörung. In der Folge wurden auch bei anderen malazischen Skeletterkrankungen derartige Epithelkörperchenvergrößerungen vorgefunden, vor allem und mit beträchtlicher Regelmäßigkeit bei der Ostitis fibrosa generalisata Recklinghausen als sogenannte Epithelkörpertumoren. Von SCHLAGENHAUFER und MARESCH rührt der Vorschlag her, angesichts der Häufigkeit des Vorkommens der Epithelkörpertumoren bei der Ostitis fibrosa generalisata und im Hinblick auf die Wirkungslosigkeit anderweitiger therapeutischer Maßnahmen in geeigneten Fällen von Recklinghausenscher Ostitis operativ nach einem Epithelkörpertumor zu suchen und diesen zu exstirpieren. Dieser Eingriff ist zum erstenmal 1925 von MANDL (Klinik HOCHENEGG) bei einem 38jährigen Mann mit Erfolg ausgeführt worden.

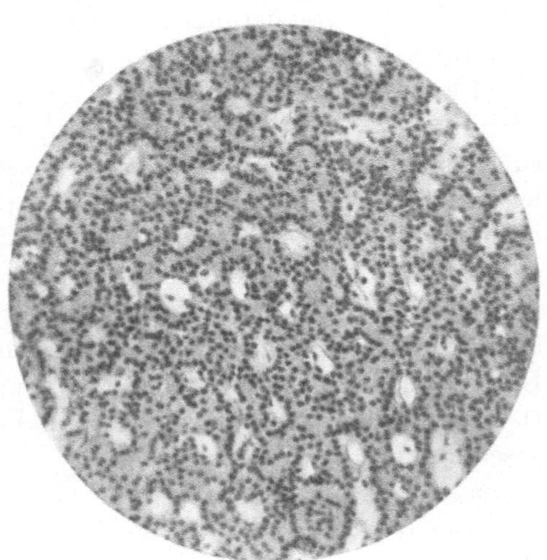

Abb. 71. Epithelkörper-Tumor (Operationspräparat Fall GOLD)

Näheren Einblick in die Wirkungsweise der Epithelkörpertumor-Exstirpation bei der Ostitis fibrosa generalisata gewährt der zweite, von GOLD (1927) an der Eiselsbergschen Klinik operierte Fall einer 54jährigen Frau mit schwerer Ostitis fibrosa generalisata und hochgradiger allgemeiner Schwäche. Der in diesem Fall entfernte Tumor erwies sich aus typischen Epithelkörperadenomen zusammengesetzt, deren zellige Elemente durchwegs junge Zellen vom Hauptzellencharakter sind. Wie beim Schilddrüsenadenom gehen im Inneren der einzelnen Adenomknoten regressive Veränderungen vor sich, die mit Parenchymuntergang einhergehen.

Von besonderem Interesse ist die Betrachtung der Kurven des Blutkalkes, sowie der Kalkausscheidung im Harn nach dem Eingriff. Unmittelbar nach der Exstirpation fällt die vorher auf 200% des Normalwertes gesteigerte Kalkausscheidung im Harn kritisch auf 12% des Normalwertes, verharrt auf einem niedrigen Niveau mit geringen Schwankungen und beträgt nach einer fünfmonatlichen Beobachtungsdauer ein Drittel des Normalwertes. Im Blutkalkspiegel, der ursprünglich um 30% seines Normalwertes gesteigert war, trat eine andauernde Senkung zu normaler Höhe ein. In beiden bisher behandelten Fällen ist klinisch eine weitgehende Besserung des Allgemeinbefindens zu verzeichnen gewesen bei gleichzeitiger starker Gewichtszunahme. Im Falle GOLD betrug diese innerhalb eines Zeitraumes von 6 Monaten 11 kg, wobei sich die Patientin, die vorher nicht mehr gehen konnte, subjektiv als geheilt betrachtet. An den zystischen Veränderungen des Skelettes sind bisher keine Veränderungen im Sinne einer Besserung wahrzunehmen (GOLD).

Der auffällige Erfolg des Eingriffes muß mit dem Wegfall des Epithelkörpertumors in Verbindung gebracht werden, der, wenn wir die Erfahrungen aus der Lehre von der Schilddrüse zu Hilfe nehmen, auch morphologisch einem hyperfunktionellen Zustand des Organes entspricht (parenchymatöse Adenome, knotige Hyperplasie). Hierbei muß es vorläufig dahingestellt bleiben, ob es sich nur um eine vorübergehende symptomatische Wirksamkeit oder aber um einen kausal begründeten Erfolg handelt. Jedenfalls hat die ERDHEIMsche Theorie von dem sekundären Ursprung (Organkompensation) der Epithelkörpervergrößerung für die Ostitis fibrosa generalisata Recklinghausen zumindest durch den geschilderten Erfolg des Eingriffes eine gewisse Einschränkung ihrer allgemeinen Gültigkeit erfahren.

Andererseits wurde ein erstmaliger Einblick in die pathologische Physiologie der E. K.-Vergrößerung ermöglicht.

Die Prognose

Alles, was prognostisch über einen Fall von Schilddrüsenerkrankung gesagt werden kann, ist in den diagnostischen Überlegungen enthalten. Dies ist eine Eigenheit der Schilddrüsenpathologie, die im funktionellen Charakter beruht und daher in solcher Form bei keinem anderen Organ Raum hat. Wie immer ist die Prognose des Leidens an sich und die Aussichten einer Therapie voneinander zu trennen. Die Abschätzung dieser bedeutet das Wesen der Indikationsstellung.

Die Prognose des Leidens an sich hängt von der pathologisch-anatomischen Natur des Falles und von deren mechanischen Auswirkungen ab. In diesem Zusammenhang ist von neuem zu unterstreichen — entgegen der Ablehnung namhafter Kropfforscher — daß Kropf und Kropf nicht dasselbe ist. Bei der Prognosestellung ist diese Erkenntnis wichtiger denn je.

Das einfachste Beispiel ist etwa bei der Beurteilung einer Patientin in mittleren Jahren gegeben, die seit ihrer Pubertät eine langsam zu mäßiger Größe heranwachsende diffuse weiche Struma trägt, die ihr keinerlei nennenswerte Beschwerden macht. Anläßlich einer Verkühlung fühlt die Patientin eine geringe Atembehinderung, die sie auf den Kropf bezieht. Darum sucht sie ärztlichen Rat.

Die Genese dieser Struma, das Alter der Patientin, die diffuse, gleichmäßige Schwellung, die weiche Konsistenz lassen mit Sicherheit eine eutrophisch-hyporhoische Struma annehmen. Da funktionelle Störungen fehlen, gilt unsere nächste Untersuchung einer mechanischen Schädigung. Die Röntgendurchleuchtung zeigt eine mäßige Eindellung der Trachea von beiden Seiten. Der laryngoskopische Befund ist normal. Es ist durchaus erklärlich, daß eine Tracheitis die Atembeschwerden ausgelöst haben kann. Wie ist nun die Prognose dieses Falles?

Der eutrophisch-hyporhoische Typus bedeutet für einen Menschen in mittleren Jahren unter allen Umständen die Gefahr einer Mobilisierungsmöglichkeit des gestauten Sekretes. Eine fieberhafte Erkrankung, die Nötigung zu einer Jodtherapie aus anderen Gründen, eine Störung des endogenen Gleichgewichtes kann zum Anlaß dieser Mobilisierung werden und dadurch den Patienten durch einen sekundären Basedow schwer gefährden. Zu dieser immerhin seltenen Komplikation kommt die häufig beobachtete Einwirkung des komprimierenden Kropfes auf die Wand der Trachea im Sinne einer Malazie. Die derzeit geringe Einengung des Lumens kann durch den Circulus vitiosus von Stenose-Kolloidanschoppung—Vermehrung der Stenose gesteigert und damit die Atembehinderung manifest werden. Bedenkt man dazu die Auswirkungen auf das Herz, so bietet dieser Fall, der jetzt als indifferente geringgradig stenosierende Struma einen harmlosen Zustand bedeutet, eine Reihe von Gefahrenmomenten, die eine Entscheidung erfordern.

Die Prognose, die im Hinblick auf therapeutische Maßnahmen gestellt werden kann, ist durchaus günstig. Eine Jodbehandlung kommt beim hyporhoischen Kropf der Erwachsenen nicht in Frage, ebensowenig eine Opotherapie, da hypothyreote Zeichen fehlen. Die Tatsache einer beginnenden Trachealstenose indiziert (um dies vorwegzunehmen) die bilaterale symmetrische Resektion. Abgesehen von den Gefahren, die jedem Eingriff anhaften, ist bei diesem Strumentypus die beste Voraussage möglich.

Die Prognose hat aber noch einen Umstand zu berücksichtigen: das Rezidiv. Gerade in dieser Frage hat die moderne Erkenntnis der Schilddrüsenerkrankungen und ihre konsequente Anwendung auf die Therapie das bittere Axiom von Roux, daß jeder Kropfoperierte mit dem Anrecht auf das Rezidiv vom Operationstisch aufstehe, widerlegt. In der Darstellung der Behandlungsmethode wird ausführlich darauf eingegangen werden. Aber schon hier sei bemerkt, daß die postoperative Medikation der Gefahr des Rezidivs in weitem Ausmaß vorzubeugen vermag.

Die hier als Beispiel herangezogene Kropfform bildet dabei das schwierigste Kapitel. Eine Hyporhoe dieser Genese muß im Wesen als endogen bedingt angenommen werden. Diese Bedingungen bestehen nach der Resektion aller Wahrscheinlichkeit nach weiter. Sie werden bei genügend ausgedehnter Gewebsreduktion erst allmählich wirksam werden können. Indes zeigte Experiment und Erfahrung, daß ein überraschend kleiner Rest von Drüsenparenchym den Bedarf des Organismus zu decken vermag, daß sich also eine Speicherungstendenz schon früh wirksam erweisen könnte. Sie zeigen aber auch, daß regelmäßig eine mehr minder große Volumszunahme der Parenchymreste eintritt. Bei der eutrophisch-hyporhoischen Form besteht daher die Möglichkeit, diese zur ersten Deckung des Produktionsverlustes einsetzende Ausgleichshypertrophie durch kleinste Jodgaben zu verhindern und so zwischen Produktion und Stauung das Gleichgewicht herzustellen. Da uns der Tierversuch gelehrt hat, daß Jodzufuhr in erster Linie die Sekretabfuhr beeinflußt, ist als erste Wirkung die Abfuhr der Restbestände zu erwarten. Ihre durch das Jod bedingte Hochwertigkeit muß den Parenchymanbau überflüssig machen. So ist es erklärlich, daß auch beim eutrophisch-hyporhoischen Typus eine vorsichtige Jodnachbehandlung schadlos vor dem Rezidiv schützen kann. Die Erfahrungen unserer Klinik sind darin noch nicht reichhaltig genug, um diesen Überlegungen zur verwertbaren Stütze zu dienen.

Die prognostische Beurteilung des Adoleszentenkropfes muß die Tatsache häufiger Spontanremissionen in erster Linie berücksichtigen. Wieweit hier eine endogene Regulierung, wieweit eine unbewußte Jodaufnahme die Zügel führt, kann wohl nicht entschieden werden. Es sind daher nur die behandelten und genau beobachteten Fälle verwertbar.

Die Jugendstruma erscheint als eutrophisch-hyperrhoischer Typus. Die Erklärung für diese tätige Produktion und gesteigerte Abfuhr haben wir in der Jodminderwertigkeit der Sekreteinheit angenommen, die durch eine Vermehrung der Einheiten ausgeglichen werden soll. Als ätiologisches Moment liegt diesem Versuch einer Regulierung das Sekretbedürfnis des Organismus zugrunde. Es ist nun denkbar und durch EISELSBERGS Tierversuche zum Teil erwiesen, daß dieses Sekretbedürfnis früher oder später mit dem zunehmenden Alter oder durch andere endogene Momente eine solche Abschwächung erfährt, daß die Selbststeuerung des Organismus zum spontanen Parenchymabbau und damit zum Rückgang oder völligen Verschwinden der Struma führt. Damit wäre eine Form der Selbstheilung gegeben, die wir in unserer Prognosestellung bedenken müssen.

Der zweite spontan vom Organismus bewirkte Vorgang ist durch zahlreiche Untersuchungen belegt: Die endogene Regulierung erfolgt zuerst auf dem Wege der Sekretstauung, ein Vorgang, der uns durch das

Experiment geläufig ist. Die bereits erreichte Hypertrophie und der durch die Trachealstenose bewirkte Circulus vitiosus machen einen Abbau zur Norm unmöglich. Das Ergebnis der Funktionsstabilisierung ist daher der Übergang der Sekretausschüttung in die Stagnation, die Hyperrhoe wandelt sich in Hyporhoe, der Parenchymkropf wird zur Kolloidstruma. Von dieser Phase an gelten nun dieselben prognostischen Richtlinien, wie ich sie am ersten Fall entwickelt habe.

Diese Art des Überganges zur ruhenden Form und damit zum bleibenden Kropf vermögen wir nun innerhalb der zeitlichen Grenzen des Jugendkropfes erfolgreich und gefahrlos durch Jodzufuhr zu verhindern. In beiden Fällen ist also die Prognose eine durchaus günstige.

Zwingt uns aber die mechanische Auswirkung der Struma zur operativen Gewebsreduktion, dann tritt für die Prognose als wesentlich die Gefahr des Rezidivs in den Vordergrund. Wenn die Vergrößerung der Schilddrüse beim Jugendkropf (also beim endemischen Kropf jugendlicher Individuen) den Versuch des Ausgleichs einer Jodminderwertigkeit durch quantitative Steigerung der Produktion bedeutet, dann muß die operative Verkleinerung der Produktionsstätte zu deutlichen Ausfallserscheinungen oder zu raschem Rezidiv führen. Die aus mechanischen Gründen vorgenommene Reduktion des Schilddrüsengewebes muß daher postoperativ durch Jod- oder Schilddrüsensubstanzzufuhr auszugleichen getrachtet werden. Meine Untersuchungen hierüber am Material der Klinik EISELSBERG haben die Richtigkeit dieser Überlegungen erwiesen. Unter Berücksichtigung dieser Verhältnisse können wir also auch hinsichtlich des Rezidivs beim Adoleszentenkropf eine gute Prognose stellen.

Anders verhält es sich bei den Formen des Adenoms. Vor allem müssen wir häufige Geschehnisse, wie Blutung, Erweichung, Zystenbildung, Kalzifizierung, in Rechnung ziehen. Von diesen kann eine erstmalige akute Hämorrhagie stürmische Erscheinungen auslösen, die sich bis zur Suffukation zu steigern vermögen. Weiters ist der Zahl der Adenombildungen keine Grenze gesetzt. Das auffallende Vorkommen eines Adenoms im Isthmus ist zwar häufig durch längere Zeit, manchmal für immer die einzige Manifestation. Im höheren Alter kommt es aber doch meistens zu multiplen Knoten, die bei ptotischer Schilddrüse rasch zur Luftröhreneinengung führen können. Früh auftretende kolloidale Adenome sind oft das pathologisch-anatomische Substrat hypothyreoter Zustände. Die diffuse, leicht hyporhoische Adenomatose hinwieder bildet den geeigneten Boden für spontanen oder medikamentösen Hyperthyreoidismus in der Form des „Toxic adenoma“ oder des sekundären Basedow.

Die Verhütung solcher Auswirkungen haben wir nur zum geringsten Teil in der Hand. Völlig unzuverlässig aber ist unser Urteil in der Vorhersage des Rezidivs. Unsere Operationsmethodik (siehe diese!) ist nur ein Versuch der Verhütung, für dessen Gelingen uns keine Gewähr geboten ist. Wir kennen die Biologie der Blastome nicht. Darum fehlt uns auch die Handhabe zu ihrer Beeinflussung.

Dem Träger einer Adenomstruma müssen wir auch bei symptomlosem Zustand die Möglichkeit akuter Veränderungen oder belästigender Metamorphosen zugeben; wir müssen die Aussichtslosigkeit einer internen Therapie, u. U. die durch sie bewirkte Gefährdung betonen, und auf die Gefahr des Rezidivs hinweisen.

Dem Basedowiker gegenüber ist unsere Lage nicht viel besser. Die Krankheit als solche ist allerdings immer als schwere anzusprechen. Die häufigen Spontanremissionen und -heilungen entziehen sich völlig unserer Einwirkung. Wir sind nicht imstande, die Dauer und die Art des Verlaufes im Sekundärstadium und die Entwicklung der chronischen Formen vorherzusagen. Die Mutmaßungen, die wir über die Ätiologie beim einzelnen genuinen Basedow aufstellen, berechtigen uns kaum zu solchen hinsichtlich der Prognose. Die Erfahrung gibt uns höchstens den Fingerzeig, daß Erscheinungen leichterer Natur, die akut einsetzen, eher zu spontanem Rückgang neigen als solche, die sich allmählich bemerkbar machen oder akut einsetzende schwere Formen. Ja selbst die sekundären medikamentösen Hyperthyreosen, der Jodbasedow, dessen Ätiologie wir kennen und der wir daher durch sofortiges Aussetzen der Jodzufuhr begegnen können, sind im Hinblick auf ihre Dauer nicht mit Sicherheit zu bestimmen. Hier können wir höchstens die Stabilisierung des Körpergewichtes und die langsam wieder einsetzende Schilddrüsenvergrößerung als prognostisch günstig bezeichnen.

Solange es uns beim akuten genuinen Basedow die klinische Untersuchung gestattet, eine nennenswerte Beteiligung anderer endokriner Drüsen abzulehnen, solange mag eine günstige Vorhersage berechtigt sein. Ja selbst wenn eine solche Beteiligung bereits manifest ist, gestattet uns der Rückschluß aus den operativen Erfahrungen, daß diese offensichtlich sekundär bedingten Störungen bei vollkommener Liquidierung der Schilddrüsenhyperfunktion sich wieder ausgleichen können.

Geringer wird diese Hoffnung, wenn eine nachweisbare Schädigung des Herzens eingetreten ist. Selbst beim Rückgang oder milder Chronizität des hyperthyreoten Komplexes bleiben diese Individuen Gezeichnete, deren Widerstandskraft gegen neue Insulte wesentlich herabgesetzt oder gebrochen ist. Auch normale physiologische Schwankungen werden zur Bedrohung. Schon die Menstruation kann eine akute Verschlimmerung des Zustandes bedeuten, von der Stillperiode gilt dies fast als Regel. Die Gravidität aber sollte unter vernünftigen Maßnahmen eher günstig einwirken, wie aus der dabei auftretenden Speicherungstendenz der mütterlichen Schilddrüse leicht zu verstehen ist. Warum die Schwangerschaft trotzdem manchmal unheilvoll wirkt, entzieht sich oft unserer Beurteilung. Manchmal können wir allerdings psychische Momente dafür anschuldigen.

Fieberhafte Erkrankungen bedingen fast ausnahmslos eine Verschlechterung des Zustandes oder das Auftreten eines Rezidivs.

Aus alldem geht hervor, daß die Krankheit, sich selbst überlassen, eine durchaus zweifelhafte Prognose darbietet. Ihr Ernst wird ersichtlich, wenn man bedenkt, daß unter Einbeziehung aller primären und sekundären Fälle eine Mortalität von fast 25% angenommen werden muß. Neben den Auswirkungen der akuten Toxikose sind es sekundäre Veränderungen (Diabetes), vor allem die Schädigung des Herzens und die Vulnerabilität des gesamten Organismus, die zum Tode führen.

Hier werden die Segnungen einer zielbewußten Therapie offenbar. Wenn auch die interne Behandlung in der Hauptsache nur als Unterstützung der Selbstheilungsbestrebungen oder als symptomatische Therapie wirksam werden kann — die chirurgische Behandlung ist berufen und befähigt, in einem hohen Prozentsatz der Fälle dauernde, völlige Heilung oder weitgehende Besserung zu bringen. Die hohe Bedeutung der Vorbehandlung zur Operation, der Nachbehandlung nach dem Eingriff darf nicht übersehen, die Gefahr des Eingriffes selbst nicht unterschätzt werden.

Aber der ernste Charakter der Erkrankung und die gegebene Möglichkeit der Wiederherstellung berechtigt den Kranken und den Arzt zum Wagnis des heroischen Mittels. KOCHER errechnet unter 1100 Basedowoperationen 2,3% Todesfälle und 86% Heilungen (45% dauernd radikal, 41% dauernd geheilt). Heilungen durch diätetische, klimatische, medikamentöse Behandlung, durch Strahlentherapie sind einwandfrei beobachtet. So haben wir heute das Recht zu behaupten, daß für die Mehrzahl der zweckmäßig behandelten Basedowfälle die Prognose doch günstig gestellt werden kann.

Die Möglichkeit einer Vorhersage war lange Zeit nur durch Verwertung der Erfahrung gegeben. Die Zergliederung des durch sie gewonnenen Materiales im Sinne der biologischen Beurteilung der einzelnen Kropftypen — die Werte des Grundumsatzes bedeuten hierin entschieden eine Bereicherung — ergab die völlige Gleichsinnigkeit des Tatsächlichen mit unseren Erwartungen. So wurden sich beide zur gegenseitigen Stütze. Die funktionelle Theorie erklärt uns an der Hand der pathologisch-anatomischen Befunde die lange bekannten Tatsachen. Diese aber wurden in ihrer Gesetzmäßigkeit zum Beweis der Verwertbarkeit der Theorie. Daß wir trotzdem immer wieder auf Lücken unseres Systems stoßen, ist bei der Kompliziertheit der Beziehungen nicht wunderlich.

Denn es gilt für alle funktionellen Schilddrüsenerkrankungen, auch wenn sie nur ihrem Wesen, nicht ihrer klinischen Erscheinung nach als solche angesprochen werden müssen, daß sie als polyglanduläre Störungen anzusehen sind. Diese theoretische Forderung muß in allen unseren prognostischen Überlegungen Raum haben, wenn wir sie auch praktisch wenig und nur selten verwerten können. Aber hierin liegt der Zwang zu exakterer Methodik der Untersuchung, zu subtilerer Beobachtung. Das Gebäude unserer Therapie kann dieser Bausteine nicht mehr entbehren. Die volle Entscheidung mancher noch verborgenen Beziehungen wird sie vielleicht zu wichtigen Trägern einer gedanklich und praktisch leistungsfähigen Architektur formen, die schon heute einen Stolz der jüngsten medizinischen Forschung bedeutet.

Indikationsstellung zur internen und zur chirurgischen Behandlung

Eine folgerichtig aufgebaute Pathographie der Schilddrüsenerkrankungen ergibt von selbst die Anzeigen für unsere therapeutischen Maßnahmen. Indes treten zu aller biologischen Theorie mechanische Momente, die außerhalb der Meinungsverschiedenheiten ihre Forderungen erheben. Aber auch bei ihnen übernimmt eine Grundanschauung die Führung. Und der Erfolg oder der Mißerfolg wird zum gewichtigen Urteil. Selbst technische Fragen in der operativen Behandlung sind heute nicht mehr ohne Berücksichtigung der physiologischen Beurteilung zu beantworten. Um so mehr gilt das für die interne, im besondern für die medikamentöse Therapie, deren unumstößliche Voraussetzung sie bildet.

Und doch erleben wir es gerade bei den Schilddrüsenerkrankungen, daß die Praxis den Grübeleien vorauseilt, wirkungsvoll und sicher, und daß die Zeit die Segnungen einer Tat genießt, deren theoretische Begründung noch zum Teil hinter Schleiern verborgen liegt.

Die Zeiten, da man zerquetschte Kröten oder die Hand eines Toten auf den Kropf legte, um ihn zum Verschwinden zu bringen, haben den Versuchen nach einer kausalen Therapie Platz gemacht. Sie begann mit den ersten Anschauungen einer Ätiologie, nachdem das empirische Stadium der Spongia usta überwunden war. Der endemische Kropf erzwang zuerst solche gefestigte Anschauungen, die von PLINIUS über PARACELSUS zu H. BIRCHER führen und die im Trinkwasser das auslösende Moment für die endemischen Kröpfe zu sehen glauben. In der Vermeidung (später im Abkochen) der Kropfwässer mußte die Ausschaltung der Schädlichkeiten erwartet werden. Dies galt auch für die Annahme einer Mikrobeninfektion. Noch einmal übernahm die Erfahrung die Zügel der Therapie in der Form der Jodbehandlung, bis physiologische Einblicke und chemisch-physikalische Untersuchungen die Jodbehandlung ätiologisch begründeten und damit zu einer kausalen Therapie gestalteten. Nun erst mußte die Frage gelöst werden, ob im Einzelfall diese medikamentöse Therapie — die Organtherapie ist ein

eigenes Kapitel — überhaupt oder als einzige angezeigt ist, oder ob nur
ein chirurgisches Eingreifen Erfolg verspricht. Damit wurden therapeutische Überlegungen auf alle Schilddrüsenerkrankungen in kausalem
Sinne ausgedehnt und das Gebiet der Hyperthyreosen für vielgestaltige
Versuche erschlossen. Physiologische Feststellungen, die Erkenntnis
polyglandulärer Syndrome, die Verwertung serologischer Errungen-
schaften ergaben neue therapeutische Möglichkeiten, die heute im Zu-
sammenschluß interner und chirurgischer Maßnahmen gipfeln. Der Arzt,
der heute einen Fall von „Kropf" zu begutachten hat, muß mithin zunächst die Entscheidung treffen, welche der beiden Behandlungsarten
anzuwenden ist. Die rein interne Behandlung, für viele Fälle entscheidend
wirksam, muß in anderen zur rechten Zeit der chirurgischen weichen.
Diese wieder bedarf bei den meisten funktionellen Strumen der Unterstützung einer medikamentösen Vor- oder Nachbehandlung, wenn ein
dauernder Erfolg erzielt werden soll. In jüngster Zeit befassen sich nur
wenige Arbeiten mit der Indikationsstellung. FERRATA bespricht sie
ungefähr in unserem Sinne.

GMELIN bringt eine treffende Charakteristik der Schwere der
einzelnen Basedowkrankheitsbilder und beurteilt daraus Indikation und
Aussicht des Eingriffes (s. a. HERRNHEISER und REDISCH). A. SZENES
und F. BIRCHER haben an der Klinik CLAIRMONT zahlreiche Untersuchungen über die Basalstoffwechsel bei Schilddrüsenerkrankungen angestellt, die seine Bedeutung für die Diagnose, für die Indikationsstellung
zur Operation und für die Beurteilung des Operationsresultates eindeutig
ergeben haben.

Eingehende Untersuchungen über den Zusammenhang von Morbus
Basedow, Thymus und Nebenniere veröffentlichte A. KOCHER, woraus
er für gewisse Fälle nach Probeverabfolgung von Thymuspräparaten und
unmittelbar vorausgehender Thymusbestrahlung die Indikation zur
gleichzeitigen Thymektomie erschließt.

Die interne Indikation

In dieser Frage ist neben der richtigen Erkenntnis, ob eine medikamentöse Behandlung überhaupt versucht werden soll, das Einhalten
der zweckmäßigen Grenze — in der Dosierung und in der Anwendungs-
zeit — von ausschlaggebender Bedeutung.

Eine interne Therapie kommt nur bei funktionellen Strumen
und bei diesen als ausschließliche Methode nur dann zur Anwendung,
wenn nicht mechanische Schädigungen von vornherein den operativen
Eingriff erfordern. Daher ist der medikamentösen Therapie zuzuführen:

Der Adoleszentenkropf als Ausdruck des endemischen Kropfes
bei jugendlichen Individuen; manche Formen der endogenen Struma
bei weiblichen Individuen; die genuinen Hyperthyreosen. Die

interne Behandlung im postoperativen Verlauf gewisser Kropftypen soll später besprochen werden.

Es sei nochmals daran erinnert, daß der Begriff „Adoleszentenkropf" kein rein zeitlicher, sondern ein funktioneller ist und daß anderseits das Alter des Patienten allein nicht dessen Bezeichnung als Adoleszentenkropf rechtfertigt.

Klinisch stellt sich der Adoleszentenkropf als gleichmäßige, diffuse, mäßig derbe Schwellung der Schilddrüse dar. Das Alter des Patienten liegt zwischen 8 bis 18 Jahren. Zeichen einer gestörten Funktion fehlen.

Diese klassische Form kann in ihrem wesentlichsten Punkt Änderungen erfahren. Schon GOLD und ORATOR haben festgestellt, daß die Adoleszentenstruma „in ihrem Formenkreis auch hypothyreote und hyperthyreote Typen beinhaltet". Dieser Möglichkeit ist größte Aufmerksamkeit zu schenken. Denn trotzdem wir den Hyperthyreoidismus beim jugendlichen Individuum als endogen bedingt, mithin als genuine Hyperthyreose auffassen müssen, erlauben uns die Erfahrungen nicht, einer Jodbehandlung das Wort zu reden. Hier ziehen wir die Operation vor. Die unterwertige Drüse hingegen erfordert Organtherapie oder Jodtherapie.

Aus den Erfolgen bei der Myxödembehandlung schien der Versuch berechtigt, die Organtherapie auch beim Kropf anzuwenden. Bei den hypofunktionellen Formen ist dies als kausale Behandlung verständlich. Beim indifferenten Kropf wurde sie zweckmäßig fallen gelassen. Die Indikation kann ja nur in der Unterwertigkeit der Schilddrüsenfunktion gesehen werden.

Die Dauer des Bestehens des Kropfes ist ohne Bedeutung. Beim jugendlichen Hypothyreoten liegt auch in der Annahme einer kolloidreichen Drüse keine Gegenanzeige gegen Organ- oder Jodverabreichung. Die Gefahr der Basedowifizierung ist bei ausgesprochener Hypothyreoidie bei Jugendlichen kaum gegeben. Selbst in dem Umstand, daß der Patient eine schon erfolglos durchgeführte Therapie berichtet, sehe ich keinen Grund zur Ablehnung eines neuerlichen Versuches, es sei denn, daß diese Therapie von berufener ärztlicher Seite und unter deren ständiger Aufsicht vorgenommen worden sei. Der Adoleszentenkropf stellt mithin, solange nicht mechanische Schäden bestehen oder Zeichen von Hyperthyreoidismus nachweisbar sind, das grundsätzliche und erfolgreichste Anwendungsgebiet für eine interne Therapie dar.

Schwieriger ist die Entscheidung bei gewissen Strumenformen erwachsener weiblicher Patienten. Voraussetzung ist die sichere Annahme einer diffusen, funktionellen endogenen Struma und der Ausschluß hyperthyreoter Züge. TH. KOCHER fand während der Schwangerschaft Kröpfe vom klinischen und morphologischen Charakter der reinen indifferenten Adoleszentenstruma. Dieser Typus kommt hier in erster

Linie in Frage. Aus der Struktur des Kropfes ist in Hinblick auf das funktionelle Gleichgewicht zu schließen, daß die Schilddrüse um das Einhalten der geforderten Mehrleistung bemüht ist, was ihr nur durch Parenchymanbau und sofortige Sekretabfuhr möglich wird. In der Zufuhr kleinster Jodmengen kann also eine kausale Therapie erblickt werden.

Die häufigeren, weichen, diffusen Strumen von Schwangeren erweisen sich als Kolloidkröpfe. Wir müssen eine endogen bedingte Stauung annehmen, deren medikamentöse Aufhebung zur Hyperthyreose führen kann. Trotzdem ist hier unter strengster Beobachtung der Patienten ein Versuch der Jodzufuhr statthaft, besonders wenn irgendwelche Anzeichen von Hypothyreose oder anderen endogenen Störungen vorliegen. Eine metabolimetrische Untersuchung ist hiebei ebensowenig beweisend wie etwa der Adrenalinversuch. Eher dürfte die HARROWERsche Jodprobe verwertet werden.

Der parenchymatöse Kropf in der Gravidität oder der leicht hypothyreote Kolloidkropf gibt also ebenfalls zunächst die Indikation zur internen Behandlung.

Am schwierigsten stellt sich das Problem der internen Indikation bei den Hyperthyreosen. Denn der Begriff „genuine Hyperthyreose" ergibt sich aus dem Fall nur selten mit Sicherheit. Und selbst dann kann es sich um eine Form handeln, bei der Jod kontraindiziert ist.

Mit Sicherheit können wir heute behaupten, daß die Jodmedikation bei einer Hyperthyreose auf der Basis einer Kolloidstruma gefährlich ist. Die Möglichkeit, solche Formen auszuschließen, müßte gewährleistet sein. Dies ist aber nur im beschränkten Ausmaß der Fall.

Als erste Überlegung bei der Entscheidung, ob wir in dem vorliegenden Fall von Hyperthyreoidismus (Morb. Basedow im weitesten Sinne) eine Jodtherapie versuchen können, hat die Bestimmung des morphologischen Typus der Struma zu gelten. Dazu dient zunächst die Anamnese. Eine ziemlich rasch aufgetretene, mäßige Schwellung der Schilddrüse, begleitet von allen Stigmen des Morb. Basedow bei einem erwachsenen Patienten auf Grund eines psychischen Traumas oder ohne annehmbare Ursache entstanden, deutet auf eine endogene (neurogene) Genese. Es mangelt jeder Grund zur Annahme eines Speicherkropfes (d. i. abfuhrbereiten Kolloids). Der lokale Befund wird eine nur wenig aber gleichmäßig vergrößerte, harte, unter Umständen pulsierende Thyreoidea ergeben. Ist dabei der Grundumsatz wesentlich erhöht, die psychische Störung eine auffallende, dann kann mit großer Wahrscheinlichkeit ein „genuiner Basedow" angenommen werden. Besteht die Struma seit längerer Zeit als funktionell indifferenter Kropf, treten die Zeichen der Hyperthyreose sekundär auf — in einer Phase des generativen Lebens eines weiblichen Individuums; nach einer fieberhaften Erkrankung; nach einer Jodmedikation usw. —, dann liegt die „Basedowifizierung" einer Struma vor. Wird die Struma selbst diffus und weich befunden, dann dürfte die Annahme einer aktivierten Kolloidstruma begründet und damit die Jodtherapie ausgeschlossen sein.

Soweit kann mit einiger Sicherheit von einer Indikationsstellung zur internen Behandlung bei den Hyperthyreosen gesprochen werden. Die Mannigfaltigkeit der Krankheitsformen läßt sich zum großen Teil auf eine dieser zwei Typen bringen. Aber es gibt immer wieder Fälle, die sich nicht einreihen lassen. Schon ist der Typus der basedowifizierten Kolloidstruma durch die diffuse kolloidale Adenomatose (toxic adenoma) vermehrt, deren klinische Feststellung nur ausnahmsweise gelingen wird. Und die weitere Erfahrung hat gelehrt, daß der an sich anfechtbare Typus des „genuinen Basedow" zum Teil verkannt, zum Teil irrig angenommen wird. Wir müssen uns daher derzeit auf ausgesprochene Fälle beschränken. Können wir den Speicherkropf ausschließen, dann ist bei sonst hinsichtlich seiner Genese unsicherer Klassifizierung des Falles ein Versuch der Jodbehandlung statthaft. Er muß aber sofort abgebrochen werden, wenn sich der Zustand des Patienten irgendwie verschlechtern sollte.

Die Indikation zu internen Maßnahmen anderer Art weicht von denen zur Jodbehandlung insofern ab, als hier zum Teil keine kausale Therapie bezweckt wird (Bettruhe, Höhenklima, Chinidin usw.), während anderseits von einer in der Klinik oder in der Morphologie beruhenden Kontraindikation nicht gesprochen werden kann. Die Behandlung mit Gynergen, mit Antithyreoidin Moebius, in beschränktem Maße auch mit Röntgenbestrahlung u. a. kann bei jeder Form von Hyperthyreoidie versucht werden. Wichtig ist dann nur die Zeitgrenze der Behandlung, die das Zuspätkommen eines chirurgischen Eingriffes nicht verschulden darf. Über die Verwendung der Röntgenbestrahlung in der Strumentherapie, die praktisch nur bei Hyperthyreose in Frage kommt, soll im Kapitel Therapie gesprochen werden.

Das Anwendungsgebiet einer internen Therapie beim Kropf ist eine großes und im geeigneten Fall ein aussichtsreiches. Die richtige Umgrenzung setzt eine genaue Berücksichtigung aller Umstände und eine klare Erkennung des funktionellen Typus voraus. Das voreilige Aufgeben einer internen Behandlung ist gleich verwerflich wie zu langes Zögern mit dem Eingriff. Hiefür sind Regeln schwer aufzustellen. Die Erfahrung ist der beste Wegweiser. Internist und Chirurg sollen sich hierin ergänzen. Ein Fehlschlagen ist meist in der vermeidbaren irrigen Deutung des Falles zu suchen, nicht in der Methode. Es ist kein Zweifel, daß sich das Anwendungsgebiet der internen Therapie erweitern wird, wenn uns neue Einblicke in die endokrinen Zusammenhänge und damit in die Genese mancher Strumenformen gegönnt sein werden.

Die chirurgische Indikation

Jeder Kropf, der eine mechanische Schädigung der Trachea, des Ösophagus oder beider bedingt; jede basedowifizierte Kolloidstruma, jeder hyperthyreote Kropf, der auf eine interne Behandlung nicht reagiert, muß operiert werden.

Diese Richtlinien umgrenzen ein viel leichter zu überschauendes Gebiet als es jenes der medikamentösen Therapie ist. Zur Begründung dieser Forderung, die auch hier in der biologischen Auffassung ruht, und zu ihrer Erweiterung sei noch einiges angeführt.

Zunächst sei auf das Wesen der mechanischen und der funktionellen Indikation hingewiesen. Die scharfe Trennung solcher Art kann heute nicht mehr aufrecht erhalten werden. BEAUMONT z. B. sieht beim Knotenkropf auch insoferne eine Indikation zum chirurgischen Eingriff gegeben, als das Wachstum der Knoten zum Erdrücktwerden des diffusen Gewebes führen kann. Wir wissen heute, daß sich eine mechanische Schädigung allmählich funktionell auswirken kann, während — wie ich oben andeutete — funktionelle Strumen besonderer Art einer inneren Behandlung zugänglich sind. Auch die kosmetische Indikation muß besprochen werden.

Die mechanische Indikation ist nur selten aus der absoluten Größe des Kropfes abzuleiten. Die Träger enorm großer Strumen sind auffallend oft von jeder Atembehinderung verschont. An den Zug, an das Gefühl der Schwere, das die große Geschwulst mit sich bringt, gewöhnen sich die Patienten im Laufe des langsamen Wachstums ganz allmählich. Es kommt allerdings vor, daß eine sehr große Struma auch ohne direkte Beeinträchtigung der Lage oder des Lumens der Trachea einfach als so bedeutendes mechanisches Hindernis empfunden wird, daß ihre Entfernung vom Patienten mit Recht gefordert wird. Nicht selten gibt ein Berufswechsel des Kropfträgers noch nach vielen Jahren den Anstoß dazu, wenn erst bei der neuen Beschäftigung der Kropf als besonders störend empfunden wird.

Es muß allerdings auch bei einer Struma, die die Luftröhre freiläßt, immer daran gedacht werden, daß durch die stete Größenzunahme und den dadurch bedingten unablässigen Zug und Druck am Halse die Möglichkeit einer Rekurrensschädigung besteht.

Wenn eine ptotische Schilddrüse hypertrophiert, der keine Möglichkeit einer freien Entfaltung gegeben ist, dann genügt oft ein geringer Grad von Vergrößerung, um zur Beeinträchtigung der Luftröhre zu führen. Besonders gilt dies von den substernal gelegenen Knoten. Auf jeden Fall ist beim klinischen Befund einer Verdrängung oder Einengung der Luftröhre das Röntgenbild zu befragen. Es ist häufig zu beobachten, daß der große, sichtbare Strumenanteil die Trachea ganz frei läßt, während sie ein gleichzeitig bestehender intrathorakaler Knoten komprimiert.

Es wäre natürlich zwecklos, nur die große sichtbare Struma zu entfernen. Es sei auch noch daran erinnert, daß ein verläßliches Bild über die Verschiebung oder Kompression der Trachea nur durch die Röntgendurchleuchtung in zwei Ebenen gewonnen werden kann (SGALITZER). Eine Durchleuchtung in anterioposteriorer Richtung läßt leicht eine Einengung der Trachea von vorne oder von hinten her übersehen.

Die röntgenologische Feststellung einer Verdrängung oder Verengerung der Luftröhre muß als absolute Indikation zur chirurgischen Behandlung des Kropfes angesprochen werden. Denn keine andere Behandlung vermag diese mechanische Schädigung auszuschalten. Es ist dabei belanglos, ob die Beschwerden des Patienten dem Grade der Beeinträchtigung der Trachea entsprechen. Vielfache Beobachtungen zeigen, daß unter sonst normalen Verhältnissen hochgradige Veränderungen der Luftröhre vom Patienten ohne wesentliche Störung seines Allgemeinbefindens ertragen werden. Wird dem Patienten aber plötzlich eine besondere körperliche Mehrleistung zugemutet oder erkrankt er an einer akuten Entzündung der Luftwege, dann setzen heftige Atembeschwerden plötzlich mit aller Intensität ein und erzwingen nunmehr unter ungünstigeren allgemeinen Umständen die sofortige Operation.

Auch ein zweiter Grund gibt der deutlich nachweisbaren Trachealkompression die Bedeutung der absoluten Indikation zur chirurgischen Behandlung: Die namentlich bei jugendlichen Individuen nicht seltene Tracheomalazie, soferne wir sie im Einzelfalle als Folge der dauernden Kompression auffassen können. Die malazische Trachea bedingt eine wesentliche Erschwerung der Operation und bedeutet postoperativ eine beträchtliche Gefährdung des Patienten. Unter Umständen zwingt sie, daß die Strumektomie bei liegendem Tracheoskop ausgeführt wird. Ab und zu macht sie am Ende der Operation oder bald nachher die Tracheotomie notwendig. Wir wissen durch die Untersuchungen von DENK und WINKELBAUER, die an der Klinik EISELSBERG durchgeführt wurden, daß der Restitutionsprozeß der geschädigten Trachea im Durchschnitt bis zu sechs Monaten nach der Operation beansprucht und daß seine Verzögerung weder in der Art der Verdrängung oder in der Dauer ihres Bestehens noch in der Art der Struma oder dem Alter des Patienten begründet ist. Da wir mithin die Wiederherstellungsfähigkeit der Luftröhre im einzelnen Falle nicht beurteilen können, erscheint auch aus diesem Grunde durch die bloße Feststellung der Verdrängung oder namentlich Verengerung der Trachea die Indikation zum chirurgischen Eingriff gegeben.

Es sei gleich hier festgehalten, daß es von großer Wichtigkeit ist, den Zustand der Tracheomalazie vor der Operation zu erkennen. SGALITZER und STÖHR haben eine Methode angegeben, um vor dem Röntgenschirm die Diagnose mit Sicherheit stellen zu können.

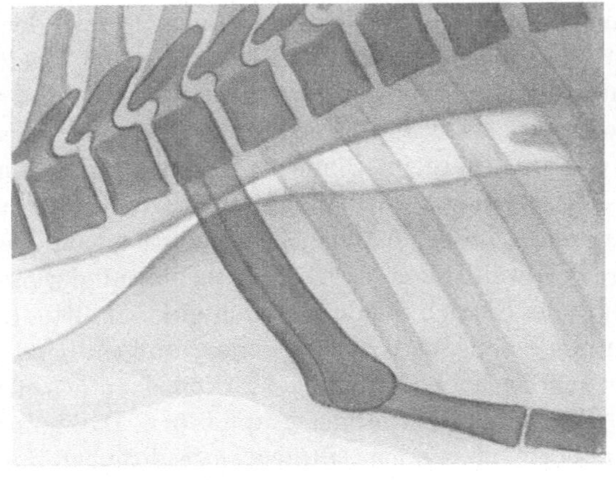

Abb. 74. Einengung des Luftröhrenlumens bei vermindertem intratrachealem Druck (MÜLLERSCHER Versuch)

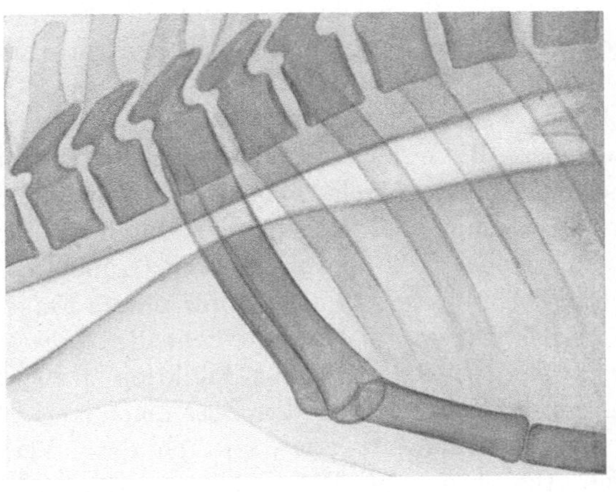

Abb. 73. Luftröhre bei normalem intratrachealem Druck

Abb. 72 bis 74: Tracheomalazie

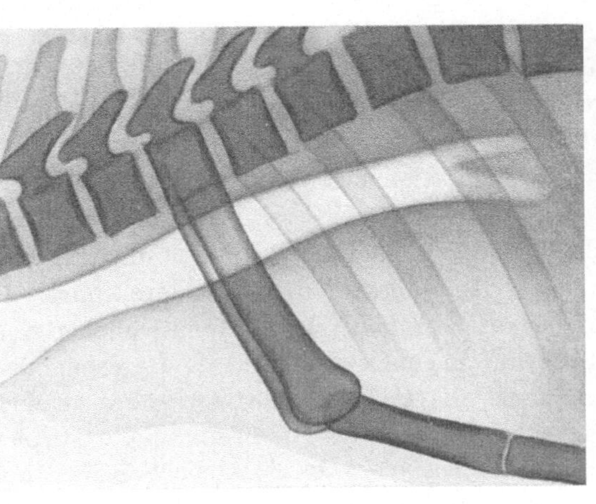

Abb. 72. Erweiterung des Luftröhrenlumens bei gesteigertem intratrachealem Druck (VALSALVASCHER Versuch)

Die Methode besteht darin, daß man den Patienten vor dem Röntgenschirm den VALSALVAschen und MÜLLERschen Versuch ausführen läßt. Mit dieser Untersuchung ist man imstande, durch intrathorakale, bzw. intratracheale Druckschwankungen pathologisch-anatomische Wandveränderungen der Luftröhre im Sinne der Malazie zu erkennen. Dies kommt in der Weise zum Ausdruck, daß bei Drucksteigerung in der Luftröhre es zu einer unregelmäßigen Ausbuchtung im Bereiche der veränderten Trachealwand kommt, bei Druckverminderung hingegen daselbst eine deutliche Einziehung des Luftröhrenabschnittes zu erkennen ist. Ausgedehntere tracheomalazische Veränderungen sind schon bei der Durchleuchtung leicht zu erkennen; zirkumskripte Veränderungen festzustellen, bleibt wohl der röntgenographischen Darstellung in zwei senkrecht zueinander stehenden Projektionsrichtungen vorbehalten (Abb. 72 bis 74).

Die Einschätzung der Tracheomalazie und ihre rechtzeitige Feststellung bedingen einen Fortschritt in der mechanischen Indikationsstellung.

Diese verschwistert sich mit der funktionellen, wenn wir die früher erwähnten Versuche von BLAUEL und REICH bedenken. Die mechanische Verengerung des Tracheallumens zieht Kolloidanschoppung in der Schilddrüse nach sich. Noch einmal sei festgehalten: Durch die Befunde von BLAUEL und REICH erscheint die morphologische Grundlage der MANSFELD-MÜLLERschen Theorie gegeben, die sich für unsere Frage so formulieren läßt, daß die Schilddrüse auf länger bestehenden Sauerstoffmangel mit Herabsetzung oder Einstellung ihrer Funktion antwortet. Aber auch die KREHLsche Auffassung über den Zusammenhang von Schilddrüsenfunktion und Eiweißumsatz erfährt durch diese Versuche eine volle Bestätigung. Die chronische Trachealstenose führt zum Kolloidkropf. Darin allein ist, abgesehen von der mechanischen Behinderung, die Indikation zur operativen Behebung der Stenose ausgesprochen.

Ich muß der Schilderung der operativen Methodik vorgreifen, um das Gebiet der chirurgischen Indikation zu vervollständigen. Denn nicht immer liegt im Nachweis der mechanischen Einwirkung der Struma auf die Trachea die Indikation zur Reduktion oder Exstirpation enthalten. Es gibt Fälle von hartnäckig rezidivierenden Strumen, in denen schließlich der kleine restliche Knoten durch seine ungünstige substernale Lage wieder zu einer Kompression der Luftröhre führt. Die Exstirpation wäre gleichbedeutend mit der Entfernung jeglichen Schilddrüsengewebes. Hier muß durch eine extrathorakale Lagerung des Knotens, also durch Strumopexie, die Befreiung der Luftröhre versucht werden. Ist dies technisch nicht durchführbar, dann muß der exstirpierte Knoten sofort wieder in der üblichen Weise in einzelnen Scheiben präperitoneal inplantiert werden, wie wir dies an der Klinik mehrmals durchführten.

Auch eine Blutung in die Struma oder eine akute Entzündung mit eitriger Einschmelzung kann rein mechanisch durch die rasche Größenzunahme einen Eingriff erfordern. Die Verdrängung des Ösophagus und der dadurch erschwerte Schluckakt gehört ebenfalls zur mechanischen Indikation (JATROU). Die Indikationsstellung bei maligner Struma wird später erörtert.

Um den chirurgischen Standpunkt bei den hyperfunktionellen Strumen zu erklären, muß manches aus der Besprechung des Morb. Basedow und der Pathographie der Schilddrüse wiederholt werden.

Es ist vor allem wesentlich, daß die Stellung der Schilddrüse im Krankheitsbild richtig eingeschätzt wird. Die Einteilung in einen thyreogenen, thymogenen, neurogenen Morb. Basedow hat viele Anhänger.

Auf dem Boden der Lehre von der inneren Sekretion ist damit ausgesprochen, daß die Schilddrüse stets am Krankheitsbild beteiligt ist, daß ihr aber im Einzelfalle entweder eine primäre oder eine sekundäre Bedeutung zukommt. Hierin liegt ein Hinweis auf den Angriffspunkt der Therapie, die von einer ausschließlichen Beeinflussung der Schilddrüse nicht einen vollen Erfolg erwarten kann. Aber selbst die Überlegung, daß die Schilddrüse als das zugänglichste und in seiner Funktion am besten bekannte Organ des endokrinen Ringes auch am ehesten einer Behandlung unterworfen werden kann, läßt die Frage nach der Art dieser Behandlung offen. Diese kann erst dann beantwortet werden, wenn uns das Wesen der Funktionsänderung der Schilddrüse beim Morb. Basedow erschlossen ist. Mit anderen Worten: auch hier ist eine funktionelle Schilddrüsendiagnostik die Voraussetzung einer richtigen Indikationsstellung.

Rein klinisch ist diese Frage abgeschlossen. Die Auswirkungen der überwertigen Drüse sind kein Streitpunkt mehr. Um so wichtiger ist die Betonung, daß das ausgesprochene Bild des Morb. Basedow nicht nur auf einer Hyperthyreose beruht, sondern auch auf einer solchen, und daß die Reinheit ihrer Erscheinungen von der Mitbeteiligung der anderen endokrinen Drüsen abhängt.

Morphologisch ist das Problem anscheinend schwerer zu lösen. Die typische Basedowstruma bietet allerdings mit ihrem hypertrophen Epithel und ihrem Kolloidmangel keine strittige Frage. Hier steht die klinische Überwertigkeit im Einklang mit dem histologischen Aspekt. Aber es gibt viele Fälle von ausgesprochenem Hyperthyreoidismus, die morphologisch mehr minder kolloidreiche Drüsen mit normalem Epithelbelag darstellen. In jüngster Zeit hat namentlich HELLWIG auf dieses Vorkommnis hingewiesen, nachdem ich schon vor neun Jahren den morphologischen und funktionellen Charakter dieser Drüsen zu zeichnen versuchte. Die Erklärung des scheinbaren Widerspruches zwischen histologischem Bild und funktionellem Wert kann ohne Schwierigkeit darin gesehen werden, daß im mikroskopischen Befund 2 Phänomene der Sekretion getrennt beurteilt werden müssen: die Sekretbildung und die Sekretabfuhr. Der Gesamthabitus der epithelialen Elemente zeigt die Bildung, die Art und die Menge des Kolloids den Grad der Abfuhr an. Unter dieser Voraussetzung ist es verständlich, daß eine normale Sekretbildung bei gesteigerter Abfuhr zur Auslösung hyperthyreoter Züge führen kann.

Hierin liegt nun ein Weg für die chirurgische Indikationsstellung beim Hyperthyreoidismus. Man hat sich in jedem Falle die Frage vorzulegen: Was leiste ich mit der Resektion im Sinne der Bekämpfung der Überwertigkeit?

Drei verschiedene Fälle kommen in Betracht:

1. Der Morb. Basedow tritt bei einem Patienten in Erscheinung, der lange Zeit Kropfträger ist. Das auslösende Moment bildet entweder das Verlassen einer Kropfendemiegegend oder eine fieberhafte Erkrankung oder ein psychisches Trauma. Die bisher bestehende Struma ist als Stauungskropf, Retentionsstruma, Struma kolloides diffusa (eutrophisch-hyporhoische Form) anzusprechen. Die Gefahr für den Patienten besteht mithin in der Möglichkeit der Mobilisierung und Ausschwemmung des gesamten Kolloids und damit in der fortgesetzten Überladung des Organismus mit Schilddrüsensekret. Entferne ich in diesem Falle die großen Sekretreserven durch die Resektion, so wird die vorherrschende thyreogene Komponente des Krankheitsbildes kausal bekämpft. Die Indikation zum chirurgischen Eingriff ist gegeben.

2. Handelt es sich bei einer Struma mit Kompression der Trachea um eine persistierende Thymus und ist weder der unmittelbare Anlaß zum Auftreten der hyperthyreoten Züge festzustellen, noch das Krankheitsbild ausschließlich oder wenigstens vorwiegend durch diese charakterisiert, so liegt die Annahme nahe, daß die Ursache in einer primären Störung einer anderen innersekretorischen Drüse zu suchen ist. Die Reduktion der Schilddrüse wird eine Milderung der hyperthyreoten Züge bringen und die Trachealkompression aufheben, aber die Gewähr einer radikalen Beeinflussung ist nicht gegeben. Hier kommt die Kombination mit der Thymektomie in Frage. Weitere Erkenntnisse werden uns Mittel für die Beeinflussung anderer endokriner Drüsen, die wir vielleicht als primum movens erkennen lernen, an die Hand geben.

3. Ist das Bild des Morb. Basedow an einen kleinen, stark vaskularisierten Kropf geknüpft, der keinerlei Kompressions- oder Verdrängungserscheinungen seitens der Trachea hervorruft, dann ist die chirurgische Behandlung nur mit großer Einschränkung indiziert. Die Unterbindung der Schilddrüsenarterien kommt gewiß in Frage, aber der Erfolg der Exstirpation oder Reduktion ist problematisch, der Eingriff selbst durch den Blutreichtum der Drüse, die Zerreißlichkeit der Gefäße, die ver-

zögerte Gerinnungsfähigkeit des Blutes schwierig und durch den operativen Schock ·gefährlich. (Über die Jodvorbereitung s. später!)

Hiemit ist vielleicht alles wesentliche zur chirurgischen Indikationsstellung bei den Hyperthyreosen gesagt und zu erklären versucht.

Es soll nun die Frage der Anzeigen zur operativen Behandlung bei hypothyreoten Zuständen kurz erwähnt werden. Die großen Kröpfe mit den Zeichen der Schilddrüsenunterwertigkeit erfahren zwar weder durch eine Jodmedikation noch durch die Verabreichung von Schilddrüsensubstanz eine lokale Beeinflussung. Aber die Organtherapie vermag den jeweiligen Sekretausfall in weitem Maß zu decken. Liegt mithin eine mechanische Indikation im gegebenen Falle nicht vor, dann kann die Verabreichung von Schilddrüsenpräparaten als zweckmäßige interne Behandlung durchgeführt werden. Es muß gesagt werden, daß die Operation hypothyreoter Kröpfe Besserungen zu erzielen vermag, die WAGNER-JAUREGG bei Beurteilung der Fälle von PONCET, NEUDÖRFER, CATHCART als Ausdruck der „traumatischen Reaktion der Drüse" erklärt. Diese mit vielfachen anderweitigen Beobachtungen übereinstimmende Auffassung läßt also auch beim unterwertigen, nicht stenosierendem Kropf die Operation als berechtigt erscheinen. Immerhin mag hierbei, wenn es sich nur um die Frage der funktionellen Indikation handelt, die Substitutionstherapie in erster Linie angewendet werden.

Schließlich soll bezüglich der kosmetischen Indikation festgehalten werden: Manche Chirurgen lehnen sie mit der Begründung ab, daß die Gefährdung, die jeder operative Eingriff an der Schilddrüse in sich birgt, durch den kosmetischen Wunsch allein nicht gerechtfertigt ist. Nun soll aber auch dabei die Entscheidung dem Röntgenbild überlassen bleiben. Dieses zeigt oftmals eine Beeinträchtigung der Luftröhre, ohne daß der äußere Anblick oder die Angaben des Patienten dies annehmen ließen. Von den Patientinnen, die z. B. im Jahre 1921 die Ambulanz der Klinik EISELSBERG aufsuchten, war durch das Röntgenbild die mechanische Indikation in 60% gegeben, während der äußere Befund und die offene Erklärung der Patientinnen nur eine rein kosmetische Indikation ergaben.

Entgegen den Anzeigen zu innerer Behandlung, die auf wandelbaren biologischen Vorstellungen fußen, sind jene zur chirurgischen Therapie leicht als mechanische Schäden unzweifelhaft erweisbar. Damit sind sie aber auch bindend und entziehen sich der subjektiven Beurteilung. Die Überschätzung der Heilwirkung der Jodtherapie, die Unterschätzung ihrer Gefahren, die Vernachlässigung der möglichen Schäden mechanischer Einwirkung haben der chirurgischen Indikation noch nicht allgemein jene Festigung verliehen, die sie unbedingt beanspruchen kann. Es ist an der Zeit, daß die hier niedergelegten Auffassungen Gemeingut werden.

Die Therapie
Interne Therapie

Die innere Behandlung der Schilddrüsenerkrankungen muß wenigstens in den Hauptzügen auch den Chirurgen geläufig sein. Es scheint zweckmäßig, die Behandlung nach der Art der angewandten Mittel zu gliedern. Damit ergibt sich folgende Einteilung:

Organotherapie, medikamentöse Therapie im weitesten Sinne, klimatische und diätetische Behandlung, Röntgenbehandlung, Radiumbehandlung, Jodbehandlung im besonderen.

Die verständlichste und älteste Form der Organotherapie ist ihre Anwendung als Substitutionstherapie. Hier ist die Beurteilung des Wertes unmittelbar durch den Erfolg gegeben, der hinsichtlich der Besserung oder Heilung der Ausfallsymptome erzielt wird. Ein zweites wichtiges Moment liegt in der Beeinflussung des Stoffwechsels. Die Voraussetzung einer zweckmäßigen Organotherapie ist daher die Kenntnis der Wirkungsweise der Schilddrüsenpräparate auf Schilddrüsenkranke. Anschließend an die Arbeiten von PEILLON, COURVOISIER, LANZ, FONIO, FREY hat A. KOCHER diese Wirkungsweise in klarer Form erörtert. Die Veränderung des Stoffwechselumsatzes bei den Grenzfällen der funktionellen Schilddrüsenerkrankungen (thyreoprive Kachexie-Basedow) hat sich als Störung des Stickstoffwechsels erwiesen: N-Retention bei mangelnder Drüsenfunktion, N-Verlust bei Drüsenüberwertigkeit. Es ergab sich nun, daß durch Zufuhr von Schilddrüsenpräparaten die Stickstoffretention überwunden wird und nach einem anfänglichen Ansteigen von Stickstoffabgabe ein Gleichgewicht zustande kommt. Aus der Verwendung verschiedener Präparate bei Cachexia thyreopriva konnte abgelesen werden, daß „nur das jodhaltige Eiweiß aus der Schilddrüse wirksam ist, daß also der Jodgehalt eines Schilddrüsenpräparates allein nicht als Maß für dessen Wirksamkeit gelten kann". Im Optimum der Jodierung des Schilddrüseneiweißes ist mithin bei reiner Substitutionstherapie das Optimum an Wirksamkeit gelegen. A. KOCHER betont die wichtige Tatsache, daß die Wirkung auf den Stickstoffwechsel eine stärkere ist, wenn reines Jodthyreoglobulin verabreicht wird, als wenn ein Gesamtdrüsenpräparat mit derselben Menge Jodthyreoglobulin gegeben wird und daß dies selbst dann gilt, wenn das reine Jodthyreoglobulin viel jodärmer ist, als das in dem Gesamtdrüsenpräparat enthaltene. In diesen Feststellungen sind bedeutungsvolle Fingerzeige für die Herstellung von Organpräparaten enthalten, die bis heute noch nicht vollauf gewürdigt wurden. Namentlich die Ermittlung der Steigerung oder Abschwächung der Toxizität durch die Kombination der Organextrakte ist noch zu wenig verwertet und in der Beurteilung der Wirkungsweise vernachlässigt.

Die Stoffwechseluntersuchungen als Wertmesser für die Leistung der Organpräparate erfuhren eine Ergänzung durch die Beobachtung des Einflusses auf das Blutbild (TH. und A. KOCHER). Das Verhalten der Blutlymphozytose kann als eine Methode der funktionellen Prüfung von Schilddrüsenstoffen verwertet werden. Die für hyperthyreote Zustände charakteristische Zunahme der Lymphozyten unter Abnahme der Zahl der neutrophilen Leukozyten wird durch Schilddrüsenpräparate gesteigert, während bei Hypo- oder Athyreodie die gegenteilige Wirkung eintritt.

Mit diesen wertvollen Feststellungen ist die Organtherapie bei Schilddrüsenerkrankungen wissenschaftlich begründet. Sie ergeben zugleich den wesentlichen Unterschied, der in der Anwendung der Präparate getroffen werden muß. Die Organtherapie kommt als reine Substitutionstherapie und als Behandlung schilddrüsenkranker Individuen in Frage. Die Kenntnis der Wirksamkeit weist den einzelnen Präparaten ihr Anwendungsgebiet zu. Es ist klar, daß eine erfolgreiche Verwendung bei funktionellen Schilddrüsenerkrankungen nur bei genauer Beachtung dieser Umstände erwartet werden kann. Hierin werden auch heute noch viele Verfehlungen begangen.

Die Organotherapie als Substitutionstherapie

kommt in der Form der Verabreichung frischer Hammelschilddrüsen heute nur mehr selten zur Anwendung. Ein von EISELSBERG beobachtetes Vorkommnis soll dabei in Erinnerung gebracht werden.

EISELSBERG verordnete einer Patientin mit allen Zeichen des Myxödems frische Kalbsschilddrüse. Diese wurde von dem damaligen Operationszögling der Klinik BILLROTH, NARATH, selbst im Schlachthaus präpariert. Die Patientin nahm die frische Drüse mit Butterbrot jeden zweiten Tag. Bald zeigte sich eine ausgezeichnete Wirkung. Als EISELSBERG, der unterdessen nach Utrecht berufen worden war, einige Monate später die Patientin wieder sah, war das alte Krankheitsbild in vollem Ausmaß wieder festzustellen, trotzdem die Patientin gewissenhaft, wenn auch mit Widerwillen, die frischen Drüsen weiterhin genommen hatte. NARATH hatte die Präparation dem Fleischhauer übertragen. Die Untersuchung der gelieferten Drüsen ergab, daß dieser die Thymus geschickt hatte. Die Patientin erhielt nun sofort wieder Schilddrüse, worauf sich der frühere außerordentlich günstige Erfolg in kurzer Zeit wieder einstellte.

In der Zeit des Beginnes der Organotherapie war eine solche Beobachtung doppelt bedeutungsvoll. Sie ist es aber auch heute noch, da bei lang dauernder Behandlung ab und zu eine Periode der Verabreichung frischer Drüsen zweckmäßig eingeschaltet wird.

Man gibt täglich 1,0 bis 6,0 g Drüsensubstanz per os. Die Injektionstherapie wurde vollkommen fallen gelassen. Doch versuchten erst jüngst KURTZAHN und HÜBENER den von KÜTTNER 1912 vorgeschlagenen Weg — Injektion lebenden Gewebsbreies — bei 2 Fällen von jugendlichem Myxödem mit anscheinend sehr gutem Erfolg. Die experimentellen

Feststellungen von der stärkeren Wirkung parenteral zugeführter Schilddrüsenstoffe (A. Kocher) erlangten für die Praxis keine Bedeutung. Heute beherrschen die getrockneten Schilddrüsenpräparate, bzw. eine Reihe fabriksmäßig hergestellter Organextrakte den Markt. Es ist wichtig, zu wissen, daß diese verschiedenen Präparate in ihrer Einzeldosis keineswegs gleichwertig sind. So wird z. B. Thyreoidin in acht verschiedenen Präparaten angewendet, deren Auswertung durch Rainer große Verschiedenheiten ergab. Zu den früher erwähnten sind noch Thyreoid. sicc. Sanabo und Thyraden N. T. 22 zu zählen.

Lampe konnte die außerordentliche Schwankung an wirksamer Substanz auch in der Hypophyse nachweisen. Man ist erst in den letzten Jahren darangegangen, Standardisierungen durchzuführen. Die Metamorphosenbeschleunigung des Axolottels hat sich als Grundlage für die Auswertung nicht bewährt. Die erste brauchbare Methode wurde von R. Hunt angegeben. „Wenn man weißen Mäusen auf je 1 g ihres Körpergewichtes 0,25 g Azetonitril verabreicht, so gehen sie daran zugrunde. Füttert man sie aber vorher mit einer ganz geringen Menge von Schilddrüsensubstanz, z. B. mit 0,7 mg derselben, so werden sie dadurch gegen das erwähnte Gift viel widerstandsfähiger; die letale Dosis steigt bis auf das Fünffache. Der große Vorteil dieses Verfahrens ist seine außerordentliche Empfindlichkeit; dem steht jedoch als Nachteil gegenüber, daß nicht nur Schilddrüsensubstanz diese Wirkung zeigt, sondern mehr oder weniger alle jodhältigen Präparate. Ferner wechselt auch die Wirkung ziemlich stark, je nach dem Alter und der Ernährungsart der Mäuse" (Fortschr. d. Organother. 1926, H. 2). In glücklicher Form hat Straub die Methode von Reid-Hunt zur Eichung von Schilddrüsenpräparaten verwendet.

Als Einheit wurde „diejenige geringste Menge vorsichtig getrockneter (Krause-Verfahren) Schilddrüsen gewählt, die bei einmaliger innerlicher Beibringung 100% Resistenz gegen Azetonitril verursacht". Das Präparat „Thyreoid-Dispert" wird in Tablettenform geliefert, wobei eine Tablette 5 oder 10 Einheiten enthält. Man beginnt mit 20 bis 25 Einheiten, um vom dritten Tag an täglich um je 5 Einheiten zu fallen. Nach dem sechsten Tag werden 2 Tage Pause eingeschaltet (v. d. Velden).

An der Klinik Pirquet hat Nobl die Wirksamkeit des Thyreoidinum siccum (Sanabo) durch einen Meerschweinchenversuch gewichtsmäßig festzustellen versucht. Da gerade das kindliche Myxödem ein günstiges Feld für die Organotherapie darstellt, soll auf die Angaben Nobls näher eingegangen werden. Aus diesen Versuchen ergibt sich, daß Meerschweinchen, die mit Thyreoidin gefüttert wurden, nach Verabreichung von 2 g eingingen. Da diese letale Dosis in weiten Grenzen von der Höhe der einzelnen Tagesdosen unabhängig ist, können Thyreoidinpräparate „auch von sehr verschiedenem Trockengehalt" verläßlich auf ihre Wirksamkeit geprüft werden. Aus den Beziehungen zwischen der optimalen Thyreoidinmenge und der Sitzhöhe des Kranken hat sich ergeben, daß für jeden Quadratzentimeter des Sitzhöhequadrates täglich 0,01 mg eines nach der vorerwähnten Methode ausgewerteten Thyreoidin. siccum (Sanabo) zu verordnen ist. Bei dieser Art der Dosierung wurden bei keinem Myxödemfall hyperthyreotische Zeichen beobachtet, während die Erfolge in Hinblick auf die geistige und körperliche Entwicklung außerordentlich zufriedenstellend waren. KOWITZ errechnet 0,2 Schilddrüsen-Trockensubstanz bei 70 bis 75 kg Körpergewicht als die kleinste wirksame Dosis.

Ein anderes Prüfungsverfahren für die Wirksamkeit von Schilddrüsenpräparaten ist durch den Gasstoffwechselversuch gegeben. M. MEKLENBURG bestimmte bei Patienten den Sauerstoffverbrauch und die Kohlensäureabgabe vor und nach Eingabe von Thyreophorin. Um die Veränderung der spezifisch-dynamischen Wirkung zu ermitteln, wurde sowohl der Grundumsatz als auch der Gaswechsel nach Nahrungsaufnahme festgestellt. Hiebei ergab sich ein deutlicher Einfluß des Thyrephorins auf den Energieumsatz (bis über 30%). Es muß aber betont werden, daß diese Ergebnisse noch keine Standardisierung bedeuten, die sich erst aus dem Vergleich mit den Befunden nach dem STRAUBschen Verfahren ergeben könnten.

Das Thyreophorin (FREUND und REDLICH) wird aus frischen Schweineschilddrüsen nach einem Trocknungsverfahren hergestellt, bei welchem eine „Überhitzung der Drüsensubstanz über 28° ausgeschlossen ist, während die Trocknung gleichzeitig mit großer Geschwindigkeit geschieht". Durch dieses Verfahren soll eine hohe Gewähr der vollständigen Erhaltung der wirksamen Substanz gegeben sein. Außerdem sind (G. RICHTER) Tabletten im Gebrauch, von denen jede 0,15 g Trockensubstanz der Schilddrüse und 0,20 g gebundenes Jod enthält. Es werden dreimal täglich 1 bis 3 Tabletten verordnet. Auch stabilisiertes Extrakt der frischen Schilddrüse (Thyreoidea liquoid) werden verwendet (s. a. Thyropurin-REITER).

Für das seit langem gebräuchliche Präparat von BOURROUGH und WELLCOME, für das Jodothyrin (0,3 bis 1,0 p. d.), für das Antistruman Dr. BLEIBRUNNER (B. BREITNER, „Über das Kropfproblem", J. Springer, Wien 1924), für das Thyroxin von Kendall sind noch keine Standardisierungsversuche bekannt. Als Neuestes erscheint das synthetische Thyroxin (Hoffmann-La Roche).

Bei athyreoten Zuständen finden die genannten Präparate in gleicher Weise Anwendung (MURRAY 1890, OCHSENIUS, HURWITZ, STURGIS und WHITING, V. D. VELDEN). Als Substitutionstherapie hat die Organverabreichung keine zeitliche Grenze. Das Maß der nötigen Zufuhr ist individuell. Ein Wechsel in den Präparaten erweist sich oft als vorteilhaft. Eine Unterstützung durch eine oder mehrfache Implantationen (siehe dort) soll nicht versäumt werden.

Die Organotherapie als medikamentöses Verfahren

ist schwieriger zu beurteilen. Was dabei erreicht werden kann, muß aus der früher dargelegten Wirkung geschlossen werden. Dabei muß sofort dem Irrtum entgegengetreten werden, daß analog der fallweise günstigen Jodtherapie bei Hyperthyreosen bei diesen auch eine Organtherapie versucht werden könnte. Der von OSWALD, LANZ, A. KOCHER erbrachte Nachweis, daß das Thyreoglobulin, d. i. das jodfreie Eiweiß der Schilddrüse, keine Organwirkung auslöst, während die toxischen Erscheinungen dem Jodgehalt des Jodeiweißes parallel gehen, könnte im Thyreoglobulin OSWALDs ein Antidot bei hyperthyreoten Zuständen annehmen lassen. Darüber liegen indes noch keine verwertbaren Befunde vor. Dasselbe gilt für die Verwendung des jodfreien, phosphorhältigen Nukleoproteids der Thyreoidea. Es muß aber betont werden, daß in dem von A. KOCHER erwiesenen Antagonismus zwischen Jod und Phosphor in der Schilddrüse und in dem Umstand, daß die Wirkung auf den Stickstoffumsatz bei reinem Jodthyreoglobulin eine stärkere ist als beim Gesamtdrüsenpräparat, bei näherer Erfassung auch eine Organtherapie der Hyperthyreosen als Möglichkeit erblickt werden kann.

Wenn die Struma als Ausdruck der Arbeitshypertrophie des Organs zu deuten ist (primär oder als kompensatorische Hypertrophie), dann ist eine günstige Wirkung der Organtherapie verständlich. In diesen Fällen handelt es sich im Grunde um eine Substitution. V. BRUNS, EMMINGHAUS, REINHOLZ sahen denn auch die besten Erfolge bei follikulärer Hypertrophie. Die Untersuchungen von v. BAUMGARTEN konnten den Rückgang der Hypertrophie im Organ erweisen. Gleichwohl hat die Organtherapie den indifferenten Kropf — A. v. MEZÖ versuchte sie jüngst in der Form der Implantation — als Anwendungsgebiet verloren. Es liegt dies zum Teil in der Schwierigkeit, die Formen reiner follikulärer Hypertrophien vom Stauungskropf zu trennen, zum Teil trat die viel einfachere Jodmedikation als Ersatz auf. In der postoperativen Behandlung gewisser Strumentypen hat aber die Organtherapie wieder Boden gewonnen.

Neben den Fällen von postoperativem Myxödem und von mehr minder ausgeprägter Hypothyreose kommen alle wegen mechanischer Momente operierten eutrophisch-hyperrhoischen Formen in Frage. Gewiß hat sich bei diesen — soweit dies an den Adoleszentenstrumen genau beobachtet wurde — auch die einfache Jodzufuhr bewährt, da es sich ja nicht um schilddrüsenlose Individuen handelt. Aber je jünger der Patient ist, je ausgedehnter sich die Resektion als notwendig erwies, um so zweckmäßiger wird hier postoperativ durch einige Wochen eine Organtherapie eingeleitet. Dies gilt auch für die endogenen Stauungskröpfe. Während wir bei diesen, auch bei funktionell indifferentem Verhalten, Drüsensubstanzzufuhr als Therapie ablehnen — BECLERÈ, BOINET, NOTHAFT sahen nach intensiver Thyreoidintherapie bei indifferentem Kropf ausgeprägte Zeichen von Hyperthyreose — kann sie nach erfolgter Operation vorsichtig versucht werden. Ihr guter Erfolg mag darin erblickt werden, daß sich ihre Wirkung im endokrinen Ring — den ätiologischen Faktoren der endogenen Stase — eher fühlbar macht als die bloße Aktivierung der belassenen Kolloidreserven durch Jodzufuhr.

Im Gegensatz zur Verwendung als Substitutionstherapie bedarf die Organtherapie als medikamentöses Verfahren einer genauen Kontrolle. Sie ist meist mit einigen Wochen zeitlich begrenzt.

Eine besondere Form der Organtherapie stellt die Verwendung von Extrakten anderer innersekretorischer Drüsen bei funktionellen Störungen der Schilddrüse dar. Für hypothyreote Zustände befindet sich diese Behandlung bis jetzt noch im Versuchsstadium. Wahrscheinlich dürften sich pluriglanduläre Extrakte wirksam zeigen. V. D. VELDEN sah bei pluriglandulären Störungen gute Erfolge mit Thyreoid-Dispert (WYEN, BÜRGI).

Weit mehr ausgebaut ist die Organtherapie beim Morbus Basedow. Die Berechtigung zu dieser Therapie beruht auf den seit langem bekannten pathologischen Veränderungen anderer Blutdrüsen. Da bis heute keine vollkommene Klarheit über die Beziehungen der endokrinen Organe besteht, und da anzunehmen ist, daß hier viel kompliziertere Verhältnisse vorliegen, als die gradlinige Hemmung oder Förderung, können keine feststehenden Beziehungen genannt werden. Immerhin sind solche Beziehungen bekannt, die eine therapeutische Möglichkeit bieten. Theoretisch erscheint die Organtherapie auch hier als kausale Behandlung. Die Erfolge jedoch, die erzielt werden können, haben sich bisher nur als Beeinflussung gewisser Symptome gezeigt. RENON und DELILLE berichteten als erste über therapeutische Erfolge beim Morbus Basedow mit Hypophysenextrakten. Auch PARISOT, WILLIAMS, CLAUDE und PERAK sahen eine günstige Beeinflussung. Ausführlich hat PAL, der schon 1909 wichtige Beobachtungen in diesem Sinne gemacht hatte, im Jahre 1915 die Frage aufgerollt. PAL verwendet den Extrakt aus dem infundibulären Teil der Hypophyse (in Amerika als Liquor hypophysis U. S. P.) intern in Form von Tropfen oder als Injektion (0,5 Pituitrin, 0,1 Hypophysensubstanz). Im Verlaufe einer Kur werden mehrere Kubikzentimeter injiziert. PAL gibt an, daß sich die Wirkung des Hypophysenextraktes in einem Nachlassen der thyreotoxischen Erscheinungen äußert. Er nimmt an, daß der Hypophysenextrakt auf die Schilddrüsensekretion hemmend wirkt und sieht als Ausdruck dessen Kolloidstauung in den Drüsen. Darin liegt eine bedeutungsvolle Ergänzung der im Experiment gewonnenen Auffassung der Hyporhöe.

PERAK gibt 1 ccm Hinterlappenextrakt alle drei Tage durch vier Wochen. Er sowohl wie GOLDSCHEIDER finden namentlich eine Beeinflussung der Tachykardie.

GALLOWAY sah Rückgang der Tachykardie, des Tremors und des Exophthalmus und eine bedeutende Gewichtszunahme. Er bezeichnet

die Therapie mit Pituitrin als einen wesentlichen Fortschritt in der Behandlung der Hyperthyreosen. G. RICHTER empfiehlt Vorderlappen-
extrakt und L. F. WATSON bestätigt seine Erfolge (HARROWER). GOLD-
SCHMIDT rühmt die hypophysäre Therapie, die sich als intramuskuläre
Injektion nach SCHIROKAUER und HERZFELD bei schwer thyreotoxischen
Fällen wirksam erwies. KRAUS sah Erfolge bei Verabreichung von 4 bis
5 Pituglandoltabletten („Roche“) täglich durch längere Zeit. Täglich
Injektionen von 1 ccm Pituglandol durch drei Wochen erwiesen sich
wirksam (BAYER und WAGNER-JAUREGG). Unter der Annahme eines
Antagonismus zwischen Schilddrüse und E. K. wurden auch Neben-
schilddrüsenpräparate beim Basedow versucht. In Tablettenform
schienen sie wirkungslos. Hingegen betont ROSENBERG (Berl. med. Ges.,
1913, 1, I) den Wert der Injektionstherapie mit Paraglandol „Roche“.
Es werden 12 Injektionen empfohlen, täglich 1 ccm (= 0,1 frischer, vom
Schweine gewonnener Epithelkörperchensubstanz). Als erster Erfolg
wird das Schwinden des Herzklopfens vermerkt.

A. KOCHER führt den bemerkenswerten Gedanken näher aus, daß
die verschiedenen Organextrakte, entsprechend den verschiedenen
Störungen, die im Einzelfalle bemerkt werden, verwendet werden sollen.
In diesem Sinne sollen für jene weiblichen Basedowiker, bei denen
Menstruationsstörungen im Vordergrunde stehen, oder bei denen die
Krankheit zur Zeit der Menses eine periodische Verschlimmerung erfährt,
Ovarialpräparate versucht werden (Ovarin, Ovaraden). HOPPE berichtet
über sehr gute Erfolge mit Corp.-luteum-Extrakt und schreibt die guten
Erfolge der erweiterten „Forchheimer-Behandlung“ dem Zusatz von
Ovarialextrakt zu. Auch CROTTI sieht im Ovarialextrakt den am meisten
wirksamen Bestandteil seiner pluriglandulären Synthese.

Pankreaspräparate sind bei jenen Basedowfällen angezeigt, die
spontane oder alimentäre Glykosurie zeigen. A. KOCHER findet nur das
Carbenzym frei von Nebenwirkungen. LEVITON schreibt dem Pancreatin (15 bis 20 g Pancreatin zwei- oder dreimal täglich rektal) eine
gute Wirkung zu.

Sind Symptome von Nebennierinsuffizienz nachweisbar, kann
Paraganglin versucht werden. CRANE betont die Therapie mit Neben-
nierenextrakt bei asthenischen Patienten mit niederem Blutdruck und
deutlicher Muskelschwäche als wirkungsvoll. Er verabreicht dreimal
täglich 1 g Extrakt. EPPINGER verordnet gegen die Verdauungsstörungen
Adrenalinklystiere.

Besondere Bedeutung muß der Behandlung mit Thymusextrakt
zugesprochen werden. MIKULICZ erzielte durch Verabreichung von
rohem Kalbsthymus in einer Reihe von Fällen bemerkenswerte Wirkungen. Auch OWEN empfahl 1895 diese Therapie, auf die er durch einen
Irrtum aufmerksam wurde. Eine Bestätigung der hier zugrundeliegenden

Auffassung ist — wenn auch anscheinend als Widerspruch — in der guten Wirkung der Resektion oder Exstirpation des Thymus bei Basedowkranken enthalten (GARRÉ, HABERER). Als wirksamstes Präparat gilt das Thymin POEHL (KRAUS und HIRSCH), das in Perioden von drei Wochen bis zu einem Monat lange Zeit hindurch in einer Tagesdosis von 2 bis 6 Tabletten à 0,5 gegeben werden kann. Um ungeeignete Fälle von dieser Therapie auszuschließen, soll mit kleinen Dosen begonnen werden. Auch das Pancreon hat sich bewährt.

Die vielen Beobachtungen über die Wirkung der Thymussubstanz, die bei manchen Kranken Besserung brachte, bei manchen nichts leistete, unterstreichen die Richtigkeit der Auffassung, daß es einen thymogenen Basedow gibt, daß aber in anderen Fällen der Thymus im Krankheitsbild eine sehr untergeordnete Rolle spielt. Eine Verschlimmerung der Symptome wurde nur selten gesehen. A. KOCHER vermißt die anhaltende Verminderung der Blutlymphozytose, während HAWK die besonders auffallende Herabsetzung des Stoffwechselumsatzes hervorhebt. DOR stellt die Behandlung mit Thymussubstanz über alle Behandlungsmethoden. Thymoglandol („Roche") beeinflußt auch die thyreogene Hyperchlorämie und Hyperazidität günstig (BOENHEIM).

Die von G. RICHTER in Budapest hergestellten Hormoglandpräparate (Tabletten oder Injektionen) enthalten alle Möglichkeiten der Kombination pluriglandulärer Extrakte; ebenso Testogan und Thelygan (HENNING), die gleichzeitig als Tabletten und Injektionen angewendet werden sollen.

Die Hoffnung, daß pluriglanduläre Extrakte eine Organtherapie der klinisch indifferenten funktionellen Strumen ermöglichen werden, muß auch für die Hyperthyreosen aufrecht erhalten werden. Das Problem des „hormonalen Gleichgewichtes" rückt immer mehr in die Fragen der Therapie. Die Versuche von LEIGH, F. WATSON (Hypophysen-Vorderlappen-Thymus-Thyreoidea als kombinierte Medikation bei Morbus Basedow) sind ein Beginn. Zunächst kann mit dem heute Festgestellten in richtig ausgewählten Fällen ein nennenswerter Erfolg erzielt werden.

Die Implantationstherapie

In der Form der freien Transplantationen bedeutet die Organotherapie einen eigenartigen, erst auf dem Boden der modernen Chirurgie möglichen Heilfaktor. Darum stehen wir auch hierin erst im Anfang. Nach vielen vergeblichen Versuchen meldete im Dezember 1926 BOGORAS, daß ihm die Schilddrüsentransplantation mittels Gefäßnaht von einer Basedowkranken auf einen „myxödematösen Kretin" gelungen sei (Beobachtungsdauer sechs Monate). Damit ist — soweit sich dies bis jetzt beurteilen läßt — vielleicht wirklich ein Versuch geglückt, der nach allem, was bisher an Beobachtungen gesammelt wurde, als aussichtslos bezeichnet werden mußte. Gewiß, der Fall muß nachgeprüft und über Jahre hinaus beobachtet werden. Aber nicht das Versagen neuerlicher Versuche spricht gegen ihn. Daß er — entgegen allen bisherigen Erfahrungen — einmal gelang, formt unsere Anschauungen von neuem und erzwingt neue Forschungen und neue Methoden. An der Hand jeglichen je mitgeteilten Materiales kam LEXER in seinem monumentalen Werk „Die freien Transplantationen" 1919 zu dem Schlusse, daß man bei Homotransplantationen von Schilddrüse „reine Erfolge überhaupt nicht, Teilerfolge nur selten erwarten darf. Daher sind die Tierversuche stets negativ ausgefallen, während unter günstigen Verhältnissen beim Menschen Erfolge wohl indirekter Art durch Einwirkung auf vorhandenes eigenes Schilddrüsengewebe beobachtet wurden." Dieses Urteil fußte auf der Erfahrung von mehr als sechs Jahrzehnten. 1925 veröffentlichte EISELSBERG einen Fall von dauernder Einheilung eines in die Bauchhöhle verpflanzten Schilddrüsenadenoms. Der Bann war gebrochen.

Wir sind daher vollauf berechtigt, der Frage der freien Transplantationen als Organotherapie bei Schilddrüsenerkrankungen neue Arbeit zu widmen.

Am Ausgangspunkt der bisherigen Forschung stehen die Experimente von M. SCHIFF. Nach genauen Studien über die Ausfallserscheinungen nach Schilddrüsenentfernung unternahm er — angeregt durch die Beobachtungen am Menschen von REVERDIN und KOCHER — die ersten Implantationsversuche als Organotherapie. Sie führten zu keinem befriedigenden Ergebnis.

Es ist festzuhalten, daß naturgemäß schon damals alle Fragen der Technik und der vielfachen anderweitigen Überlegungen wesentlich waren und daß manche Kritik der ersten Transplantationszeit durch die jüngsten Erfahrungen widerlegt erscheint.

Im Bestreben, eine praktische Organotherapie anzubahnen, versuchte SCHIFF unter der Kontrolle von Autotransplantationen vor allem die Möglichkeit einer Homoioplastik, die ja beim postoperativen Myxödem fast ausschließlich in Frage kommen konnte. Die Transplantationen (Versenken von Schilddrüsenstückchen in die freie Bauchhöhle) gelangen nicht. Ausfallserscheinungen waren bei den Tieren, denen die eigene Schilddrüse exstirpiert und die eines fremden Tieres transplantiert war, allerdings nicht zu bemerken. Dazu war die Beobachtungszeit zu kurz. Die Resorption der Implantate kann dieses Ausbleiben hinlänglich erklären.

Die folgenden zahlreichen Versuche waren bestrebt, durch technische Änderungen der verschiedensten Art wenigstens bei Autotransplantationen zu besseren Resultaten zu kommen. Diese Änderungen bezogen sich in erster Linie auf die Zweizeitigkeit des Eingriffes und auf eine neue Wahl der Implantationsstelle (Präperitoneum, bzw. Nahtfixation am

Peritoneum). Mit dieser neuen Technik gelang es EISELSBERG 1892 unter vielen Versuchen an Katzen in mehreren Fällen eine Organisation und Vaskularisation des transplantierten Stückes zu erzielen. In weiteren Experimenten konnte EISELSBERG 1894 die später wiederholt erwiesene (MUNK, SULTAN, ENDERLEN u. a.) wichtige Tatsache feststellen, daß von den Implantaten regelmäßig das Zentrum zugrunde ging, während die peripheren Anteile erhalten blieben. Es war wieder nur die Kürze der Beobachtungszeit, die nicht schon damals das volle funktionelle Einheilen als erwiesen annehmen lassen konnte.

Für die Funktion der Schilddrüse ging aus diesen Versuchen die wichtige Tatsache hervor, daß in den eingeheilten Drüsenstückchen Kolloidproduktion zu sehen war, daß es zu deutlicher Anschoppung in den Follikeln kam. Damit ist vor allem die funktionsfähige Einheilung erwiesen, die auch dann angenommen werden müßte, wenn es zu Ausfallserscheinungen gekommen wäre. Die Produktion des spezifischen Sekretes verbirgt die Eigentätigkeit der Zelle. In der Tatsache der Hyporhöe ist einerseits ausgesprochen, daß die Sekretabfuhr ein komplizierter Vorgang ist. Dann aber zeigt sich die Übereinstimmung mit den Experimenten von BLAUEL und REICH, daß die erste Reaktion der Schilddrüse auf eine Störung ihrer Funktion eine Änderung der Sekretabfuhr und erst später der Sekretproduktion ist.

CHRISTIANI dehnte 1893 die Versuche zu genauester Beobachtung und zweijähriger Dauer aus. Die Implantate — „Schilddrüsensamenkörner", wie CHRISTIANI und KUMMER die vielen kleinen Transplantatstückchen nennen — heilten ein und zeigten allmählich ein normales Aussehen. Das neue Moment, das CHRISTIANI in seinen zahlreichen Experimenten hervorhob, war das des „Organhungers", über den später HANS SALZER weitere Untersuchungen anstellte. Je organbedürftiger das Versuchstier war (Totalexstirpation), um so rascher erfolgte die Organisierung des Implantates. Wieder wurde histologisch der für unsere Auffassung wichtige Beweis erbracht, daß Hyperrhöe der gesteigerten Abfuhr, Hyporhöe der Sekretretention entsprach. Schließlich zeigten MANLEY und MARINE die Jodwirkung auf die Schilddrüse und auf das Implantat als identisch.

Aber die Kritik der ersten mißlungenen Transplantationen hatte auch die schlechte Wahl der Implantationsstelle angeschuldigt. Man versuchte daher die Niere (LUBARSCH), Lymphdrüsen (GOLDENER), das Ohr (CAMUS), die Knochenhöhle (SERMANN), Milz (PAYR), Leber (CARRARO), Blutbahn (JOANNOVICZ). Auch das Unterhautzellgewebe, der Hoden und das Gehirn wurden versucht. Dabei wurde das Netz als die geeignetste Implantationsstelle befunden (SCHUMKOWA-TRUBINA).

Es ist nun wohl bemerkenswert, daß die erste und einzige bisher beobachtete erfolgreiche Homoiotransplantation beim Menschen (EISELS-

BERG) bei Implantation ins freie Peritoneum gelang, die sich im Tierversuch als nutzlos erwiesen hatte.

Der Fall betrifft eine Patientin, die im Alter von 17 Jahren 1882 von
BILLROTH wegen Kropf strumektomiert wurde. Eine akut einsetzende schwere
Tetanie ging im Laufe der Jahre allmählich zurück, um während einer Gravi-
dität erneut einzusetzen. 25 Jahre nach der Operation kam die Patientin
an die Klinik EISELSBERG. Damals wurde mangels eines Matarials an Epithel-
körperchen ein Stück Schilddrüse in die freie Bauchhöhle verpflanzt. Die
Tetanie blieb unbeeinflußt. Zwei spätere Transplantationen von frischen
Epithelkörperchen brachten vorübergehenden Erfolg, der aber den deletären
Verlauf nicht verhindern konnte. Es kam bei der Patientin zu epileptischen
Anfällen und Verwirrtheitszuständen. 12 Jahre nach der Schilddrüsen-
implantation kam die Patientin ad exitum. Die Obduktion zeigte eine mit
der Gallenblase verwachsene hühnereigroße Geschwulst, die sich aus 4 Schild-
drüsenadenomen zusammensetzt. Histologisch finden sich neben sicherer
Kolloidproduktion deutliche regenerative Vorgänge. Anhaltspunkte für
Malignität fehlen. In einer größeren Vene der Kapsel sind kolloidartige
Massen nachweisbar, was auf einen Abtransport von Sekret schließen läßt.
Auch in diesem Falle kommt die Gewebsproliferation besonders in der Peripherie zum Ausdruck, indem sich „flache follikuläre Inseln von Schilddrüsengewebe unter Aufspaltung der Kapsel zwischen die Schichten der letzteren
einschieben".

KNAUER zieht 1919 aus der Literatur über Homoiotransplantationen
beim Menschen den Schluß, daß man, da der einzige günstig verlaufene
Fall, der nach der Verpflanzung in verwertbarer Zeit ($3^3/_4$ Jahre) zur
Sektion kam (STIEDA), keine Spur des Implantats zeigte, wohl
aber eine „kleine atrophische Schilddrüse mit beiderseits ausgebildeten Lappen" — mit der Beurteilung eines Erfolges sehr vorsichtig
sein müsse.

Die „funktionelle Einheilung" kommt bei der Patientin EISELSBERGS
nicht in Frage, da kein Schilddrüsenausfall, sondern ein Ausfall der
Epithelkörperchen bestand. Die anatomische Einheilung ist nach zwölf
Jahren erwiesen. Eine Trennung beider ist hier auf Grund des histologischen Befundes, der Zellproliferation und Sekretabfuhr zeigt, nicht
statthaft. Damit ist die Sonderstellung des Falles in den bisherigen Erfahrungen gegeben. Trotzdem sich die Heterotransplantationen (menschliche Schilddrüse in tierische Organismen) als erfolglos erwiesen hatten
(CARRARO, LÜBCKE, PFEIFFER, UGHETTI), wurden sie (tierische Schilddrüse in den Menschen) von HORSLEY, SEMON, NIKOLADONI u. a. allerdings ohne Wirkung versucht. TH. KOCHER eröffnete 1883 die Reihe
homoioplastischer Transplantationen am Menschen. Sie führten nur zu
vorübergehenden Resultaten. H. BIRCHER vermochte ebenfalls einen
zwar „nur vorübergehenden, aber unzweifelhaften Erfolg" zu erzielen.
Auch wiederholte Einpflanzungen versagten (EISELSBERG).

Eine erste Hoffnung auf die Möglichkeit des Gelingens gab der von
CHARRIN und CHRISTIANI mitgeteilte Fall:

Eine Patientin mit postoperativem Myxödem erfuhr durch orale Organotherapie nur eine geringe Besserung. Nach zwei Transplantationen kam es zu völliger Wiederherstellung der Frau, die später drei Graviditäten ohne Störung durchmachte. Das Besondere in der Beobachtung liegt darin, daß die Zufuhr von Schilddrüsensubstanz per os in kurzer Zeit auf ein Minimum beschränkt werden mußte, da sich sonst hyperthyreote Symptome einstellten.

Es war eine grundsätzliche Absicht bei der operativen Organotherapie, die Aktivität des Transplantates zu erhöhen. KOCHER verabfolgte zu diesem Zweck dem Spender des Transplantates mehrere Tage vor der Entnahme Jod. Die Basedowstruma schien aus dem gleichen Grunde das geeignetste Material.

Wie im Tierversuch wurden auch bei der Homoioplastik am Menschen verschiedene Implantationsstellen gewählt. Die einzelnen Autoren hielten sich dabei im Wesen an ihr früheres Programm. CARRARO rühmte die Subkutis, PAYR die Milz und KOCHER das Knochenmark. Fälle von kongenitalem Myxödem und Kretinismus wurden in die Behandlung einbezogen. Dauererfolge blieben aus.

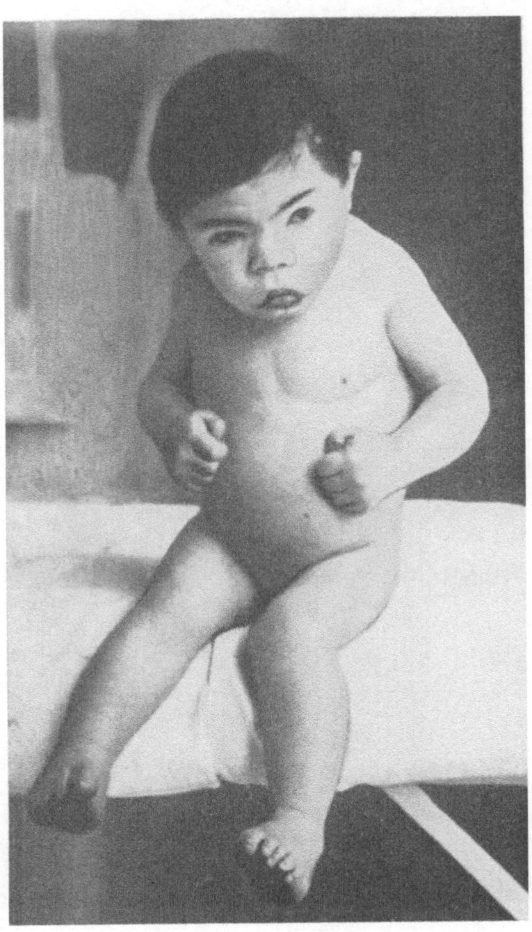

Abb. 75. Myxödem vor der Therapie

Wir beobachteten an der Klinik einen Fall, der denen von v. BRAMANN, STIEDA, KOCHER, SCHAACK beschriebenen ähnlich und sehr eindrucksvoll verlief.

Die von EISELSBERG ausführlich mitgeteilte Beobachtung betraf ein 13jähriges Mädchen, das unter dem Bilde des sporadischen Myxödems im Mai 1912 an der Klinik aufgenommen wurde. Das Kind, dessen Sprachschatz in vier Worten bestand, lebte zu Hause in einem Korbe, war schlafsüchtig,

vollkommen teilnahmslos und unfähig, selbst Nahrung zu sich zu nehmen.
Das Aussehen gibt Abb. 75 wieder.

Die Röntgenbilder der Extremitäten entsprachen etwa denen eines
2 jährigen Kindes. Im Juni 1912 wurde mit der Verabreichung von Thyreo-
proteintabletten begonnen, die durch 2 Jahre mit kurzen Unterbrechungen
fortgesetzt wurde. Gleich im Beginn dieser Behandlung zeigte sich ein
unverkennbarer Erfolg. — Im Oktober 1912 wurde die erste Schilddrüsenimplantation vorgenommen, bis Frühling 1914 weitere 5. Der Unterschied zwischen der Wirkung der Tabletten und der Implantation war auffallend. Der deutlichen, aber langsamen Besserung stand eine sprunghafte akute Änderung des Wesens des Kindes gegenüber, die allerdings 6 bis 8 Wochen nach der Implantation fast jedesmal einen merkbaren Rückschlag zeigte. Der Eindruck der Resorption des Pfröpflings schien sicher. Nur einmal (5. Transplantation) blieb nach den stets präperitoneal ausgeführten Verpflanzungen der Implantationstumor bestehen und war noch bei der Entlassung nachweisbar. Eine kurze fieberhafte Erkrankung bewirkte einen mit ihr abklingenden Höhepunkt des „Wohlseins", was an die Beobachtungen von CARREL erinnert. Abb. 76 macht die Wandlung im Äußern des Kindes sichtbar. Die völlige Änderung des psychischen Verhaltens zu Spielfreude, Aufmerksamkeit, Bedürfnis nach Mitteilung und Heiterkeit kommt allerdings nicht zum Ausdruck. — Der Ausbruch des Krieges führte zum Abtransport des Kindes, dessen Eltern aus Rußland waren. Über das spätere Schicksal konnte nichts in Erfahrung gebracht werden.

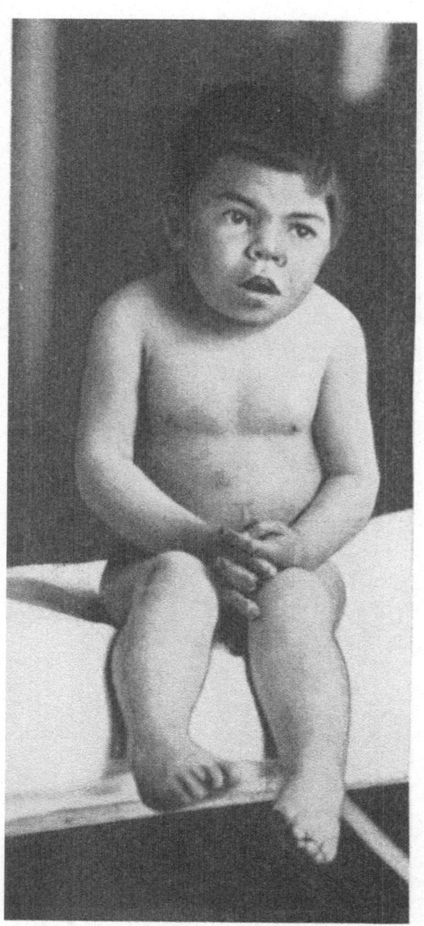

Abb. 76
Myxödem nach Schilddrüsentherapie

S. KNAUER kommt bei der Sichtung des gesamten Materiales zu
dem Schluß, daß die Transplantationsversuche bei schweren Erkrankungen ohne wirklichen Erfolg blieben, während „die leichteren Störungen, d. h. solche, wo noch eine eigene, sicher noch funktionsfähige
Schilddrüse vorhanden war, sich ausgezeichnet beeinflussen ließen".

Die Tatsache, daß Auto- und Homoiotransplantate im histologischen
Sinne funktionsfähig einheilten, besteht zu Recht. Sie ist verwirrend,

wenn man die Kompliziertheit der anatomischen Verhältnisse, die Vulnerabilität der Zelle, die Feinheiten der mikrochemischen Vorgänge bedenkt, die hier alle eine Rolle spielen. Solche Hemmnisse zu beseitigen, fördernde Momente zu kräftigen, war wiederholt das Ziel der Forschung. Die Serologie mußte hier das Rüstzeug geben. Vor der Kenntnis der Blutgruppen hat LEXER die Forderung nach Immunisierung des Spenders mit dem Serum des Empfängers aufgestellt, damit der Pfröpfling, mit Schutzstoffen versehen, der Einwirkung des Empfängerserums standhalten könne. Die Parabiose wird von LEXER in der Transplantationsfrage abgelehnt. Witte-Pepton-Injektionen (MITCHEL) erwiesen sich als nutzlos. Die günstige Wirkung einer Infektion des Wirtes für die Einheilung des Transplantates (CARREL) muß durch weitere Erfahrungen bestätigt werden. CASTIGLIONI versuchte im Tierexperiment die Desensibilisierung des Wirtes mit kleinsten Dosen von Extrakt homologer Organe. Sicher sind hier der Forschung noch viele Wege offen. Die theoretisch einleuchtende Bedeutung der Blutgruppenzugehörigkeit scheint durch Erfahrungen von INGEBRIGTSEN, ELSCHNIGG und ASCHER, SCHOWAN, BALDWIN, DYKE, sowie durch die systematischen Versuche an der Klinik CLAIRMONT von DEUCHER und OCHSNER wesentlich unterstrichen. Blutgruppengleichheit oder -stimmigkeit muß heute für jede Homoioplastik gefordert werden.

In Hinblick auf den eingangs erwähnten Fall von BOGORAS muß auch noch der Transplantationen mittels Gefäßnaht gedacht werden, trotzdem ihre bisherigen Ergebnisse unbefriedigende waren. Die im Tierversuch anscheinend gelungene Autotransplantation (CARREL und GUTHRIE, 1903) kommt für den Menschen praktisch nicht in Frage. Die Homoio-Heterotransplantation im Experiment am Hund (WATTS, BORST und ENDERLEN) mißlang ebenso wie im Versuch am Menschen (ENDERLEN, HOTZ, IANU).

Letzten Endes muß daher die Beurteilung aller bisher versuchten Homoio- und aller Heterotransplantationen ungünstig lauten. Der einzige bisher durch die Obduktion als positiv erwiesene Homoiotransplantationsfall am Menschen (EISELSBERG) zeigte das funktionsfähige Einheilen eines Schilddrüsenadenoms, nicht aber eines normalen Schilddrüsenparenchyms. EISELSBERG erklärt diesen Umstand mit der Möglichkeit, daß dem Drüsenadenom vielleicht besondere regenerative Kräfte eigen sind, die die dauernde Einheilung begünstigten. Die autochthone Wachstumsenergie der Schilddrüsenadenome ist bekannt. Die Annahme EISELSBERGs, daß die sicherlich seinerzeit mitüberpflanzten Teile normalen Schilddrüsenparenchyms zugrunde gingen und nur der Adenomkeim selbständig weiterwuchs, deckt sich mit den biologischen und anatomischen Eigenheiten der Schilddrüsenadenome. Der Beweis für die gelungene Verpflanzung normalen Schilddrüsengewebes ist mithin auch durch diesen Fall nicht erbracht.

Wir müssen als derzeit gültig annehmen:

Die Autoplastik gelingt im Tierversuch. Beim Menschen, bei dem sie praktisch eine geringe Rolle spielt (Reinplantation einer Zungenstruma, eines Rezidivs), kann ein Erfolg erwartet werden.

Die Homoioplastik, im Tierversuch negativ, scheint beim Menschen zu gelingen, wenn eigenes funktionsfähiges Gewebe vorhanden ist. Die Beziehungen der Blutgruppen sind genau zu beachten, indem nur gruppengleiche oder gruppenverträgliche Spender zu wählen sind. Der Wirkung des Organhungers ist entsprechend vorzubeugen. Die bisherige Erfahrung gestattet keine Bevorzugung einer bestimmten Implantationsstelle. Ob eine Implantation mittels Gefäßnaht gelingt, ist noch nicht einwandfrei erwiesen.

Der Heteroplastik kommt höchstens die Wirkung der Resorption des Pfröpflings zu.

Daraus ergibt sich, daß Athyreosen und Kretinismus nur nach entsprechender Vorbereitung durch orale Opotherapie und nur auf dem Wege wiederholter Verpflanzungen einen Effekt erwarten lassen. Hypothyreosen sind genau nach den Regeln der Homoioplastik zu behandeln, wobei ein befriedigendes Resultat gezeitigt werden kann. Denn die bisherige Erfolglosigkeit der am Menschen fast ausschließlich in Frage kommenden Homoio- und Heteroplastik berechtigt nicht zur Ablehnung weiterer Versuche. Die in ihrem Wesen erst dunkel erkannten endokrinen Erkrankungen bieten ein weites Feld für therapeutische Versuche in dieser Richtung. Ein erstes Wort hat dabei die Serologie, die Biochemie. BATTINI findet verschiedene Transplantationsergebnisse bei Kaninchen, Nagern und Hunden. Ahnungen von heute werden morgen sicherer Besitz sein. Dieser Hoffnung gebührt gerade in der Frage der Transplantationen die Führerrolle.

Die medikamentöse Therapie

Die medikamentöse Behandlung im weitesten Sinne erstreckt sich nur auf die Hyperthyreosen.

Eine Sonderstellung nimmt dabei das Antithyreoidin MOEBIUS und das Rhodagen (BURGHARDT, BLUMENTAL, LANZ) ein. Dieser Therapie liegen zwei Vorstellungen zugrunde: einmal die Annahme einer antitoxischen Wirkung der Schilddrüse auf Autotoxine und der Reziprozität dieser Neutralisation; dann der Gedanke, daß im schilddrüsenlosen Organismus Stoffe kreisen müssen, die gegen eine überwertige Drüse serologisch als Antikörper wirken.

Das Antithyreoidin MOEBIUS (seit 1905 von der Firma MERK hergestellt) ist das Blutserum von Hammeln, denen mindestens sechs Wochen vor der Blutentziehung die Schilddrüse exstirpiert worden ist. Es wird zur Konservierung mit 0,5% Phenol versetzt. Als Trockenserum wird es in Tabletten verwendet. Jede Tablette enthält 0,05 g Antithyreoidin. sicc. entsprechend 0,5 ccm = zirka 10 Tropfen flüssigen Serums.

Zur subkutanen Anwendung dient das Antithyreoidin MOEBIUS pro injectione.

Rhodagen ist die Milch thyreopriver Ziegen. Für die sehr unbeständige Wirkungsweise beider Präparate gibt EISELSBERG die Erklärung in dem Vorhandensein von Nebendrüsen. EISELSBERG erwähnt folgenden Fall: „Die Milch einer operierten Ziege war wirksam, die einer anderen völlig ohne Erfolg. Bei dem letzteren Tiere erwies die Obduktion eine große akzessorische Schilddrüse." Da diese Operation stets erst an ausgewachsenen, säugenden Tieren vorgenommen werden kann, fehlt das äußere Zeichen (Wachstumstörungen) für die gelungene völlige Ausrottung der Drüse.

Grundlegend für die Beurteilung der Wirkung des Serums wurden die Tierversuche von VERDE und von TITOW. Weiter unterzog sich GESSNER der mühsamen Aufgabe des experimentellen Beweises der spezifisch antithyreoiden Wirkung des MOEBIUS-Serums, den er in der Beeinflussung der Metamorphose der Salamanderlarven erbrachte. Das Serum vermag die durch Schilddrüsenfütterung künstlich bewirkte Entwicklung von Amphibienlarven ebenso zu hemmen wie ihre spontane Metamorphose.

Auch BALLET und ENRIQUEZ bedienten sich des Experimentes. Aus der reichen Literatur über Beobachtungen am Menschen sei an die Mitteilungen von RUBINOV erinnert, der besonders den Erfolg beim Rezidiv als Beweis der spezifischen Wirksamkeit heranzieht.

Schon 1906 stellte STRANSKY 45 Fälle aus der Literatur zusammen, von denen 40 subjektiv und objektiv gebessert worden waren. ALEXANDER rät eine gleichzeitige Anwendung kohlensaurer Bäder, von der auch P. STEIN beste Wirkung sah. Dieser schreibt dem MOEBIUS-Serum eine herztonisierende Eigenschaft zu (KRECKE). GEWERS, MAYR, HOEGG, DÖNCHIN, IWANOFF beobachteten eine wesentliche Besserung, ja ein Verschwinden des Exophthalmus. Dieselben Autoren berichten Erlöschen des Tremors, Rückgang der Struma, Gewichtszunahme.

Der experimentelle Nachweis durch SONNE, daß die Wirkung des Antithyreoidins keine spezifische ist, steht auch mit der vielfachen Erfahrung sehr guter Wirkungen nicht im Einklang. Dabei fällt besonders auf, daß fast ausnahmslos mit dem Aussetzen des Mittels die in gewissen Fällen eindeutig erreichten objektiven Besserungen wieder schwinden. Der Einwand, daß beim Basedow der psychischen Komponente eine wesentliche Bedeutung zukomme, und daß der gute Erfolg wahrscheinlich den gleichzeitig angewendeten allgemeinen Behandlungsmethoden zuzuschreiben sei, wird durch S. KUH entkräftet. Er verwendete das Antithyreoidin in 100 Fällen. Die meisten seiner Patienten waren Frauen der ärmeren Klassen und kinderreichen Familien ohne Dienstboten. Sie verrichteten ihre häusliche Arbeit während der Zeit der Behandlung unverändert weiter und erhielten keinerlei Vorschriften bezüglich der Diät oder allgemeiner hygienischer Maßnahmen usw. Bald zeigte sich die deutliche Gewichtszunahme und Abnahme der Tachykardie. Eine Anzahl von ihnen wurde vollkommen geheilt, so daß KUH im Antithyreoidin eine der besten Behandlungsmethoden sieht. Allerdings erhöhte er die von MOEBIUS angegebene Medikation von 15 Tropfen 3mal täglich auf 50 bis 60 Tropfen.

Statt des Serums wird auch das ganze Blut verabfolgt (Thyreoidektin, Hämatothyreoidin). MORRHEAD lehnt in der Basedowbehandlung ab: die zytotoxischen Sera, Thymus-, Nebennieren- und Nebenschilddrüsenpräparate.

Viele Autoren befassen sich mit Besonderheiten der Wirkung und der Anwendung des Serums. Vor und nach der Operation sei das Serum besonders empfohlen (BECKER, WEILAND, WOLF); in Verbindung mit Röntgenbestrahlung (SCHLESINGER), mit Pankreon (SCHNÉE), mit Ovarienpräparaten (KÄRCHER); außerdem wird seine Wirkung betont bei thyreotoxischen Diarrhöen (CURSCHMANN), bei Thyreosen als Begleiterscheinung der Arteriosklerose (HERZ), bei Diabetes (LORAND, V. NOORDEN) und bei Psychosen (KOPYSTINSKI).

In der Frage der Dosierung des Antithyreoidins ist man auf die Beobachtung beim Einzelfalle angewiesen. STEIN rät: im Beginn 2mal 10 Tropfen vormittags und nachmittags, täglich um 2 bis 6 Tropfen steigern bis 2mal 30 Tropfen. GRAWITZ fordert große Dosen. KOHNSTAMM verordnet Antithyreoidin-Elarson-Kuren. MULAC hebt die diuretische Wirkung des Möbiusserums hervor. Bei Schmerzhaftigkeit der subkutanen Darreichung empfiehlt SCHÜLER die gleich wirksame orale Verabfolgung. RAAB bevorzugt die intramuskuläre Injektionstherapie (rechter und linker oberer Quadrant des Gesäßes) des klaren MERKschen Serums (1 Ampulle zu 1 ccm), in leichteren Fällen bis zu 20, in schwereren Fällen bis zu 30 Einspritzungen, und zwar die ersten 15 täglich, von da ab jeden zweiten oder dritten Tag.

GOLDSCHEIDER (D. m. W. 1923, S. 373) lehnt die Serumbehandlung als wirkungslos ab und bemerkt, daß eine rationelle Dosierung unmöglich sei. Demgegenüber unterstreicht die Beobachtung von FRANKE, der einen nach Lipolysinbehandlung aufgetretenen Basedow durch Antithyreoidin heilte, die spezifische Wirksamkeit des Serums geradezu im Lichte eines Experimentes.

Eine verwandte Methode ruht in der Anwendung eines zytotoxischen Serums.

Hierher gehört in erster Linie das Anovarthyreoidserum HOFFMANNS, das an die Therapie mit endokrinen Organen anschließt. Eingang hat dieses Mittel so wenig gefunden wie das von ROGERS und BEEBE (Injektion von Nukleoproteid) aus Thyreoglobulin hergestellte Serum, trotzdem BEEBE über 50% Erfolge meldete. Auch das Vorgehen von KOCHER und KOLLE (Injektion eines Basedowstrumenextraktes in die Blutbahn oder in die Struma selbst) hat sich nicht eingebürgert, wenn auch gemäß den Versuchen von HEGER eine „spezifisch zerstörende Wirkung auf die Strumenzellen" angenommen werden mußte (A. KOCHER).

Die medikamentöse Therapie im engeren Sinne

Sie betrifft hauptsächlich hyperfunktionelle Zustände. MARINE zählt 239 Arzneimittel, die gegen Basedow verwendet oder empfohlen werden. Abgesehen von der Anwendung des Jod handelt es sich um eine symptomatische Behandlung. Nur das von TH. KOCHER und TRACZEWSKI empfohlene neutrale phosphorsaure Natrium beim Morbus Basedow muß ebenfalls der ätiologischen Therapie zugezählt werden. Der von der Schule KOCHHERs nachgewiesene funktionelle Antagonismus zwischen Jod und Phosphor hat durch die Untersuchungen OSWALDs eine Bestätigung erfahren. Hatte einst die vermehrte Phosphorausscheidung beim Basedow zur Verabreichung des phosphorsauren Natriums geführt, so konnte später OSWALD nachweisen, daß das phosphorhältige Nukleoproteid keine Zunahme der Stickstoffausscheidung nach sich zieht, sondern oft eine N-Retention bedingt. Natr. phosph. wird in Dosen von 4 bis 6 g täglich gegeben. Auch eine 10%ige Lösung, 3 bis 4 g täglich, wird empfohlen. Der Erfolg ist bei einzelnen Kranken ein rascher und augenfälliger, wenn auch selten bleibender. Namentlich Fälle von Jodbasedow scheinen darauf anzusprechen (CHVOSTEK, GOLDSCHEIDER, ROSENOW, SAHLI).

Da der funktionell indifferente Kropf sich höchstens in mechanischen Schädigungen auswirkt, kommt die Fülle interner Mittel fast nur bei den Hyperthyreosen zur Anwendung. Es mag aber erwähnt werden, daß Kalzium, Silizium, Atropin, Quecksilber, Thymol, Benzonaphthol als Kropfmittel versucht wurden. Als allgemeine tonisierende Mittel können Eisen und Arsen bei ausgesprochener Anämie versucht werden (z. B. Solarsoninjektionen). KOWITZ gelang der Nachweis, daß durch Arsen der durch die Thyreoidea gesteigerte Grundumsatz zur Norm zurückgeführt wird. BAYARD bezweifelt die Arsenwirkung. MENDEL empfiehlt Arsen in Kombination mit Jod (Jodarsyl).

In ausgedehntem Maße werden seit langem die verschiedensten Nervina angewendet, während sich die eigentlichen Narkotika nicht bewährt haben. MÖBIUS rühmte die Bromsalze, die auch heute noch vielfach in Gebrauch stehen, wenn die nervösen Symptome besonders ausgeprägt sind. Valeriana wird vielfach verordnet.

Genauer gefaßt in der beabsichtigten Wirkung sind jene Mittel, die den Reizzustand des vegetativen Nervensystems (Calc. lact., Atropin) oder des sympathischen (Ergotin) herabsetzen sollen. In jüngster Zeit hat durch die Untersuchungen von ADLERSBERG und PORGES das Ergotamin (Gynergen) Bedeutung erlangt. Die beiden Autoren sahen infolge der lähmenden Wirkung des Gynergen auf Sympathikus und Parasympathikus in diesem einen Antagonisten des Thyroxins. Das Thyroxin „steigert alle fördernden Impulse im vegetativen Nervensystem, bzw. es setzt die hemmenden herab. Das Ergotamin scheint die hemmenden Fasern von Sympathikus und Parasympathikus anzuregen, bzw. die fördernden zu blockieren".

Gynergen, das weinsaure Salz des Ergotamins, wird peroral in Tabletten von 1 mg, 3mal täglich eine Tablette, in 1- bis 3wöchentlichen Perioden verordnet; subkutan 0,5 ccm (— 0,25 mg) 2- bis 3mal täglich in gleichen Intervallen; nach einer Woche Pause folgt eine neue Kur. Bei dekompensiertem Herzen soll Gynergen nicht benützt werden.

Die Erfolge sind in der Mehrzahl der Fälle sehr beachtenswert (RÜTZ), wie wir auch an der Klinik EISELSBERG feststellen konnten. Die Dosierung bedarf einer individuellen Anpassung, da die Empfindlichkeit Hyperthyreoter für Ergotamin verschieden ist. Bei peroraler Darreichung wurden nie Nebenerscheinungen (Herzklopfen, Schwindel, Üblichkeit) beobachtet. STÄHLIN lobt die günstige Wirkung, MERKE empfiehlt das Mittel namentlich als Vorbereitung zur Operation von Basedowikern. Auch HÜCHARD rühmt das Ergotin. Daß bei subkutaner Applikation eine umschriebene Gangrän der Haut auftreten kann, konnten wir bei einem Patienten einer inneren Klinik beobachten (SCHÖNBAUER). ZORN sah regelmäßig nach Gynergen Blutdrucksteigerung und Pulsverlangsamung. Er stellte fest, daß Kalziumchlorid ein wirksames Antidot gegen Gynergen ist.

Bei sehr ausgeprägtem Tremor soll durch Belladonna und Hyoszin Besserung gebracht werden, wie namentlich englische Autoren hervorheben.

Atropin (1 bis $1\frac{1}{2}$ mg täglich) wird von EPPINGER und ZONDEK befürwortet.

Ein besonderer Platz gebührt dem Chinin (Chinidin), das von BÄUMLER, FRIEDRICH und TRAUBE empfohlen, von H. BIRCHER schon vor 50 Jahren verordnet wurde. In 8tägigen Perioden werden 2- bis 3mal täglich 0,25 g gegeben. Die Wirkungsweise, die oft eine sehr günstige ist (WENCKEBACH, v. BERGMANN), bedarf noch der Erklärung (Leukozytenproduktion). Jedenfalls ist das Chinin dem besonders von französischen Autoren gepriesenen Natrium salicylicum überlegen, wenngleich auch den übrigen Antipyretizis fallweise ein Erfolg zugesprochen werden muß. KLEINSCHMIDT verordnet das Chininum hydrobromicum auch in der postoperativen Behandlung (ROSENOW).

Wenckebach empfiehlt das Chinidin beim Basedow namentlich wegen seines dämpfenden Einflusses auf die Überregbarkeit und die Hyperkinse des Herzens.

Eine Kombination von Chinin und Ergotin stellt das von Forchheimer angegebene Mittel dar, das in Gelatinekapseln viermal täglich (Chin. hydrobr. 0,3; Ergotin 0,065) zu nehmen ist und namentlich in Amerika in Verwendung steht. Die von Bobinsky und Sajous gegebene Formel erweitert das Forchheimersche Medikament.

Sajous findet die Erklärung der Wirkung in einer Kalibereinengung der Schilddrüsengefäße, wodurch die Blutzufuhr eingeschränkt wird. Dem Kalziumchlorid wird von L. Williams eine elektive Wirkung auf die Schilddrüse zugesprochen. Er gibt dreimal täglich 10 g. Campell zieht es in geringer Dosis jeder anderen internen Behandlung vor.

Moretti sieht im Natrium cacodylicum ein Mittel, das in mäßig schweren Fällen ohne eine andere Medikation Heilung zu bringen vermag. Man verabfolgt intramuskuläre Injektionen zu 1½ g durch 24 Tage, unterbricht hierauf die Kur durch eine Eisenkur und fährt nach einiger Zeit mit leicht erhöhter Dosis fort.

Die den Hyperthyreosen eigene Steigerung des Stoffwechsels ließ die Anwendung von Eiweißpräparaten versuchen. Das früher genannte von A. Kocher empfohlene Nukleoproteid steht an erster Stelle. Phytin, Protylin, Proteogen (A. S. Horowitz) erlangten bis heute keine Bedeutung, wenn auch Beobachtungen vorliegen, daß sie den oft beträchtlichen Gewichtssturz zu hemmen vermögen.

Bemerkenswert ist, daß die Herzmittel bei den Hyperthyreosen unwirksam sind. Die Digitalis wird von allen Autoren abgelehnt, Rosenow läßt sie bei insuffizientem Kreislauf gelten, Kocher fordert, daß sie aus der Therapie des Morbus Basedow gestrichen wird. Bei starkem Herzklopfen verbunden mit kardialer Dyspnoe und bei Arythmien kann Strophantin verordnet werden. Gegen die Tachykardie gibt man mit Erfolg Hypophysenextrakte (Goldscheider, Harrower, Pal u. a.).

Zur Bekämpfung der Diarrhöen kann neben den Organpräparaten Karbenzym und Atropin, Adrenalin, auch Wismut oder Tanin versucht werden.

Klimatische und diätetische Behandlung

Auch dabei kommt der klinisch indifferente Kropf nur wenig in Frage. Denn die hundertfältige Beobachtung, daß Leute aus einer Kropfendemiegegend den Kropf verlieren, wenn sie in ein kropffreies Gebiet auswandern, kann nicht zur Grundlage einer Therapie werden. Ebensowenig kann man ganzen Alpenprovinzen die Übersiedlung an die Meeresküste empfehlen. Die Vermeidung von „Kropfbrunnen" oder das Abkochen „verdächtigen Wassers" stellen einfachste Maßnahmen dar. Das Anlegen eng anschließender Tücher um den Hals bei Menstruations-

oder Graviditätshypertrophien scheint sogar in der Volksmedizin schon selten geworden zu sein. Hingegen kann die Besserung der allgemein hygienischen Verhältnisse namentlich für die Jugend in Endemiegegenden nicht genug gefordert werden.

Seit mehrfache Untersuchungen über den **Einfluß der Ernährung** auf die Funktion und das Gewebsbild der Schilddrüse vorliegen, sind Wege für die **diätetische Behandlung** des Kropfes gegeben.

Ich erinnere an das bei der Besprechung der Physiologie der Schilddrüse Gesagte. Epithelwucherung und Kolloidschwund werden von den meisten Autoren als Wirkung einer länger fortgesetzten einseitigen Ernährung mit sehr eiweißreichen Nahrungsstoffen gefunden. TANBERG konnte dabei erhebliche Organvergrößerungen beobachten. Eine ähnliche Veränderung wird beim Versuchstier durch eine sehr fettreiche Nahrung erzielt und durch Avitaminose bei Fehlen des Faktor C (STINER). WEGELIN ist auf Grund dieser Untersuchungen geneigt, der einseitigen Eiweißfettnahrung eine ätiologische Bedeutung für den endemischen Kropf zuzuschreiben, wodurch gleichzeitig eine diätetische Behandlung vorgezeichnet erscheint. Die Versuche von FORDYCE[1] ergänzen diese Überlegungen.

Im weiteren Umfang sind solche Maßnahmen bei den Hyperthyreosen gebräuchlich.

Die „körperliche und seelische Ruhekur" (ROSENOW), die auch durch mehr minder strenge Bettruhe und durch Entfernung des Kranken aus seiner gewohnten Umgebung erzielt wird, kann oft durch den Aufenthalt in einem Luftkurort (700 bis 1500 m Seehöhe) erfolgreich unterstützt werden. Diese alte Erfahrung wird durch eine zweite ergänzt, die den Meeraufenthalt für Basedowiker schädlich findet. EISELSBERG hat vor drei Dezennien am Wiener Material beobachtet, daß namentlich Jugendliche während des Ferienaufenthaltes im leichten Endemiegebiet des Salzkammergutes eine deutliche Schilddrüsenschwellung zeigen, die sie nach der Rückkehr nach Wien rasch wieder verlieren, während Basedowiker, in dieselbe Umgebung versetzt, oft ebenfalls unter Vergrößerung der Schilddrüse erhebliche Besserung zeigen, deren sie in Wien wieder verlustig werden. Die Untersuchungen PFAUNDLERS über „Sommerfrischkröpfe" (siehe Erblichkeitsfrage) zeigten unter anderem ähnliche Verhältnisse. Jüngst hat ENDER einen Bericht über die zunehmende Kropfhäufigkeit bei Schulkindern des Kurortes Semmering veröffentlicht und ungefähr gleichzeitig läßt HANSY aus dem Kurhaus Semmering die außerordentlich günstige Beeinflussung der Basedowiker in diesem Höhenkurort berichten. Das gleiche meldet Dr. GUHR aus der Tatra

---

[1] Ausschließliche Milchnahrung führt zu großen, kolloidreichen Bläschen mit kleinen Epithelien; Milch- und Brotnahrung zu kleinen, kolloidarmen Bläschen und zylindrischem Epithel.

(Tatra-Westerheim). Diese lange bekannten, aber noch wenig wissenschaftlich erforschten Umstände (AUEL, BACHE, DAVID) hat MICHEL kürzlich durch Gaswechseluntersuchungen objektiv erwiesen. Auch HECHT beobachtete systematisch die Wirkung des Höhenklimas auf Basedowiker an der Hand des Grundumsatzes. MARK zog das Tierexperiment heran. ABDERHALDEN fand eine Zunahme der Viskosität des Blutes. Es sei noch erwähnt, daß in den Höhenkurorten die Bettruhe häufig als Freiluftliegekur durchgeführt wird, was vielleicht (siehe OCHSNER) einen nicht zu unterschätzenden Faktor bedeutet.

Welche Vorstellungen ergeben sich aus diesen Erfahrungen?

In der richtigen Einschätzung der Beteiligung des Nervensystems an der Basedowkrankheit ist die Vermeidung aller Erregungen des Nervensystems als kausale Allgemeinbehandlung zu werten.

Aber wir müssen auch im Genius loci ein funktionell wirksames Moment annehmen. Es war schon ein Schritt nach vorwärts, als wir nicht die Höhenlage, sondern die Tatsache der Kropfendemie als entscheidend ansprachen. Der endemische Kretinismus ist an die Gegenden des endemischen Kropfes gebunden. Da er im Wesentlichen seines Charakters als Hypothyreodie aufzufassen ist, konnte darin im Anfang eine Erklärung für die oben angeführte Wirkung erblickt werden. Als aber die histologische Untersuchung den endemischen Kropf als eutrophisch-hyperrhoischen Typus, also als wohlfunktionierende Struma, darstellte, schien die ursprüngliche naheliegende Erklärung erschüttert. Denn die Annahme der Jodmangeltheorie für den endemischen Kropf, die uns das klinische und histologische Bild verständlich macht, vermag die Heilwirkung der Gegend auf die Hyperthyreosen nicht zu erklären. Eine große Zahl dieser kann ätiologisch nicht mit der Jodfrage in Verbindung gebracht werden, Jodmangel in der Endemiegegend mithin nicht unmittelbar als Heilfaktor. Trotzdem eine möglichst weitgehende Jodsperre für jede Form von Hyperthyreose gefordert werden kann, ist es unmöglich, an den Erfolgen von PLUMMER, BOOTHY u. a. vorbeizusehen. Hier zeigt sich deutlich der komplexe Charakter der Erkrankung und damit die Vielheit der Heilfaktoren. Zu der Mitteilung aus dem Sanatorium HANSY wird erwähnt (SCHIMAK), daß sich von allen Hyperthyreosen nur drei Fälle refraktär verhielten, ja daß sie geradezu schlecht reagierten. Dies waren Fälle von schwerem Jodbasedow. Die Annahme liegt nahe, daß die erzwungene Stoffwechselsteigerung durch die medikamentös erzeugte Hyperrhoe durch die unleugbare Reizwirkung des Höhenklimas noch vermehrt wird und daß dieser Beeinflussung gegenüber die Jodsperre in den Hintergrund tritt. Anderseits darf die Bedeutung des Grades der endemischen Verkropfung nicht außer acht gelassen werden. Schon EICHHORST fand in Gegenden mit leichter Endemie Basedow häufiger als in kropffreien Bezirken, worin eine über das Ziel hinausschießende endogene Regulierung des Organismus erblickt werden kann. Die hier genannten Endemiebezirke (Semmering, Salzkammergut) stellen Gebiete mäßiger Verkropfung dar und der Aufenthalt der Patienten ist durchwegs ein zeitlich beschränkter. Man kann vom Genius loci, der Jahrzehnte und Generationen braucht, um ausgeprägte Hypothyreosen zu erzeugen, nicht verlangen, daß er jede Hyperthyreose in wenigen Wochen oder Monaten zum Verschwinden bringt. Die Einschätzung des Wirkungsgrades ist mithin in unmittelbar funktioneller Hinsicht sehr schwierig.

Es mag noch erwähnt werden, daß ich an der Klinik EISELSBERG 2 Fälle von Basedow mit dem Wasser eines Kropfbrunnens (als ausschließliches Getränk) behandelte und nach 1½ bis 2 Wochen einen deutlichen Rückgang der Tachykardie feststellen konnte. Nach dem Aussetzen der Wasserverabreichung erreichte die Tachykardie rasch die frühere Höhe.[1]

Unter den alten Beobachtungen findet sich wiederholt die Angabe, daß mit dem Rückgang der hyperthyreoten Erscheinungen eine Volumszunahme der Schilddrüse einherging. PAL betont dies besonders bei den durch Pituitrin mit Erfolg behandelten Hyperthyreosen und erblickt darin einen Hinweis auf die funktionelle Beeinflussung. Die Erfahrungen der letzten Jahre verlaufen hierin vollkommen gleichsinnig: der eutrophisch-hyperrhoische Adoleszentenkropf vergrößert sich zunächst häufig unter Joddarreichung. Wird er in diesem Stadium operiert, ergibt er das Bild der Hyporhoe. Dies entspricht vollkommen dem Bild bei spontaner Stabilisierung im Alter jenseits der Adoleszenz. PAL konnte aus allen histologischen Befunden der später resezierten Strumen eine Abfuhrshemmung ablesen. In dieser Wirkung auf die eine Sekretionsphase (Sekretabfuhr) müssen wir mithin den Effekt der klimatischen Behandlung erblicken. Die Übereinstimmung mit den BLAUEL-REICHschen Versuchen ist offenkundig: Bei Herabsetzung des Stoffwechselumsatzes geht die Hemmung der Abfuhr jener der Sekretproduktion voraus. MICHEL erwies, wie ich früher erwähnte, die Erniedrigung des Metabolismus als erste Wirkung des Höhenklimas. Damit ist also der Eintritt der Hyporhoe in der funktionell überwertigen Struma durch den Einfluß klimatischer Behandlung klinisch und experimentell, theoretisch und praktisch dargetan.

Wie schwierig trotzdem eine in jedem Fall überzeugende Erklärung ist, mag aus den früheren Überlegungen über das refraktäre Verhalten der Fälle von Jodbasedow hervorgehen. Es muß dahingestellt bleiben, ob die verschiedene Einwirkung in der Verschiedenheit der Stoffwechselstörung zu suchen ist, die einmal als Symptom einer pluriglandulären Erkrankung mit vielleicht sekundärer Beteiligung der Schilddrüse in

---

[1] Verhandlg. D. Naturf. u. Ärzte 1912, II, 2, S. 113. Beide Fälle wurden später erfolgreich operiert.

Erscheinung tritt, das andere Mal der primär hyperfunktionellen Thyreoidea (erzwungene Hyperrhoe durch Jodmedikation) zur Last fällt.

Der Einblick in die Wirkungsweise einer klimatischen Behandlung ist uns nur zum Teil gegönnt. Wir dürfen den Anteil nicht unterschätzen, der allgemeinen hygienischen Maßnahmen und der Ausschaltung nervöser Traumen zukommt. Sie haben in den Vorschriften Ochsners für Basedowiker knappen Ausdruck gefunden:

1. Vermeide alle Erregungen deines Nervensystems gesellschaftlicher, religiöser, politischer Natur.

2. Geh früh zu Bett und schlafe auch nach Tisch.

3. Sorge für ein größtes Maß an frischer Luft auch bei Nacht, indem du bei weit offenem Fenster schläfst.

Die Unterstützung, die diese oft erprobte Vorschrift auch bei klimatischer Behandlung in objektiv erweisbarer Form erfährt, habe ich oben dargelegt.

Den diätetischen Maßnahmen muß bei der Behandlung der Hyperthyreosen volle Beachtung geschenkt werden.

Wieder muß ich zu ihrem Verständnis auf das über die Physiologie der Schilddrüse Gesagte kurz hinweisen.

Im allgemeinen führt der Hungerzustand zur Atrophie der Schilddrüsenepithelien, der eine Stase in der Kolloidabschwemmung vorausgeht. Bei zunehmender Atrophie der Zellen (= bei Verminderung der Produktion) wird das noch erhaltene Kolloid zum Teil verbraucht (Wegelin). Die Restringierung der Nahrungsaufnahme setzt mithin die Schilddrüsenfunktion herab.

Curschmann u. a. schreiben die größere Seltenheit und geringere Intensität der Basedowfälle während der Höhezeit des Weltkrieges der kalorisch ungenügenden Ernährung zu. Zondek begründet auf dieselbe Weise die Zunahme der Myxödemfälle in den letzten Kriegs- und den ersten Nachkriegsjahren. Rosenow, der auf diese interessante Übereinstimmung hinweist, betont die Beobachtung, daß sich die Schilddrüsenpräparate (Tierschilddrüsen), die in diesen Hungerjahren gewonnen wurden, als therapeutisch unwirksam bewiesen haben.

Aus diesen Erscheinungen können Schlüsse für die Einschränkung der Quantität der Nahrung gezogen werden.

Praktisch verwertbar sind die Beobachtungen über den Einfluß der Qualität der Nahrung.

Die Funktionssteigerung der Schilddrüse durch ausschließliche oder überreichliche Fleischnahrung wurde früher erwähnt (Gaylord und Marsh, Marine und Lenhart, Missiroli, Falta, Watson und Tanberg). Pribram und Porges ergänzten diese Befunde durch Feststellung der Erhöhung des Grundumsatzes. E. und M. Mellanby und Mc. Carrison fanden auch bei sehr fettreicher Nahrung alle histologischen Stigmen der vermehrten Drüsentätigkeit. Eine Ausnahme zeigte sich nur bei der Zufuhr von Lebertran. Dies veranlaßte Mellanby zum Vorschlag, den Kalorienwert der Basedowikernahrung durch Lebertran (an Stelle anderer Fette) auszugleichen. Es entspricht ganz unseren Vorstellungen, daß der Jodgehalt des Lebertrans als

Grund seiner abweichenden Wirkungsweise genannt wird (WEGELIN).
Dies mag hinwiederum dafür maßgebend sein, daß er sich in der Basedowiker-
diät nicht einzubürgern vermochte.

Trotz dieser experimentell erworbenen Kenntnisse hat sich eine einseitige Ernährung nicht als zweckmäßig erwiesen. KOCHER warnt wegen
der alimentären Glykosurie und der dadurch herabgesetzten Toleranz
für Kohlehydrate vor einer reinen Kohlehydratnahrung.

Fleischzufuhr (vor allem schwarzes Fleisch, Wildbret, Seefische)
ist möglichst einzuschränken. Nur erpichten Fleischessern will OCHSNER
wenigstens frische Fische zugestehen, die von KOCHER, CAMPBELL,
SAJOUS, HARROWER u. a. abgelehnt werden.

Nicht übereinstimmend sind die Anordnungen hinsichtlich des
Milchgenusses. Einige Autoren dulden sie, andere — vor allem
OCHSNER und SAJOUS — raten sie in jeder Form, eine dritte Gruppe
(H. CAMPBELL u. a.) wollen ihre Zufuhr möglichst einschränken. Es ist
kein Zweifel, daß hier der Grad der Mitbeteiligung anderer endokriner
Organe am Krankheitsbild maßgebend sein muß. Dem Heißhunger
mancher Basedowiker steht der geringe Appetit anderer gegenüber.
Pankreaspräparate können zur Verdauung und Assimilation der Nahrung
herangezogen werden. Und entgegen den früher erwähnten experimentellen Ergebnissen haben sich in manchen Fällen gerade Eiweiß-
präparate als wirksam erwiesen. Die meisten Autoren reden denn auch
einer gemischten, auf das Individuum abgestimmten Nahrung das Wort.
Völlige Einigkeit besteht in der Ablehnung zu stark gewürzter oder ge-
salzener Speisen und zu großer Mengen Zucker und im Verbot aller jener
Genußmittel, deren toxische Einflüsse bekannt sind: Alkohol, Kaffee,
Tee, Nikotin.

Im Zusammenhang mit den klimatischen und diätetischen Maßnahmen mögen noch andere Behandlungsmethoden in Kürze erwähnt
werden. Zunächst sollen die allgemeinen Grundsätze der Ruhe nicht
uniform durchgeführt und überschätzt werden. Die Entlastung des
Herzens, die Verringerung der Muskelermüdung wird durch möglichste
Ruhe sicherlich unterstützt. Aber HOOVER bemerkt sehr richtig, daß
Ruhemaßnahmen vom Patienten nicht als Zwangsjacke empfunden
werden dürfen. Er erwähnt Fälle, deren Besserung in dem Augenblick
einsetzte, als die erzwungene Bettruhe aufgehoben wurde. Die Besserung
der allgemeinen hygienischen Verhältnisse und die sorgsamste psychische
Schonung wird wenig nützen, wenn somatische Übel übersehen werden:
chronische Genitalleiden, Zahnkaries, Highmorshöhlenentzündungen,
Tonsillitis usw. Für manche Patienten erweisen sich kurze Spaziergänge,
schonende Übungen mit Zanderapparaten nützlicher als völliges Un-
tätigsein. Hydrotherapeutische Kuren sind mit Vorsicht anzuwenden. KELLOG rühmt sie als Behandlungsmethode. Laue oder kalte

Teilwaschungen können subjektiv günstig wirken, ebenso Kühlschlangen auf die Herzgegend oder um den Hals gelegt. A. KOCHER lehnt Kälteapplikationen auf die Struma wegen der reaktiven Erscheinungen beim Fortnehmen ab. Vollbäder werden zur Bekämpfung der Schlaflosigkeit oft erfolgreich angewendet. N. B. FOSTER sah beste Erfolge von kalten Packungen und Alkoholabreibungen. HARROWER beschreibt ausführlich die Methode eines Ölklysmas u. a. mit Beimengung von Ichthyol oder Ichthyonat, von dem er ausgezeichnete Wirkung beobachtete.

Auch die bei uns vollkommen verlassene Massage der Struma wird in der Form einer zarten oberflächlichen Streichtechnik zur Bekämpfung der Schlaflosigkeit von amerikanischen Autoren empfohlen.

Die Elektrisierung der Struma wird nur mehr selten angewendet. Sie ist insofern als kausal wirksam gedacht, da es erwiesen scheint, daß eine Gefäßkontraktur und damit eine Verminderung der Blutzufuhr erreicht werden kann. In diesem Sinne könnte eine Analogie zur Arterienligatur gesehen und die vereinzelten guten Erfolge erklärt werden. EISELSBERG spricht diese eher als suggestive Wirkung an. Von A. KOCHER wird die Elektrisierung (Galvanisation, Faradisation, hochfrequenter Gleichstrom-Leduc) mit ausführlicher Begründung abgelehnt, mag es sich um die Einwirkung auf die Struma selbst oder um die Elektrisierung des Grenzstranges des Sympathikus am Halse und der Medulla handeln. Die von GÜNZEL angenommene Herabsetzung von Reizzuständen in den sympathischen Nervengeflechten ist nicht erwiesen. Sehr beachtenswert ist der Hinweis, daß die Gefäßkontraktur, wenn sie wirklich eintreten sollte, keine dauernde sei und daher auch dieser in gewisser Hinsicht funktionell angreifende Faktor ebenso wie die Applikation von Kälte nur von vorübergehender Bedeutung sein könne. Die Elektrisierung in jeder Form wird daher als Behandlungsmethode verworfen.

Ich möchte dazu bemerken, daß die zeitweilige Anwendung von Kühlschlangen, Eisbeuteln u. ä. trotz der Möglichkeit der Reaktion im Sinne der folgenden Erweiterung der Gefäße nicht ganz fallen gelassen werden soll. Es gilt manchmal, den Basedowiker über eine besondere akute Verschlimmerung seines Zustandes hinwegzubringen, wobei eine auch nur temporäre Erleichterung in irgend einem Sinne von Bedeutung sein kann. So wie ein Symptom durch die Steigerung eines anderen zur Höhe gehetzt wird, bedingt auch die Beruhigung eines der vielgestaltigen Syndrome oft die Herabminderung anderer Beschwerden. Dem Ausschalten eines quälenden Zustandes auch nur für kurze Zeit kann so die Bedeutung des Schlafes zuerkannt werden. Zu verwerfen ist die wahllose oder alleinige Anwendung insuffizienter Methoden, während die Zeit zu wirklicher Hilfe versäumt wird.

Die Röntgen- und Radiumbehandlung

Die Grundlage zu dieser Art der Behandlung bildet die Strahlenempfindlichkeit der innersekretorischen Drüsen. Diese durch die Erfahrung gewonnene und seither experimentell belegte Erscheinung ergab

den Versuch, die Möglichkeit der funktionellen Umstimmung therapeutisch zu verwerten, nachdem anfangs nur eine Herabminderung der
Vaskularisation beim Basedow erzielt werden sollte.

Unter Zugrundelegung der Röntgenreiztherapie einerseits, der
reduzierenden Wirkung der Röntgenstrahlen anderseits schien eine
Strahlenbehandlung aller funktionellen Störungen der Schilddrüse aussichtsreich. Die Erfahrung erbrachte bald entsprechende Beweise:
GILMER, KIENBÖCK, MANNABERG u. a. sahen nach Bestrahlung funktionell
indifferenter Strumen hyperthyreote Zustände auftreten, CH. MAYO,
HOLZKNECHT, BÉCLÉRE, MICHNILOW, IMMELMANN u. v. a. erzielten
prompte Heilungen bei Morbus Basedow. Als HAUDEK nach Röntgentherapie einer vermeintlichen malignen Struma und CORDUA, CURSCH-
MANN und GROM nach Bestrahlung eines Basedow ein Myxödem beobachteten, war die Strahlentherapie, an deren Wirkung nicht zu zweifeln
war, eine Frage der Dosierung geworden.

Zahlreiche Untersuchungen und Überlegungen schalteten die Reiz-
therapie bei den funktionell indifferenten und bei den hypothyreoten Strumen
aus. PORDES bezeichnet die bald nach der Schilddrüsenbestrahlung einsetzenden thyreotoxischen Symptome als rasch vorübergehenden Ausdruck
der Alteration der Schilddrüsenzellen, als einmaligen „Inkretstoß", der
rasch von der eigentlichen Bestrahlungswirkung, der Lähmung der Inkret-
bildung, gefolgt wird. Aus dieser Ablehnung der Strahlentherapie bei den
genannten Kropfformen seitens des Röntgenologen blieben nur mehr die
Hyperthyreosen als Anwendungsgebiet übrig.

Die Angriffsweise der Röntgenstrahlen wird heute in einer primären
Wirkung auf die chemisch-physikalischen Vorgänge im protoplasma-
tischen Anteil der Zelle erblickt, die erst später durch eine Summierung
der Teildosen zu einer Beeinflussung der Zellelemente führt (PORDES).
Diese Wirkung kommt jeder Dosengröße gleichsinnig zu. KIENBÖCK
konnte außerdem als Effekt großer Röntgendosen den sogenannten „zeitlichen Richtungswechsel" feststellen, der sich in der Gegensätzlichkeit
von Anfangs- und Endwirkung äußert. Er kommt namentlich bei der
Bestrahlung innersekretorischer Organe zum Ausdruck, wobei aber die
allgemeine Konstitution des Patienten, der besondere biologische Zustand und die Funktionsphase des Organes einen wesentlichen Aus-
schlag gibt.

Die Röntgentherapie bei den Hyperthyreosen gehört mithin zu den kausal wirkenden Behandlungsmethoden. Sie beeinflußt in
erster Linie den Vorgang der Sekretausschwemmung, dann die produktive
Tätigkeit der hyperfunktionellen Zellen, schließlich die Funktion der
normalen Zellen. Diese reine Wirkung tritt allerdings nicht mit Regelmäßigkeit ein. Zum Teil mag das Versagen der Röntgentherapie darin
beruhen, daß es sich um histologisch verschiedene Strumentypen handelt.
Die eutrophisch-hyperrhoische Struma wird nach dem Gesagten nur im

Ausmaß der gesteigerten Abfuhr reagieren, die eutrophisch-hyporhoische kann, im Anfang wenigstens, eine Verschlechterung des Zustandes auslösen. Es liegt die Annahme nahe, daß die beobachteten guten Erfolge sich auf die Bestrahlung der hypertrophisch-hyperrhoischen Strumen beschränken, während Versager oder Mißerfolge bei den anderen morphologisch-funktionellen Typen vorkommen. Da hyperthyreote Zustände an jede der drei Formen geknüpft sein können, scheint die verschiedene Beurteilung, die die Röntgentherapie der Hyperthyreosen gefunden hat, verständlich.

Hier soll auch festgehalten werden, daß die Röntgenbestrahlung des Kropfes mehrfach zu ausgedehnten zähen Verwachsungen der Kropfkapsel mit der Umgebung führte, die sich bei der später notwendigen Operation unangenehm fühlbar machte. EISELSBERG hat als erster solche Beobachtungen mitgeteilt, die dann von amerikanischen Chirurgen und besonders von A. KOCHER bestätigt wurden. Dieser lehnt auf Grund der lebhaften Bindegewebsentwicklung die von MAYO empfohlene Bestrahlung der Basedowstruma als Operationsvorbereitung ab. Darin ist aber keine Ablehnung der Methode überhaupt ausgesprochen. 1924 betonte EISELSBERG auf der Naturforscherversammlung in Innsbruck, daß die „große Vervollkommnung in der Dosierung“ leichter unliebsame Störungen vermeiden lassen werde, und daß die therapeutischen Resultate der letzten Jahre aufmunternd genannt werden können. Damit ist die Möglichkeit dieser unerwünschten Nebenwirkung nicht aufgehoben, wohl aber die Berechtigung zu einem therapeutischen Versuch gegeben. H. SCHLESINGER nannte 1912 die Röntgenbestrahlung bei akutem Basedow das „am besten und raschesten die Krankheit beeinflussende Verfahren“.

WEBSTER entnimmt einer Beobachtung von über 1000 bestrahlten Fällen, daß die Mehrzahl der sonst erfolglos behandelten Patienten durch Röntgen geheilt wurden.

Über beste Erfahrungen mit der Strahlenbehandlung des Basedow berichten in jüngster Zeit M. HAYES, HARDMAN, STUMPF, MOORHEAD, SIEBMANN, KRAUSE u. a., während sie von FIORI u. a. derzeit noch abgelehnt wird.

In Amerika sind besonders HALSTED, WATERS, SIMPSON früh für die Röntgentherapie des Basedow eingetreten, die von BECK vorgeschlagen, von WILLIAMS 1902, CH. MAYO 1904, HOLZKNECHT 1909 versucht wurde. Die Auffassung über die Strahlenwirkung deckt sich im allgemeinen mit der von der Schule HOLZKNECHT vertretenen. HARROWER sieht eine besondere Komponente in dem Reiz zur Bindegewebshyperplasie und Gefäßvermehrung, wodurch eine unmittelbare Sekretionseinschränkung gegeben sei. Die tatsächliche Wirkung müßte dem histologischen Bild entnommen werden können.

Es liegen jedoch auffallend wenig Befunde von solchen Basedowstrumen vor, die früher therapeutisch bestrahlt wurden. KOCHER findet, daß die von ihm gesehenen Drüsen keinen irgendwie deutlichen Unterschied gegenüber nicht bestrahlten Basedowstrumen aufweisen. GOLD untersuchte die Schilddrüse einer Basedowpatientin, bei der nach einer vor vier Jahren erfolgten Röntgenbestrahlung eine mehrjährige Remission eingetreten war. Das Ergebnis der Untersuchung ist ein bemerkenswertes. Neben den Bildern der lebhaftest papillär wuchernden, teils kolloidarmen, in anderen Anteilen wieder kolloidreichen Schilddrüse — die terminale Verschlimmerung ist nach einer auswärts vorgenommenen Jodtherapie eingetreten — finden sich Partien, in denen bereits zum Teil hyaline, narbige Bindegewebszüge das Parenchym durchziehen, während das zwischen ihnen gelegene Schilddrüsengewebe, oft als solches kaum mehr erkennbar, alle Zeichen eines chronischen Atrophierungsprozesses aufweist. Das letztgeschilderte Bild erinnert an das der Kretinenstruma, wie es z. B. in ASCHOFFs Lehrbuch abgebildet ist.[1] PFENDER legt den Hauptwert auf die chemischen Veränderungen. Die Technik der Bestrahlung, die von BOGGS und STONEY, KNOX (London) und jüngst von HUBENY ausführlich geschildert wird, weicht von der aus dem Institut HOLZKNECHT durch BORAK mitgeteilten nicht sehr wesentlich ab. FISCHER gibt kleine Röntgendosen in mehrfachen Wiederholungen. BLUM und andere verabfolgen eine einmalige große Dosis. WEBSTER geht von kleinen Anfangsdosen allmählich zu größeren über. Die Strahlenfilterung richtet sich nach der Kropfform. Schwierig ist manchmal die Entscheidung, wann mit der Bestrahlung aufgehört werden soll. Hiezu sind wiederholte Gewichtsbestimmungen von Wert. Bemerkenswert ist die Forderung von MAC KENZIE nach einer langen Fortsetzung der Röntgenbehandlung, soll ein wirklicher Erfolg erzielt werden. Leichtere, nicht bettlägerige Fälle mit mächtiger Schilddrüsenvergrößerung werden am geeignetsten gefunden, im Gegensatz zu H. SCHLESINGER, der die schwersten akuten Fälle bestrahlt wissen will. Übereinstimmend mit CH. MAYO rühmen die meisten amerikanischen Autoren den Wert der Methode als Vorbereitung zur Operation. BORAK fordert das Röntgenverfahren im selben Sinne und als einzige noch aussichtsreiche Behandlung, falls die chirurgische Therapie versagte. HUBENY hält diese Btzteren Fälle für besonders gefahrvoll und mahnt daher auch bei der leestrahlung zu größter Vorsicht. Alle Röntgenologen betonen die gleichzeitige Anwendung symptomatischer Therapie.

Analog dem Vorgehen einiger Chirurgen (GARRÉ, HABERER u. a.) hat auch die Röntgenologie beim Basedow eine Beeinflussung der Thymus versucht. Die Voraussetzung einer Hyperplasie des Organes, die übrigens

---

[1] GOLD, Wien med. Wochenschr., 1925, Nr. 14.

weder klinisch noch radiologisch einwandfrei festzustellen ist, verbürgt aber noch nicht den Erfolg, da die Untersuchungen von EGGERS ergeben haben, daß auf die Degeneration von Teilen des Thymusgewebes eine Regeneration folgen kann. Klinische Beobachtungen scheinen dies zu bestätigen. Das Ziel der Bestrahlung muß daher in der vollkommenen Atrophierung des Organes liegen.

Die Wirkung der Röntgenstrahlen auf die HASSALschen Körperchen und auf die Zellen des Retikulums und der Rinde ist im Sinne einer Zerstörung dieser Zellen experimentell erwiesen (BECLÉRE, BORDET, BOGGS, CREMIEU, HEINECKE, LANGE u. a.). Auch die Erfahrung am Krankenbett muß der Röntgenbestrahlung einen Platz einräumen. Denn einerseits wurden unzweifelhafte Erfolge, wenn auch nicht Heilungen beobachtet, anderseits besteht nach unseren heutigen Kenntnissen in der totalen Atrophie der Thymus keine Gefahr für den erwachsenen Patienten. Die Überlegungen, die ein Einbeziehen der Thymus nahelegten, erfuhren eine Ergänzung durch SINOSERSKY, der gerade jene Symptome nach der Bestrahlung schwinden sah, die sich bei den Basedowikern mit erwiesener Thymushyperplasie relativ häufig finden (A. KOCHER). Die Bestrahlung vor der Operation des Kropfes entbehrt hier der Gegnerschaft des Chirurgen, da die Thymektomie einen gefährlichen Eingriff darstellt. WEBSTER fordert die Bestrahlung der Thymus für Vagotoniker mit Lymphozytosis, Leukopenie und ausgesprochener Myasthenie. Besonders aber scheint die Röntgenbestrahlung dann angezeigt, wenn bei der Operation nur ein kleines Stück einer hyperplastisch gefundenen Thymus entfernt werden konnte. Das Wiener Röntgeninstitut sieht in der Bestrahlung der Thymus beim Basedow nur eine unterstützende Maßnahme im Rahmen der übrigen Behandlungsmethoden. Wenn aber die Strahlentherapie bei einem Basedow ausschließlich zur Anwendung kommt, dann bildet die Bestrahlung der Thymusgegend einen „integrierenden Bestandteil der Röntgentherapie, wobei sie sich an die Bestrahlung der Schilddrüse anschließt". Diesen Standpunkt nimmt auch FRIED ein, der die ausgezeichneten subjektiven Erfolge hervorhebt, während nach seiner Erfahrung eine gewisse Erregbarkeit und Labilität des Gefäßsystems zurückbleibt.

Die Rolle der Ovarialfunktion im Krankheitsbild des Basedow (FRANKL, GRAFF und NOVAK u. a.) lenkte auch die Röntgentherapie in diese Richtung, die schon von der Organotherapie beschritten war. Zum Unterschied von der Bestrahlung der Thymus, deren Atrophie angestrebt wird, soll die Röntgenbehandlung der Ovarien der Hypovarie entgegenwirken. Die von MANNABERG vorgeschlagene Methode mußte mithin die Wiedererstarkung der Ovarialfunktion erreichen. Jene Fälle, bei denen die Amenorrhoe behoben und gleichzeitig die Basedowsymptome gebessert wurden, scheinen in diesem Sinne zu sprechen. Aus allem über die Bestrahlung der Hyperthyreosen bis heute durch Erfahrung und Experiment Festgestellten geht hervor, daß die ursprüngliche Ablehnung des Verfahrens nicht mehr zu Recht besteht. Sorgfältig ausgewählte Fälle (hypertrophisch- und eutrophisch-hyperrhoischer Typus) lassen in der Hand eines erfahrenen Röntgenologen vollkommene Erfolge erwarten.

Aus dem über die Bestrahlung der Thymus und der Ovarien bis heute Bekannten kann gefolgert werden, daß sie unter Umständen eine ätiologisch wirksame Behandlung darstellt, die aber nur im Verein mit anderen Methoden in besonderen Fällen Erfolg verspricht. In diesen Fällen aber soll sie in Erwägung gezogen werden. Unter dem Titel „Pluriglandular Manifestations in Basedow's Disease" findet sich in Harrowers Organotherapy (1922, Vol. I, Nr. 2) eine kurze Darstellung der heute schon für die Therapie verwertbaren Beziehungen. In diesem Zusammenhang sei Riedel erwähnt, der sich dagegen ausspricht, daß das operative Verfahren beim Basedow erst nach Erschöpfung aller inneren Mittel als letzte Hilfe angewendet werde. Er fordert auf Grund eigener, sehr guter Erfahrungen die Operation im Frühstadium der Krankheit.

Vielleicht bedeutet die Insulintherapie des Morbus Basedow einen neuen wertvollen Weg (Nelken, Richter, Rosenberg u. a., siehe auch Orator: Jodbasedow und Diabetes). Shapiro verordnet Nebennierenpräparate per os.

Neben der Röntgenbehandlung der Hyperthyreoten hat die Radiumbehandlung nur wenig Eingang gefunden. Spanische, besonders aber amerikanische Autoren (Aikeus, Clagett) schlagen ihre Bedeutung allerdings sehr hoch an, sie stellen sie der Röntgentherapie gleich, rühmen die Einfachheit der Anwendung, die kurze Dauer der Behandlung, das Fehlen von Hautschädigungen.

Gudzeit und Kussat geben der Radiumbestrahlung mit kleinen Dosen den Vorzug, wobei sie deren Ungefährlichkeit unterstreichen. Auch Bergel vertritt die Radiumbehandlung. Aus der Fülle von Experimenten und klinischen Beobachtungen der letzten Jahre geht mit Sicherheit hervor, daß die Strahlenbehandlung der Hyperthyreosen heute einen wichtigen Heilfaktor darstellt. Means und Aub haben auf Grund konsequenter Stoffwechseluntersuchungen einen Vergleich zwischen der chirurgischen und der Strahlenbehandlung der Thyreotoxikosen angestellt, dessen wesentliche Punkte Beachtung verdienen, wenn sie auch unseren Erfahrungen nicht ganz entsprechen:

1. In der Mehrzahl der Fälle sind die Resultate nach 2 bis 3 Jahren gleich gut nach der Röntgenbestrahlung und nach chirurgischer Therapie.

2. Nach der Operation zeigt der Grundumsatz einen jähen Sturz, hierauf ein leichtes Ansteigen, dem der endgültige Abfall folgt. Die Röntgenbestrahlung bewirkt ein allmähliches Absinken.

3. Der chirurgischen Behandlung fällt eine gewisse Mortalitätsziffer zur Last. Bei der Strahlenbehandlung kann von einer Mortalität nicht gesprochen werden.

4. Das Operationsrisiko sinkt bei vorhergehender Schilddrüsen- und Thymusbestrahlung.

5. Dieses Operationsrisiko ist größer und daher die vorausgehende Röntgenbestrahlung erwünschter in Fällen mit sehr hohem Grundumsatz und mäßiger Tachykardie als in Fällen mit extremer Tachykardie und mäßig erhöhtem Grundumsatz.

6. Der sicherste Behandlungsweg ist eine exakte Strahlentherapie, die im entsprechenden Moment durch die chirurgische abgelöst wird.

7. Hoher sich steigernder Grundumsatz selbst bei Bettruhe kontraindiziert die Operation.

Es unterliegt keinem Zweifel, daß erst die genaue Auslese der Fälle den Wert der einzelnen Methoden richtig erkennen lassen wird. Und wie immer in der Therapie, wird ein einseitiger Standpunkt hinter der Verwertung aller Heilquellen im richtigen Maß und zur rechten Zeit an erreichbaren Erfolgen zurückbleiben. Es muß heute abgelehnt werden, auf die zahlreichen therapeutischen Möglichkeiten, die in den verschiedenen internen, klimatischen, diätetischen, radiologischen Methoden beruhen, selbst unter Hinweis auf ihre nur problematische Bedeutung grundsätzlich zu verzichten. Denn bei all den genannten Versuchen kann von einer verhängnisvollen Schädigung keine Rede sein. Anders verhält sich dies bei der wichtigsten und verbreitetsten Behandlungsmethode der Schilddrüsenerkrankungen, bei der

Jodbehandlung

Die klassische Darstellung der Geschichte dieser therapeutischen Methode durch E. BIRCHER[1] erübrigt einen ähnlichen Versuch. Ich will daher nur zum leichteren Verständnis die jüngsten Forschungen und eigene zum Teil schon erwähnte Untersuchungen anführen. Alles dabei

---

[1] In aller Kürze sei daraus festgehalten:

Die Spongia usta war als Kropfmittel längst bekannt. Die Chinesen verwendeten sie 15 Jahrhunderte vor unserer Zeitrechnung. HIPPOKRATES, GALEN, PLINIUS kannten sie. Im 13. Jahrhundert ist sie in Europa in der Kropftherapie üblich.

1811 entdeckt COURTOIS das Jod, COINDET führt es 1820 wieder in die Therapie ein, da er es (wie STAUB) für das wirksame Prinzip im Meerschwamm hält. Im selben Jahre berichtet FORMEY über Jodschäden, desgleichen 1821 NORDHOF und GÖLIS. COINDET selbst warnt vor Mißbrauch und verlangt strengste Beobachtung des Patienten. 1841 beschreibt PRÈVOST das Bild der Jodkachexie, 1844 RÖSER als Wirkung unbefugten Jodgebrauches Abmagerung, Pulsbeschleunigung, Nervenerscheinungen. LEBERT erkennt mit ORFILIA als Grund dieser Störungen die „Überfüllung des Blutkreislaufes mit resorbierter Schilddrüsenmasse."

RILLIET und TROUSSEAU suchen 1861 eine wissenschaftliche Zusammenfassung aller Beobachtungen. Der Vergleich mit dem Morbus Basedow taucht auf. Damit ist das Kernproblem eröffnet.

über die Physiologie der Schilddrüse Gesagte muß als Voraussetzung dienen.

Schon bei der Besprechung dieser ergaben sich die großen Schwierigkeiten, die sich einer einheitlichen Auffassung entgegenstellen. Eine solche mußte aber erzielt werden, wenn eine verantwortliche Jodtherapie an Stelle einer heuristischen, experimentierenden, „wilden" treten sollte. Einige historische Bemerkungen sind unerläßlich. Seit v. BASEDOW den Hyperthyreoidismus als charakteristisches Krankheitsbild beschrieben hatte, wurde der Vergleich zwischen dieser genuinen Erkrankung und den Erscheinungen nach Jodgebrauch gezogen. Jodschäden, als Jodismus, Jodmarasmus usw. beschrieben, wurden bald nach der Einführung des Jod in die Strumentherapie beobachtet (SCHMIDT, SUTTINGER, PREVOST, LEBERT, RÖSER, RILLIET, VIRCHOW u. a.).

1895 wies MAYOR darauf hin, daß das Krankheitsbild, welches sich nach Jodzufuhr bei Strumenträgern u. a. entwickelt, dem Morb. Basedow sehr ähnlich schaut. JAUNIN berichtet 1899, daß er in mehreren Fällen von Jodismus auch Exophthalmus habe auftreten gesehen. GAUTIER bestätigt es. 1900 beschrieb BREUER aus der Klinik NOTHNAGEL den Jodbasedow. RÖMHELD führt ausdrücklich auch das Symptom von MOEBIUS und GRÄFE, WOLFSOHN jenes von STELLWAG an. Die reiche Literatur jener Zeit (RENDU und KOCHER) hebt als wesentlich hervor, daß die Erscheinungen von Jodbasedow in überwiegender Zahl in Endemiegegenden beobachtet wurden (OSWALD). Fast alle bekannt gewordenen Fälle sind über 40 Jahre alt. In den seltenen jüngeren Fällen, war das Krankheitsbild schwerer[1] (BREUER, OSWALD, RILLIET). Das weibliche Geschlecht überwiegt (Speicherkropf). Die Prognose wird als günstig bezeichnet. OSWALD stellt nach genauen Untersuchungen fest, daß fast alle Erkrankten seit ihrer Kindheit als neuropathische Individuen zu werten sind.

Schwere Formen von Jodhyperthyreoidismus finden sich namentlich dann, wenn sich unter Jodanwendung der Kropf rasch verkleinert. Diese sehr äußerliche Beobachtung unterstützt die Auffassung von der kolloid-

---

[1] Die individuelle Verschiedenheit der Jodwirkung ist durch die Untersuchungen von HOLM erklärt, nach denen die Schwere der Jodvergiftung nur zum Teil von der Menge des eingenommenen Jodes abhängt. Wesentlich entscheidet das Verhalten der Schilddrüse die Bedingungen, die das Jod im Körper frei werden lassen und die Reaktion des Gewebes auf das freie Jod. „Das Jod wird dabei aus den üblichen Verbindungen im Körper frei gemacht durch die Kohlensäure des Gewebes und Nitrite, die sich in Körpersäften und Geweben finden oder pathologischerweise von Bakterien gebildet werden." (J. K. MAYR). Daraus ergibt sich, daß verschiedene Individuen und dasselbe Individuum zu verschiedenen Zeiten verschieden jodempfindlich ist. Sollten sich hier — in Spiegelschrift — Beziehungen zwischen der Jodmangeltheorie und der Infektionstheorie des endemischen Kropfes finden lassen?

mobilisierenden Wirkung des Jod ebenso, wie sie Speicherkröpfe von der Jodverabreichung ausschließt.

Auch in der letzten Zeit befassen sich mehrere Autoren (neben den Genannten) mit der Frage der Jodschäden (BAMBERGER, HOLM, LANG u. a.).

BENHOLZ beschreibt einen Fall von tötlicher Herzinsuffizienz nach Genuß von Halkajod, DIETRICH sah Morb. Basedow nach Behandlung mit Myrion. FRANKE nach Gebrauch von Lipolysin, ROTH nach Jodkali einen Todesfall. VEIL und STURM geben eine Geschichte der Jodtherapie.

Schließlich sei aus historischen Gründen noch erwähnt: In einer Arbeit von A. L. PRINS 1895 ist die Meinung SCHWALBEs zitiert, 1872, daß das Jod einen resorbierenden Einfluß auf junge Eiweißkörper ausübe. Die „Kropfsubstanzresorptionskrankheit“ wird aber nicht auf das Jod bezogen, trotzdem LUECKE und WÖLFLER die spezifische Wirkung des Jodes betonten und BILLROTH 1876 erkannt hatte, daß das Kolloid durch den Einfluß des Jodes resorbierbar wird.

Die histologischen und chemischen Untersuchungen über die Schilddrüse, namentlich über den verschiedenen Jodgehalt der Follikelzellen, des Kolloids ermöglichten keine ausreichende Erklärung über die Wirkungsweise des medikamentös verabfolgten Jods und damit keine Abgrenzung der Indikation. Nur darin wurde eine Übereinstimmung erzielt, daß Basedowkranke von der Jodbehandlung auszuschließen seien. 1912 versuchte ich die Auffassung zu vertreten, daß das Kolloid ein Reservematerial der Schilddrüse darstelle, das zu seiner Vollwertigkeit der Jodierung bedürfe. Die Möglichkeit der Hyperthyreoidisation durch Jodzufuhr bei Kolloidkröpfen schien damit erklärt. OSWALD unterzog 1915 die Frage einer eingehenden Prüfung. Er stellte unter Berücksichtigung der Literatur fest, daß Jodbasedow fast ausschließlich in Endemien zur Beobachtung kommt; daß er fast ausnahmslos Individuen im Alter von über 40 Jahren betrifft; daß das weibliche Geschlecht überwiegt. Und er stellte fest, daß er nur bei Trägern von Parenchym- und Kolloidstrumen möglich ist. Zu dieser Überzeugung kommt 1918 auch CAPELLE, wobei er von der Beeinflußbarkeit „in jüngerer Phase kolloidaler Degeneration begriffener Drüsen“ spricht. BIRCHER, CLARK, DE COULON, ISENSCHMIDT, SANDERSON, WEGELIN hatten unterdessen die histologische Natur der Endemiestruma als epitheliale Hyperplasie mit mehr oder weniger Kolloid festgelegt; das Wesen der Basedowkrankheit war als Hyperthyreose erkannt; die Lehre TH. KOCHERs über die Erkrankungen der Thyreoidea war Gemeingut geworden.

Nun war 1915 durch HUNZIKER von neuem der Kropf als eine Anpassung an jodarme Nahrung erklärt worden. Durch die Feststellung der Physiologen, daß die Schilddrüse den Jodhaushalt des Organismus regele, war diese Auffassung erhärtet worden. ROUX und MESSERLI machten die ersten „tastenden Versuche" der Kropfprophylaxe durch systematische Zufuhr kleiner Joddosen. BAYARD nahm 1919 das Kochsalz als Jodträger. 1921 veröffentlichte KLINGER, bald von amerikanischen Bestrebungen derselben Richtung gefolgt, ausgezeichnete Resultate mit Jodmikrodosen in der Form der Jodostarintabletten. Über diese Art der Jodverabreichung hat in Wien auch ZAPPERT Erfahrungen gesammelt, aus denen hervorgeht, daß familiäre Kröpfe viel schwerer zu beeinflussen sind. Die Beobachtungen von KLINGER und die an der Klinik EISELSBERG erhobenen Befunde zeigten dasselbe bei den Knotenkröpfen. Auch KLINGER hält eine Schädigung des Organismus durch Jodzufuhr nur bei Stauungskröpfen für möglich. Die Untersuchungen von HOMA traten erklärend hinzu.

Der Vortrag WAGNER-JAUREGGs in der Gesellschaft der Ärzte in Wien im Februar 1923 erhob den vor fast 30 Jahren zum erstenmal gemachten Vorschlag der Jodkochsalzprophylaxe nunmehr zur gebieterischen Forderung. Das war eine Richtung.

MENDEL empfahl 1910 bei Basedow i. v. Injektionen von Jodarsen. NEISSERS Bericht über Basedowbehandlung mit Jod fällt in das Jahr 1920. Die zunächst verblüffenden klinischen Ergebnisse fanden durch metabolimetrische Untersuchungen eine Bestätigung. Seit DE QUERVAIN, GARRÉ u. v. a. meine Auffassung der Aktivierung des Kolloids durch Jodzufuhr billigten und HELLWIG die Basedowbereitschaft der Kolloiddrüse aufs neue betonte, waren die NEISSERschen Beobachtungen nicht ohneweiters verständlich. Das waren die Schwierigkeiten der zweiten Richtung.

Im allgemeinen wird nach Jodzufuhr eine Verkleinerung der Schilddrüsenschwellung beobachtet. Aber HAGEN, MAROTHE, DE QUERVAIN, SELLEI u. a. fanden bei Jodgebrauch eine Anschwellung der Schilddrüse. In eigenen Versuchen (l. c.) konnte ich bei Hunden nach Halbseitenresektion der Schilddrüse durch Jodzufuhr die Kolloidausschwemmung im Drüsenrest verhindern. HEDINGER bestätigte diese Beobachtung. GARRÉ und DE QUERVAIN erklären, daß die Verabreichung von Jod das Kolloid aus der Drüse ausführe. HELLWIG konnte im mikroskopischen Bilde nach Jodzufuhr bei Parenchymstrumen Kolloidanhäufung feststellen, was wir seither durch klinische Beobachtungen wiederholt erweisen konnten.

Die scharfen Gegensätze in diesen Beobachtungen lassen sich ohne Schwierigkeiten ausgleichen. Es muß nur immer bedacht werden, welche morphologisch-funktionelle Kropfform vorliegt.

Ausgehend von der erwiesenen verschiedenen Jodwertigkeit des Schilddrüsensekretes wird eine Stauung minderwertigen Sekretes unter der künstlichen Höherwertung durch Jodzufuhr verständlich. MARINE hat die sofortige Abgabe des eingebrachten Jods an das „Perfusat" nachgewiesen. Die Kolloidstase in normalen Schilddrüsen bei medikamentös zugeführtem Jod kann dadurch erklärt werden. Die gleiche Auffassung gibt die Begründung für die Befunde HEDINGERs und für meine eigenen. Jene Schilddrüsen aber, deren Kolloidstase durch die mangelhafte Aktivierung des Speichersekretes infolge ungenügender Jodzufuhr ex ingestis zustande gekommen ist, werden die Einverleibung von Jod mit einer Abschwemmung des nunmehr vollwertig gemachten Kolloids beantworten. Die Behauptung von GARRÉ und DE QUERVAIN, die Beobachtung an endemischen Stauungskröpfen, die Erscheinungen der Jodhyperthyreosen finden ihre Begründung. Die Parenchymstruma als Ausdruck der versuchten Mehrleistung weist auf ungenügende Wertigkeit des Sekretes hin, dessen qualitative Minderwertigkeit durch die Quantität ersetzt werden soll. Wird die qualitative Jodminderwertigkeit durch Jodzufuhr aufgehoben, dann hat die Lieferung hochwertigen Sekretes die Stauung des unterwertigen zur Folge. Theoretisch bliebe allerdings der Weg offen, daß die künstliche Höherwertung des Sekretes in einer Herabsetzung der Produktion, nicht aber in einer Hemmung der Abfuhr zum Ausdruck käme. BLAUEL und REICH haben indes im Experiment gezeigt, daß der Organismus mit der Abfuhrshemmung beginnt.

Die verschiedene Wirkung des Jod auf die verschiedenen Strumenformen erklärt sich mithin aus dem morphologisch-funktionellen Typus der Struma.

In Stauungskröpfen kommt es zur Aktivierung und zur Abfuhr des gespeicherten Kolloids, in Parenchymstrumen zunächst zur Abfuhrhemmung. In jedem Falle ist die spezifische Jodwirkung in der Höherwertung des Sekretes ausgesprochen.

Ich halte mich hier an die durch das Tierexperiment unmittelbar gegebenen Einblicke. Die höhere Stufe einer kausalen Erklärung an der Hand der sedativen Jodwirkung habe ich im Kapitel „Physiologische Grundlagen" versucht. Kommende Untersuchungen werden vielleicht auch diese Deutung widerspruchslos erweisen.

Wie ist nun die Möglichkeit einer günstigen Jodwirkung beim Morbus Basedow zu erklären ?

Nach den bisherigen Feststellungen ist nur eine ungünstige Beeinflussung jeder Form von Hyperthyreoidismus denkbar. WIESEL lehnt denn auch die Jodmedikation in jedem Fall von Hyperthyreose ab. CHVOSTEK nimmt an, daß die in dem einen Falle günstige, im anderen Falle ungünstige Wirkung von der Art und Menge der Darreichung des Jods abhänge.

Aus dem hier Festgehaltenen ergibt sich zunächst, daß nicht so sehr die Art der Verabreichung maßgebend zu sein scheint, sondern daß ein Basedow auf dem Boden einer Kolloidstruma ungünstig beeinflußt werden muß. Der Unterschied in der therapeutischen Wirkung dürfte also auch hier im besonderen morphologisch-funktionellen Typus des behandelten Kropfes beruhen. Es ist das große Verdienst HELLWIGS, die Kolloidstase im Parenchymkropf übereinstimmend mit meinen Tierexperimenten als ersten Erfolg der Jodverabreichung erwiesen zu haben. Kolloidspeicherung ist der Ausdruck der beschränkten Abfuhr.

Wenn wir den Morb. Basedow in seiner hervorstechendsten Komponente als Hyperthyreoidismus auffassen, wird die günstige Beeinflussung des Krankheitsbildes beim Parenchymkropf durch kleine Joddosen begreiflich. Die medikamentös erzwungene Abfuhrshemmung ist die unmittelbare kausale Therapie. Es müßte nun die Richtigkeit dieser Darstellung am Krankenmaterial selbst erwiesen werden. Dies ist vor allem darum so schwer, daß ja keine histologischen Präparate vorliegen. Aus den Mitteilungen läßt sich entnehmen, daß von den günstig beeinflußten Fällen nur 3 unter 20 Jahren alt waren; die Patienten Neissers sind durchwegs älter; auch die von Löwy und Zondeck sind alle im „mittleren" Alter. Eine Kolloidstruma ist — der erste Fall von Neisser vielleicht ausgenommen — bei keinem Patienten anzunehmen. Aber auch die Fälle, die die sichere Behauptung eines Adoleszentenkropfes oder einer Parenchymstruma nicht zulassen, müssen erklärt werden. Durig sagt, daß eine gewisse Menge Jod für den Betrieb der Zellen notwendig sei und daß es sich beim Basedow um eine „mangelnde Fixierung des Jods an die Zellen" handeln könne. Dies deckt sich mit der Anschauung A. Kochers, der die Basedowdrüse zur Synthese der spezifischen Jodverbindungen befähigt hält, aber eine erhöhte Resorption des Sekretes annimmt. Diese erhöhte Resorption könnte als Folge der stärkeren Durchblutung erklärt werden (Goldscheider).

Wofür ist nun diese stärkere Durchblutung der Ausdruck? Wir können die funktionellen Schilddrüsenerkrankungen nicht mehr als monoglanduläre Störung auffassen. Die gesteigerte Durchblutung ist der Ausdruck für die vom Gesamtorganismus geforderte Mehrleistung der Drüse. Diese geforderte Mehrleistung kann nur durch einen Mangel hervorgerufen werden. Der Mangel liegt in der Zahl oder Minderwertigkeit der Eiweißjodverbindungen der Schilddrüse. Wird nun diesem Mangel durch die medikamentöse Zufuhr von Jod abgeholfen, so erlischt die stürmische Anforderung (via endokrine Drüsen Nervensystem oder umgekehrt) von seiten des Organismus, die gehetzte Arbeitsleistung der Thyreoidea wird überflüssig, die thyreogene Komponente des Morb. Basedow scheidet aus. Dies kommt besonders und zunächst im Sinken des Grundumsatzes zum Ausdruck.

Die Anregung der Schilddrüse zu gesteigerter Tätigkeit kann aber auch durch das stimulierende Hormon einer andern koordinierten endokrinen Drüse ausgelöst werden. Auch in diesem Falle wird die medikamentöse Höherwertung des Schilddrüsensekretes unter Umständen bald die vermehrte Anforderung befriedigen und die Rückkehr zur Norm gestatten.

Die günstige Beeinflussung einzelner Patienten mit Morb. Basedow durch Zufuhr kleinster Joddosen ist daher im ätiologischen Charakter der Erkrankung begründet. In allen Fällen, in denen die erhöhte Anforderung an die Schilddrüse durch die künstliche Jodhöherwertung des Sekretes befriedigt wird, kann Besserung erwartet werden.

Da die Erscheinungen des Morb. Basedow in der Lebensperiode der noch funktionierenden Thymus sehr selten sind, und gerade in dieser Periode das Schilddrüsensekret für den Organismus von größter Bedeutung ist, wäre eine unterstützende Wirkung einer gleichzeitigen Thymusmedikation (v. Mikulicz, Owen, Boenheim, Libesny) in der gleichen Gruppe von Fällen — aber nur in diesen! — verständlich. Der Basedow ex necessitate ist eben völlig wesensverschieden von den medikamentös oder psychisch-traumatisch oder nach bestimmtem Mechanismus endogen erzwungenen Formen.

Die Frage der Jodbehandlung rollt — wie diese Bemerkungen zeigen— das ganze Schilddrüsenproblem auf. Seine große Bedeutung zeigt es als Kernproblem. Die Schriften E. BIRCHERs darüber müssen im Original gelesen werden. Hier sei auf folgendes hingewiesen, was bei der modernen Jodbegeisterung gehört werden soll. BIRCHER formuliert seinen Standpunkt:

„1. Vorsicht mit dem Jod.

2. Die schädigenden Nebenwirkungen des Jodes müssen durch Gaben dem entgegenwirkender Mittel eingeschränkt oder paralysiert werden. Als solche kommen in Frage: Kalzium und Chinin, eventuell Phosphor.

3. Bei der großen Gruppe der Jodempfindlichen muß versucht werden, das Jod völlig durch andere Mittel zu ersetzen. Als solche scheinen Silizium und Phosphor aussichtsreich zu sein. Vielleicht noch andere Halogene (Br) oder Metalloide (As, Hg).

4. Im allgemeinen ist beim Kropf eine von Fall zu Fall wechselnde Kombinationstherapie mit oder ohne Jod, mit Chinin und seinen Derivaten Kalzium, Silizium und Phosphor zu empfehlen.“

Die heute periodisch geübte Jodtherapie erstreckt sich auf drei Möglichkeiten: die Hypothyreosen, die indifferenten Kröpfe, die Hyperthyreosen.

Die Art der Behandlung ist eine ausschließlich interne. Die „äußere“ Jodbehandlung (Salben, Elixiere usw.) werden heute von fast allen Autoren wegen der Undosierbarkeit und den häufigen lokalen entzündlichen Veränderungen abgelehnt.

Ich habe früher erwähnt, daß eine Jodbehandlung funktionierendes Schilddrüsengewebe zur Voraussetzung hat. Bei Athyreoidie ist Jodzufuhr zwecklos. Die Jodtherapie der Hypothyreosen ist aussichtsreich, bedarf aber einer genauen Kontrolle. Denn meistens handelt es sich um endogene Speicherkröpfe, deren gewaltsame Mobilisierung ja die häufigste Ursache des Jodhyperthyreoidismus bildet.

WAGNER-JAUREGG gibt bei Hypothyreosen täglich 1 mg Jodkalium mit allmählicher Steigerung.

HOTZ verordnete allmonatlich durch 5 Tage 5 Tropfen einer 5%igen Jodkaliumlösung.

SCHEURLEN beginnt die Therapie hypothyreoter Kröpfe mit den Minimaldosen der Prophylaxe in der Form von 3 mg Jodkali einmal wöchentlich.

Wir haben an der Klinik in den seltenen Fällen, die wir intern behandelten, Jodostarin mit gutem Erfolg angewendet.

Es liegt in der Natur der Sache, daß bei den Hypothyreosen keine Jodschäden vorkommen. Diese Gefahr begann sich erst bei den indifferenten Strumen auszuwirken.

Die Beobachtung, daß sie dem Jodgebrauch selbst in kleinsten Mengen für gewisse Individuen anhaftet und die Tatsache, daß wir kein ebenso gut wirkendes aber völlig harmloses Mittel bis heute kennen, führte zu vielen Versuchen, den Jodgebrauch durch Zusatz anderer Mittel ungefährlicher zu gestalten.

Unter der Annahme einer langsamen Resorbierbarkeit hat man organisch gebundenes Jod (Jodeiweiß, Jodfette) empfohlen (Lipojodin). Der Leberthran war das von der Natur gegebene Mittel. Aber auch dabei wurden, trotz des minimalen Jodgehaltes (nach Mc. CARRISON $0,002^0/_0$) Symptome von Thyreoidismus beobachtet (LEWIN, SCHWENKENBECHER). BIRCHER verwendet Jodtabletten, denen Kalzium, Silizium und Chinin zugesetzt ist. GAUTHIER betont die animalisierte Verbindung, die das Jod im menschlichen Körper als direkter Bestandteil des Blutes und der Zellen eingeht.
Versuche, Jod in einer dieser physiologischen Verbindung nahen Art dem Organismus zuzuführen, wurden vielfach unternommen (DUROY, CZAPLOWSKI, VOGEL, BLUM, ROHMANN, LIEBRECHT, LEPINOIS). GALBRUN stellte eine Verbindung von Jod mit Pepton her (Peptonjod), das in konzentrierten titrierten Tropfen als JODALOSE therapeutisch Verwendung findet. Es wird in der Strumenbehandlung in der Form von 30 bis 80 Tropfen täglich während oder sofort nach der Mahlzeit in Milch oder Zuckerwasser eingenommen. 20 Tropfen enthalten 0,04 g Jod und wirken im Experiment wie 1 g Jodkali.

Überlegungen dieser Art sind indes für die heute so ausgedehnt geübte Jodtherapie erst im kleinen Umfang maßgebend geworden. Sie lenkten vielmehr die chemische Industrie, die eine Fülle neuer Präparate auf den Markt brachte. Ich muß hier noch einmal unterstreichen, daß es nicht die Art des Präparates, sondern die Art des Kropfes ist, in der der Grund der beobachteten Schädigungen gesucht werden muß. Die Wertung der einzelnen Mittel hat daher wenig Bedeutung.
Das Hauptanwendungsgebiet der Jodmedikation in der einfachsten Form (die Spongia usta gehörte schon zum Arzneischatz des Hippokrates, des Plinius und Galenus) ist der endemische Kropf junger Individuen. Hier bedeutet Jodzufuhr bei dem physiologisch wohl umschriebenen Typus eine kausale Therapie. Dieser bestimmte Typus muß allerdings gegeben sein.
Besondere Vorsicht erheischt der Kropf des Säuglings und Kleinkindes. HAMBURGER teilt einen sehr beachtenswerten Fall mit: „Ein neugeborenes Kind wird am vierten Lebenstag auf die Klinik gebracht wegen eines ganz ungeheuer großen Kropfes, der die Atmung des Kindes fast völlig behindert. Die altbewährte Methode der Rücklagerung und der kühlen Umschläge schafft keine nennenswerte Erleichterung und man entschließt sich doch, kleine Joddosen zu geben. Das Kind bekommt durch 8 Tage täglich 1 mal 0,001 Jodnatrium. Schon vom vierten Tag an wird der Kropf deutlich kleiner, um am achten Tag vollständig verschwunden zu sein, d. h. auf eine kaum durchschnittliche Größe der Schilddrüse zurückzugehen. Zu gleicher Zeit treten aber auch Gewichts-

stürze mit schleimigen Stühlen bei dem natürlich ernährten Neugeborenen ein. Das Jod wird ausgesetzt, trotzdem weiterer Gewichtssturz und Tod am elften Tage der Behandlung, nachdem in den letzten Tagen kein Jod mehr gegeben worden war."

Dieser Fall zeigt, daß man jedenfalls, wenn man sich überhaupt zu einer Jodbehandlung beim Neugeborenen entschließt, nur ganz kurze Zeit unter täglicher Kontrolle das Mittel geben soll und bei den ersten Erscheinungen der Kropfverkleinerung aussetzen soll.

Bei vorsichtiger und zweckmäßiger Gabenwahl hat aber HAM-BURGER beim Säugling und Kleinkind sehr gute Erfahrungen mit der Joddarreichung gemacht. Ähnliches berichten ECKSTEIN, FREUDEN-BERG ($^1/_{10}$ mg Jod täglich durch 30 Tage), PETENYI (substernale Strumen).

Man hat die verschiedene Wirksamkeit der Jodmedikation auf geographische Gründe zurückgeführt, wobei man wohl den funktionellen Typus in seiner verschiedenen Verbreitung im Sinne hatte (LISSER, PETREN, POLITZER u. a.). Die Beziehung zwischen Jod und Schilddrüsen-physiologie dürfte sich ja kaum mit den Grenzlinien im Atlas ändern.

Die Mehrzahl der Autoren schenkt der funktionellen Richtung, die — wie ich bei der Frage der Physiologie und Diagnose hervorhob — auch beim indifferenten Kropf von größter Bedeutung ist, noch wenig Beachtung. In Wien ergab die Strumenwelle zahlreiche therapeutische Erfahrungen. Bei Betonung der Jodschäden und bei Befürwortung der Therapie legte niemand der Kropfform Bedeutung bei. So tritt auch JAGIC für die Jodbehandlung der indifferenten Strumen ein, ohne dabei deren morphologisch-funktionellen Charakter zu beachten.

An der Klinik haben wir gute Erfahrungen mit Jodostarin gemacht. Das Jodostarin, Schokolade-Jodostarintabletten „Roche", enthält in einer Tablette (0,3 g) eine kleine Menge eines Jodpräparates, entsprechend 0,005 g Jod.

Als Therapie wird gewöhnlich ein- bis zweimal eine Tablette zu beliebiger Tageszeit verordnet.

Eine andere Art der Behandlung bedeutet die Verabfolgung kom-binierter Extrakte, wie sie gegen Thyreotoxikosen mehrfach empfohlen werden und wie sie BLEIBRUNNER im „Antistruman" gegen die diffusen, klinisch indifferenten Strumen angab. Bei allen diesen Präparaten ist — wenn es sich um erwachsene Kranke handelt — die genaue Be-obachtung des Patienten unerläßlich. Eine allgemeine Dosierung kann nicht angegeben werden. Individuelle Jodempfindlichkeit kann vorher nicht festgestellt werden, wenngleich ihr familiäres Vorkommen und der von E. BIRCHER betonte schlanke, hagere Konstitutionstypus als prä-disponierend besonders zu beachten sind. Für den Praktiker ist es weithin von Wichtigkeit, zu bedenken, daß die schädliche Jodwirkung weniger bei einmal oder mehrmals verabreichter höherer Dosis beobachtet wird, als vielmehr bei durch längere Zeit gegebenen minimalen Dosen.

BIRCHER konnte diese Tatsache im Tierexperiment erweisen. Die Störungen machen sich nicht etwa sofort oder ausschließlich oder überhaupt unter dem Bilde des Jodbasedow geltend. Gemeinsam ist fast allen eine Beschleunigung der Herzaktion. Der Puls wird außerdem häufig weich und unregelmäßig befunden. In einer Reihe von Fällen bauen sich darauf alle Symptome bis zur ausgesprochenen Hyperthyreose auf. Bei anderen zeigen sich gastro-intestinale Störungen, die unter Appetitlosigkeit, Erbrechen, Hinfälligkeit zu hochgradiger Abmagerung und kachektischen Aussehen führen können.

Die günstige Wirkung der Jodpräparate beim diffusen indifferenten Kropf ist seit langem und neuerdings wieder festgestellt. Nicht minder aber die fallweise Gefährlichkeit. Diese kann ausgeschaltet werden, wenn die oben erörterte Beachtung des funktionellen Typus zur Grundlage wird. Außerdem sind allgemeine Gesichtspunkte maßgebend. Für die Jodbehandlung ungeeignet sind konstitutionell neuropathische Individuen und Patienten mit Erkrankungen des endokrinen Systems. (Über die Einschränkung dieser Forderung siehe Jodbehandlung des Basedow!)

Ungeeignet sind ferner Kranke mit organischen Störungen der Herzfunktion und Diabetiker (BIRCHER, HOLST, PINELES). Das Maß der Gefahr darf nicht verkannt werden. Neben mehrfachen älteren Mitteilungen berichtet ROTH jüngst über zwei Todesfälle an Jodthyreotoxikose. Die Verwertbarkeit des Adrenalinversuches von GOETSCH und der Jodprobe von HARROWER für die Ausschaltung ungeeigneter Fälle steht noch nicht genügend fest.

Die Anwendung der Jodtherapie bei den Hyperthyreosen, deren theoretische Begründung früher versucht wurde, zeichnet sich im Gegensatz zur Jodbehandlung indifferenter Strumen durch genaue Angaben der Dosierung und der Anwendungsdauer aus. Dies ist ein Vorzug, der zu einer raschen Lösung der heute noch heiß umstrittenen Frage beitragen wird.

Zur Geschichte sei kurz bemerkt: Schon v. BASEDOW beobachtete augenfällige Erfolge, die später mehrfach bestätigt wurden. Sehr bemerkenswert ist der Fall von TROUSSEAU (1877), in dem versehentlich statt Digitalis verabreichte Jodtinktur Besserung brachte. Systematisch wurde Jod von CHEADLE (1896) angewendet. Auch A. KOCHER fand in einzelnen Basedowfällen eindeutige Besserung. CHVOSTEK erörtert (1917) in der umfassenden Bearbeitung des Morb. Basedow auf Grund eigener Fälle die Möglichkeit der Erklärung und die Art der Jodanwendung.

Mit den Versuchen NEISSERS beginnt 1920 der systematische Ausbau der Jodtherapie bei den Hyperthyreosen. LÖWY und ZONDEK führten die NEISSERschen Versuche fort und erzielten beste Resultate (s. a. KOHLMANN).

1922 empfahlen PLUMMER und BOOTHBY große Joddosen, deren verblüffende Wirkung von HOLMES, MASON, STARR, MOORHEAD, JACKSON u. a.

an einem reichen Material gezeigt wurde. (COVARRUBIAS, CLUTE, PEMBER-
TON). In Wien machten J. BAUER, FALTA u. a. ähnliche Beobachtungen,
in Basel HOTZ, in Prag BIEDL. Eingehend beschäftigt sich MERKE mit dem
Problem und präzisierte die Richtlinien der Therapie (1926). FRASER verordnet Jod in Milch, findet aber den Erfolg nicht den Erwartungen entsprechend. MARSELLI erklärt die ambulante Jodtherapie beim Morb. Basedow
als unbefriedigend.

Gegen die Jodbehandlung des Basedow haben sich auf Grund eigener
Erfahrungen ausgesprochen: BIRCHER, BREUER, EISELSBERG, FRIEDMANN,
FLÖRCKEN, KESSELRING, KOCHER, KREHL, LEDOUX, F. MÜLLER, PINELES,
PFAUNDLER, REDLICH, ROTH, SCHLESINGER, SAJOUS, SUDECK, TOBLER u. a.
Es muß festgestellt werden, daß PLUMMER und BOOTHBY die Joddarreichung
ausschließlich als Vorbereitung zur Operation empfahlen, sie aber nicht als
kausale Therapie des Basedow hinstellen. Denselben Standpunkt nimmt
MERKE ein.

Auch SCOTT betont an Hand der Erfahrungen der MAYO-Klinik die
hohe Bedeutung der Vorbehandlung der Basedowpatienten mit Lugolscher
Lösung, die er allen anderen Jodpräparaten wegen ihrer raschen Resorbierbarkeit überlegen findet. CHRISTIAN hält sie für eine zweckmäßige Vorbereitung zur Operation.

Auch SCOTT empfiehlt postoperativ[1] Lugolsche Lösung, die er zunächst
alle 6 Stunden mit einer 5%igen Zuckerlösung rektal verabreichen läßt.
Sobald der Schluckakt wieder unbehindert vor sich geht, werden 15 bis 20
Tropfen in den ersten 4 bis 5 Tagen verordnet.

Aus der Abteilung DENK berichtet SCHÜRER-WALDHEIM über genau
(auch histologisch) beobachtete Fälle. Er erklärt die günstige Wirkung der
Jodtherapie und die mikroskopischen Befunde mit der hier vertretenen
Auffassung. Auch an der Klinik sind wir in der letzten Zeit bei der Operationsvorbereitung genuiner Basedow-Kröpfe dem Vorschlage PLUMMERS
gefolgt. EISELSBERG hat die sehr befriedigenden Ergebnisse auf der Chirurgen-
tagung in Innsbruck, September 1927, mitgeteilt.

In neuesten Arbeiten beschäftigen sich mit dem Problem: BAUER,
CURSCHMANN, ENDERLEN, FIRGASS, KROSCHINSKI, LEHMANN, NASON,
PARTSCH, PORGES, RIESE, ROMEIS, die zum Teil zur Jodtherapie Stellung
nehmen, zum Teil das gesamte Behandlungsgebiet erörtern.

Die theoretischen Erörterungen reichen wenig in eine neue Tiefe.
Die amerikanischen Autoren greifen zur Dysthyreose, wobei alte und jüngere
Vorstellungen verquickt werden: Die funktionelle Auswirkung der Thyreoidea
ist der Menge des im Gewebe vorhandenen Sekretes proportional. Dieses
Sekret, das Thyroxin, wird in einer aktiven und in einer inaktiven Form
angenommen. Das entspricht dem vollwertigen und dem noch nicht aktivierten Sekret, das wir als Kolloid bezeichnen. Die Amerikaner sehen im
Kolloid keine Form des Schilddrüsensekretes, sondern sie fassen es als eine
Substanz auf, die die Aktivierung des Sekrets verhindert. Es entspricht
daher einer großen Kolloidmenge eine geringe Menge aktiven Sekretes.
Ist kein Kolloid vorhanden, dann wird alles Thyroxin sofort aktiviert. Ich
sage: Dann ist alles Sekret aktiviert. Welchen Zweck die Einführung der
hemmenden Unbekannten hat, ist nicht ersichtlich. Die Schilddrüse pro-
duziert nach der Auffassung der Amerikaner also nicht nur ein wirksames
Sekret, sondern gleichzeitig eine Substanz, die die Wirksamkeit des Sekretes

---

[1] Über den Wert allgemeiner systematischer Nachbehandlung nach
Strumektomie siehe URBAN, Ztbl. f. Chir., 1927, Nr. 31.

inhibiert. Dies kann nur darin liegen, daß es für die Ausschwemmung ungeeignet wird. Beim Basedow wird nun nach der amerikanischen Auffassung
nicht nur zuviel aktives Thyroxin, sondern auch ein „fehlerhaftes, falsch
jodiertes" ausgeschwemmt. Das richtige Thyroxin ist also richtig jodiert.
Seine Aktivierung liegt mithin in seiner Jodierung. Diese „neueste Auffassung" ist genau dasselbe, was ich seit 12 Jahren behaupte: Die Aktivierung
des Speichersekrets der Schilddrüse, i. e. des Kolloids, beruht in seiner
Jodierung. Mit dem Begriff der „falschen Jodierung" ist der unheilvolle
Begriff der Dysthyreose zwangsläufig verknüpft. Alle endokrinen Zusammenhänge werden außer acht gelassen und ein zweifaches (?) Schilddrüsensekret als
einziger Grund der Basedow-Erscheinungen angenommen. Gibt man dem
Basedowiker Jod, so wird wieder „richtig jodiert" und die Basedowsymptome
verschwinden. Wie das zugeht, ist nicht leicht einer Auffassung zugänglich.

MERKE sucht den Weg der Erklärung in der von mir und ORATOR
im Tierversuch gezeigten Richtung, die er durch überzeugende eigene
klinische Beobachtungen und durch den Hinweis auf die histologischen
und chemischen Untersuchungen von CATTEL (1925) wesentlich unterstützt. Dieser fand bei planmäßig jodierten Basedow-Drüsen Kolloid-
ansammlung, Epithelabplattung und Papillenschwund bei steigendem
Jodgehalt. MERKE sah im Präparat der Probeexzision vor Beginn der
Jodbehandlung hohes Zylinderepithel und ausgesprochene Verflüssigungs-
erscheinungen des Kolloids bis zum völligen Kolloidschwund; nach kurzer
intensiver Jodbehandlung Kolloidfüllung der Bläschen und kaum mehr
Andeutungen von Kolloidverflüssigung. Die Kongruenz mit den Bildern
von GIORDANO und CAYLOR und mit unseren Tierexperimenten ist offensichtlich.

Die Beobachtungen am Patienten werden von den Autoren ziemlich
übereinstimmend angegeben: rasche Besserung der nervösen und gastro-
intestinalen Symptome unter Absinken des Grundumsatzes. Absinken
der Pulsfrequenz, Steigen des Körpergewichtes und Besserung des subjektiven Befindens erscheint dabei in verschiedener Aufeinanderfolge
(PLUMMER, MOORHEAD, BIEDL, MERKE).

Von größter Wichtigkeit ist die Tatsache, daß in den meisten Fällen
mit dem Aussetzen der Joddarreichung eine neue, oft rapide Verschlechterung der Symptome mit Ansteigen des Grundumsatzes einsetzt. Nach
den Berechnungen der Amerikaner ist in 35% ein sehr guter, bei der
gleichen Patientenzahl ein guter, bei etwa 25% ein mäßiger Erfolg zu
erwarten. Ungefähr 5% ließen keine Wirkung erkennen.

Die hauptsächlich gebräuchliche Art der Jodanwendung ist die
folgende:

Kleine Dosen (nach NEISSER): Täglich 3mal 5 Tropfen einer
5%igen Jodkalilösung, allmählich ansteigend bis 3mal 10, 20, 30 Tropfen
täglich.

Diese Dosierung wurde verschiedentlich in noch engeren Grenzen
(3mal 3 bis 3mal 5 bis 8 Tropfen) mit Erfolg gehandhabt.

Große Dosen (PLUMMER und BOOTHBY): Täglich 2 mal 5 bis 2 mal 15 Tropfen einer 5%igen Lugolschen Lösung (Jod 5,0; Jodkalium 10,0; Aqu. 100,0).

Auch andere Verordnungen wurden versucht:

Von einer Lösung: Jod 10,0; Jodkalium 20,0; Aqu. 3000,0 können täglich 2 bis 8 bis 10 Tropfen, 3 mal 6 bis 10 und ähnliche Abstufungen gegeben werden (MERKE).

Als reine konservative Basedow-Behandlung empfiehlt FRASER täglich 9 bis 15 Tropfen einer 10%igen Jodtinktur; BEEBE 3 mal täglich 0,5 bis 1 g Jodkali.

BIEDL verordnet täglich 15 Tropfen einer modifizierten Lugolschen Lösung (Jod 1,0; Jodnatrium 10,0; Aqu. 100,0).

Fast durchwegs wird Jod in steigenden und später fallenden Dosen verordnet, jedoch sind darüber keine bindenden Maßnahmen festgelegt. Das Versagen oder die Schädlichkeit der Jodtherapie in gewissen Fällen hat bislang ihre Anwendung in größerem Umfange verhindert. Die genaue Kritik der einzelnen Beobachtung muß hier zu wirklichen Einblicken führen.

Ein von FALTA mitgeteilter Fall verdient in diesem Sinne unsere besondere Aufmerksamkeit: Eine seit ihrer Jugend mit Kropf behaftete Frau erkrankt im Anschluß an eine Jodkur (Bad Hall) an ausgesprochenem Basedow. Daraufhin wird sie mit kleinen Joddosen behandelt, was eine Höchststeigerung der Symptome zur Folge hat. Es gelingt im Laufe eines halben Jahres durch sorgfältigste Behandlung und Bestrahlung den rapiden Verfall zu hemmen und allmählich einen stationären, aber deutlich thyreotoxischen Zustand zu erzielen. Nun erscheint die Operation als letztes Mittel. Vor dieser versuchte FALTA als Vorbereitung große Joddosen nach PLUMMER, die sich als ausgezeichnet wirksam erwiesen. Die Operation wurde sehr gut vertragen.

Der Fall ist verständlich, wenn wir das erste Auftreten der Hyperthyreose als die Wirkung des mobilisierten Speicherkropfes erkennen. Jede weitere Jodzufuhr (1. Behandlung mit NEISSERschen Dosen) mußte den Zustand verschlimmern, bis die Kolloidreserven erschöpft waren. Der jetzt stationär gewordene Zustand kann nur als ausgesprochen polyglandulärer Zustand aufgefaßt werden mit einer morphologisch kolloidfreien, physiologisch erschöpften Drüse. In diesen Fällen hat sich aber gerade Jod in großen Dosen wirksam gezeigt. Der Verlauf dieser Erkrankung läßt die DURIGsche Hypothese vom „Betriebsjod" als sehr glücklichen Erklärungsversuch erkennen.

Als allgemeine Richtlinien können gelten:

Als Vorbereitung zur Operation und als Nachbehandlung nach dieser kann Jod intern in der Form der Lugolschen Lösung bei primärem Basedow mit Erfolg verwendet werden. NICOLAYSEN sah nur einmal ein Versagen der prä- und postoporativen Jodbehandlung des Morb. Basedow, und zwar bei hyperplastischer Thymus.

Der Höhepunkt der günstigen Wirkung wird durchschnittlich am

achten bis zehnten Tage erreicht. Diese Zeit ist für den operativen
Eingriff zu wählen.

Wird nach Eintritt des Optimums an Wirkung die Jodzufuhr unterbrochen, dann erfolgt in den meisten Fällen eine neue Verschlechterung
des Zustandes.

Weniger geeignet ist Jod als ausschließliche interne Medikation beim Basedow und bei allen anderen Formen von Hyperthyreosen.
Jedoch kann unter genauer Kontrolle ein Versuch bei kolloidfreien
Strumen gemacht werden. Als wesentlich ist die Beobachtung des Grundumsatzes durchzuführen.[1] STURM wies nach, daß ungünstige Fälle von
Hyperthyreoidismus bei der dritten Jodbelastung erhebliche Mengen
von Jod ausscheiden. In den günstigen Fällen wird Jod retiniert. Hier
kommt die ausfuhrhemmende Wirkung über den Weg der Beeinflussung
der Funktionsregulatoren (Körperjod, Schilddrüsenjod) deutlich zum
Ausdruck.

Nachdrücklich warnt F. MÜLLER vor einer Jodbehandlung jener
Fälle, bei denen eine Lungentuberkulose mit Schilddrüsenhyperplasie
und hyperthyreotischen Symptomen kombiniert ist. Die Zusammenhänge von Funktionsstörungen der generativen Organe von Mann und
Weib mit Erkrankungen der Schilddrüse sind noch zu wenig geklärt, um
für die Indikationsstellung zur Jodtherapie verwendet werden zu können.

Schließlich sei noch angeführt, daß die durch Jodmedikation ausgelösten Hyperthyreosen bei Kropfträgern häufig lange Zeit hindurch
(ein Jahr und länger) bestehen bleiben. Der Stillstand des Gewichts-
verlustes ist das erste Zeichen der Besserung. Ganz analog der von mir
vertretenen Auffassung findet F. MÜLLER das Fortschreiten der Erholung
an ein Wiederauftreten der Schilddrüsenschwellung geknüpft: die medikamentös erzwungene Hyperrhoe weicht der endogenen Stabilisierung
und wandelt sich zur Hyporhoe.

Aus allen bis heute vorliegenden Untersuchungen und Erfahrungen
geht hervor, daß der „Horror jodi" nicht mehr im vollen Umfang zu
Recht besteht. Gewiß bleibt das Jod bei allen schilddrüsenkranken
Individuen ein „médicament périlleux" im Sinne von TROUSSEAU, die
Jodtherapie beim Basedow ein „zweischneidiges Schwert" im Sinne
KOCHERS. Aber wir haben doch seither gelernt, ein gefährliches Mittel
nutzbringend zu verwenden und das Schwert nach der richtigen Seite
zu führen. Wir stehen im Anfang dieser Methodik und wir haben noch
viel zuzulernen. Aber dieser Anfang ist gemacht. Er kann uns nicht
mehr entwunden werden. Die Theorie übernahm die Zügel einer voraus-
geeilten Praxis. Nun ist der Weg gemeinsam.

---

[1] Gute Erfahrungen jüngst von BIEDL-REDISCH mitgeteilt. LANDAU,
LABBÉ.

Noch zwei Bemerkungen mögen hier Raum haben, um die interne Therapie abzuschließen.

GUTER betont, daß die meisten Fälle von M. Basedow im Frühjahr beginnen. Der Zusammenhang zwischen Besserung der Symptome und Umfangszunahme der Strumen ist in seinen Beobachtungen unverkennbar. Vitaminreicher Kost schreibt er einen prophylaktischen Einfluß zu.

Die bekannten Arbeiten von LIEK über das Basedow-Problem zeigen dieses von allen Seiten durchleuchtet. Die Fülle des Ungeklärten liegt ausgebreitet. LIEKs Wort von den „seelischen Hormonen" gewinnt neue Bedeutung, wenn wir an die von Moos in der Medizinischen Gesellschaft in Gießen (Jänner 1927) vorgestellten Fälle denken. Es handelte sich dabei um die Heilung von schweren und mittelschweren Basedowkranken, bei denen das Leiden sicher primär psychogenen Ursprungs war. Es gelang, durch psychische Beeinflussung nicht nur die nervösen Beschwerden (auch den Tremor!) zum Verschwinden zu bringen, sondern es wurde auch eine Gewichtszunahme bis zu 28 Pfund erreicht. Tachykardie und Exophthalmus bildeten sich unter Abnahme des Halsumfanges zurück. Eine Kranke galt vorher wegen ihrer ausgesprochenen Kachexie als nicht mehr operabel. LIEK berichtete 1925 über zwei ähnliche Fälle. Beobachtungen dieser Art verdienen größte Aufmerksamkeit.

Die operativen Maßnahmen

Hier soll das Technische besprochen werden. Das Anwendungsgebiet der verschiedenen Eingriffe wurde früher erörtert.

Aus der Historie sei weniger Bekanntes erwähnt. Während PORTA bereits 10 Strumen mit nur einem Todesfall operiert hatte, bezeichnete DIEFFENBACH in seiner „operativen Chirurgie" die Kropfoperation als ein tollkühnes Unternehmen, dessen Anwendung nur von kurzer Dauer sein werde. LINHARDT nannte 1876 die Kropfoperation einen Mordversuch. Dabei hatte schon CELSUS die Kropfoperation gefordert und ABDUL CASIM im 10. Jahrhundert solche ausgeführt.

DESAULT, 1792, begann den Eingriff mit der definitiven Ligatur der beiden Arterien des Lappens.

C. BRUNNER führte 1900 nach dem Vorgehen von MIKULICZ die grundsätzliche symmetrische Resektion namentlich bei den diffusen Strumen Jugendlicher ein (ACH, LOBENHOFFER, MEISSEL).

Als letztes Extrem riet SUDECK bei älteren Personen mit kleiner harter Schilddrüse, hochgradiger Kachexie, Myokarditis, Ödemen und myxomatösen Zeichen neben schwersten Basedowsymptomen die Totalexstirpation der Schilddrüse.

Das größte Verdienst auf dem Gebiete der Strumenchirurgie gebührt BILLROTH und KOCHER sen. Ihre klassischen Methoden wurden später mehrfach modifiziert. Entsprechend der geänderten Auffassung vom Wesen der Schilddrüsenerkrankungen haben ENDERLEN und HOTZ durch eine sinngemäße Festlegung der Technik für alle Fälle von Resektion diffuser Strumen eine einheitliche Methode geschaffen.

Aus der heutigen Indikationsstellung geht hervor, daß Halbseitenexstirpationen, Enukleationsresektionen, Zystenausschälungen u. a. kaum mehr in Frage kommen und daß Bezeichnungen wie Exzision oder Strumektomie abgelehnt werden müssen (REHN). Auch die „klassischen" Methoden (KOCHER, MIKULICZ) haben Änderungen erfahren.

Notoperationen in der Form der einfachen Durchtrennung der Halsmuskeln oder als Exothyreopexie gehören heute zu den großen Seltenheiten. Dies gilt auch für die bloße Tracheotomie.

Bei der benignen, hochgradig stenosierenden Struma trachtet heute der Chirurg auch bei ausgesprochener Asphyxie des Patienten die Trachea durch Resektion der Struma zu befreien. Rasches und kaltblütiges Handeln ist dazu unerläßlich. Die Struma maligna läßt manchmal keine andere Wahl als den Luftröhrenschnitt, der zweckmäßig nach dem Vorschlag von POISON mit dem Paquelin ausgeführt wird. Wenn möglich klärt eine vorhergehende Röntgendurchleuchtung über die Lage der Trachea auf.

Als typische Eingriffe bei Kropf haben heute zu gelten: die Ligatur von Schilddrüsenarterien, die Strumopexie, die beiderseitige symmetrische Resektion, u. A. die bewußt unradikale Exstirpation der Struma maligna. Andere operative Maßnahmen wurden wohl endgültig fallen gelassen: Die Parenchyminjektionen von Jod (1927 beschreibt MATZDORFF einen Fall von Myxödem nach zweimaliger intraglandulärer Injektion von Jodoformöl nach KUESTER), heißem Wasser, Formalin, Alkohol und die Galvanopunktur, die URBAN (analog dem Vorgehen APOSTOLIS bei Uterusmyomen) versuchte.

Die Ligatur

Historisches (v. WALTER, MUYS, v. LANGENBECK, WÖLFLER, BILLROTH, KOCHER) siehe bei REHN und SAUERBRUCH.

Es werden meist beide superiores, selten beide inferiores (diese manchmal in einem zweiten Akt) ligiert. Man wählt die am besten zugänglichen und am stärksten pulsierenden. Dies ist fallweise verschieden (WINTERSTEIN). Lagerung des Patienten wie zur Resektion des Kropfes (s. d.). Eine vorbereitende Morphiuminjektion ist auch hier angezeigt. Nachdem der Patient am Operationstisch gewaschen ist, ritzt man vor der linearen und intra- und subkutanen Novokaininjektion mit dem Messer die Haut an der Stelle der deutlichsten Pulsation. Diese entspricht nur selten dem von LANGENBECK bezeichneten Punkt (etwas unterhalb der Verschneidung von innerem Kopfnickerrand und Zungenbein). Die kurzen Inzisionen können für die Ligatur der oberen Arterien nicht im Verlaufe des späteren Resektionsschnittes liegen. Sie werden in der Spaltrichtung der Haut in einer natürlichen Falte angelegt.

Scharfe Durchtrennung bis zu den Muskeln, die stumpf durchsetzt werden. Kapselvenen werden abgeschoben oder ligiert. Sie kommen bei richtiger Schnittführung am oberen Pol kaum zu Gesicht.

Während kleine stumpfe Wundhacken Muskeln und Haut zurückdrängen, leitet das Tastgefühl des eingeführten kleinen Fingers, falls die Pulsation nicht mehr gut sichtbar sein sollte. Die obere Schilddrüsenarterie ist eng von einer oder von zwei Venen begleitet. Es ist unnötig, die Arterie zu isolieren. Man unterbindet zweckmäßig das Gefäßbündel. Ob die Ligatur vor dem Erreichen des Schilddrüsenpoles durch die Arterie oder beim Kapseldurchtritt angelegt wird, ist ohne Bedeutung, jedoch soll die Arterie im Stamm vor ihrer Aufspaltung unterbunden werden. Die Muskellücke bleibt ungenäht. Die Hautwunde wird durch eine HALSTED-Naht geschlossen. Das Aufsuchen der unteren Schilddrüsenarterien ist auch bei deutlicher Pulsation schwieriger. Die Pulsation der Karotis, manchmal das Schwirren der ganzen Struma lassen selten eine sichere Isolierung der Inferior zu. Der von WÖLFLER (DROBNIK) angegebene Weg ist meistens verläßlich. Abziehen des Kopfnickers nach innen nach Inzision entlang seinem äußeren Rand. Darstellung des durch den Nervus phrenicus kenntlichen Musculus scalenus, an dessen innerem Rand eingegangen wird. Bei stark seitlich ausladenden Kröpfen stößt man hier auf den Unterlappen. Dieser muß median verzogen werden. Man scheue sich nicht vor einer Erweiterung des Schnittes, wenn nicht genügend Überblick besteht. Die Ligatur der Art. thyr. inf. nach der Methode DE QUERVAINs ist in dessen Mitteilung (D. Ztschr. f. Chir., Bd. 134) übersichtlich abgebildet und beschrieben.

Die Unterbindung der oberen Arterien ist durchwegs technisch leichter, weshalb sie bevorzugt wird. Therapeutisch kann auch damit allein ein vollkommener Erfolg erzielt werden. Die Ligatur der arteriae thyreoideae inferiores hat den Vorteil, daß die Inzisionen in die spätere Resektionsschnittrichtung fallen. Plant man drei Arterien (zwei obere, eine untere) zu ligieren, so ist es vorteilhaft, den Resektionsschnitt (Kragenschnitt) zu wählen. KOCHER empfiehlt ihn grundsätzlich. Die gleichzeitige Unterbindung aller vier Arterien wurde schon von BILLROTH abgelehnt (KOCHER, REHN). GEIGER sah nach Ligatur aller vier Arterien in einem Abstand von acht Tagen unter heftigsten Erregungszuständen Exitus let. eintreten. Die Obduktion ergab einen anämischen Infarkt der Strumenreste. Andere sahen Tetanie. GROSMANN beobachtete Hypothyreose. ISLER nennt die Ligatur beim Morbus Basedow die Methode der Wahl gegenüber der Resektion. SCOTT findet, daß die Arterienligatur als Voroperation bei Basedow seit der Einführung der Jodbehandlung durch PLUMMER unnötig wurde.

Die Strumopexie

Die ptotische n o r m a l e Schilddrüse wird kaum jemals ein Verlagerungs-verfahren bedingen. Darum ist die Bezeichnung Thyreopexie abzulehnen. Auch die pathologisch veränderte Schilddrüse indiziert sie nur selten. Die Anzeigen (WÖLFLERs) haben mit Ausnahme gewisser Fälle von Kropf-rezidiven ihre Berechtigung verloren. Diese aber bedingen den Eingriff auch heute noch. Im ganzen gibt es hauptsächlich zwei Möglichkeiten:

1. Einseitiges stenosierendes Rezidiv nach symmetrischer Resektion beim Adenomkropf. Die Operation muß unter allen Umständen den ganzen Schilddrüsenrest zur Ansicht bringen. Findet sich auf einer Seite nur spärliches atrophisches Gewebe, und besteht das Rezidiv selbst nur aus einem kleinen, ungünstig gelegenen und daher stenosierenden Drüsenanteil, dann ist dieser zu mobilisieren und in nicht stenosierender Lage festzuhalten. Dies gelingt leicht durch Katgutnähte, die durch Kapsel und Kopfnicker gelegt werden. Der Kosmetik ist dabei, wenn möglich, Rechnung zu tragen.

2. Säbelscheiden-Kompression bei malazischer Trachea. Nach symmetrischer beiderseitiger Resektion werden zunächst die Kropfreste in sich vernäht und so mit Kapsel überdeckt. Nun werden durchgreifende Katgutnähte durch die Parenchymrosetten gelegt und durch den Kopf-nicker der entsprechenden Seite durchgeführt. Es empfiehlt sich, diese Nähte nahe dem Sternalansatz des Muskels als punctum fixum anzubringen.

Auch bei nicht malazischer Struma kann eine Strumopexie aus kosmetischen Gründen angezeigt sein. Die „Knopflochverlagerung" nach H O F M E I S T E R kommt nach den heutigen Gesichtspunkten nicht mehr in Frage.

Als besondere Fälle sollen erwähnt werden: Bei einem 18jährigen Mädchen wurde von einem Laryngologen ein behindernder Tumor am Zungen-grund entfernt. Er erwies sich als Schilddrüse. Das postoperative Myxödem zeigt eine leichte Besserung, als eine median gelegene, die Luftröhre steno-sierende Geschwulst heranwächst. Diese kompensatorische Hypertrophie des normal gelegenen rudimentären Schilddrüsenanteils („falsches" funk-tionelles Rezidiv) durfte nicht entfernt werden. Hier kam nur die Strumo-pexie in Frage, die mit Erfolg ausgeführt wurde.

Das 2. Strumenrezidiv bei einem hypothyreoten 24jährigen Patienten trat als intrathorakal gelegener hochgradig stenosierender Knoten auf. Eine Verlagerung gelang nicht. Der Knoten wurde exstirpiert und sofort in typischer Weise in der Form kleiner Parenchymscheiben präperitoneal implantiert. Später Organotherapie. In der Folge wurden keine Ausfalls-erscheinungen beobachtet.

Die beidseitige symmetrische Resektion

Sie stellt den typischen Eingriff dar beim stenosierenden Adoles-zentenkropf, bei der basedowifizierten Kolloidstruma, bei der diffusen Adenomatose, beim genuinen Basedow, falls eine Resektion angezeigt ist.

Der Eingriff verläuft in folgender Weise (die Beschreibung folgt im wesentlichen meiner Darstellung in der „Wiener med. Wochenschrift" 1926, Nr. 19 und 26):

$^1/_2$ cg Morphium $^3/_4$ Stunden vor der Operation. Vorbereitung des Operationsfeldes durch Waschen mit Jodbenzin und Alkohol. Ein unter die Schultern gelegtes Kissen läßt bei wenig erhöhtem Oberkörper den Kopf nach rückwärts sinken; er ruht in einer ringförmigen Stütze. Ein unter dem Kinn quergespanntes und am KOCHERschen Kropfbügel befestigtes steriles Tuch deckt das Gesicht gegen das Operationsfeld ab.

Lokalanästhesie nach BRAUN, mit zwei Novokaindepots am hinteren Kopfnickerrand nahe dem Mastoid. Ab und zu muß vorübergehend zur Allgemeinnarkose gegriffen werden.

Nach eingetretener Anästhesie wird durch die Haut ein querer an den Enden leicht aufsteigender, vollkommen symmetrischer Schnitt einen Querfinger oberhalb des Jugulums geführt.

BERGMANN-Schieber werden angelegt und abligiert, sterile Kompressen mit Klammern an den Rändern des Hautschnittes befestigt. Nun werden die Venen im Unterhautzellgewebe freigelegt und nach doppelter Unterbindung durchtrennt (größte Vorsicht wegen der Gefahr der Luftembolie).

Haut und Unterhautzellgewebe im Bereiche des oberen Wundlappens werden über die höchste Kuppe des Isthmus zurückgeschlagen.

Die Exzision eines Teiles des oberen Hautlappens ist selbst bei alten Leuten und sehr großen Kröpfen kaum jemals nötig, da eine weitgehende Retraktion des Lappens eintritt, jedoch rückt meist in kurzer Zeit die Schnittlinie etwas nach abwärts.

Mit der KOCHER-Sonde wird am Rande beider Kopfnicker entlang gefahren und eine hier fast stets verlaufende Vene dargestellt und durchtrennt. Sodann wird jeder Kopfnicker mit dem Zeigefinger etwas gelockert und so beweglich gemacht. Stumpfe Hacken drängen die Kopfnicker nunmehr nach außen.

Von der Mittellinie aus werden die vorderen Halsmuskeln emporgehoben und mit kurzen Scherenschlägen durchtrennt. Ab und zu ist es zweckmäßig, vorher locker geschürzte Katgutligaturen anzulegen. Um guten Zugang zu erhalten, durchtrennt man die Muskel bis hinter den Sternokleidomastoideus beidseits (Fächer des Omohyoideus). Die oberen Muskelstümpfe faßt eine MUSEUXsche Zange im Zusammenhang mit Unterhaut und Haut in der Mittellinie und verlagert sie durch Zug nach oben. Ein zartes, blasiges Gewebe, das sich jetzt zwischen äußerer Kropfkapsel und Struma ausspaunt, zeigt den Weg, der den Zeigefinger innerhalb der Kapsel zum rechten oberen Pol vordringen läßt. Während stumpfe Hacken die Muskulatur möglichst weit seitwärts und aufwärts ziehen, wird der obere Pol durch vorsichtigen Zug nach unten gebracht.

16*

Vena und Arteria thyreoidea sup. erscheinen damit im Operationsgebiet. Sie werden zentral doppelt, strumawärts einfach mit Seide ligiert und durchtrennt. Diese Ligatur betrifft nur den vorderen Ast der Arterie. Sofort tritt der obere Lappen tiefer. An seinem medialen Rand werden Arteria und Vena cricothyreoidea ligiert und durchschnitten. Nun gelingt es meist leicht, den oberen Pol in die Wunde zu luxieren. Vorsichtig wälzen wir nach diesem Akt die laterale Seite des rechten Lappens nach der Mittellinie zu. Große seitlich abgehende Venenstämme werden nach Ligatur durchtrennt. Die Arteria carotis zeigt sich in der Tiefe. An ihrem medialen Rande wird der Stamm der Arteria thyreoidea inferior aufgesucht, nachdem man ein zartes Bindegewebsnetz stumpf durchsetzt hat. Hier tracheafern kommt der Nervus recurrens nur selten zu Gesicht. Trotzdem muß mit größter Vorsicht vorgegangen werden. Während der Präparation mit anatomischen Pinzetten läßt man den Patienten wiederholt phonieren. Die geringste Schädigung des Nervus recurrens äußert sich in sofort einsetzender Heiserkeit. Sobald der Faden um die Arteria thyreoidea inferior gelegt ist, wird er zart über der Arteria gekreuzt, wobei man den Patienten abermals zum Sprechen auffordert. Tritt kein plötzlicher Hustenreiz oder jähe Heiserkeit ein, dann wird ligiert. Die sicher geknotete Seidenligatur sperrt das Lumen der Arteria thyreoidea inferior. Rasch tritt eine Verfärbung der rechten Kropfhälfte auf, die in ihrer Begrenzung leicht erkennen läßt, ob etwa am unteren Pol noch eine Arteria ima zu erwarten ist. Vorsichtig lösen weitere Unterbindungen den unteren Pol aus seinem Lager und ermöglichen so die Luxation der unteren Schilddrüsenhälfte. Größere Venenbündel am unteren Rand werden besonders sorgfältig ligiert.

In gleicher Weise wird mit dem linken Schilddrüsenlappen verfahren. Dabei soll die linke Inferior gar nicht oder nur in einem ihrer Äste unterbunden werden. Diese Vorsicht ist durch die mögliche Schädigung der Epithelkörper geboten. (Siehe später!)

Sobald auch die linke Strumahälfte luxiert ist, wird der Isthmus vom oberen und unteren Rand her von der Trachea abgehoben. Zwei starke Katgutfäden mit der geraden Unterbindungsnadel unter dem Isthmus durchgeführt und im weiten Abstand voneinander festgeknüpft, gestatten die blutleere Durchtrennung des Isthmus in der Medianlinie. Mit dem Raspatorium werden die beiden Stümpfe unter strengster Schonung der Trachea seitlich abgeschoben. Die Luftröhre liegt vom Ringknorpel an in ihrer Vorderwand frei zutage.

Nach einer genauen Durchsicht des ganzen Operationsgebietes auf eine allfällige Blutung wird jetzt ein ovalärer Schnitt zuerst rechts, dann links durch die Struma geführt. Es erweist sich oft als vorteilhaft, den zurückbleibenden Kropfrest vor der Resektion durch Katgutnähte abzugrenzen. Der Schnitt läuft parallel zum seitlichen Strumarand, wobei

er aber nur dessen mittleren Anteil erhält, während der obere und untere
Pol mit dem Abgang des Isthmus wegfallen. Im linken Lappen muß
die spritzende, nicht unterbundene Arteria thyreoidea inferior gefaßt
und ligiert werden. Die zurückbleibende Parenchymschale wird durch
Katgutnähte in sich geschlossen, womit auch die manchmal nicht un-
beträchtliche parenchymatöse Blutung zum Stillstand kommt. Auf
diese Weise bleiben rechts und links neben der befreiten Luftröhre zwei
symmetrische Parenchymrosetten zurück, deren Basis der Einmündung
der Inferior entspricht und die aus dem ganzen hinteren Strumenmantel
gebildet sind. Um die Epithelkörperchen zu schonen, soll auch vom
oberen ein größerer Teil seiner hinteren Kapsel zurückbleiben, was leicht
zu bewerkstelligen ist, ohne daß der obere Pol als solcher zurückbleiben
müßte. Außerdem wird dadurch eine günstigere Bedingung für die Naht-
deckung des Parenchymrestes mit der Kropfkapsel gewährleistet.

Nochmals erfolgt eine genaue Durchsicht des Wundbettes. Während
warmes Kochsalz das ganze Wundgebiet bedeckt, wird der Patient zum
Husten oder Pressen aufgefordert. Dadurch kommen übersehene venöse
Blutungen zur Ansicht, ohne daß die Gefahr der Luftembolie besteht.
Hierbei entdeckte Blutungen werden durch Ligatur gestillt.

Der Kopf des Patienten wird jetzt, durch ein Kissen unterstützt,
etwas nach vorn geneigt und dadurch die Naht der Halsmuskulatur
(Katgut) erleichtert. In der Medianlinie bleibt eine Lücke für ein dünnes
(paraffiniertes) Glasdrain. Katgutnähte schließen Platysma und Unterhautzellgewebe. Die Hautränder werden durch eine Halstednaht genau
adaptiert. Über eine Lage gelegter Gaze, die durch Mastisol fest an den
Hals fixiert wird, werden noch einige Gazelagen durch einen „Strumen-
verband" festgehalten.

Die Naht des Platysma ist für einen guten kosmetischen Erfolg
unerläßlich. Die Halstednaht muß sehr exakt angelegt werden, wobei
das Glasröhrchen einfach übersprungen wird. Zu besonderer Sicherheit
kann man einen Seidenfaden als Naht in die kleine Hautlücke der
Drainagestelle anlegen, ohne ihn zu knüpfen. Wird dann das Drain-
röhrchen nach 24 Stunden entfernt und jetzt der Faden geknüpft, so
ist die Haut vollkommen geschlossen.

Ob das Auffüllen des Wundbettes durch eine warme Halogenlösung
(ALBRECHT) und Fortlassen der Drainage die oft belästigenden Ligatureiterungen und Fistelbildungen tatsächlich mit Sicherheit zu verhindern
vermag, müssen längere Beobachtungen bestätigen.

Es soll noch erwähnt werden, daß sich nach erfolgter Resektion
manchmal eine Korrektur (Ausschälen eines zurückgelassenen Kalk-
knotens, symmetrische Gestaltung der Reste, Exzision aus dem
Parenchym zur sicheren Überdeckung mit Kapsel u. a.) als notwendig
erweist.

Schließlich sei noch betont, daß nach erfolgter Resektion die entfernten Gewebsteile sofort dahin angesehen werden sollen, ob etwa ein Epithelkörperchen mitexstirpiert wurde. Es müßte unverzüglich reinplantiert werden.

Als erschwerende Umstände kommen ab und zu Verwachsungen der Kapsel mit dem Parenchym oder mit der Muskulatur (Jodgebrauch, Röntgenbestrahlung) oder abnorme Zerreißlichkeit der Gefäße zur Beobachtung. Bei ausgedehnten Verwachsungen kann es dem Anfänger geschehen, daß er sich in das Parenchym des Kropfes vorarbeitet, was zu sehr störenden Blutungen führt. Es ist in solchen Fällen zweckmäßig, vom oberen Rand des Isthmus aus oder vom oberen Pol vorzugehen und von hier aus zu trachten, in die richtige Schichte zu kommen. Die Zerreißung von Kapselvenen bei der Luxation des Kropfes mit dem Finger ist oft unvermeidlich, aber nie bedrohlich. Nach erfolgter Resektion muß das zentrale Lumen ligiert werden.

Die Technik der Resektion bleibt unverändert, wenn (Tracheomalazie) bei liegendem Tracheoskop (v. Eicken) operiert wird.

Die beidseitige asymmetrische Resektion

Hieher gehört die Asymmetrie der entfernten Anteile bei wesentlich ungleichen Kropfhälften diffuser Formen und bei lokaler Adenomatose. Außerdem bei einseitiger Adenomatose die ausgedehnte Resektion dieser bei gleichzeitiger Keilexzision oder Arterienligatur der mehr minder gesunden Hälfte.

Es soll hier noch einmal mit allem Nachdruck betont werden, daß die Bloßlegung beider Schilddrüsen-(Strumen-)Hälften unerläßlich ist, um eine sinngemäße Art des Eingriffes wählen zu können. Die Überlegungen hiezu wurden früher dargetan. Über das Technische ist nichts Besonderes zu sagen. Der flache Resektionsschnitt bringt es mit sich, daß z. B. bei einseitiger Adenomatose und normaler anderer Schilddrüsenhälfte die Unterbindung der Inferior auf der normalen Seite jener der Superior vorgezogen wird. Soll aus der wesentlich kleineren Kropfhälfte eine Keilexzision ausgeführt werden, dann ist die vorherige Ligatur der unteren Schilddrüsenarterie die Regel. Die Ränder des Keiles werden durch tiefe Nähte exakt miteinander vereinigt. Die verschiedenen neueren Modifikationen der Strumaoperationen (Dörfler, Müller, Joll) werden von Gerlach erwähnt. Zur Frage Strumektomie oder Bronchostomie bei „Verhärtung der Trachea" nimmt Suchanek unter Betonung der Bronchostomie (Gluck) Stellung. Er beschreibt auch die submuköse Exstirpation intratrachealer Strumen an der Hand geheilter Fälle. Klinik und Therapie der Struma intrathoracica hat 1924 Hünermann kurz zusammengefaßt. Aleman spricht für die Sauerbruchsche Mediastinotomie; auch Felberbaum und Finesilver.

Die Frage der Anästhesierung bei Kropfoperationen wird in der Literatur wenig erwähnt. ISLER verwirft die Allgemeinnarkose bei Morbus Basedowi. FRIEDRICH bespricht die Gefahren der paravertebralen Injektion.

Die Operation der Struma maligna

Frühfälle können unter Umständen mit symmetrischer Resektion behandelt werden. Jedoch muß eine energische Röntgenbestrahlung nachfolgen. Verwachsungen mit der Kapsel, der Muskulatur oder der Haut werden nicht gelöst, sondern diese Gebilde werden mitexstirpiert. Partielle Tracheal- oder Ösophagusresektionen oder die Exstirpation der großen Halsvene, soweit sie zum Tumor in Beziehung tritt, lassen sich technisch nicht schematisieren. Ein Halt! gebietet die Arteria carotis.[1]

Die Totalexstirpation der Drüse (SUDECK) als Methode der Wahl birgt die Gefahr der Tetanie. Ihre Einschätzung muß bei der Aussicht auf eine radikale Operation zurücktreten. Organotherapie hat dem Eingriff zu folgen.

Im Hinblick auf die guten Erfolge der Röntgenbehandlung muß der Operateur den bewußt unradikalen Eingriff im Auge behalten. Auch dafür können keine technischen Regeln in den Einzelheiten aufgestellt werden. Das Bestreben, soviel als möglich vom Ca zu entfernen, gibt die Richtlinien. Die Grundgesetze für die Ausführung der Tracheotomie müssen eingehalten werden.

Die Gefahren der Operation

Den Operationen an der Schilddrüse haften neben den allgemeinen besondere Gefahren an, denen durch eine eigene Technik begegnet werden muß. Der Labilität mancher Basedowiker ist allerdings keine Technik gewachsen. Hier liegt die Unterstützung des Erfolges in der Vorbereitung (Liegekur, Eisbeutel, Chinin, Gynergen, Jod, Arterienligatur usw.). Kann die Operation gewagt werden, dann ist die symmetrische Resektion vorzuziehen. Besondere Beachtung ist der Blutstillung zu schenken. Bei den Ligaturen der Arterien muß an deren besondere Zerreißlichkeit gedacht werden. Die Erfahrungen der Klinik EISELSBERG sprechen eher dafür, daß der tödliche Schock während oder bald nach der Operation durch Vornahme des Eingriffes in Äthernarkose leichter vermieden wird. Eine sichere Vorhersage ist unmöglich.

---

[1] Resektionen der Karotis waren meist wertlos im Hinblick auf das Rezidiv, aber den Patienten unmittelbar schädigend. JUST resezierte an der chirurgischen Klinik in Innsbruck bei einem 45 jährigen Patienten Art. carotis, Vena jugul. int. und Nerv. vagus in der Ausdehnung von 9 cm ohne Schädigung des Patienten.

Wir erlebten im Jahre 1924 unter 22 Basedowoperationen einen Todesfall nach Ligatur beider Arteriae thyr. sup. Er betraf eine 30 jährige Frau mit chronischem Basedow, bei der die Obduktion einen ausgeprägten Status thymico-lymphaticus feststellte. Die Kranken mit echtem Morbus Basedowi und dem charakteristischen Bilde der hypertrophen Drüse sind eben mehr-minder konstitutionell geschädigte Individuen. DOERFLEE fand bei Untersuchung der plötzlichen Todesfälle unter 1000 Kropf-operationen drei Ursachen. Akute Atembehinderung (Trachea-Kollaps, Larynxödem), Störungen am Herz- und Gefäßsystem (Nachblutung, akute Herzdilatation) und Stat. thymico-lymphaticus.

Von der Gefahr der Infektion muß zunächst erwähnt werden, daß ein rein instrumentelles Operieren nur selten Anwendung findet. Die Infektionsgefahr liegt namentlich bei der manuellen Mobilisierung der Kopfnicker und bei der Entwicklung eines sehr hoch hinaufreichenden oberen Poles. Ein Abspülen der behandschuhten Hände in Kochsalz soll vor diesem Akt nicht unterlassen werden.

Die Blutung

Die Blutung kann wohl immer mit Sicherheit beherrscht werden. Es sei daran erinnert, daß es sich um ein besonders gefäßreiches Gebiet handelt und daß eine leichte Zerreißlichkeit der Gefäße keine große Seltenheit ist. Besonders bei Basedowstrumen stellt die Beherrschung der Blutung oft eine schwierige Aufgabe dar. Bei der Luxation des unteren Poles und des seitlichen Strumaanteiles kann es ausnahmsweise zum Einreißen, ja Abreißen der Thyr. inf. kommen. Sofort ist das Operationsfeld mit Blut überschwemmt, das jede Aussicht nimmt. Es wäre verfehlt, durch blindes Anlegen von Pinzen die Blutung stillen zu wollen. Zunächst muß mit dem Finger das Abklemmen des Gefäßes versucht werden. Steht die Blutung, dann wird rasch ausgetupft und durch langsames Zurückweichen des komprimierenden Fingers das blutende Lumen darzustellen versucht. Erst bei klarer Übersicht, die ein Mitfassen des Nervus recurrens vermeiden läßt, darf die Klemme angelegt werden. Im übrigen wird ein schonendes Vorgehen einen üblen Zufall dieser Art vermeiden lassen.

Am unteren Pol kann es bei unzartem Ziehen zu heftigen venösen Blutungen kommen, die wegen des Zurückweichens der Venen nur durch schrittweises Abtamponieren verläßlich gestillt werden können. Koagulen (KOCHER-FONIO), Klauden, Stryphnon, Tabotamp u. a. werden mit Erfolg verwendet. Natürlich muß die Ligatur des Gefäßes angestrebt werden.

Bei Ligatur der Art. sup. sehe man strenge darauf, daß keine Muskel-bündel mit der Gefäßligatur mitgefaßt werden. Ein späteres Sich-zurückziehen der Muskelfasern lockert die Ligatur und kann zu den schwersten Nachblutungen führen. Nach einer Statistik von REVERDIN starben von 93 Patienten bei Kropfoperationen 19 durch Verblutung. Die jüngeren Statistiken lauten viel günstiger. EISELSBERG fordert exakteste Blutstillung in jeder Phase der Operation und warnt vor dem Versuch einer „definitiven" Blutstillung durch temporäre Kompression.

Es sei daran erinnert, daß sich eine Nachblutung selbst bei liegendem Glasdrain nicht immer durch eine Durchblutung des Verbandes äußert, wie dies bei der unmittelbaren Nachblutung der Fall ist. Das Glasdrain ist regelmäßig nach zwölf Stunden durch ein Blutgerinnsel verlegt. Die neuerliche akute Kompression der Trachea ist oft das deutlichste Zeichen, das in einer Zyanose des Patienten zum Ausdruck kommt.

Rasche Auftrennung der Haut und Muskelnähte und Abtamponieren des Wundbettes ist die erste Aufgabe. Dann muß planmäßig das offene Gefäßlumen gesucht werden. Die Zyanose bessert sich meist sofort. Eine Tracheotomie ist wohl in den seltensten Fällen notwendig. Es ist indes sehr zweckmäßig, den Patienten während des Aufsuchens des Gefäßes Sauerstoff atmen zu lassen, um dem durch die Kompression und den Blutverlust bewirkten Lufthunger zu begegnen. Eine intravenöse Kochsalzinfusion und die Injektion von Exzitantien werden manchmal nach erfolgter Ligatur nötig sein. Aus der Klinik v. HACKER berichtete KNAUS, daß es bei nahezu sämtlichen Frauen nach der Strumektomie zu einer abnormen Uterusblutung kam, die er auf einen zeitlich beschränkten Hyperthyreoidismus zurückführt. Diese Erklärung deckt sich mit den Beobachtungen von HERTOGHES (bei Form. fruste des Myxödems), von TH. KOCHER (bei Cachex. strumipriva), von BIEDL (bei Athyreose) u. a. Wir konnten keine Erhebungen dieser Art machen.

Als bemerkenswert sei ein aus der Klinik EISELSBERG von JALKOWITZ mitgeteilter Fall von rezidivierender Nachblutung erwähnt:

Bei einer 28jährigen gesunden Frau mit vollkommen normaler Genitalfunktion kam es im Anschluß an eine Strumaoperation zu schweren periodisch auftretenden Blutungen aus dem Operationsgebiet. Die Darreichung von großen Mengen Calc. lact., die Injektion von Afenil, hypertonischer Kochsalzlösung und Gelatine, sowie schließlich auch der Versuch organotherapeutischer Beeinflussung erwiesen sich als gänzlich wirkungslos. Die Blutung war immer nur operativ zu beherrschen (Freilegung und Tamponade) und erst ein größerer Eingriff (Unterbindung des Truncus thyreocervicalis) brachte Heilung (BREITNER).

Es handelte sich um echte vikariierende Menstruation mit allen ihren Kriterien und nicht um gewöhnliche Nachblutungen. Das geht aus dem periodischen Ausbleiben der Menses und ganz besonders deutlich aus dem heftigen Nasenbluten einen Monat nach der letzten Blutung hervor.

Eine Frühdiagnose dieser eigenartigen Störung ist wohl unmöglich.

Die Luftembolie

Die besondere und größte Gefahr bei der Strumektomie liegt in der Luftembolie. Ihre Seltenheit darf nicht zu ihrer Unterschätzung verleiten. Ihr Wesen ist bekannt. Während der Operation verrät sie sich durch ein unverkennbares schlürfendes Geräusch im Augenblicke der Inspiration. Bei technisch schwierigen Eingriffen muß immer wieder mit diesem sehr ernsten Vorkommnis gerechnet werden. An der Klinik Sauerbruch wird bei solchen grundsätzlich die Überdrucksatmung mittels des Apparates von Roth-Dräger eingeleitet. Dadurch wird die Luftembolie „fast sicher verhütet und bekämpft". „Die Steigerung des intraalveolären Druckes bedingt eine Verengerung der Lungengefäße und damit eine Vermehrung des Stromwiderstandes im Lungenblutkreislauf. Dieses bedeutet aber naturgemäß eine Behinderung des Blutabflusses aus dem rechten Herzen und damit eine Erschwerung des Zuflusses zum rechten Vorhof mit Druckerhöhung in den Körpervenen. Eine Aspiration ist unmöglich. Außerdem wird durch die erhöhte Mittelstellung des Thorax die inspiratorische Saugkraft des rechten Herzens herabgesetzt. Nach erfolgter Luftembolie kann man gelegentlich beobachten, wie mit dem Einsetzen der Überdruckatmung die angesaugte Luft aus dem stärker blutenden Venenquerschnitt in Bläschenform wieder entweicht (Sauerbruch)." Wenn kein Überdruckapparat zur Verfügung steht, sollen in Kochsalz getränkte Gazestückchen bereit sein, die sofort auf das Operationsgebiet aufgepreßt werden (Treves).

Wölfler versuchte die eingedrungene Luft mit einer Spritze zu aspirieren. Naegeli schlägt zur Vermeidung der Luftembolie Sauerstoffüberdruck vor, wodurch gleichzeitig die Dyspnoe wirksam bekämpft wird.

Der Trachealkollaps

Das Zusammenklappen der malazischen Trachea muß als nächstes bedrohliches Ereignis vermerkt werden. Tritt es unter dem Bilde der Asphyxie schon in einem frühen Akt der Operation ein, dann kann nur vollkommen beherrschtes und sicheres Vorgehen die Tracheotomie vermeiden. Durch rasche Luxation der Strumenhälften gelingt meist die Anspannung der Trachealwände, womit die Asphyxie behoben ist. Wir haben an der Klinik mehrfach bei Fällen, die ein Vorkommnis dieser Art befürchten ließen, nach dem Vorschlag von v. Eicken die Strumektomie bei liegendem Tracheoskop mit gutem Erfolge ausgeführt.

Auch am Ende der Operation kann es zum Aneinandersinken der Luftröhrenwände bei der Inspiration kommen, da nunmehr der seitliche Halt durch die Struma fehlt. Es erweist sich dann als wirkungsvoll, den Kropfrest an den gleichseitigen Kopfnicker durch Nähte anzuheften und so die Trachealwände anzuspannen.

Die Tracheotomie, die sehr selten während oder am Ende der Operation nicht zu umgehen ist, kann im ersteren Falle sehr schwierig sein. Es ist daher anzuraten, gleich nach der Bloßlegung der Struma sich über die Lage der Trachea Klarheit zu verschaffen oder sie an einer Stelle freizulegen.

Es ist natürlich zwecklos, den asphyktischen Patienten Sauerstoff „atmen" zu lassen, so lange das Tracheallumen verlegt ist.

Es darf nicht übersehen werden, daß die Tracheotomie wegen der Möglichkeit der späteren Wundinfektion eine ernste Komplikation bildet. Verletzungen der Pleurakuppen (Gefahr des Pneumothorax und des Mediastinalemphysems) und des Ösophagus (Mediastinitis) werden als Seltenheiten berichtet (Braun, Hochgesund, Kappeler).

Die Recurrens-Verletzung

Zu den unmittelbaren Gefahren der Operation zählt auch die Verletzung der Nervus recurrens. Bei störungslosem Eingriff kann sie sicher umgangen werden. Auf jeden Fall muß man nach einseitiger Rekurrensverletzung eine Schädigung des Nerven der anderen Seite unter allen Umständen vermeiden.

Der Nervus recurrens wird durch Hämatome in der nächsten Umgebung, durch Zerrungen, durch Mitgefaßtwerden mittels einer Ligatur, durch Zerreißen oder Durchschneiden geschädigt.

Um hier einen sicheren Einblick über die Häufigkeit der Verletzungen zu gewinnen, ist eine laryngoskopische Untersuchung jedes Falles vor und nach der Operation unerläßlich. Es steht außer Zweifel, daß in einer Reihe von Fällen schon vor der Operation Stimmbandparesen, ja Paralysen bestanden haben, die erst nach dem Eingriff manifest wurden. Aber auch der Umstand muß bedacht werden, daß Rekurrensverletzungen vollkommen symptomlos verlaufen können und daher der Beobachtung entgehen.

Leischner veröffentlichte im Jahre 1909 aus der Klinik Eiselsberg eine Statistik über das Strumenmaterial von sechs Jahren, bei dem von 500 Fällen gutartiger Kröpfe für 330 ein Spiegelbefund von spezialistischer Seite vorliegt. Es wurden 67 postoperative Stimmbandstörungen festgestellt, von denen zwei auf eine Durchtrennung des Nervus recurrens zurückzuführen waren. 22 bestanden bereits vor der Operation. Von diesen wurden nur die Paresen geringen Grades durch die Strumektomie günstig beeinflußt. Die Nachuntersuchung (55 Fälle) ergab sehr günstige Befunde (42 vollkommene Wiederherstellungen, 10 wesentliche Besserungen, 3 nicht beeinflußt).

Geringe Schädigungen (Zerrung, Quetschung) sind einer vollkommenen Rückbildung fähig. In jüngster Zeit wurde bei einseitiger

Stimmbandlähmung das Kugelverfahren (Mück), bzw. die Paraffininjektion (Kretschmann) mit bestem Erfolg angewendet.

Wird der Nerv vorübergehend durch ein Instrument oder eine Ligatur gefaßt, so kann es zuerst zu einem Reizzustand (Stimmritzenkrampf) und erst sekundär zur Paralyse kommen (Eiselsberg).

Einseitige Rekurrensdurchtrennung kann durch die Leistung des anderen Stimmbandes funktionell kompensiert werden.

Eiselsberg beobachtete folgenden Fall: Bei einem Tentamen suicidii durchtrennte ein Patient den Nerv. recurrens einer Seite, so daß eine vollkommene Paralyse eintrat. Allmählich ermöglichte die Hyperfunktion der gesunden Stimmlippe eine störungslose Phonation, so daß der Patient (Universitätsprofessor) seine Vorlesungen ohne stimmliche Behinderung halten konnte.

Eine wichtige Komplikation bedeutet die Spätschädigung des Rekurrens.

In der Literatur sind 26 Fälle niedergelegt. Das Wesentliche der Beobachtungen besteht darin, daß während und unmittelbar nach der Operation keinerlei Störung der Atmung oder der Phonation besteht. Erst nach einigen Tagen, manchmal erst nach Monaten (zwei Jahren!) machen sich Heiserkeit oder Atemnot bemerkbar. Diese können bald spontan wieder zurückgehen, bald unverändert weiterbestehen, bald sich innerhalb kurzer Zeit oder im Verlaufe von Monaten, ja Jahren derartig steigern, daß tracheotomiert werden muß.

T. Antoine beschreibt 2 Fälle von besonders akutem Verlauf, deren genaue Beobachtung für die Erklärung dieser eigenartigen Zufälle von wesentlicher Bedeutung ist.

Beide Patienten ($\male$ 52 Jahre, $\male$ 56 Jahre alt) hatten weder während noch nach der Operation eine Stimmstörung oder Beeinträchtigung der Atmung. Bei beiden kommt es am 3. bzw. 4. Tag nach dem Eingriff aus vollem Wohlsein heraus rasch zu einer so hochgradigen Dyspnoe, daß sich die Tracheotomie als notwendig erweist. Laryngoskopisch wird bei dem einen Fall rechts eine Paralyse, links eine hochgradige Parese des Postikus festgestellt, bei dem anderen eine beiderseitige fast vollkommene Postikuslähmung. Beide Patienten werden geheilt entlassen. Bei der nach einem Jahr durchgeführten Nachuntersuchung sind beide klinisch geheilt, die Stimme ist laut und klar, laryngoskopisch sind Restlähmungen nachweisbar.

Aus der Literatur ist zu entnehmen, daß die bald auftretenden Schädigungen die leichten sind, die rasch in Heilung übergehen oder sich wesentlich bessern, während alle schweren Störungen mindestens vier Wochen nach dem Eingriff in Erscheinung traten. So heilten 7 leichte Fälle völlig aus, einer wurde bedeutend gebessert. Von den schweren Fällen (12) starben 2, geringfügig gebessert wurden 3, 7 blieben stationär. Der Luftröhrenschnitt mußte 4 Wochen bis 2 Jahre nach der Operation durchgeführt werden. 6 Patienten mußten dauernd die Kanüle tragen. Die von Antoine berichteten Fälle sind mithin auch im Hinblick auf den Erfolg sehr beachtenswert.

Zur Erklärung der Ätiologie werden verschiedene Umstände herangezogen. PAMPERL nennt Blutungen und Ödeme der Stimmbänder, CISLER die Ischämie des Nerven bei Ligatur der versorgenden Gefäße; JANKOWSKI eine primäre Schädigung des Vagus, die eine sekundäre des Rekurrens vortäuschen könne; GERARD das aus dem Schilddrüsenrest austretende Sekret. Die große Mehrzahl sieht im Narbenzug oder -druck die schuldtragende Ursache. Keine dieser Deutungen wird von ANTOINE für seine Fälle als glaubwürdig befunden. Er nimmt eine akute interstitielle Neuritis (Ödem) des Nervus laryngeus infer. an, die sich als kollaterale Entzündung im Anschluß an entzündliche Prozesse im Wundgebiet entwickelt. Die phoniatrische Behandlung (STERN) brachte vollen Erfolg.

Andere Nervenverletzungen (Laryngeus superior, Vagus) werden vereinzelt berichtet.

Häufiger scheinen Läsionen des Sympathikus vorzukommen. DE QUERVAIN schreibt der Zerreißung kleiner Ästchen, die bei der extrakapsulären Präparation der Thyreoid. inf. fast zur Regel gehört, keine Bedeutung zu. Immerhin fanden METZNER und WÖLFLIN, die das Material der de Quervainschen Klinik untersuchten, in 1 bis 2% durch die Operation verursachte Schäden des Sympathikus. TROELL beobachtete drei Fälle, in denen nach der Strumektomie asymmetrische Augensymptome bemerkbar waren. Er erklärt sie durch eine operative Verletzung des Grenzstranges oder des oberen Halsganglions. Auch PAMPERL sah drei Fälle.

Einen seltenen Fall von Spätschädigung beschreibt HUTTER.

Am fünfzehnten Tag einer technisch nicht sehr schwierigen Resektion einer Adenomstruma bemerkt die Patientin eine nicht entzündliche Schwellung über der linken Supraklavikulargrube, die auf Bestrahlung mit der Soluxlampe bald wieder zurückging. Eineinhalb Monate später bot die Patientin folgendes Bild: Geringgradige Hyperämie der linken Gesichtshälfte, Hyperästhesie der linken Schulterregion und des linken Armes. Die linke Pupille ist etwas enger als die rechte. Subjektiv gibt die Patientin Hitzegefühl in der linken Gesichtshälfte an. HUTTER glaubt die Erscheinungen als Auswirkung des Hämatoms (Schwellung) deuten zu müssen. Unter Diathermie und Faradisation waren die Symptome nach zwei Monaten fast völlig verschwunden.

Im allgemeinen ist die Prognose hinsichtlich der Wiederherstellung schlecht. Aus den Versuchen von METZNER und WÖLFLIN ist zu entnehmen, daß die durch Dehnung verursachte Lähmung, wenn nicht spontan im Verlaufe einiger Monate, später nicht mehr zurückgeht.

Das mediastinale Hämatom

Das mediastinale Hämatom scheint bei ausgedehnteren Strumenoperationen ein häufiges Vorkommnis zu sein. Soferne es sich um ein Hämatom im vorderen Mediastinum handelt, fehlen klinisch nachweisbare Erscheinungen. Bei dem selteneren Hämatom des hinteren Mediastinums (Hals- oder Brustteil, ab und zu bis zum Zwerchfellansatz reichend) kommt es zu Schluck- und Atembeschwerden, die bis zum Ersticken führen können. JUST, der einige Beobachtungen aus der Klinik EISELSBERG beschrieb, schuldigt die durch die Atmungsmechanik gegebenen Bedingungen in erster Linie für den Ausbreitungsweg an. Das in die Operationshöhle nachsickernde Blut wird bei den Inspirationsbewegungen des Thorax in das lockere Zellgewebe aspiriert und kann schon deshalb leichter eindringen, weil bei der bestehenden Isotonie der Eintritt in die eröffneten Interstitien gefördert wird. Übrigens kann auch die halbsitzende Lagerung des Patienten nach der Operation als ursächlich beteiligt angesehen werden.

Das periösophageale Hämatom ist nach Entfernen ringförmiger Strumen verständlich.

Die Kenntnis dieser mit wenigen Ausnahmen schadlos vorübergehenden Komplikationen verdanken wir den Obduktionsbefunden von Patienten (gleichgültig ob sie der Operation oder einer interkurrenten Erkrankung erlagen), bei denen ein mehr-minder ausgeprägtes vorderes Mediastinalhämatom fast regelmäßig gefunden wurde.

Subkutane Hämatome gehören zu den Seltenheiten. Sie können eine beträchtliche flächenhafte Ausdehnung erreichen. DRIAK bespricht ihre Genese an der Hand eines besonders ausgedehnten Befundes.

Das Mediastinalemphysem

Ein besonderes und scheinbar höchst seltenes Ereignis bedeutet das Auftreten eines Mediastinalemphysems im Anschlusse an eine Strumektomie.

PFANNER, der dem Entstehungsmechanismus auch experimentell nachging, erklärt diesen in einem von ihm beobachteten Fall auf dem Umweg über ein interstitielles Emphysem der Lungen, das sich über die Lungenstiele auf das Mediastinum und in das Zellgewebe des Halses ausbreitet.

Aus der Klinik EISELSBERG wurden von GOLD zwei Fälle mit tötlichem Ausgang mitgeteilt, in denen das Emphysem durch direkte Luftansaugung in das Zellgewebe des Mediastinums von der nach der Luxation des Kropfes gebildeten substernalen Höhle her entstanden war. Die starken dyspnoischen Atemschwankungen während der Operation, vor allem die tiefen inspiratorischen Ansaugungen des Jugulums ergeben den Mechanismus, den GOLD im Tierexperiment erweisen konnte. Die lufterfüllten Räume des Mediastinums wirken im Exspirium wie ein Ventilverschluß, der die inspiratorisch eingedrungene Luft nur mehr zum geringen Teil zurückströmen läßt.

Ein weiterer von GOLD mitgeteilter Fall macht es wahrscheinlich, daß unter besonderen Umständen (postoperativer Kollaps einer malazischen Trachea) die Luftansaugung durch das Glasdrain erfolgen kann.

Die Kenntnis dieser Komplikation ist insbesonders deshalb wichtig, weil wir Mittel zu ihrer Vermeidung besitzen. Schon WÖLFLER riet zum Eingießen von warmer Kochsalzlösung in die nach der Luxation substernaler Strumen restierenden Höhlen oder zu deren Auslegung mit nassen Tupfern. Es wird unter Umständen zweckmäßig sein, auf ein Glasdrain zu verzichten. Die Dyspnoe des Patienten während der Operation kann durch die Vornahme dieser bei liegendem Tracheoskop (v. EICKEN) wesentlich vermindert werden.

Ist ein Mediastinalemphysem festgestellt, dann muß die Kommunikation des Mediastinums mit der Außenwelt zu erreichen getrachtet werden, was durch die breite Öffnung vom Halse her möglich ist. Intubation oder Tracheotomie sind indiziert, wenn der Verdacht einer Behinderung der Trachealatmung berechtigt scheint. LEBSCHE-SAUERBRUCH empfehlen das Unterdruckverfahren.

Die Verschiedenheit des klinischen Bildes und der Auswirkung des mediastinalen Hämatoms und des mediastinalen Emphysems ist durch die Resorptionsfähigkeit und das -tempo erklärt, wie JUST im Tierversuch feststellte. Daß durch Infektion mit gasbildenden Bakterien das Bild eines Mediastinalemphysems vorgetäuscht werden kann, sei als eigene Beobachtung gebucht. Der Fall endete letal.

Die Verletzung des Ductus thoracicus

Auch die Verletzungen des Ductus thoracicus (KLEINSCHMIDT, WURM) ist den ungewöhnlichen Komplikationen bei Strumektomie zuzuzählen.

JUST weist mit Recht darauf hin, daß bei der anatomischen Beziehung großer linksseitiger substernaler Strumen zum Ductus thoracicus diese Seltenheit seiner operativen Schädigung wunder nimmt. Wir konnten an der Klinik drei Fälle beobachten, in denen eine Läsion mit großer Wahrscheinlichkeit behauptet werden kann. Es handelte sich um große substernale Strumen links, deren Luxation technisch schwierig war. Der Eingriff verlief ohne nenneswerte Blutung. Im postoperativen Verlauf kam es zu einer kurzen Temperatursteigerung. Nach etwa drei Tagen zeigte sich Rötung und ödematös-pastöse Schwellung an einer umschriebenen Stelle des unteren linken Wundrandes. Nachdem dieser gelüftet wird, kommt es zum Abfließen eines milchigweißen Sekretes von säuerlichem Geruch und azidem Charakter (Lackmusprobe), das Sekret ist keimfrei (Ausstrich, Bouillon). Die Patienten sind blaß. Trotz reichlicher Nahrungsaufnahme bei gutem Appetit stetiger Gewichtsverlust. Erst mit dem Sistieren der Sekretion nach zwei bis drei Wochen Gewichtszunahme und rasche vollkommene Wiederherstellung (JUST).

Erscheinungen, die als Stenose des Lumens des Duktus gedeutet werden könnten, sind bei der Nachuntersuchung nicht zu erweisen.

Die Beobachtungen decken sich mit dem von FREDET bei Verletzungen (Stich, Zerreißung) des Ductus thoracicus Erhobenen. Die geringe Gefährdung der Patienten durch die Fistelbildung findet darin ihre Erklärung, daß sich gerade im Halsteil sehr häufig Varietäten des Duktus finden und meist nur ein Ast verletzt wird. PARSON und SARGENT stellten in 50% Doppelläufe fest.

Die postoperative Pneumonie, für deren Zustandekommen nach Kropfoperationen die durch den Wundschmerz bedingte Behinderung der Lungenlüftung und Expektoration als wesentlich angeschuldigt werden kann, erfährt durch dieselben Momente ihre Verschärfung. Besonders bei älteren Patienten ist daher eine gewissenhafte Pflege in der Nachbehandlung unerläßlich (Morphium, Inhalation, Expektorantien, Atem- und Hustenübungen).

Die Pneumonie kommt nach Anwendung der Allgemeinnarkose und der Lokalanästhesie ungefähr gleich häufig vor.

Schluckbeschwerden sind bei retrotracheal oder periösophageal gelegenen Strumenteilen durch die Manipulationen während der Operation erklärt. Sie gehen ausnahmslos nach wenigen Tagen zurück. Kommt es zur Ausbildung eines periösophagealen Hämatoms (siehe oben), dann bilden sie unter anderem das erste und einzige klinische Zeichen dafür. Eine Veranlassung zu einem Eingriff bilden sie nicht.

Zu den Gefahren, die sich erst später auswirken, gehört auch bei der Kropfoperation die Wundinfektion. Die Besonderheiten liegen in den lokalen Verhältnissen. Die Infektion im Operationsgebiet kann meist beherrscht werden. Bei einer Ausbreitung ins Mediastinum kommt es zur tödlichen eitrigen Mediastinitis, die von Durchwanderungspleuritis und -perikarditis begleitet sein kann.

Die Quellen der Infektionen können in einzelnen Fällen in einer unbemerkten Verletzung der Luftröhre oder der Speiseröhre gefunden werden. Ob wir die an sich seltenen Wundinfektionen durch Ausgießen der Wundhöhle mit warmer Halogenlösung und drainagelosem Verschluß vollkommen vermeiden können, wird eine weitere Beobachtung lehren.

Nach den Untersuchungen von JUST ist die nach Kropfoperation oft auftretende Temperatursteigerung nicht einer Infektion zuzuschreiben. Sie ist vielmehr (von wirklichen Infektionsfällen abgesehen) der Ausdruck des operativen Traumas. Dieses hat den Abbau hochwertiger Eiweißkörper zur Folge, die in ihren Endphasen das Wärmezentrum erregen. In dieser Auffassung ist es begreiflich, daß gewisse Strumenformen (vor allem der eutrophisch-hyporhoische Typus) fast regelmäßig Temperaturanstieg zeigen. Die eutrophische Kolloidstruma birgt reichlich verwertbares Schilddrüsensekret. Die Operation ändert nicht nur die Durchblutungsverhältnisse, sondern sie bedeutet einen gewaltigen Umsturz der endokrinen Spannungen. Der Organismus antwortet mit einer oft beträchtlichen Schwankung seines Stoffwechsels. Hier kann die durch das postoperative Fieber bedingte Resorption des Restkolloids als zweckmäßiges Moment zur Wiederherstellung der endokrinen Verhältnisse angesprochen werden.[1]

Eine besondere Art der Infektion, der auffallenderweise in der Literatur keine Bedeutung beigemessen wird, stellen die Ligatureiterungen nach Kropfoperationen dar.

EICHELTER hat darüber als erster ausgedehnte Untersuchungen mitgeteilt, die sehr beachtenswert erscheinen (siehe auch KÜTTNER, BRAUN, GOEBEL, KÖRTE, Zusammenfassung bei NOETZEL). Es gibt Fisteln nach Strumaoperationen ohne Fadenausstoßung und es gibt Fadenausstoßungen ohne Fistelbildung. Mit Recht weist EICHELTER darauf hin, daß neben dem schlechten kosmetischen Resultat, der Unbequemlichkeit des Verbandes, zeitweiligen Schmerzen oder selbst ernsteren Komplikationen (Phlegmonen, Erysipel), die durch die langdauernde Fistelbehandlung bedingte soziale Schädigung des Patienten nicht übersehen werden darf. Aus der Tatsache, daß in einer der von EICHELTER beobachteten Patientenserien Ligatureiterungen in 60%, Fistelbildungen in 74% auftraten und in 13% erst binnen 80 (!) Wochen ausheilten, geht dies zur Genüge hervor.

Als ursächliche Momente sind die mechanischen Operationsschäden, Infektion und mitunter vielleicht gewisse entwicklungsgeschichtlich bedingte Gewebseigentümlichkeiten — mediane und laterale Halsfistel — anzusprechen.

Für letztere ist die Lieblingslokalisation der Fistel in der Mittellinie bezeichnend, die auch bei primärem Wundverschluß oder Drainage in den Wundwinkeln als häufigste und besonders hartnäckige angetroffen wird. Die zweite bevorzugte Fistelstelle liegt links und rechts am inneren Rand des Kopfnickers. Diese Stellen entsprechen der Ausmündung der medianen und lateralen Halsfisteln als Überreste des Ductus thyreoglossus und Ductus thymopharyngeus (WEGLOWSKY). Die von LANDGRAF, LIPSCHÜTZ, VOELCKER beschriebene spontane Entstehung sieht EICHELTER bei beiden postoperativen Fisteln wirksam.

Zur Vermeidung der Fisteleiterungen dient strengste Asepsis (Beachtung erkrankter Drüsen, Zähne, Hautpartien im Bereiche der kranialwärts gelegenen Lymphbahnen), Gewebsschonung, sinngemäße Anlage

---

[1] WYDLER erhebt mit JUST übereinstimmende Befunde, lehnt aber die Erklärung unter Hinweis auf parallele Gaswechseluntersuchungen, wenn auch nicht überzeugend, ab.

und Versorgung der Drainagestelle (PAMPERL, MELCHIOR); vor allem möglichste Verwendung von Katgut an Stelle von Seide.

Die Schädigung der Epithelkörperchen

Eine der bedeutsamsten und für die Kropfoperation charakteristischen Gefahren, die oft den akut auftretenden Komplikationen zuzuzählen ist, liegt in der Schädigung, bzw. unbewußten Mitentfernung der Epithelkörperchen.

Es steht heute außer Zweifel, daß das Symptomenbild der Tetania parathyreopriva tatsächlich auf Hypofunktion oder Funktionsausfall der Nebenschilddrüsen beruht (PINELES). Diese Überzeugung wurde einerseits durch den Tierversuch, anderseits durch die Wirkung der Organotherapie per os und per transplantationem gewonnen.

Es muß aber zum Verständnis vieler Erscheinungen betont werden, daß die Bedeutung der Epithelkörperchen für das Zustandekommen der Tetanie überhaupt noch keineswegs als geklärt anzusehen ist.

Der klassischen Form der parathyreopriven Tetanie (EISELSBERG, ERDHEIM) stehen Formen gegenüber, die ihren Ursprung intermediären Stoffwechselstörungen verdanken und bei denen Schädigungen der Epithelkörperchen teils mit Sicherheit, teils mit Wahrscheinlichkeit ausgeschlossen werden können.

Die reinste Form einer solchen, nicht durch Epithelkörperchenschädigung bedingten Tetanie stellt die von GRANT und GOLDMANN entdeckte Hyperventilationstetanie dar; bei dieser gelingt es, durch forcierte tiefe Atmung auch bei völlig gesunden Personen manifeste tetanische Symptome auszulösen; gleichzeitig läßt sich das Auftreten einer Alkalose im Blut feststellen.

Die Rolle einer solchen Verschiebung des Säurebasengleichgewichtes im Organismus nach der alkalotischen Seite für das Zustandekommen tetanischer Symptomenkomplexe wurde ferner für gewisse Formen der idiopathischen Tetanie, der Magentetanie und der postoperativen Tetanie (besonders nach kropffernen Operationen) beschrieben. (FREUDENBERG, GYÖRGY, GOLLWITZER-MEIER, MELCHIOR und NOTHMANN, JALCOWITZ und F. STARLINGER.)

Abgesehen von diesen Änderungen der aktuellen Reaktion bzw. der Alkalireserve des Blutes, bedingen auch sonstige Störungen im Elektrolytgleichgewicht (besonders wichtig sind hier Kalzium-, Kalium- und Phosphat-Ion) Veränderungen der Erregbarkeit des neuromuskulären Apparates (MAC CALLUM, ADLERSBERG und PORGES, H. ZONDEK, S. G. ZONDEK, JALCOWITZ).

Schließlich wirken auch gewisse Eiweißabbauprodukte, die biogenen Amine, insbesondere Methyl- und Dimethylguanidin tetanigen (KOCH, E. FRANK).

Ob nun diese verschiedenen Faktoren nebeneinanderstehend, jeder für sich zur Tetanie führen können, oder ob der eine durch den anderen ausgelöst wird und ob schließlich die Epithelkörperchen Regulationsorgane für den Säurebasenhaushalt und für den Eiweißabbau darstellen, läßt sich auf Grund unserer heutigen Kenntnisse nicht mit Sicherheit entscheiden (JALCOWITZ).

Diese Forschungsergebnisse werfen ein Licht auf die Frage der örtlichen Häufigkeit spontaner Tetanie (Wien, Budapest, Paris, Heidelberg, die strumösen Frauen im Himalajagebiet), auf die Frühjahrstetanie (MAC CALLUM),

auf die Berufstetanie (Schuster, Schneider), auf die Schwangerschafts-
tetanie usw. und damit wohl auch auf die große Zahlenverschiedenheit der
postoperativen Tetanie in den einzelnen Städten. Namentlich sei auch an
die schöne Darstellung von Schiötz über den Zusammenhang von Genitalfunktion und Funktion der E. K. erinnert.

Die Art der operativen Schädigung ist nur dann feststellbar, wenn an der
exstirpierten Struma ein oder mehrere E. K. gefunden werden. Aber auch
dann müssen häufig besondere Verhältnisse angenommen werden. Es gibt
Fälle schwerer Tetanie, bei denen am resezierten Strumenteil keine Neben-
Schilddrüsen nachzuweisen waren, während unter den zahlreichen totalen
Schilddrüsenexstirpationen der ersten Jahre Kropfchirurgie (Kocher,
Billroth) Tetanie namentlich in Bern unverhältnismäßig selten beobachtet
wurde. Wie weit hiebei die operative Technik ausschlaggebend war (Halsted), muß eine Vermutung bleiben.

Zahlreiche Untersuchungen haben gezeigt, daß die unbeabsichtigte Entfernung von E. K. in vielen Fällen von keinerlei oder nur ganz geringer Störung
gefolgt ist.

Benjamins fand an der resezierten Struma zweimal 3 (!) E. K. Nach
der Operation hatten geringfügige tetanische Erscheinungen bestanden, die
nach wenigen Tagen zurückgingen.

Erdheim wies mehrmals die Exstirpation von 2 E. K. am Präparat
nach, ohne daß die Patienten Zeichen von Tetanie geboten hätten.

Iversen zeigte an 54 Präparaten in 40% (!) mitentfernte Nebenschilddrüsen, Knaus in 20%.

Diese Beobachtungen zeigen sowohl die Variabilität der Zahl der vorhandenen E. K. und ihre funktionelle Bedeutung für das Einzelindividuum,
die in endogenen oder exogenen Faktoren gesucht werden kann, als auch die
Möglichkeit vikariierender Hypertrophie. (Für letztere spricht namentlich
ein Fall von Iversen). Sie weisen aber mit anderen auch darauf hin, daß
Schädigungen der E. K. auf die verschiedenste Art zustandekommen können.

M. und K. Grasmann betonen die große Vulnerabilität der Art. para-
thyreoideae. Daß diese zerrissen oder in eine Ligatur mitgefaßt werden,
ist bei etwas schwieriger oder brüsker Luxation des Kropfes oder stärkerer
Blutung leicht möglich. Zerrungen oder Quetschungen der E. K. selbst,
Blutungen in ihrer nächsten Nähe oder in ihr Parenchym müssen bei der
Kleinheit der Gebilde eine empfindliche Beeinträchtigung bedeuten.
Auf diese Weise müssen jene Fälle von Tetanie erklärt werden, bei denen
eine Exstirpation von E. K. nicht erwiesen werden konnte (siehe Löwenstein).

Als beachtenswerte Seltenheit muß eine von Asch im Anschluß an
die Exstirpation einer Zungenstruma beobachtete Tetanie erwähnt
werden.

Schließlich sei noch die alte Erfahrung festgehalten, daß Rezidiv-
operationen im Hinblick auf die p. o. Tetanie besonders gefährdet sind.

Eiselsberg und Wölfler fanden an der Klinik Billroth 23%
postoperative Tetanie.

Die neueren veröffentlichten Statistiken (Bircher, Bossart, Capelle, Crile, Demmer, Dubs, Eiselsberg, Grasmann, Hotz, Iversen,

Jostram, Klose, Knaus, Kopp, Kostenko, Krecke, Landois, Lebsche, Lobenhofer, Madlener, Melchior, Nothmann, Nägeli, Oberst, Pamperl) ergeben 2 bis 3% postoperativer Tetanien. Es ist nicht von der Hand zu weisen, daß endo- und exogene Momente für die große Verschiedenheit in der Zahl der Tetaniefälle zwischen den chirurgischen Stationen mit anzuschuldigen sind. Für das Gefahrenmoment der Kropfoperation kommt doch in erster Linie die Technik in Frage. K. Urban sah unter 3500 Strumektomien keinen einzigen Fall von Tetanie.

Das klinische Bild der postoperativen Tetanie schildert Eiselsberg in seiner Schilddrüsenmonographie folgendermaßen:

„Die Krankheit äußert sich in krampfartig auftretenden, dem Tetanus ähnlichen Anfällen, welche nicht nur die Extremitäten, sondern auch die Kehlkopfmuskulatur und das Zwerchfell ergreifen und dadurch unmittelbar den Tod herbeiführen können. Sie beginnt entweder gleich nach dem Aufwachen aus der Narkose oder erst einige Tage (bis zehn) nach der Operation. Meist gehen Prodromalsymptome voraus: Gefühl von Unbehagen, Steifigkeit und Schwäche der Muskeln am Vorderarme und der Wade. Die Diagnose ist häufig, noch ehe Anfälle aufgetreten sind, entweder durch die subjektiven Angaben der Patienten oder durch den Nachweis des Chvostekschen oder Trousseauschen Phänomens möglich. Das erstere besteht darin, daß ein kurzer Schlag auf den Fazialis in der Parotisgegend eine blitzartige Zuckung der betreffenden Gesichtshälfte auslöst, bei dem zweiten wird durch Druck auf eine Arterie oder einen größeren Nervenstamm ein Krampf in der Extremität erzielt.

Der einfache Anfall beginnt mit Wadenkrämpfen oder dem Gefühle von Starre des Gesichtes. Bei leichterem Verlaufe treten nur noch tonische Krämpfe der oberen Extremitäten, besonders der Vorderarme, hinzu: Der Arm liegt im Ellenbogen- und Handgelenke leicht gebeugt und zugleich im letzteren ulnarwärts flektiert im Schosse des Patienten, die Grundphalangen stehen gebeugt, die übrigen Fingerglieder gestreckt, der Daumen ist in die Hohlhand geschlagen, so daß das typische Bild der Geburtshelferhand zustande kommt. Seltener sind die Finger in allen Gelenken gestreckt und gespreizt oder zur Faust geballt. Am Vorderarme fühlt man die Muskeln steinhart kontrahiert.

Bei schweren Anfällen sind die Handrücken einander zugekehrt, ähnlich wie bei den Sirenenmißbildungen; die Krämpfe ergreifen auch die unteren Extremitäten; Hüften und Knie sind gestreckt, Fuß und Zehen plantarflektiert. Die kontrahierten Muskeln des Gesichtes und der Extremitäten schmerzen mäßig stark, der Puls ist beschleunigt; die Temperatur ist nur selten erhöht, das Sensorium bleibt stets frei.

Die Dauer des einzelnen Anfalles beträgt gewöhnlich 2 bis 15 Minuten; die Anfälle wiederholen sich mehrmals am Tage in wechselnder Intensität.

Unerwartet — das frühere oder spätere Auftreten der Erkrankung gestattet keinen Schluß auf die Schwere derselben — kann sich eine leichtere Form zu dem schwersten Bilde der Tetanie steigern, indem Dauer und Zahl der Anfälle zunimmt. Selbst mehrtägige kontinuierliche Anfälle treten auf. Dann sind auch die tonischen Krämpfe der Gesichts-

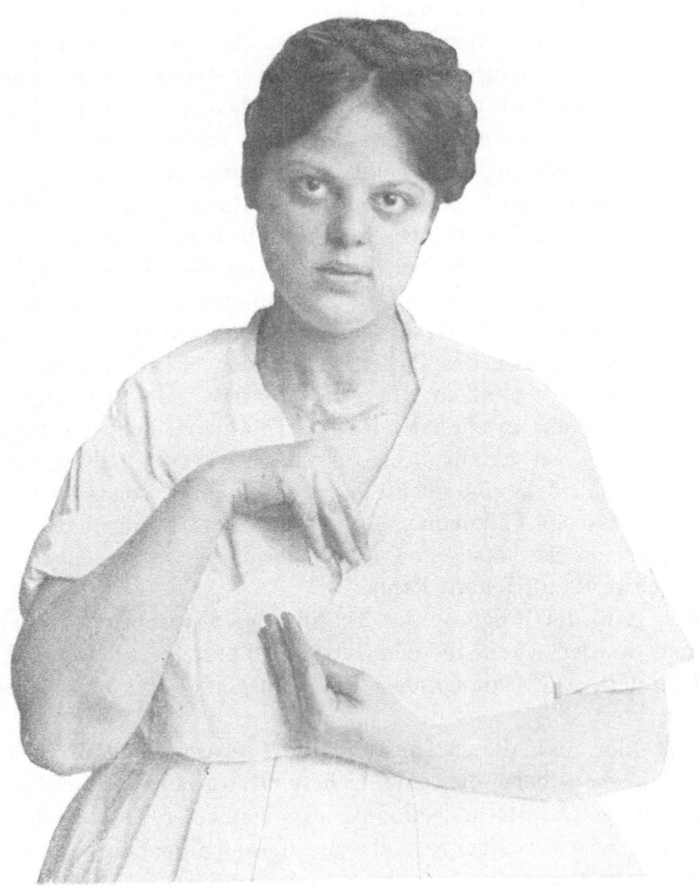

Abb. 77. Chronische Tetanie nach Rezidiv-Strumaoperation wegen Basedowsymptomen (typische Geburtshelferhandstellung). Aus: Handbuch d. prakt. Chirurgie, F. Enke, Stuttgart

muskulatur und der übrigen quergestreiften Muskeln an Bauch und Rücken deutlich nachweisbar. Durch Zwerchfellkrampf kommt es gewöhnlich in exspiratorischer Stellung zum fast völligen Atmungs-stillstande; die Kontraktion der Halsmuskeln verstärkt noch die intensive Zyanose durch Druck auf die Vv. jugulares. Es tritt Bewußtlosigkeit ein, und einige Stunden, nachdem der Anfall seinen Höhepunkt erreicht hat und wieder nachläßt, kann sogar der Tod erfolgen.“

Das derselben Monographie entnommene Bild zeigt die typische Geburtshelferhandstellung (Abb. 77).

Die Prognose des Leidens ist sehr schwierig zu stellen. Neben den akut zum Tode führenden Fällen gibt es solche, die längere oder kürzere Zeit oder in Intervallen ausgeprägte Erscheinungen zeigen, die einer Therapie zugänglich sind und dabei schließlich zum Verschwinden kamen, und solche, die vorübergehend für einige Tage Rudimentärformen (Hypoparathyreoidismus nachgewiesen durch das Chvosteksche Symptom) darbieten. Eiselsberg warnt eindringlich davor, von einer „leichten Form der Tetanie“ zu reden, da er angeblich leichte Formen im Laufe jahrelanger Beobachtung hartnäckig rezidivieren, in schwer chronische Zustände übergehen und selbst zum Tode führen sah. Auch die Möglichkeit einer späteren Kataraktbildung muß bedacht werden. Albrecht beobachtete Stauungspapille bei Tetanie nach Basedowkropfoperation. Melchior teilt einen glatten Verlauf nach Strumektomie mit. Vier Monate später plötzlich Ausbruch einer schweren Tetanie, die innerhalb weniger Tage das Leben des Patienten beendet. Ein Trauma, eine Infektionskrankheit, vor allem aber der Eintritt der Schwangerschaft kann eine leichte chronische oder latente Tetanie zu höchster Intensität steigern. Aus diesen Erfahrungen folgert Grasmann übereinstimmend mit Eiselsberg, daß eine nicht geringe Zahl der von Chirurgen als „geheilt“ entlassenen Fälle von postoperativer Tetanie nur in das Latenzstadium getreten ist, das schon durch geringfügige Störungen wieder zu alter Schwere aufflackern kann.

Daher muß die Prognose der Tetania parathyreopriva als schlecht bezeichnet werden, was in den von Guleke berechneten Zahlen (25% Todesfälle, 17% dauerndes Siechtum) eindeutig zum Ausdruck kommt.

Es ist klar, daß dieser Umstand die Chirurgen seit langem nach Methoden suchen ließ, die eine sichere Prophylaxe gewährleisten sollten. Eine solche Methode konnte nur von einer genauen Kenntnis der anatomischen Verhältnisse und einer darauf aufgebauten operativen Technik erwartet werden.

Nach den grundlegenden Arbeiten von Erdheim, Berard, Iversen, Verebely u. a. hat in jüngster Zeit namentlich K. Grasmann der deskriptiven und topographischen Anatomie der E. K. ausgedehnte Studien gewidmet, von denen als Wichtigstes für den Chirurgen festgehalten sei:

Die E. K. entstehen aus der dritten und vierten Kiementasche. Durch verschiedene embryonale Wanderung kommt das aus der dritten Kiementasche hervorgegangene E. K. III beim Menschen später tiefer zu liegen, wodurch es zum unteren E. K. wird, während das E. K. IV das obere bildet.

Diese Vorgänge während des embryonalen Lebens zeigen, daß das E. K. IV im allgemeinen seine Lage und Beziehung zu den Nachbarorganen nach seiner Abschnürung beibehält. Das E. K. III hingegen macht ein mehr minder großes Stück der Wanderung der ebenfalls aus der dritten Kiementasche gebildeten Thymus mit. Es kann sogar im Zusammenhang mit der Thymus bleiben und an deren oberem Pol gefunden werden (ERDHEIM, BERGSTRAND) oder an irgendeinem Punkte des Thymusweges. Seine Lage ist daher viel inkonstanter.

Die E. K. finden sich extra- oder intrakapsulär, in seltenen Fällen im Parenchym der Schilddrüse.

Die Eigenarterie des oberen E. K. entspringt entweder aus der Art. thyr. inf. oder aus einer Anastemose zw. Superior und Inferior (GRASMANN); jene des unteren E. K. entspringt stets aus der Inferior.

Die Inkonstanz der Anzahl der E. K. ist bekannt (ERDHEIM, GETZOWA, MARANNON, PETERSON, SCHREIBER).

Die Verschiedenheit der Lage veranschaulicht eine Skizze von HALSTED-MC CALLUM (Abb. 78).

Eine praktisch wichtige Feststellung verdanken wir K. GRASMANN: Bei nicht kropfig veränderter Schilddrüse wurden die oberen E. K. in 86,2%, bei Kröpfen in 91% an typischer Stelle (in der Höhe des Ringknorpels an der medialen Kante des Schilddrüsenlappens) gefunden. Das untere E. K. konnte bei nichtkropfiger Schilddrüse nur in 24% an der Dorsal-

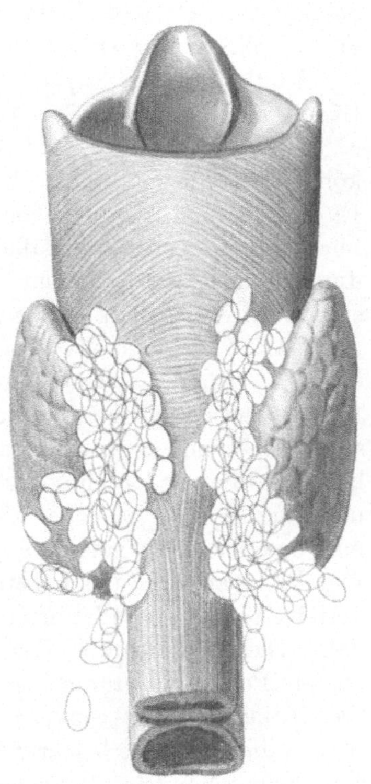

Abb. 78. Lage der Epithelkörperchen nach HALSTED und MC CALLUM

seite des unteren Drittels festgestellt werden, hingegen in 60% bei Kröpfen. GRASMANN schließt daraus, daß das untere E. K. durch die Vergrößerung der Schilddrüse nicht so häufig nach unten verschoben wird, wie man allgemein annimmt.

Die chirurgisch-technischen Maßnahmen, die aus diesen anatomischen Verhältnissen abgeleitet wurden, betreffen die Methoden der Ligatur der Schilddrüsenhauptgefäße und die Art und Ausdehnung der Gewebsreduktion. Für die Gefäßligatur gelten zwei Überlegungen: wo soll die Ligatur angelegt werden? und wie viele Gefäße können schadlos ligiert werden?

Der erste Punkt wird in dem Sinne verschieden beantwortet, als einige Chirurgen die möglichst drüsennahe Ligatur vorschlagen, also die Abbindung der einzelnen Äste (ERDHEIM, HALSTED, PALA, POOL, MAYO), während andere die Ligatur im Stamm in den verschiedensten Kombinationen mit Unterbindung von Ästen üben.

DE QUERVAIN hat auf Grund ausgezeichneter eigener Erfahrungen die Ligatur der Art. thyr. inf. außerhalb der Schilddrüsenfaszie vorgeschlagen, welche Methode wohl von der Mehrzahl der Chirurgen, wenn auch nicht in der Originaltechnik, übernommen wurde.

Die Ligatur der Superior soll möglichst drüsennahe angelegt werden (KOCHER, ENDERLEN, GOLZ).

Über die erlaubte Zahl der Arterien, die im Stamm ligiert werden können, wurden vielfache Untersuchungen angestellt. PETTENKOFER, ENDERLEN und HOTZ haben eindeutig nachgewiesen, daß die Unterbindung der vier Hauptgefäße ohne Schädigung des Schilddrüsengewebes durchgeführt werden kann. Zahlreiche Erfahrungen haben dies bestätigt (ALMAINE, DE QUERVAIN, MIKULICZ, HARTERT, LOBENHOFER, JASTRAM, KREUTER, RYDYGIER, WILDHOLZ u. a.). Die Erklärung liegt in dem wohlausgebildeten retroglandulären Netz von Anastomosen. Es muß hervorgehoben werden, daß ENDERLEN und HOTZ diese Anastomosen besonders wirksam sahen, wenn nur der vordere Ast der Superior ligiert wurde. Jedenfalls gilt als sicher, daß das von der Laryngea superior und inferior, der Pharyngea ascendens und den Rami tracheales (EWALD) und oesophageales gebildete Gefäßsystem auch nach der Ligatur aller vier Hauptarterien die Lebensfähigkeit der Schilddrüse und der E. K. verbürgt. Dazu ist allerdings die Schonung dieses Gefäßnetzes erforderlich. Diese wird durch das Vermeiden eines brüsken Luxierens des oberen Poles und durch die Ligatur der Inferior drüsenfern (KOCHER, DE QUERVAIN, EISELSBERG) erzielt.

In diesem Sinne bemerkt KREUTER, daß es wichtiger sei, den Kropfrest so zu behandeln, daß er schließlich nicht an einem Bindegewebsstiele pendelt, sondern eine flächenhafte Basis erhält, die seine Ernährung auch für den Fall einer Eiterung hinreichend sicherstellt.

Trotz der erwiesenen Unschädlichkeit der Ligatur beider oberen und unteren Eigenarterien der Schilddrüse, raten mehrere Chirurgen (KOCHER, EISELSBERG, HALSTED, KÖNIG, KAUSCH, MADLENER, SANDELIN, SCHLOFFER, RIEDEL u. a.) auf Grund beobachteter Tetanien, M. und K. GRASMANN (die selbst unter 1800 beiderseitigen Resektionen nur zwei Fälle von postoperativer Tetania sehen) auf Grund anatomischer und technischer Überlegungen von diesem Vorgehen ab.

Fälle von Tetanie nach Unterbindung der vier Hauptarterien ohne weiteren Eingriff am Kropf, wie sie KOCHER und EISELSBERG (an der Billrothschen Klinik) erlebten, gehören gewiß zu den großen Seltenheiten.

Es genügen indes die übrigen Beobachtungen, um die Ligatur der vier Hauptarterien nicht als Methode der Wahl hinzustellen.

Welche Arterie im Stamm oder welcher Ast geschont werden soll, wird verschieden beantwortet.

EISELSBERG unterbindet eine Hauptarterie nur in einem Ast, wobei es gleichgültig bleibt, ob dies eine Superior oder eine Inferior ist. Die Inferior wird — wenn im Stamme — extrakapsulär drüsenfern ligiert und nicht durchtrennt. EISELSBERG vermutet, daß die Vermeidung der doppelten Ligatur mit folgender Durchtrennung dazwischen das E. K. weniger leicht in seiner Ernährung stört.

DE QUERVAIN, MADLENER u. a. unterbinden ebenfalls „drei bis dreieinhalb Arterien".

SCHLOFFER vermeidet die Ligatur der Inferior. Ebenso HALSTED.

GINZBURG, RIEDEL u. a. verlangen die Schonung eines Hauptstammes.

GRASMANN erhält den hinteren Ast der Superior.

Die Entscheidung, welcher Methode der Vorzug zu geben ist, wird im Einzelfall getroffen werden müssen. Sie hängt auch mit der Art der Parenchymreduktion zusammen.

Diese Frage scheint mir nach unserer heutigen Auffassung wesentlich vereinfacht zu sein. Ich habe früher auseinandergesetzt, daß wir die einseitigen Resektionen oder Exstirpationen fallen gelassen haben. Beide Strumenhälften werden symmetrisch reseziert, auch bei einseitigem Knotenkropf wird die anscheinend oder tatsächlich normale andere Seite dargestellt, schalenförmig reseziert oder mindestens eine Arterie ligiert. Das Wesentliche liegt in der Art der Resektion.

Wenn die ganze Hinterwand des Lappens in einer Dicke von mehreren Millimetern erhalten wird (wie dies GRASMANN vorschlägt und wie wir dies seit längerer Zeit üben), wird meistens die Superior nur in ihrem vorderen Ast ligiert und durchtrennt. Geschieht dies bewußt (ich habe die Erfahrung gemacht, daß der vordere Ast nicht selten als Stamm angesprochen wird), dann können beide Inferiores drüsenfern ligiert werden. Wird der obere Pol nicht bis zur deutlichen Einsicht ligiert, dann ist es zweckmäßig, eine Inferior erst nach der Resektion in ihren spritzenden Ästen zu unterbinden.

Grundsätzlich wichtiger scheint mir im Hinblick auf die Parenchymreduktion der Vorschlag von DE QUERVAIN, in jedem Fall zur Sicherung der „gefährlichen Zone" die peritracheale Schicht des Isthmus zu erhalten.

Bei völliger Durchtrennung und Entfernung des Isthmus besteht nach DE QUERVAIN die Gefahr, von der Medianseite her in die Gefahrenzone zu geraten. Darum beläßt er mindestens die Rückfläche desselben, wodurch der Trachea ein Schutz gegen das Zusammenklappen gewährt, dem Jugulum seine normale Plastik bewahrt und den E. K. auch auf diese Weise Sicherung zuteil wird. Aber dieser Vorschlag kann nach unseren Erfahrungen nicht in jedem Fall befolgt werden.

Im allgemeinen können wir in weiter Übereinstimmung mit GRASMANN als für heute gültig behaupten:

Die Konstanz der Lage der oberen E. K. (90%) ermöglicht in den meisten Fällen ihre Schonung. Sie wird am sichersten erreicht, wenn der hintere Ast der Superior nicht ligiert wird und eine dünne Schale der ganzen Drüsenhinterwand erhalten bleibt. Im Einzelfall ist es zweckmäßig, andere Arterien unligiert zu lassen oder unvermeidlich, alle zu ligieren und auch den oberen Pol zu entfernen. Die Überlegungen, die sich in solchen Fällen für die weitere Gestaltung der Operation ergeben, müssen der Erfahrung des Chirurgen überlassen werden.

Die Behandlung der ausgebrochenen Tetanie ist vielgestaltig, aber nicht immer erfolgreich. Sie wird als medikamentöse oder als Organotherapie oder als Kombination beider durchgeführt.

Rein symptomatisch ist die Wirkung von Morphiuminjektionen und Chloralhydratklysmen zu werten, die aber manchmal nicht zu entbehren sind.

Zum Verständnis der spezifischen Therapie mögen die folgenden Bemerkungen dienen, die das früher Gesagte ergänzen.

Nach Untersuchungen von J. LOEB wird die Reizbarkeit der motorischen Zentren des Großhirns durch Kalksalze herabgesetzt (SABATANI und REGOLI, RONCORONI, FLAMINI). Umgekehrt erfährt die Erregbarkeit des Nervensystems eine wesentliche Steigerung durch Kalkentziehung, sei es durch Verabreichung von kalkfreier Nahrung, oder durch intravenöse oder orale Zufuhr von kalkfällenden Agentien: Zitronen-, Salz- oder Oxalsäure.

Die Arbeiten von J. LOEB und von J. B. MAC CALLUM über die Wirkung verschiedener Salze auf das Entstehen von Muskelkontraktionen und deren Unterdrückung durch Kalziumsalze, ferner die Beobachtung verschiedener Krankheitsbilder wie z. B. Rachitis, Osteomalazie usw. wiesen auf einen möglichen Zusammenhang der Tetanie mit einem pathologischen Kalkstoffwechsel hin. Dazu kamen noch die Beobachtungen von VERSTRATEN und VANDERLINDEN, HALSTED u. a., welche fanden, daß Tiere, denen die Epithelkörperchen exstirpiert worden waren, bei reichlicher Milchdiät (Milch enthält viel Kalk) gar keine, oder nur geringfügige Tetanieerscheinungen bekamen. Auf dieser Grundlage kam es zu den Tierversuchen von W. G. MAC CALLUM und KARL VOEGTLIN, denen es gelang, alle Erscheinungen der postoperativen Tetanie beim Tiere durch intravenöse Injektionen von Kalksalzlösungen schlagartig zu kupieren. Und zwar verwendeten die beiden Autoren das essigsaure oder milchsaure Salz in 5%iger Lösung. Die subkutane Injektion, oder die orale Einverleibung fanden sie ebenso, aber viel langsamer wirksam. Auf Grund dieser Versuchsergebnisse stellten die beiden Autoren die Hypothese auf, daß die Epithelkörperchen möglicherweise eine Kontrolle über den Kalkstoffwechsel ausüben, so daß nach ihrer Exstirpation eine rasche Exkretion, möglicherweise zusammen mit ungenügender Resorption und Assimilation, den Geweben das wirksame Kalzium entzieht.

Die therapeutische Beeinflußbarkeit selbst schwerer Tetaniesymptome durch Kalkmedikation wurde weiterhin durch PARHON und URECHIA, BERKELEY und BEEBE, BIEDL u. a. bestätigt, doch konnte weder BIEDL noch W. EDMUNDS eine Verlängerung der Lebensdauer durch tägliche Kalkgaben bei thyreo-parathyreopriven Katzen beobachten. MARINE schließlich fand im Tierversuch die Kalkzufuhr nur dann wirksam, wenn nicht alle Epithelkörperchen entfernt worden waren und betrachtet die Rettung der Tiere durch Kalkzufuhr direkt als eine biologische Probe darauf, daß noch Epithelkörperchengewebe, allenfalls akzessorisches zurückgeblieben war. Anderseits wies ERDHEIM bei parathyreopriven Ratten durch Veränderungen an den Zähnen eine Anomalie des Kalkstoffwechsels nach, woraus die Bedeutung der Epithelkörperchen für die richtige Kalkverteilung im Körper hervorgeht, eine Tätigkeit, wobei der Kalk zur normalen Funktion der Beischilddrüsen ebenso notwendig zu sein scheint wie das Jod zur Tätigkeit der Schilddrüsenzellen.

Kann man also durch die Kalkmedikation allein die Funktion der Epithelkörperchen nicht ersetzen, so steht die hohe therapeutische Bedeutung der Kalksalze selbst bei schweren Tetaniefällen fest und scheint nach BIEDL in der sedativen Wirkung der Kalziumsalze begründet zu sein, wodurch sie bei schwer geschädigtem Organ dem Körper über die Krise bis zur Erholung hinweghelfen.

In die Therapie der menschlichen Tetanie wurde die Kalkmedikation durch HALSTED und CRILE eingeführt und später dann besonders von KOCHER bei der chirurgischen, von KEHRER bei der Graviditäts- und Laktationstetanie und von CURSCHMANN bei der spontanen Tetanie empfohlen. Schon von vornherein war rein empirisch die Notwendigkeit hoher peroraler Dosen von Kalksalzen festgestellt worden. So gab KOCHER bis 6 g Calcium chlorat. pro die, GUGGISBERG gibt 4 bis 6 g Calcium lact. bei kalkhaltiger Nahrung (Milch, Käse) und ENDERLEN bis zu 30 g Calcium lact. Die Höhe der Dosis wird dadurch bestimmt, wie das Kalksalz von den Verdauungsorganen vertragen wird, denn so wie das Kalzium sedativ auf die neuromuskuläre Erregbarkeit wirkt, so wirken die Kalksalze auf die Darmperistaltik lähmend (MAC CALLUM). In letzter Zeit wurde von SZENES das Kalziumbikarbonat, gelöst in kohlensäurehaltigem Wasser, als „Biokalk" in die Kalktherapie eingeführt und auch bei Tetanie als gut wirksam gefunden. Die in 1 l Biokalk gelöste Menge von 3,97 g Kalziumbikarbonat ist im Kalziumgehalt 5,367 g kristallisiertem Kalziumchlorid, oder 7,548 g kristallisiertem

Calcium lact. äquivalent. Aus den Versuchen J. Loebs geht hervor, daß Na-Ionen antagonistisch gegenüber den Ca-Ionen wirken und es betonen alle Autoren die Notwendigkeit der möglichsten Kochsalzeinschränkung während der Kalktherapie. Da nach Verstraten, Vanderlinden und Mac Callum auch Fleischnahrung die Erscheinungen der Tetanie steigert, so ist eine möglichst vegetabilische Kost unter reichlicher Milch- und Käseverabreichung während der Kalktherapie das Empfehlenswerte (Szenes).

Es gibt nun aber auch zweifellos Fälle, die auf perorale Kalktherapie allein nur wenig reagieren, was seinen Grund wohl in einer mangelhaften Kalkresorption vom Darm her haben dürfte. In derartigen Fällen, oder in Fällen, wo bei plötzlich einsetzendem Anfalle Eile nottut, muß man zur intravenösen oder intramuskulären Injektion greifen. Intravenös gibt man nach dem Vorschlage von Mac Callum und Voegtlin entweder das essigsaure oder milchsaure Kalksalz in 5%iger Lösung, oder man gibt Calcium chloratum in 5 bis 10% 10 ccm.

Zur intramuskulären Verabreichung eignet sich am besten Kalziumgelatine in Form der „Kalzine" von Müller und Saxl in einer Dosis von 6 ccm.

Von ausgezeichneter unmittelbarer Wirkung ist die intravenöse Injektion von 10 ccm Afenil, einer Doppelverbindung von Chlorkalzium mit Harnstoff (absoluter Kalkgehalt einer Ampulle zirka 0,11 g). Die intravenöse Verabreichung dieses Kaliumchlorid-Harnstoffes vermag dem Organismus in wenigen Minuten jene Kalkmengen zuzuführen, die bei oraler Einbringung im Verlaufe von Wochen geboten werden können. Das Afenil, das in 10%iger Lösung in Ampullen zu 10 ccm von der Firma Knoll & Co. in den Handel gebracht wird, darf wegen der Gefahr der Gewebsnekrose nicht intramuskulär oder subkutan gegeben werden. Darum ist sorgsam darauf zu achten, daß bei der intravenösen Injektion die ganze Dosis in das Gefäßlumen eingebracht wird. Die Einspritzung der 10 ccm wird mittels einer dünnen Nadel am liegenden Patienten möglichst langsam (drei bis fünf Minuten) gemacht. Selbst dann kann es ab und zu zu einem rasch vorübergehenden heftigen Hitzegefühl kommen. Die Afenilinjektion kann unter Umständen am selben Tage, jedenfalls in den folgenden Tagen mehrmals wiederholt werden.

A. Fuchs empfiehlt mehlfreie Diät; besonders soll die Verwendung von Mehl vermieden werden, das vielleicht durch secale cornutum verunreinigt ist. Eiselsberg beschreibt die Leidensgeschichte einer Patientin (von Billroth strumektomiert), bei der das Rezidiv der tetanischen Anfälle deutlich an Mehlgenuß geknüpft war.

Von neuen therapeutischen Versuchen sei erwähnt: Beumer und Falkenhein fanden Blums „Hämokrinin" wirkungslos, während das von Collip empfohlene Inkret Erfolg brachte. Dieses „Parathyreoid-

Hormon" wird unter Befreiung von den Proteinen aus Rindernebenschilddrüsen hergestellt. Es vermochte im Tierversuch die postoperative Tetanie zu verhindern.

Jistin berichtet über einen Fall, bei dem nach Versagen aller Methoden durch das Trinken von täglich einem Glas frischen Vollblutes aus einem Schlachthof eine Tetanie weitgehend gebessert wurde. Er nimmt als Erklärung den Gehalt des Blutes an E. K.-Hormon an.

Dies führt zur lange geübten Organotherapie.

Die Organotherapie besteht in der Verabreichung von Parathyreoidintabletten oder in der Implantation von E. K.

Das Material zu ersterer liefern die von mehreren Firmen (Freund und Redlich; C. A. F. Kahlbaum) aus Rindernebenschilddrüsen unter Kontrolle eines Tierarztes hergestellten Tabl. glandul. parathyr. Eine Tablette entspricht 0,1 g Trockensubstanz.

Die Verordnung erfolgt gewöhnlich in der Form von zwei bis sechs Tabletten pro die. Störende Nebenwirkungen wurden dabei nie gesehen. In Vergleichsfällen fanden Loewenthal und Wiebrecht die frischen Nebenschilddrüsen besonders rasch und in kleinerer Dosis (0,15) wirksam.

Die Verabfolgung der Parathyreoidintabletten kann als vielfach erprobte Therapie gelten. Bircher berichtete 1910 ausführlich darüber. Seither liegen genaue Beobachtungen von Vogel, Haas u. v. a. vor (ausführliche Literatur bei Meyer). Auch an der Klinik Eiselsberg hat sich diese Medikation in leichteren Fällen durchaus bewährt.

Da bei der Herstellung der Thyreoidintabletten die E. K. fast immer mitverarbeitet werden (bei den meisten Säugetieren sind die oberen E. K. in das Innere der Schilddrüsen eingeschlossen), können sich auch diese wirksam erweisen (Eiselsberg). Haas lehnt diese Begründung der schon von Kocher betonten fallweisen Wirksamkeit von Schilddrüsenpräparaten ab. Der anzunehmende Antagonismus zwischen Schilddrüsen und Nebenschilddrüsen kann aber kaum Bedeutung haben, wenn man bedenkt, daß es sich ja um strumektomierte (also vorübergehend hypothyreote) Individuen handelt.

Die E. K.-Verpflanzung (1907 gleichzeitig und unabhängig voneinander von Pool und Eiselsberg zum erstenmal ausgeführt) wird von diesem nur dann gebilligt, wenn die übrige Medikation versagt.

Als Implantationsstelle empfiehlt sich das Präperitoneum. Knochenmark, Milz, Subkutis wurden versucht.

Es muß hier erwähnt werden, daß wir einem Transplantationsversuch Eiselsbergs zum Zwecke der Behandlung einer p. o. Tetanie die einzige bisher erfolgte Einheilung eines homoioplastischen Transplantates verdanken (siehe Organotherapie!).

Dieser Fall gehört in die Gruppe jener, bei denen zur Tetaniebekämpfung auch Schilddrüse verpflanzt wurde (Eiselsberg bei zwei

Patienten nur Schilddrüse; PERTHES zwischen mehreren E. K.-Verpflanzungen einmal die hintere Partie einer Schilddrüse; FLÖRCKEN und FRITSCHE einmal E. K. + Schilddrüse).

Die Frage der Implantation wurde bereits früher besprochen. Bei der p. o. Tetanie liegt die größte Schwierigkeit in der Beschaffung des Materiales.

EISELSBERG machte seit langem auf die Notwendigkeit der Autoplastik aufmerksam: in jedem Fall von Kropfoperation soll das exstirpierte Stück sofort auf ein etwa mitentferntes E. K. (mit sterilen Händen) untersucht werden (BORCHERS, BURK). Findet sich ein solches, so ist es unverzüglich zu reinplantieren. Es ist unzweckmäßig, dazu das Wundbett zu wählen, da Trockenheit der Implantationsstelle die erste Bedingung ist, wenn das Inplantat nicht weggeschwemmt werden, sondern die Möglichkeit der Einheilung finden soll. Man wählt daher auch hier am besten das Präperitoneum. Die Technik wurde früher beschrieben.

Die homoioplastische Transplantation (wenn irgend möglich von blutgruppengleichen Spendern) kann mit Material vom lebenden Menschen oder von einem intra partum gestorbenen Neugeborenen (BORCHERS) oder von einem eben seiner Verletzung erlegenen Unfallspatienten (EISELSBERG) durchgeführt werden.

Die Entnahme von E. K. vom Lebenden soll nach EISELSBERG tunlichst eingeschränkt werden. Der Spender soll einen ganz schlanken Hals haben, also voraussichtlich keine Kropfoperation zu gewärtigen haben, oder man soll ältere Individuen wählen; von Frauen solche, die über die Möglichkeit einer Gravidität hinaus sind.

EISELSBERG verpflanzte vom lebenden Menschen 8mal E. K. bei 7 Patienten, davon 3mal mit entschiedenem Erfolg. KRABBEL, KOCHER, BOESE und LORENZ, GROVES und JOLL, BECK, POOL und TURNESE, BORCHARD, PERTHES u. a. berichten gleichfalls über Transplantationen vom Lebenden.

Bei der Materialbeschaffung von Leichen muß darauf gesehen werden, daß der Spender nicht mit einer Infektionskrankheit behaftet war. EISELSBERG sagt, daß bei der Beschränkung der Transplantation auf schwerste Fälle von Tetanie im Notfalle auch die Möglichkeit in Kauf zu nehmen wäre, dabei eine Lues zu übertragen.

Von Neugeborenen verpflanzten EISELSBERG, PERTHES, JÄGER u. a., von frischen Leichen Erwachsener EISELSBERG, POOL, BROWN, NIKOLAYSEN, BURK u. a. Ein Unterschied in der Wirksamkeit ist aus den Mitteilungen nicht abzulesen.

Die heteroplastische Transplantation hat den Vorteil der leichteren Beschaffung der E. K. Außerdem gibt die Möglichkeit, das Tier zu jeder gewünschten Stunde zu töten, die Gewähr, die Nebenschilddrüsen körperwarm zu gewinnen. Besserungen werden auch dabei berichtet (BROWN, eigene Beobachtungen). Verwendet wurden E. K. von Affen, Hunden, Ochsen, Kälbern. Bei der großen Bedeutung der Frage sei darüber folgendes vermerkt: Die Tierärzte haben das Kalb als den geeignetsten Spender erkannt. Es ist jedoch wichtig, wegen der Topographie der E. K. kein über sechs Wochen altes Tier zu verwenden. Zwei E. K. liegen nämlich beim Kalb an der Thymusspitze, zwei in der Substanz der Thyreoidea. Diese letzteren sind der Präparation nicht zugänglich. Die ersten aber verlieren durch die Fettinvolution des Thymus ihre charakteristische Lage und können in älteren Tieren nicht mehr mit Sicherheit von den in dieser Gegend reichlich vorhandenen Lymphdrüsen unterschieden werden. Auf unsere Bitte hin zeigte Professor FIEBIGER der tierärztlichen Hochschule Dr. GOLD die typische Präparation dieser unteren E. K., die in allen an der Klinik behandelten Fällen von diesem ausgeführt wurde.

„Das Kalb wird an Vorder- und Hinterbeinen gefesselt und am Halse rasiert. Hierauf Tötung durch Herzstich und sofortige Entnahme der Epithelkörperchen unter aseptischen Kautelen. Medianer Hautschnitt am Halse, der bis zur Höhe der Kieferwinkel geführt werden muß. Zur Erleichterung der Übersicht kann man noch oberhalb des Jugulums einen Querschnitt hinzufügen und nunmehr beiderseits die Haut lappenförmig von der seitlichen Halsregion abpräparieren. Die geraden Halsmuskeln und der Omohyoideus werden, soweit sie über das Gebiet reichen, durchschnitten und gleichfalls zurückgeschlagen, wobei eine Blutung aus den namentlich an den Kieferwinkeln reichlich vorhandenen Venen durch vorherige doppelte Unterbindung und Durchschneidung sorgfältig zu vermeiden ist. Im seitlichen Halsdreieck zwischen Larynx und Musc. brachiocephalicus (dem Sternokleido beim Menschen entsprechend) trifft man sofort auf die Spitzenlappen der Thymus. Von dieser gedeckt verlaufen in der Tiefe die großen Halsgefäße, welche ohne Verletzung der Thymus, die lateralwärts verzogen wird, dargestellt werden müssen. In Kieferwinkelhöhe ist nun der Spitzenlappen der Thymus gleichsam zipfelförmig unter den Halsgefäßen durchgezogen und in der Kuppe dieses Zipfels liegt unmittelbar subskapulär das Epithelkörperchen, das etwas über linsengroß ist und an seiner rötlichen Farbe leicht vom umgebenden Thymusgewebe unterschieden werden kann (GOLD)." Es wird mit einem dünnen Mantel von Thymusgewebe herausgeschnitten und sofort auf den Empfänger übertragen.

Nach den Erfahrungen von KÜHL kann auch das Pferd als Spender herangezogen werden.

Bei allen homoio- und heteroplastischen Transplantationen soll ein Stückchen des überpflanzten Gewebes zur mikroskopischen Untersuchung zurückbehalten werden, damit die Feststellung ermöglicht wird, ob es sich wirklich um ein E. K. gehandelt hat (EISELSBERG, BORCHERS).

Denn nur auf diese Weise kann einmal ein Urteil über den Wert der Methode gewonnen werden (Fall BURK).

Ein Nachweis der Dauereinheilung wurde bisher nicht erbracht. Die Erfahrungen mit der E. K.-Transplantation bei Morbus Parkinson sprechen für eine innerhalb weniger Wochen beendete Resorption der Transplantate (BREITNER). Auch die Tierversuche LEISCHNERs lassen dies annehmen. Die häufig beobachtete günstige Wirkung der E. K.-Verpflanzung bei postoperativer Tetanie scheint nach EISELSBERG in der Weise verständlich, daß sie den Patienten über die erste Zeit des Hypoparathyreoidismus hinweghilft, so daß die zurückgebliebenen und nicht geschädigten Drüsen Zeit gewinnen, funktionell zu erstarken. Die Wertung der bisher mitgeteilten Erfolge ist deshalb besonders schwierig, da sich bei der Durchsicht vieler Fälle der Eindruck aufdrängt, „daß die Tetanie möglicherweise auch spontan abgeklungen wäre" (EISELSBERG).

Trotz mancher Mißerfolge oder doch nur sehr vorübergehender Erfolge (LANDOIS, CLAIRMONT, BURK, BECK, eigene Fälle, u. a.) stellt das Verfahren einen letzten unerläßlichen Versuch dar, ein so schweres Krankheitsbild zu bessern. Denn an der Möglichkeit einer oft ausgezeichneten dauernden Wirkung kann nicht gezweifelt werden (DANIELSEN, NIKOLAYSEN, MADLENER, E. BORCHARD, HAMMERSCHMIDT u. a.).

Unerwartet gewonnenes Material kann in physiologischer Kochsalzlösung oder in Aszitesflüssigkeit (POOL) aufbewahrt werden (über gleichzeitige Organotherapie per os siehe oben).

Der Funktionsausfall der Schilddrüse

Zu den Gefahren der Kropfoperation, die erst viel später ihre Auswirkung zeigen, gehört als bedeutendste der Funktionsausfall der Schilddrüse.

Das Krankheitsbild, das dadurch hervorgerufen wird und dem der traurige Ruhm gebührt, wesentlich zur Erforschung der Physiologie der Schilddrüse beigetragen zu haben, wird als Cachexia thyreopriva (Myxoedema[1] operativum chronicum, Myxoedema operatoire) bezeichnet.

EISELSBERG schildert es mit folgenden Worten: „Die Patienten bleiben manchmal Monate, selbst Jahre nach der Operation vollständig gesund oder bieten vorerst geringe Zeichen der Tetanie dar, bis die Krankheit langsam einsetzt und sich allmählich erst zu ihrer vollen Höhe entwickelt. Das Hauptsymptom der psychischen Störung bilden Energielosigkeit und Apathie. Später stellen sich Intelligenzdefekte, besonders Gedächtnisschwäche ein, schließlich verfällt der Patient vollkommenem Stumpfsinne, aus dem er nur schwer und vorübergehend erweckt wird.

---

[1] In Anlehnung an das von GULL beschriebene gleichartige spontan auftretende Krankheitsbild, das Myxödem.

Seine Bewegungen sind verlangsamt und ungeschickt, die Sensibilität herabgesetzt.

Die Veränderungen an der Haut machen die Diagnose leicht. Die Haut des Gesichtes ist wachsartig weiß und gedunsen, dabei trocken, weder von Schweiß noch von Talgdrüsensekret befeuchtet. Die Haare haben ihre Farbe verloren, meist gehen sie ganz aus. Die unteren Lider sinken ödematös herab. Das Mienenspiel ist erloschen. Die hiedurch bedingten Veränderungen der Gesichtszüge steigern noch den Eindruck der Teilnahmslosigkeit, den der ganze Habitus des Kranken hervorruft.

Das Ödem, das sich vom Stauungsödem durch den Mangel des Bestehenbleibens des Fingerdruckes unterscheidet, dehnt sich auf die Haut der Extremitäten und des Rumpfes aus, besonders über der Klavikula kommt es zu lipomartigen Geschwülsten. Auch die Schleimhaut des Mundes und des Gaumens kann davon ergriffen werden, die Sprache wird dadurch sehr erschwert. Im Blute findet sich Verminderung des Hämoglobingehaltes und geringe Leukozytose. Das Längenwachstum der Knochen bleibt bei jugendlichen Individuen stehen (von Bruns), während die Entwicklung in die Breite unter dem nämlichen anatomischen Befunde an den Epiphysengrenzen wie bei Kretins normal erfolgt. Die Geschlechtsreife tritt verspätet oder gar nicht ein. Subjektiv leiden die Kranken unter ständigem Kältegefühle. Sie suchen die warme Stube und darin den Ofen auf (Kocher).

Nicht immer kommt es zur vollen Ausbildung des geschilderten Symptomenkomplexes, es finden sich leichtere Fälle, in denen die Erscheinungen nur angedeutet sind."

Dieses Bild gehört heute zu den großen Seltenheiten, so daß ein „eigenes Material" fehlt. Anders in den Wiegenjahren der Kropfchirurgie. Als durch Reverdin angeregt, Th. Kocher 1883 die von ihm im Laufe von zehn Jahren mit Thyreoidektomie behandelten Kropfkranken nachuntersuchte, wurden die schweren Veränderungen zuerst festgestellt (s. S. 54).

Damals fiel die totale Strumektomie als Operationsmethode beim gutartigen Kropf. Und damit schwand das eigentümliche Krankheitsbild aus der Reihe der Beobachtungen. Nur unter besonderen Umständen tritt es noch auf. In jenen Fällen z. B. in denen eine Zungenstruma das einzige vorhandene Schilddrüsenparenchym darstellt, muß es nach deren Exstirpation zum Myxödem kommen (Asch, Seldowitsch).

Von Wichtigkeit ist eine Beobachtung von Kummer: Ein 13 Jahre alter Knabe zeigte seit drei Monaten eine weiche pulsierende Struma aller drei Lappen und gleichzeitig Anzeichen von Hyperthyreoidismus. Ligatur beider Inferiores und der vorderen Äste beider Superiores. Zwei Monate später war die Schilddrüse von annähernd normaler Größe, der

Exophthalmus verschwunden. Nach weiteren fünf Monaten hatte sich das Bild einer schweren Hypothyreose entwickelt.

In diesem Falle genügte mithin die Ligatur der Gefäße, um Ausfallserscheinungen seitens der Schilddrüse hervorzurufen, die nur durch weitgehende Gewebsschrumpfung erklärt werden können. SEULBERGER beobachtete nach Operation einer Basedowstruma (Ligatur der vier Hauptarterien, ausgedehnte Resektion) ein ausgesprochenes Myxödem (siehe auch BLANCO-SOLER, BONILLA).

Die Anschauung, daß das als postoperatives Myxödem beschriebene Krankheitsbild tatsächlich durch den Funktionsausfall der Schilddrüse bedingt wird, kann als sicher gelten. Es hat alle wesentlichen Züge mit dem spontanen Myxödem gemein und ist gleich diesem durch thyreoidale Opotherapie zum Verschwinden zu bringen. In einigen Fällen von scheinbar spontanem Myxödem wurde die Zerstörung des funktionstüchtigen Drüsengewebes durch Entzündung (Aktinomykose) oder Neubildung (Karzinom) erwiesen. Die Tatsache, daß auch nach sicherer partieller Strumektomie myxödematöse Bilder in entsprechend milderer Form auftreten können, zeigt die Wesensgleichheit mit der Hypothyreose, deren schwerste Form sie bedeutet. Wichtiger erschien der Einwand, daß nur ein Teil der Patienten nach totaler Strumektomie an Myxödem erkrankte. Dies ging namentlich aus den Untersuchungen des Londoner Myxödemkomitees hervor, die nur etwa bei 24% der Patienten Kachexie ergaben. EISELSBERG klärt (l. c.) diesen scheinbaren Widerspruch einfach auf und verweist auf die gemeinsam mit WÖLFER durchgeführten Nachuntersuchungen. Von 52 Totalexstirpationen der Klinik BILLROTH konnten bei 37 Patienten spätere Befunde erhoben werden. In 70% konnten Ausfallerscheinungen festgestellt werden. Diese Zahl entspricht den ersten Nachuntersuchungen KOCHERs, der später 100% fand.

Die Diagnose des Zustandes begegnet keinen Schwierigkeiten. Die Prognose ist bei der Möglichkeit kausaler Therapie günstig. Wenn noch ein erholungsfähiger Rest von Schilddrüse vorhanden ist, kann allmählich wieder ein Gleichgewichtszustand erreicht werden. Fehlt jedwedes Schilddrüsenparenchym, dann muß die Opotherapie per os zeitlebens fortgesetzt, die Implantationstherapie in Kombination mit oraler Zufuhr mehrfach wiederholt werden.

Die Medikation von Organpräparaten und die Technik der Implantation wurden früher beschrieben. Die Injektionstherapie (HORWITZ, v. MURRAY) wurde aufgegeben.

Die Erfolge der Organotherapie sind ausgezeichnet. Schließlich sei auf alles beim spontanen Myxödem Gesagte verwiesen.

Eine Operationsgefahr besonderer Art beruht in dem gleichzeitigen Bestehen einer latenten Lungentuberkulose beim Kropfträger. CLAIRMONT und SUCHANEK konnten bei Patienten mit hochgradiger

Trachealstenose und spezifischer Spitzenaffektion nach der Strumektomie
in kürzester Zeit das Auftreten einer floriden, rasch progredienten und
sogar letal endigenden Lungentuberkulose beobachten. Die Erklärung
sehen die beiden Autoren in der durch die Operation bedingten Veränderung der Blutzirkulation und der Lungenventilation. Aus den Versuchen von TIEGEL geht hervor, daß ein gestautes Organ für Tuberkulose weniger empfindlich ist, woraus der eine als ätiologisch wirksam
angesprochene Faktor gegeben ist. In der Befreiung der durch die intrathorakale Struma komprimierten Lungenspitze liegt der zweite. Da
eine entsprechend langsame Befreiung der Trachea von der Einengung
technisch nicht in Frage kommt, schlagen CLAIRMONT und SUCHANEK
im entsprechenden Falle eine prophylaktische Stickstoffeinblasung, die
gleichzeitig mit der Strumektomie zu erfolgen hätte, vor. „Dadurch
würden zunächst der plötzlichen Veränderung die Zirkulations- und
Ventilationsverhältnisse in der Lunge das Gleichgewicht gehalten werden,
um dieselben ganz allmählich nach langsamer Resorption des Stickstoffes
zur Norm kommen zu lassen."

Die Komplikation einer Progredienz der Tuberkulose gehört gewiß
zu den Seltenheiten. Eine prognostische Einschätzung ist im Einzelfall
nicht möglich. Der Grad der Luftröhrenveränderung scheint von Bedeutung zu sein, nicht minder jener der Veränderung der Lunge.

Als therapeutischer Eingriff, der durch die Strumachirurgie selbst
ab und zu indiziert wird, kommen letzten Endes Korrekturen besonders
häßlicher Narben in Frage. Meist handelt es sich um grübchenförmig
eingezogene Hautnarben, die durch Exzision und Einlegen eines kleinen
Fettläppchens leicht behoben werden können.

Bei Keloidbildung in der Operationsnarbe hat sich uns die Röntgenbestrahlung bewährt.

Schon bei der Besprechung der Diagnose und Prognose wurde die
praktische Verwertung unserer heutigen Auffassung der Schilddrüsenerkrankungen gezeigt. Ich kann sagen „unserer" — denn in den letzten
Jahren wird meine Arbeitshypothese auch von namhaften Forschern
als etwas Zurechtbestehendes übernommen. Bei aller Genugtuung
darüber kann ich mich aber des Eindruckes nicht erwehren, daß die
wichtigste Folgerung aus der Hypothese — die Anwendung auf die
Therapie — nur von wenigen gezogen wird.

Ich hielt es daher für unerläßlich, das Kapitel Therapie unter Berück-
sichtigung aller gangbaren Methoden umfänglich darzustellen. Das
Versagen oder die Gefährlichkeit der einen, die Erfolge der anderen
sollte dadurch einer Beurteilung zugänglich gemacht werden. Wenn der
Versuch unternommen werden soll, auf Grund der hier vertretenen
Biologie der Schilddrüse die Maßnahmen der Behandlung in weiten
Grenzen festzulegen, so kann gesagt werden:

Die seltene Struma des Neugeborenen ist fast immer mit einer Beeinträchtigung der Luftröhre verbunden, die nur operativ behoben werden kann. Trotzdem in solchen Fällen die Operation auf das geringste Maß beschränkt werden soll, muß — wenn sich nicht etwa die Tracheotomie als zunächst einzig ausführbarer Eingriff ergeben sollte — die weitgehende symmetrische Resektion der Schilddrüse angestrebt werden. Die meist das Bild beherrschenden Atembeschwerden (man denke an Thymushyperplasie!) lassen eine konservative Therapie kaum in Frage kommen.

Die Struma des Kleinkindes ist oft durch medikamentöse Therapie zu beeinflussen. Im übrigen erfolgt der Eingriff analog jenem beim Erwachsenen.

Der funktionell indifferente Adoleszentenkropf ist bei fehlender Verdrängung oder Verengerung der Luftröhre einer Jodbehandlung zuzuführen; dasselbe gilt für Jugendkröpfe mit hypothyreoten Zügen. Bestehen Zeichen von Thyreoidismus, so ist Jodtherapie verpönt. Die beiderseitige symmetrische Resektion ist die Methode der Wahl. Trachealkompression indiziert in jedem Fall die Operation.

Die Struma der Erwachsenen wird nach dem vorliegenden Typus behandelt:

Die hypotrophisch-hyporhoische Struma erfordert nach symmetrischer Reduktion Jod- oder Opotherapie, eventuell kombiniert.

Die eutrophisch-hyporhoische Struma wird symmetrisch reseziert. Jod als Therapie ist durchaus kontraindiziert. Hingegen kann bei frühester Jodzufuhr in der Nachbehandlung ohne Schädigung das Rezidiv vermieden werden. Im weiteren Verlauf ist die Jodmedikation unter genauer Kontrolle des Patienten periodisch zu wiederholen. Handelt es sich um eine Hyperthyreose auf dem Boden dieses Strumentypus, so ist jede Art der Jodzufuhr absolut zu unterlassen.

Bei eutrophisch-hyperrhoischen Formen kann auch beim Erwachsenen, wenn keine Beeinträchtigung der Trachea nachweisbar ist, der Versuch einer Jodbehandlung unternommen werden. Sonst muß die operative Therapie (symmetrische Resektion) durchgeführt werden.

Die hypertrophisch-hyperrhoische Struma als Basis eines akuten Basedow leichten Grades ist eines spontanen Rückganges fähig. Eine vorsichtige Allgemeinbehandlung kann dies unterstützen. Bei rezidivierenden Formen mit Zeichen einer abnormen Vaskularisation bewährt sich die Gefäßligatur. Der akut einsetzende Vollbasedow erfordert nach allgemeiner Vorbereitung (diätetisch, klimatisch, medikamentös) und genauer Kontrolle des Grundumsatzes die beiderseitige symmetrische Resektion, falls nicht das Absinken der metabolimetrischen Werte und das Ansteigen des Körpergewichtes eine weitgehende Besserung oder Heilung erwarten lassen. Bei kleinen Strumen kann Röntgenbestrahlung versucht werden. Der Operation (Resektion) geht bei schwerem Allgemeinzustand die Arterienligatur voraus. Die Resektion wird durch hohe Joddosen während acht Tagen eingeleitet und mit Jod nachbehandelt. In seltenen Fällen Thymusresektion. Für die übrigen Formen der Hyperthyreosen kann die beste Therapie nur aus der Vermutung über die Genese und das pathologisch-anatomische (morphologisch-funktionelle) Bild abgeleitet werden. Berücksichtigung polyglandulärer Syndrome!

Das solitäre Adenom wird im Zusammenhang mit dem Schilddrüsenlappen reseziert, die Art. thyreoidea inf. der anscheinend gesunden Seite ligiert. Bei diffuser Adenomatose ist eine zu ausgedehnte symmetrische Resektion zu vermeiden und bei sicherem Fehlen von hyperthyreoten Zügen mit Organpräparaten vorsichtig nachzubehandeln. Eine Jodtherapie ist beim Adenom zwecklos, bei diffuser Adenomatose mit Speicherung gefährlich.

Einige Beispiele mögen die Anwendung dieser Richtlinien zeigen:

16jähriges Mädchen mit diffuser symmetrischer Schilddrüsenanschwellung von Faustgröße; geringe Atembeschwerden; keine funktionelle Störung; auf kleine Joddosen vorübergehend Abnahme der Kropfgröße. Röntgenologisch: Kompression der Trachea von beiden Seiten. Diagnose: Eutrophisch-hyperrhoische Struma, Adoleszententyp. Die Indikation zur ausgedehnten symmetrischen Resektion mit nachfolgender interner Joddarreichung ist gegeben. Die postoperative Prognose ist durchaus günstig, das Rezidiv unwahrscheinlich, die Gefahr des Jodbasedow besteht nicht.

28jährige Frau, erblich belastet, Schilddrüsenschwellung seit der ersten Menstruation. Allmähliche Größenzunahme. Faustgroße Struma in jedem Lappen, weich, stellenweise einzelne Knoten. Mäßige Trachealstenose. Diagnose: Eutrophisch-hyporhoische Struma mit kolloidalen Adenomen. Ein therapeutischer Versuch mit Jod ist nicht angezeigt. Gefahr der Basedowifizierung! Ausgedehnte symmetrische Resektion mit sehr vorsichtiger Jodnachbehandlung.

29jähriger Mann, seit 12 Jahren diffuse Struma, die langsam zu einer prallen symmetrischen Geschwulst heranwuchs. Hypothyreote Züge, geringe Atemnot bei beträchtlicher Trachealkompression. Diagnose: Hypotrophisch-hyporhoische Struma. Therapie: Symmetrische Resektion, in der Nachbehandlung Jod abwechselnd mit Organpräparaten.

35jähriger Mann, erblich belastet. Seit einigen Jahren asymmetrische Schilddrüsenvergrößerung, Knotenkropf vornehmlich rechts und median. Einengung der Luftröhre von rechts her mit Verdrängung nach links und hinten. Kein Zeichen gestörter Funktion. Diagnose: Struma adenomatosa. Therapie: Beiderseitige Resektion mit mehr minder beträchtlicher Parenchymbelassung je nach dem Bilde des Drüsendurchschnittes.

36jähriger Mann. Seit 9 Jahren Schilddrüsenschwellung. Seit 3 Jahren Erscheinungen von Basedow. In der letzten Zeit zunehmend. Bild des Vollbasedow bei diffuser, weicher Struma, Trachealstenose. Diagnose: Basedow auf dem Boden einer eutrophisch-hyporhoischen Struma. Therapie: Jod kontraindiziert! Bei beträchtlich erhöhtem Grundumsatz als Vorbereitung Liegekur. Chinin, Gynergen, Antithyreoidin u. ä. Dann ausgedehnte symmetrische Resektion. Kein Jod in der Nachbehandlung!

Die kausale Therapie — Zweck und Ziel aller ärztlichen Arbeit — ist für die Erkrankungen der Schilddrüse in weitem Umfange gegeben. Mit der Sicherheit des Somnambulen ging sie am freien Grat uralter Beobachtung und Erfahrung bis zum Schutzdach des modernen Laboratoriums. Ihr Erfolg ist der Prüfstein ihres Wertes. Ihr Wert rechtfertigt ihre Grundlage. Diese aber bildet das gesamte Gebäude der Physiologie und Pathologie der Schilddrüse, wie es in den letzten 20 Jahren aufgeführt wurde. Es darf nicht übersehen werden, daß die ersten großen Erkenntnisse über das Wesen der Schilddrüsenbiologie nur die äußersten Linien der Therapie begrenzten. Der Lösung der wichtigen Fragen innerhalb dieser mußte noch viele Arbeit gewidmet werden. Heute können wir die Wirkungsweise jeder einzelnen Maßnahme im Lichte der biologischen Theorie beurteilen und umgekehrt aus dieser die Therapie formulieren. Es wäre müßig, um Bezeichnungen und Auslegungen zu kämpfen, es sei denn um solche, deren falsche Deutung zu einem therapeutischen Abweg führen müßte. Ich habe dies im vorhergehenden ausführlich darzustellen versucht. Hier soll es noch an einem Einzelbeispiel klargelegt werden.

Das Wort Hyporhoe bedeutet einen Zustand. Er sagt uns, daß in dieser Drüse eine über das Normale hinausgehende Stauung des Kolloids stattfindet. Welche Wirkung diese Abfuhrseinschränkung auf den Organismus hat, ist natürlich aus der bloßen Beschreibung eines lokalen Zustandes nicht ersichtlich. Der Organismus kann sich dabei hinsichtlich der Schilddrüsenfunktion im Gleichgewicht befinden oder er kann z. B. Unterwerte aufweisen. Herrscht Gleichgewicht, dann handelt es sich um Euthyreose bei hyporhoischem Zustandsbild. Die Darstellung der Sekretabschwemmung muß mithin als die Auswirkung des endogenen Regulators angesehen werden. Es kann von keiner Hypothyreose, sondern nur von Hyporhoe gesprochen werden. Die gewaltsame Mobilisierung dieser Sekretstauung durch Jodzufuhr muß zur Überschwemmung des Organismus mit Schilddrüsensekret führen mit all den schädlichen Auswirkungen der Hyperthyreose. Befindet sich aber der Träger einer

hyporhoischen Struma im Zustand der Hypothyreoidie, dann bedeutet
— vor allem bei jüngeren Individuen — die medikamentöse Sekretausschwemmung kausale Therapie.

Es mag genügen, an die früheren Überlegungen beim Adoleszentenkropf zu erinnern, um die Bedeutung einer einheitlichen Nomenklatur
und die Wichtigkeit des Wortsinnes einer Bezeichnung zu unterstreichen.
Der klinisch indifferente Jugendkropf ist hyperrhoisch aber euthyreot.
Dieselbe pathologisch-anatomische Form kann beim Adoleszenten
hypothyreote Züge tragen. Der Begriff der Hyperrhoe macht den pathologischen Vorgang verständlich und postuliert Jodzufuhr als kausale
Behandlung. In der Erkennung der gesteigerten Ausfuhr liegt die Beurteilung des erhöhten Bedarfes oder der qualitativen Insuffizienz enthalten. Die seit Jahrhunderten empirisch begründete Jodzufuhr in der
Endemiegegend wird auf dieser Basis zur kausalen Therapie. Aber nicht
nur dieser Wandel, auch die Zügel der kausalen Therapie kommen in
unsere Hand. Und mit diesen Zügeln die Herrschaft über das Rezidiv.
Darin liegt der besondere Wert einer einheitlichen Auffassung. Der
Theoretiker behält Recht. Diesmal auch im Gebiete der Therapie.

Der Fortschritt in der Behandlung der kropfigen Erkrankungen
ist ein unverkennbarer und bedeutender. Dieses Leiden, das in den verschiedensten Gegenden der Erde seit den ältesten Zeiten angetroffen
wird, bildete stets einen Gegenstand ärztlicher Behandlungsversuche.
In diese hat die Mystik ebenso ihre Zeichen eingegraben, wie die Zag-
haftigkeit und Kühnheit der Therapeuten. Wir dürfen nicht vergessen,
daß wir die tiefsten Einblicke in die Physiologie, ja in die gesamte Biologie
des Organes und damit in die menschliche Biologie überhaupt den Erscheinungen verdanken, die sich als Auswirkung chirurgischer Eingriffe
an der Schilddrüse ergeben haben. Der große Wandel in der Form der
Therapie, der so eindringlich die zeitliche Bedingtheit unseres Wissens
offenbart, zeigt gewissermaßen eine zielbewußte Straße, deren vor-
läufiger Endpunkt auf der Höhe naturwissenschaftlicher Einblicke hält.
Aber die Therapie ist trotzdem oder vielleicht gerade deshalb voll
bleibender Problematik.

Es soll hier zusammenfassend noch einmal hervorgehoben werden,
daß wir in jedem Falle zwischen kausaler und symptomatischer
Behandlung zu unterscheiden haben; daß wir Fälle haben, bei denen
nur die eine oder nur die andere zur Anwendung kommen kann und
solche, bei denen wir beide durchführen müssen. Aus dem früher Gesagten geht eindeutig hervor, welcher Behandlungsart die Bedeutung
einer kausalen zugesprochen werden kann. Gerade die Hyperthyreosen
zwingen uns, der symptomatischen Therapie eine erhöhte Bedeutung
beizulegen und sie sind es auch, die es als möglich erscheinen lassen,
bei einigen Formen den Angriffspunkt unserer Behandlung nicht primär

an der Schilddrüse, sondern an einem anderen innersekretorischen Organ anzusetzen. Aus allen Überlegungen geht aber immer wieder mit voller Deutlichkeit hervor, daß die Grundlage einer in jedem Falle zweckmäßigen Therapie die **funktionelle Schilddrüsendiagnostik** bildet: Die klinische funktionelle Diagnostik aufgebaut auf der pathologischanatomischen, funktionellen Diagnostik.

Der Chirurg, der sich lange mit der Entfernung eines komprimierenden Kropfteiles begnügte, muß heute auf den funktionellen Wert der Drüse das größte Gewicht legen. Die Vermeidung von Schädigungen durch den Eingriff ist im weiten Maße möglich. Der Sorge um ein kosmetisches Resultat, das als einziges Ziel nicht mehr Geltung hat, muß um so mehr gewissenhaft neben der Erfüllung der wichtigeren Ziele gedacht werden. Die Anlegung des Hautschnittes, die Frage der Drainage, die intrakutane Naht, die Behandlung von Fisteln und Narbenkeloiden bildet heute einen sehr beachtenswerten Bestandteil der chirurgischen Therapie. Die Konkurrenz zwischen medikamentösem und operativem Verfahren ist zugunsten einer sinngemäßen Zusammenarbeit fallen gelassen. In dieser liegt die Hoffnung einer fortschreitenden Erkenntnis.

Das Rezidiv

Die Grundanschauung über die Physiologie und Pathologie der Schilddrüse ist in Wiederholungen erschöpft, ehe dieses Kapitel erreicht wurde. Aber gerade hier sollte die Verwertbarkeit einer Arbeitshypothese gezeigt und dem Praktiker ein wirklicher Fortschritt geboten werden. Es mögen daher einige Punkte noch einmal zum Überdruß zur Sprache kommen.

Die Literatur, die bisher über Rezidivstrumen vorliegt, kann übergangen werden. Mit Ausnahme der Arbeit von JUST bewegen sich die Überlegungen auf dem Stockgeleise der Bezugnahme auf reine Morphologie und operative Technik. Das reiche Beobachtungsmaterial allerdings, das namentlich in den älteren Arbeiten zum Teil verstreut enthalten ist, wäre einer eingehenden Durchsicht wert, aber es fehlt die histologische Kontrolle. Ich will daher auf eigene Fälle bezug nehmen und alle unfruchtbaren Überlegungen beiseite lassen.

Tatsächlich liegt die Entscheidung in dieser Frage in der Zukunft, da unsere Beobachtungsdauer noch nicht als beweisend gelten kann. CLAIRMONT sagt in seiner äußerst prägnanten Darstellung des ganzen Kropfproblemes: „Die postoperative Kropfprophylaxe muß sich erst in unseren Erfahrungen auswirken." Darin liegt ausgesprochen, daß wir eine überlegte postoperative Kropfprophylaxe treiben müssen, wenn wir verwertbare Erfahrungen erwarten wollen.

Die Fragen und Überlegungen (ich kann mich dabei auf früher Gesagtes beziehen)[1] sind einfach.

---

[1] Wien. klin. Woch. 1924, Nr. 24.

Zunächst: Welche Kröpfe neigen zum Rezidiv? Welche Maßnahmen stehen uns zur Bekämpfung dieser Neigung zu Gebote?

Es ist eine unzweckmäßige Gepflogenheit, von wahren und falschen Rezidiven zu sprechen und damit das Wiederauftreten einer Schilddrüsenvergrößerung auf der operierten oder auf der nicht operierten Seite zu bezeichnen. Unter Rezidive s. str. kann nur eine funktionell bedingte neuerliche Drüsenvergrößerung verstanden werden, die also immer das ganze Organ betrifft. Wenn die partielle Resektion eines mit Adenomkeimen durchsetzten Lappens vom Wiederauftreten von Adenomknoten im Drüsenrest gefolgt ist, liegt ein Zustand vor, den man bestenfalls als lokales Rezidiv benennen kann. Hypertrophie, Kolloidstase oder ihre Kombination (Eutrophie und Hyperrhoe umschreiben im besonderen Falle die allgemeine Hyperplasie) als anatomisches Gerüst des makroskopischen Rezidivs muß als Organrezidiv gewertet werden.

Das funktionell bedingte Wiederauftreten einer Schilddrüsenvergrößerung ist nur verständlich, wenn das Moment, das zur primären Hypertrophie führte, nach der Operation fortbesteht oder ein anderes, das ebenfalls eine Hypertrophie auslösen kann, in Wirksamkeit tritt. Die Ätiologie des einzelnen Kropfes ist also entscheidend über die Möglichkeit und Wahrscheinlichkeit des Rezidivs. Die Art der Operation ist der zweite wichtige Faktor. Die Anastomosenbildung nach Ligatur und Resektion wurde von GEIGER studiert. Dazu kommen alle jene Strumen, die sich spontan zurückbilden, um nach längerer und kürzerer Zeit wieder aufzutreten. Auch hier kann von einem Rezidiv gesprochen werden.

Ich habe aus den Strumenfällen von zehn Jahren der Klinik EISELSBERG einige als erläuternde Beispiele zusammengestellt.

Fall I. Th. B. Erster Aufenthalt vom 15. bis 23. Juli 1913. 45 Jahre, Tapezierergehilfe, Trebitsch (Mähren). Kropf der Mutter. Im Alter von 20 Jahren eigroße Schwellungen am Halse, dessen Umfang bis 1912 mäßig groß und konstant blieb. Im Anschlusse an einen achtwöchigen Aufenthalt in Steiermark auffallende Größenzunahme des Halses, Atembeschwerden bei Anstrengung. — Status praesens: Vergrößerung beider Schilddrüsenlappen, besonders links. Verdrängung der Trachea nach rechts. Keine hyperthyreoten Symptome. — 17. Juli. Exstirpation links. 2 Tage Temperatur bis 38⁰, 2 Tage bis 37,5⁰, lokal reaktionsloser Wundverlauf. Mikroskopisch: kolloidales Adenom. — Erbliche Belastung deutet — da nur in einem Deszendenten — auf Adenom. Es entwickelte sich nach der Adoleszenz. Der Aufenthalt in einer Epidemiegegend führt zur Kolloidstase. Die Operation ergibt ein kolloidales Adenom. — Zweiter Aufenthalt vom 8. bis 19. Jänner 1923. Bis 1921 beschwerdefrei. Dann Vergrößerung des Halses rechts. Atembeschwerden. Verdrängung der Luftröhre nach vorne und links mit starker Kompression von hinten. Median faustgroßer intrathorakaler Zapfen. — Wie ist nun das Wiederauftreten einer Schilddrüsenvergrößerung mit Atembeschwerden zu werten? Zunächst muß an ein neuerliches Adenom

gedacht werden. Aber die Untersuchung des Patienten ergibt eine gleichmäßige diffuse Vergrößerung des ganzen Drüsenrestes, die als kompensatorische Hypertrophie nach Exstirpation der linken Schilddrüsenhälfte begreiflich ist. Die starke Einengung der Luftröhre läßt reichliche Kolloidanschoppung erwarten. — Als Prophylaxe wäre nach der ersten Operation
eine Jodkur am Platze gewesen, die erfahrungsgemäß die kompensatorische
Hypertrophie wesentlich einzuschränken vermag. Nun, da bereits eine
wesentliche Trachealstenose besteht, kommt eine andere als operative
Therapie nicht mehr in Frage. — 10. Jänner 1923. Enukleationsresektion
rechts. Temperatur am ersten Tage p. op. bis zu 38,5⁰, dann normal. Puls
bleibt bis zum 5. Tage erhöht. Lokal reaktionsloser Wundverlauf. Mikroskopisch: Diffuse Kolloidstruma. — Die Gefahr eines neuerlichen Rezidivs
nach demselben Hergang besteht bei dem jetzt 55jährigen Patienten nicht
mehr. Der Charakter des Rezidivs ist ein funktioneller.

Fall II. Th. Th. Erster Aufenthalt vom 11. bis 29. Juli 1912. 38 Jahre,
Haushalt, Theresiental (Bayern), leichte Endemie; Großmutter und zwei
Tanten mütterlicherseits haben Kropf. Erste Anschwellung in der Pubertät,
seither langsam zunehmend. Seit 4 Jahren rascher. Atembeschwerden.
2 Partus. Diffuse Schwellung beider Lappen zu Faustgröße, Säbelscheiden-
kompression der Trachea. — 15. Juli 1912: Beiderseitige Unterlappen-
resektion. Die Inferior wird beiderseits in ihren Ästen ligiert. Postoperativ
hyporhoischer Temperaturtypus. Histologisch: Eutrophisch-hyporhoische
Struma. — Zweiter Aufenthalt vom 22. Jänner bis 9. Februar 1923. Durch
3 Jahre nach der Operation beschwerdefrei, dann neuerlich langsam zunehmende Schwellung des Halsumfanges und Atembeschwerden. Sommer
1922 Auftreten eines kalten Abszesses an der linken Ulna, vor 6 Wochen eines
weiteren neben dem linken Brustbeinrand. Lungen o. B. Trachealkompression
von beiden Seiten. — 29. Jänner 1923: Resektion beiderseits. Postoperative
Temperatur von Typus hyporhoischer Strumen. Histologisch: Struma
colloides diffusa (eutrophisch-hyporhoische Struma). — Heredität ausschließlich in der weiblichen Linie, Zusammenhang mit der Genitalfunktion eindeutig. Die endogene Genese erfährt eine Unterstützung durch den Aufenthalt in einer Endemiegend. Ergebnis: Hyporhoe in einer eutrophischen
Schilddrüse. — Die Resektion beseitigt die Trachealkompression, nicht aber
die endogene Entstehungsursache. Das beginnende Rezidiv ist bald von
Atembeschwerden begleitet: ein weiteres Moment zur Kolloidstauung tritt
hinzu. Die ohne Allgemeinsymptome verlaufende Karies vermag die Hyporhoe
nicht zu überwinden. Der histologische Befund des Rezidivs kann gleich-
lautend mit der primären Struma erwartet werden. — Die Nachbehandlung
muß in Jodzufuhr bestehen. Das Rezidiv ist ein rein funktionelles.

Fall III. L. B. Erster Aufenthalt vom 28. Juni bis 18. Juli 1916.
20 Jahre alt, Militärschlosser. Erblich nicht belastet. Vor 5 Jahren vorübergehend in Steiermark, sonst stets in Wien. Seit 2 Jahren gleichmäßige Umfangzunahme des Halses; seit 2 Wochen Atem- und Schluckbeschwerden.
Der große kräftige Patient zeigt beiderseits eine über faustgroße Struma,
rechts größer als links. Laryngologisch und röntgenologisch geringe Kompression, links größer als rechts. — 8. August 1916: Resektion links bis auf
einen daumengliedgroßen Rest. Rechts wird ein fast faustgroßes Stück
keilförmig exzidiert. Histologischer Befund: Kolloidale Adenome. Wundverlauf ohne Besonderheiten. Heilung per primam. Entlassung. — 3 Jahre
später abermals allmähliches Dickerwerden des Halses; seit 2 Jahren
schnelleres Wachstum. Kindskopfgroßer Kropf des rechten Schilddrüsen-

lappens. Röntgenologisch: Starke Verdrängung der Luftröhre nach links und hinten mit erheblicher Kompression von rechts her. Normaler Grundumsatz. — 1. Juni 1922: Resektion von vier Fünfteln der rechten Struma. Ein kleinapfelgroßer linker Lappen wird unberührt gelassen. Geringe postoperative Reaktion. Seröse Sekretion aus der Drainagestelle. Wundheilung per primam. Entlassung. Histologischer Befund: Diffuse, zum Teil zystische Kolloidstruma mit reichlicher Neubildung von Follikeln, an dieser Stelle ziemlich bedeutende Desquamation des Epithels, mitunter reichlich Blutpigment. — Der Kropf tritt bei dem in der Aszendenz kropffreien Patienten erst nach den Pubertätsjahren auf. Dieser Umstand und die Asymmetrie der Vergrößerung machen eine diffuse funktionelle Hyperplasie unwahrscheinlich, Adenome wahrscheinlich. Die Trachealkompression zeigt Hyporhoe an. Die beträchtliche Größe beider Strumenhälften ohne bemerkbare Störungen der Funktion kann nur mit diffuser Adenomatose und Sekretstauung in Einklang gebracht werden. Dies ist tatsächlich der histologische Befund nach der Resektion. — Im größeren, belassenen Drüsenrest entwickelt sich verhältnismäßig rasch ein Rezidiv. Patient ist in einem Alter, in dem eine volltätige Schilddrüse nötig ist. Das Rezidiv könnte daher zunächst als reine Organregeneration von eutrophisch-hyperrhoischem Typus aufgefaßt werden. Wieder spricht die auffallende Größe bei Stoffwechselgleichgewicht dagegen. Die Neigung zur Adenombildung, die der primäre Kropf erkennen ließ, macht Umfang und Raschheit des Rezidivs verständlich. Die Kompression sollte Sekretstauung bedingen. Das Fehlen von Ausfallserscheinungen kann nur durch ein Bild wohlfunktionierender Zellen erklärt werden. — Eutrophie mit Follikelneubildung in einer kolloidalen Adenomstruma, kennzeichnet das mikroskopische Bild. — Die funktionell bedingten Elemente begleiten den Adenomcharakter der Struma, der das Wesen des „Rezidivs" ausmacht.

Fall IV. R. D. Erster Aufenthalt 19. Februar bis 2. März 1913. 40 Jahre. Schneidermeisterin, Wien. Struma bei einer Schwester der Patientin. Als Kind Diphtherie und Scharlach. Seit früher Jugend dicker Hals. Bemerkbares Wachstum seit dem 14. Lebensjahr; seit 2 Jahren Atemnot. Mit 14 Jahren Menarche; in der Folge stets regelmäßig. Alle 3 Schlüssellappen sind vergrößert, rechts (gänseeigroß) größer als links. Mittellappen hühnereigroß. Röntgenologisch: Geringe Trachealkompression. — 22. Februar 1913: Resektion des linken Lappens. Geringe postoperative Reaktion. Wundheilung per primam. Entlassung. Histologisch: Kolloidreiches Adenom. Durch 7 Jahre beschwerdefrei. Dann unter langsamem Dickerwerden des Halses wieder Atembeschwerden. Apfelgroße Struma rechts. Unregelmäßigkeit der Menses seit 2 Jahren. Keine nervösen Symptome. Röntgenologisch: Geringe Verschiebung und Verengerung der Trachea. Kindsfaustgroße intrathorakale Struma. — 29. März 1922: Resektion rechts unter Belassung einer walnußgroßen Parenchymrosette. 2 Tage post operationem febril. Niedrige Pulskurve. Wundheilung per primam. Entlassung. Histologischer Befund: Zystische Kolloidstruma. — Die Struma besteht bei der Patientin seit früher Jugend; das generative Leben beeinflußt die Größe nicht. Eine endogene Genese ist nicht wahrscheinlich. Ebenso deutet die Unregelmäßigkeit der Vergrößerung auf Adenom. Die Trachealkompression kann zur Kolloidstase führen. Befund: Kolloidreiches Adenom.

Das Rezidiv kommt spät zur Entwicklung. Es fällt zeitlich in den Beginn der Menstruationsunregelmäßigkeiten. Ein funktioneller Grund für das Rezidiv kann nicht gefunden werden. Es ist daher die Annahme neuerlicher Adenombildungen am nächstliegenden. Man wird im beginnenden Klimakterium Hyporhoe erwarten, die durch eine, wenn auch geringe Einengung der Luftröhre noch gefördert wird.

Das Mikroskop zeigt eine zystische Kolloidstruma. Die Zysten sind als Degenerationsform multipler Adenome aufzufassen, wodurch die Genese des „Rezidivs" geklärt ist.

Diese Beispiele mögen die aus Diagnose und Prognose bekannten Ausführungen wiederholen.

Die Erfassung der exo- und der endogenen Strumengenese bildet die Voraussetzung der Beurteilung des Rezidivs in funktionellem Sinne. Dies ist das Wesen aller Überlegungen.

Was daraus für die operativen Maßnahmen[1] im Einzelfall abgeleitet werden kann, habe ich bei der Besprechung der chirurgischen Therapie ausgeführt.

Die Besonderheit endogener Momente in der Ätiologie des Kropfes kommt in mancherlei auffallenden Beobachtungen zum Ausdruck. Das Rezidiv einer echten Basedowstruma in der Form eines „indifferenten Kropfes" oder umgekehrt; frühoperierte Adenome, die im Rezidiv eine diffuse Strumenform zeigen, können manchmal retrospektisch erklärt, aber nicht prognostisch ausgeklügelt werden. Die Beurteilung muß sich derzeit auf typische Fälle beschränken, wobei sie — wie bei allen medizinischen Problemen — niemals außer acht lassen darf, daß auch ein „biologischer Schematismus" nicht zu selten an der Einmaligkeit des Individuums zuschanden wird.

Mit der Beurteilung des Rezidivs ist der Kreis praktischer Fragen geschlossen. Sie ist eine Kette im Ring, deren Eigenwert darin beruht, daß sie als tatsächliche Erfahrung zum Urteil über ein hypothetisches System wird. Es war unvermeidlich, die gleichen Kettenglieder immer wieder aufzuweisen, wenn anders die Einheitlichkeit des Systems dargetan und erwiesen werden sollte. Daß dabei ganz fernstehende Anschauungen übergangen wurden, wenn sie weder zur Ablehnung ncch zur Korrektur der eigenen dienen konnten, liegt in der Art der Darstellung. Die angenommene Sinnfälligkeit dieser mag für sie gewinnen oder sie erledigen. Wer sich mit dem Schilddrüsenproblem beschäftigte, wird die Erfahrung gemacht haben, daß sich über die besten Lehrbuchdarstellungen hinweg eine Auffassung eingebürgert hat, die von der hier vertretenen kaum nennenswert abweicht, ohne ihre Form zu teilen. Das fundamentale Werk WEGELINS über die Schilddrüse

---

[1] BRANDT berichtet über einen Fall von VOELCKER, der seinen eigenen Weg einschlug und zugleich eine physiologisch bemerkenswerte Beobachtung machen konnte. Ein 15jähriges Mädchen wurde im 6. und im 9. Lebensjahre wegen Kropf operiert. Zur Behandlung des neuerlichen Rezidivs verpflanzte VOELCKER ein Stück Basedowstruma in die Bauchdecken. Unter kleinen Joddosen bildete sich das faustgroße Rezidiv in 6 Wochen fast vollkommen zurück.

(1926) bewegt sich grundsätzlich in denselben Linien. Die Wortdifferenzen gegenüber DE QUERVAINS umfassender Behandlung des Themas habe ich an anderen Orten darzutun versucht. SCHITZLERS scharfsichtende Kritik der herrschenden Hypothesen findet die hier vorgetragene annehmbar. Zu TH. und A. KOCHER, zu BIRCHER besteht kein Widerspruch. Die jüngste Darstellung der Fragen durch EISELSBERG läßt das Wesentliche gelten.

Ein gemeinsamer Boden zu neuer Arbeit scheint gefunden. Darin mag ein Wert gesehen werden können. Die nur·ephemere Bedeutung jeder Arbeitshypothese wird dadurch allerdings nicht berührt.

Damit mag der Charakter des Buches gekennzeichnet sein. Was mir hier zur Bearbeitung zufiel, war eine reife Frucht, die die besten Gärtner großgezogen hatten.

Das ganze Beobachtungsmaterial war schon in den ersten Jahren der Kropfchirurgie gegeben: Der Funktionsausfall bei vergrößerter und bei operativ entfernter Drüse; die Überproduktion; das Rezidiv und seine Bedeutung. Bei der ersten grundlegenden Nachuntersuchung an der Klinik KOCHER fehlte das Bild der Cachexia thyreopriva nur bei jenen 2 Operierten, bei denen es im Laufe der Jahre zu einem Kropfrezidiv gekommen war (GARRÉ). EISELSBERG, BASSINI, REVERDIN sahen bald den Rückgang thyreopriver Zeichen unter dem Heranwachsen eines Rezidivs, was V. BRUNS, KAPPELER unter Hypertrophie einer akzessorischen Schilddrüse gleichfalls wahrnehmen konnten. Aber identische Beobachtungen mußten in verschiedener Variation auch späterhin erhoben werden, ehe von der Annahme der kompensatorischen Hypertrophie zum Vergleich der Kropfformen und zur Wertung von Morphologie und Funktion geschritten wurde. Diese sinnfälligen Beobachtungen haben sich in ihren Grundzügen erst im Laufe der letzten Jahre unbemerkt in die Meinung der Strumenforscher eingeschlichen. Erst seit 1914 wird in der Schilddrüsen-Literatur eine annähernd gleichsinnige Auffassung von der Physiologie der Drüse, vom Wesen der Funktion, von der Bedeutung des Kolloids, von Form und Leistung vertreten. Jetzt erst fügte sich unter die weite Kuppel der Darstellung durch TH. KOCHER die Architektur der Einzelprobleme. Den letzten Jahren blieb es vorbehalten, durch die Angleichung der Nomenklatur endlich eine Einheitlichkeit zu erzielen. Das Anschwellen der Literatur ins Unübersehbare verbarg manchen Gleichklang. Ich selbst erfuhr erst durch die ein Detail ablehnende Kritik DE QUERVAINS dessen mit mir übereinstimmende Auffassung der Sekretionsfrage, die ich seit 14 Jahren vertreten habe. Sie war allerdings auch anderen Forschern (WAGNER-JAUREGG, BLAUEL und REICH, STERNBERG, WEGELIN, HELLWIG usw.) entgangen.

Im Kampf für eine wissenschaftliche Überzeugung mag einmal der Zweck die Mittel heiligen. Das soeben erschienene Buch von J. Bauer, „Innere Sekretion" (J. Springer, Berlin 1927) bringt Anatomie, pathologische Anatomie und Physiologie der Schilddrüse übereinstimmend mit meiner Auffassung. Auch die Nomenklaturen werden angenommen. Dies ist mir um so wertvoller, als ich auf der großangelegten internationalen Konferenz für Kropfforschung in Bern, August 1927, den Eindruck gewann, daß man zu keiner wesentlichen Klärung gekommen sei. Darum wage ich es, selbst auf die Gefahr hin, Überdruß zu erwecken, einen Teil meines Schlußwortes auf der Konferenz hier wiederzugeben:

„. . . . Hatte man früher von pathologisch-anatomischer Seite meine Auffassung vom Verhalten des Kolloids bemängelt, so scheinen jetzt zwar diese Bedenken geschwunden. Aber nun wird die Aschoffsche Prägung der „Eutrophie" der Zelle bezweifelt und damit die funktionelle Bedeutung in Frage gestellt. Damit scheint mir der Versuch, auf dieser Konferenz zu einer erstmaligen wenigstens formalen Festlegung des Strumenproblems zu gelangen, gescheitert. Da ich die Zweifel der Vertreter der pathologischen Anatomie nicht teile und an der geschlossenen Linie der Ergebnisse des Tierversuches nicht vorbeizusehen vermag, sondern sie vielmehr mit aller Eindringlichkeit empfinde, versuche ich noch einmal darzustellen, wie mir im Sinne der pathologischen Physiologie das Problem des Kropfes und die Möglichkeit seiner Lösung erscheint.

Die uralte Tatsache „endemischer Kropf" zwingt zur Annahme einer regionär bedingten Ursache. Wir kennen diese Ursache nicht. Ob sie in einem Zuviel, ob sie in einem Mangel beruht, ob es Toxine oder andere Momente sind, wissen wir nicht. Unsere Aufgabe ist es daher, festzustellen: welche Veränderungen bewirkt diese unbekannte lokale Schädlichkeit in der Schilddrüse? Dem makroskopischen Befund des gesteigerten Wachstums (worin eben auch die Adenombildung mit inbegriffen ist) entspricht histologisch eine echte numerische Hyperplasie. Das Zellbild als solches gehört zum normalen Typus, läßt also eine normale Funktion annehmen. Die Zunahme des spezifischen Parenchyms führt zu dem einen Schluß, daß die vergrößerte Drüse im Endemiegebiete im Vergleich zur normalen Schilddrüse (= Schilddrüse in kropffreien Ländern) funktionell mehr arbeitet.

Der Grund hiefür kann ein zweifacher sein. Entweder die Individuen im Endemiegebiet benötigen aus irgendeiner Veranlassung mehr Schilddrüsensekret als die Menschen im endemiefreien Gebiet. Dabei müssen wir das Sekretionsprodukt der Drüse als biologisch normalwertig auffassen und nur das Bedürfnis des Organismus als gesteigert.

Oder: das Sekret, das die Schilddrüse im Endemiegebiet liefert, ist biologisch minderwertig. Daher versucht die Drüse, die mangelnde Qualität durch vermehrte Quantität wettzumachen. Auf jeden Fall spricht das Zellbild in seiner Totalität und im einzelnen für ein volltätiges Organ. Ob dies nicht doch eine falsche Auffassung ist, muß das zweite Charakteristikum, das Kolloid erweisen. Die Struma des Endemiegebietes ist kolloidfrei.

Wieder sind zwei Deutungen möglich: das spezifische Drüsenparenchym sezerniert zu wenig Sekret (und das sei das Pathologische der Drüse im Endemiegebiet); oder das produzierte Sekret wird sofort dem Organismus übergeben, sodaß das Moment der Speicherung wegfällt. Die erste Annahme stellt uns vor eine vollkommen neue, mit allem übrigen aus der Physiologie der Drüse Bekannten nicht harmonierende Tatsache. Die zweite Annahme deckt sich mit der aus dem Zellbild gewonnenen Auffassung. Sie unterstreicht mithin die Annahme einer volltätigen, aber entweder überbeanspruchten oder biologisch minderwertigen Drüse.

Um diese Kardinalfrage, von deren Beantwortung unsere Kenntnis vom Wesen des endemischen Kropfes abhängt, zu klären, habe ich den Zustand des Kolloidmangels, bzw. der Kolloidüberfüllung in eine biologisch faßbare Form zu bringen versucht.

Alle in diesem Sinne unternommenen Tierversuche, die ich in meinem Referat ausführlich wiedergegeben habe, legten mir den Begriff der Hyperrhoe als vermehrte Sekretausschwemmung, den Begriff der Hyporhoe als gesteigerten Speichervorgang nahe. Nach diesen Tierversuchen kann das histologische Bild eines eutrophischen Epithels bei fehlendem Kolloid nicht anders gedeutet werden, denn als zumindest normale Produktion und gesteigerte Abfuhr des Sekretes.

Die Auffassung, daß der Kropf des Endemiegebietes der Ausdruck einer funktionellen Mehrarbeit (nicht Mehrleistung!) der Schilddrüse ist, geht aus den Tierversuchen zwingend hervor.

Es gilt nun, zwischen den beiden Möglichkeiten der Begründung dieser gesteigerten Tätigkeit zu wählen. Ich habe sie früher genannt. Entweder das Sekret ist biologisch vollwertig, aber die Individuen im Endemiegebiet benötigen ein Plus an Sekret. Dieser Mehrbedarf verhindert die Speicherung und fordert vermehrte Produktion. Ein solcher Zustand ist uns aus der Physiologie der Drüse bekannt. Dem jugendlichen Organismus mit seinem erwiesenermaßen gesteigerten Sekretbedürfnis entspricht eine kolloidfreie Drüse. Die Speicherung setzt erst mit der beginnenden Stabilisierung ein. Die Parenchymzunahme des Adoleszentenkropfes zeigt die gesteigerte Produktion. Das ist eine Möglichkeit.

Die zweite besteht darin, daß das Bedürfnis der Norm entspricht, das gelieferte Sekret aber biologisch minderwertig ist, was durch Mehrproduktion und Mehrverbrauch wettgemacht wird.

Beiden Möglichkeiten gemeinsam ist der Umstand, daß der Kropf als Symptom einer allgemeinen Störung, nicht als lokale Organerkrankung erscheint.

Das nächste unmittelbar auslösende Moment dieses Symptoms kann in der Irritation der Sekretionsregulatoren der Schilddrüse gesucht werden. Nach dem bis jetzt Erschlossenen entspricht der Zustand der Hyperrhoe einer Tonussteigerung des Sympathicus. Wir wissen nicht, durch welche verschiedenen Momente dieser ausgelöst werden kann. Aber Klinik und Tierexperiment haben die sedative Wirkung der Jodzufuhr erwiesen; die Massenerfahrung der Kropfprophylaxe hat sie bestätigt.

Die von ORATOR und mir durchgeführten Tierexperimente scheinen in zweifacher Richtung beweisend: einmal wird die Richtigkeit der funktionellen Auffassung der Hyperrhoe gezeigt und zweitens wird die sedative Jodwirkung auf die verschiedenen Formen der funktionellen Richtung dargetan. Die Betonung der Jodmangeltheorie des endemischen Kropfes wird damit weder unterstrichen, noch abgelehnt, sondern sie wird verschoben, indem die sedative Jodwirkung in den Vordergrund gerückt wird. Damit ist die Jodmangeltheorie vereinbar, aber sie verliert ihre Ausschließlichkeit. Das Problem von Ätiologie, Erscheinungsformen, Prophylaxe und Therapie des endemischen Kropfes aber wird von einer Warte überschaut.

Nun wurde von allen Rednern hervorgehoben, daß der Basedow-Kropf gegenüber den anderen Kropfformen etwas toto coelo verschiedenes sei und hier ein ganz anderes Problem vorliege.

Es ist nun für mich das besonders Zwingende, daß sich alle Folgerungen restlos und mit gleicher Eindeutigkeit auch auf das Basedowproblem anwenden lassen. Ich habe es in meinem Referat in aller Breite ausgeführt. Daher halte ich trotz der Entgegnungen im einzelnen an meinem System fest, um so mehr, als es sich auch in der Frage des Rezidivs vollkommen bewährt hat...“

Ich betone auch hier wie am Schlusse meines Referates, daß meine Auffassung nichts anderes ist als eine bestimmte begrenzte Form der Anschauung, keine Entschleierung der biologischen Probleme. Aber es schien mir wertvoll, wenigstens eine solche Form zu finden, die eine Basis abgeben kann zu vertiefter und vielleicht doch endlich erfolgreicher Weiterarbeit.

Ich stehe nicht an, zu behaupten, daß das große Material unseres Wissens um die Physiologie und Pathologie der Schilddrüse erst dann erschöpfend verarbeitet werden kann, wenn wir uns zu einer einheitlichen Nomenklatur entschließen. Einen Versuch auch in diesem Sinne soll dieses Buch bedeuten.

Das, was ich heute schon als Wert buchen möchte, liegt in einer anderen Richtung: ich sehe die einzelnen Strumenformen nicht als ein starres Nebeneinander anatomischer Bilder, sondern als funktionell bedingte Phasen derselben morphologischen Grundelemente. Darum werden die histologischen Merkmale nicht rein formal, sondern biologisch gewertet. Ihre Bedingtheit ist wesentlicher als ihr Zustand. Diese Auffassung zeigt alle Formen im Zusammenhang. Die tote Gestalt ist durch die Einfügung in eine lebendige Reihe selbst belebt. Die einzelnen Formen sind nicht mehr abgeschlossene Erscheinungen, sondern Glieder einer funktionellen Reihe, die ineinander übergehen, fortschreitende und reversible biologische Vorgänge. Dies ist der Sinn der neuen Bezeichnungen, der Sinn des „Systems der funktionellen Schilddrüsenerkrankungen", das ich festzuhalten versuchte. Damit mag auch die ungewöhnliche Bezeichnung einer „Biographie der Schilddrüse" und der Wunsch nach einer Biologie ihre Erklärung finden.

Eine geschlossene Form der Anschauung für einen wissenschaftlichen Fragenkreis zu gewinnen, ist nach meiner Auffassung von „Erkenntnis" das Beste, was wir erreichen können. Die gebaute Form kann verbessert, erweitert werden. Sie kann morgen fallen. Sie für das Heute darzustellen, wurde hier angestrebt.

Der Versuch, eine umschlossene Anschauung in den Einzelheiten auszubauen, verfällt an der lebendigen Materie immer zu Gewalttätigkeiten. Wer sich des kindlichen Glaubens entbunden weiß, daß uns in irgendein biologisches Geschehen ein letzter, unabänderlicher Einblick möglich sei, wird unter der Not des Gestaltungswillens vielleicht die Form, nicht aber die Absicht verwerfen können. Naturwissenschaftliche Probleme erfahren ihre Deutung, die so oft leichthin als „Lösung" bezeichnet wird, aus der Zeit und für die Zeit. Und es ist in naturwissenschaftlichen Fragen nicht zu selten, daß nicht nur das einzelne Problem im Laufe der Jahre völlig gewandelt werden muß, sondern daß der Proteus Leben selbst sich in einer neuen Farbe darbietet, wenn gerade die Gesetzmäßigkeiten seiner letzten aufgedeckt schienen.

Aber auch diese höhere Warte befreit nicht von dem Zwang der Klärung im begrenzten Rahmen. Dazu gibt die Wissenschaft die Methodik. Sonst nichts. Ihre Ergebnisse müßten in aneinander gereihten „Tatsachen" bestehen. Diese Tatsachen aber müssen über jeden Zweifel erhaben sein. Es gibt nicht zu viele, denen man dies ohne weiteres zubilligen kann. Am einfachsten Tierexperiment, das konditionell erzwungene Ergebnisse zeitigt, haften zahlreiche Fehlerquellen. Ihre unbewußte Gleichartigkeit erhält zwar die Linie. Ihr gewaltsames Beugen wird zum Multiplikator des Irrtums. Es ist kein Advokatenwitz, daß sich alles beweisen lasse. Vom Flugzeug aus erscheinen die Alpen tatsächlich anders als von der Schutzhütte.

Es ist nun das Besondere medizinisch-wissenschaftlicher Auseinandersetzungen, daß für den Raum geschaffene Gesetze an der Ebene geprüft werden; daß Standpunkte festgehalten, Verbindungen abgelehnt werden. Der ordnende Gedanke, dem die „Tatsache" die Materie für seine Gestal-

tung ergibt, erwehrt sich der fremden Form durch deren Verneinung.
Es ist für unsere Geistesart kaum erträglich, dasselbe Phänomen von
mehreren Seiten erfaßt zu sehen, wenn wir selbst den Blick in einer
Richtung eröffnet haben. Die eigenwilligere, gewaltsamere, lautere,
listigere wird für die Zeit recht behalten.

Denn wir dürfen uns nicht der Täuschung hingeben, daß nur wirkliche Objektivität in allen Belangen der Wissenschaft entscheidet. Es
wäre viel gewonnen, wenn durch die Erkenntnis der relativen „Richtigkeit" alles Feststellbaren die Überschätzung der Einzelleistung als „Erkenntnis" zu ihrer Wertung als Arbeitsmethode umgebrochen würde.

In medizinischen Dingen tritt die Bedeutung einer theoretischen Erfassung jederzeit zurück gegen den praktischen Nutzen einer Anschauung.
Dieser ist der wirkliche Prüfstein. An ihm gemessen ist ein Werturteil
möglich, dessen beschränkte Tragweite dafür um so sicherer ist. Es ist
ohne Zweifel unsere Aufgabe, der praktischen Auswirkung im gleichen
Maße zu dienen wie der theoretischen Erschließung. Und es ist fraglos
das höchste Ziel, beides zu erreichen.

Schrifttum

über die neueren Probleme in der Schilddrüsenpathologie

Die folgenden Ausführungen scheinen nach allem bisher Vorgebrachten
unerläßlich. Sie mögen Platz haben, trotzdem sie die Fülle des Stoffes zur
Unvollständigkeit verurteilt. Aber der wirklich verdienstvolle Weg aus dem
Wirrsal scheint der, in den alle anderen zu münden vermögen, nicht die gewaltsame Bresche.

Der Versuch, die wesentlichsten Probleme aufzuzeigen, soll an der Hand
willkürlich gewählter Beispiele unternommen werden. Dies erscheint zweckmäßiger, als eine Sonderung in Kategorien. Universalität wurde nicht angestrebt. Gleiche Bedenken erfahren eine einmalige Antwort. Trotzdem sind
gleichsinnige Betonungen unerläßlich. Die Geste des Besserwissenwollens
wird abgelehnt; eine ideologische Eigenanschauung zugegeben und unterstrichen; die Begrenztheit jeder Erkenntnis als Grundlage angenommen.
Damit entfällt jede kämpferische Absicht.

1924 befaßte sich O. HILDEBRAND in der Deutschen medizinischen
Wochenschrift (Nr. 38) unter dem Titel „Kropfprobleme" vornehmlich mit
der Ätiologiefrage. Dabei besteht die Tendenz, alle Strumen von einer Ursache aus zu erklären. Die Erscheinungsformen (endemisch, epi-, sporadisch)
werden nicht auseinandergehalten, exo- und endogene Momente nicht gesondert. Der „gewöhnliche Kropf" wird als eine Erkrankung mancher Gebirgsländer, der Basedowkropf als eine Erkrankung der Tiefebene bezeichnet.
Der Schulkropf gilt als Entzündung. Auch der Kropf des Tieflandes, z. B.
in Berlin, wird mit dem Wasser in Beziehung gebracht. Dem scheint allerdings die häufige Einseitigkeit des Kropfes im Berliner Kropfmaterial zu
widersprechen, bei dem außerdem familiäres Vorkommen oft beobachtet
wird. Es fällt das Wort von „starker kolloider Degeneration". Mit PFEIFFER

wird der Jodmangeltheorie entgegengehalten, daß sich an den jodreichen Meeresküsten einfache Kröpfe bilden können. Dem Basedow soll eine gesteigerte Fähigkeit, Jod aufzunehmen und zu verarbeiten, vorausgehen, während beim gewöhnlichen Kropf die Verarbeitungsfähigkeit geringer ist. Die „gewöhnliche parenchymatöse Gebirgsstruma wird geschildert als epitheliale Hyperplasie mit Verminderung der Bildung und vor allem des Übertrittes des Kolloids in die Lymphbahnen". Durch die Schädigung des Follikelepithels durch die Kropfnoxe kommt es zu einer Hypersekretion von verdünntem, minderwertigem Kolloid. Die normale Schilddrüse wird als parenchymatös bezeichnet. Die Struma colloides sei jodarm, die Basedow-Struma jodreich. Der „Reizstoff" (= Kolloid) ist in der Basedowdrüse qualitativ gesteigert. Beim parenchymatösen Kropf wird durch Jodzufuhr das Epithelwachstum vermehrt, die Kolloidproduktion vermindert, wodurch sich „bei gleichbleibender Resorption des Kolloids eine Verkleinerung des Organes erklärt".

Diese Zitate sprechen deutlich dafür, daß es noch recht viele „Kropfprobleme" gibt und daß das Bestreben, alle Fragen einheitlich darzustellen und zu beantworten, nicht unangebracht sein dürfte.

Der Versuch, eine einheitliche Ätiologie für alle Strumenformen zu finden, muß bei der Beachtung der „Erscheinungsformen" und der nachgewiesenen endo- und exogenen Genese fallen gelassen werden. Fälle von Morbus Basedow finden sich gerade an den Grenzen der Endemien häufig (EICHHORST, MÖBIUS) und innerhalb von Endemien werden „alle Symptome des Basedow auch bei nur mäßig vergrößerter Schilddrüse beobachtet" (OSWALD, MARINE und KIMBALL). Alle operierten Schulkröpfe erwiesen sich als eutrophisch-hyperrhoische Formen, nicht als Entzündung. Eine überragend einseitige Kropfbildung (Berliner Material) ist mit der universell wirkenden Trinkwassernoxe unvereinbarlich, als Adenom auch in ihrer Familiarität einfach erklärt. Daß endogen bedingte Strumen überall vorkommen können, also auch an der Meeresküste, ist verständlich. Alle neueren Untersuchungen haben den Kolloidkropf jodreich, die Basedow-Struma jodarm befunden.

Die Annahme einer verminderten Kolloidbildung in der parenchymatösen Struma widerspricht der gleichzeitig angenommenen Verhinderung der Abfuhr dieses Kolloids. Dies kommt vollends in der Deutung der Jodwirkung zum Ausdruck, wobei die Verminderung des ohnedies nicht vorhandenen Kolloids (Parenchymstruma!) bei gleichzeitiger „Vermehrung des Epithelwachstums" eine Verkleinerung des Organs zur Folge haben soll.

Hier ist die grundlegende Frage berührt, ob Kolloidmangel erloschene Funktion oder gesteigerte Abfuhr bedeutet. Wenn auch alles in den früheren Abschnitten darüber Vorgebrachte selbst eine Hypothese ist, so ermöglicht sie doch die folgerichtige Erklärung aller hier als widersprechend und unverständlich nebeneinander stehenden Erscheinungen.

Die Ausführungen HILDEBRANDS waren der Auftakt zur Innsbrucker Tagung der deutschen Naturforscher und Ärzte, bei der das Kropfproblem im weiten Umfang aufgerollt wurde.

EISELSBERGS Referat vertrat im allgemeinen den hier vorgetragenen Standpunkt.

Aus WEGELINS Darstellung ergibt sich ebenfalls als Kardinalproblem die Beurteilung des Verhaltens des Kolloids. Ich muß später noch einmal darauf zurückkommen. Hier sei festgehalten, daß WEGELIN die Hyperrhöe im Adoleszentenkropf mit der Begründung ablehnt, daß „gerade zur Zeit des lebhaftesten Wachstums dieser Strumen die sekretorische Leistung gering ist, denn die Wachstumsenergie verzehrt gewissermaßen die spezifisch sekretorische Funktion". In dieser Erklärung ist zunächst jede Trennung von Tätigkeit und Leistung, Sekretproduktion und -abfuhr verwischt. Die Struma der Adoleszenten erscheint als lokale Organerkrankung mit pathologischer Wachstumstendenz der Schilddrüse. Dabei geschieht das Seltsame, daß die für den ganzen Organismus notwendige und zum großen Teil als spezifisch erkannte Wirkung der Schilddrüsentätigkeit nunmehr nur zur Vergrößerung der Thyreoidea verwendet wird. Wieso es da „ganz natürlich ist", daß „klinisch kein einheitlicher Typ" gefunden wird, ist nicht sofort einleuchtend. Um so weniger, wenn man hört, daß diese Strumen auf Grund des Arm-venenblutversuches (DE QUERVAIN, ABELIN, WEGELIN) als unterwertig befunden werden, während HOTZ eine überreichliche Produktion annahm und an Basedow dachte. Nach WEGELINS Anschauung ist der Jugendkropf eine lokale Organerkrankung mit mangelnder Sekretlieferung an den Organismus. Dieser Organerkrankung folgt einmal ein normaler, dann ein überwertiger, ein anderes Mal ein unterwertiger klinischer Zustand. In Wirklichkeit sind aber alle unterwertig. Das Sekret wird loco Bildungsstätte verbraucht. Mit dieser Erklärung fällt das morphologisch einheitliche Bild des Jugendkropfes vollkommen aus dem Rahmen der funktionellen Schilddrüsenerkrankungen. Warum das auf Kosten der eigenen Leistung vergrößerte Organ den Organis-mus einmal zuviel, einmal zu wenig beliefert, bleibt unaufgeklärt; ebenso der Umstand, daß das nur im Pubertätsalter geschieht; ebenso, wohin das Sekret kommt, da es nicht dem Kreislauf übergeben wird. Die Lösung aller dieser Fragen durch die Annahme der Hyperrhöe eines jodminderwertigen Sekretes zur Zeit hoher Ansprüche seitens des Organismus in der „zweiten Streckung" und in der Pubertät ist offenkundig.

Auch die Verwendung des Begriffes Hyporhöe bei der Kolloidstruma würde zur Beseitigung einer erkünstelten Problematik beitragen: WEGELIN lehnt ihn als Ausdruck des „verminderten Ausflusses" ab und spricht im selben Satz von „gespeichertem Sekret" (Wien. klin. Wochenschr. 1925, Nr. 1, S. 8). Was soll mit solcher verschiedenen Verwendung von Synonymen ge-holfen werden?

Auch die Ätiologiefrage wirft WEGELIN auf, wobei er bei „tieferem Schürfen" die Jodmangeltheorie als unhaltbar erklärt. Begründung: Wir wissen, daß das Jod die Epithelien zur Kolloidsekretion anreizt und wohl mit der Zeit auch die Resorption des Kolloids erleichtert. Bei Reiz hypertro-phieren die Organe. Beim Jodmangel fehlt der Reiz, also müßte die Schilddrüse atrophieren. Da sie aber hypertrophiert, kann es sich nicht um Jodmangel handeln.

Nach allem, was wir aus Klinik und Experiment erschließen können, wird durch Jodzufuhr die Abschwemmung des Kolloids beeinflußt. Ein Reiz auf die Epithelzellen zur Produktion des Kolloids kann nicht abgelesen werden. Die Basedowifizierung einer Kolloidstruma, die Kolloidspeicherung im Adoleszentenkropf würde damit neuerdings unverständlich. Wenn aber WEGELIN dem Gedanken einer Arbeitshypertrophie Raum gibt, die „von anderen Körperstellen ausgelöst wird", so ist es ebenso unverständlich, daß diese Wirkung einem Mangel an Jod abgesprochen wird, wenn sie einem „Mangel an Licht", einem Mangel oder Zuviel an radioaktiven Substanzen, Wärme usw. zuerkannt wird. Alle diese „Mängel" können sich nur auf dem Weg über den Gesamtorganismus fühlbar machen. Darum müssen wir dies auch dem Jod zubilligen. Es bleibt unaufgeklärt, wieso „Jodmangel eine vermehrte Leistung der Drüse unmöglich macht, weil ein Vorrat von wirksamen Sekret nicht angelegt werden kann", wenn man an die Leistung der kolloidfreien Basedow-Struma denkt. Jodmangel erzwingt eine erhöhte Tätigkeit, um dieser vermehrten Leistungsforderung zu genügen. Die Jodminderwertigkeit des Sekretes verwehrt die Speicherung. Der erhöhte Bedarf verzehrt die Vorräte. Dann ersetzt Extensität, was an Intensität fehlt (GRASSI und MUNARON).

So scheinen auch die Probleme, die in WEGELINS sonst schöner und klarer Darstellung eindringlich aufscheinen, in einfacher Formulierung einer Lösung zugänglich.

Das Referat von F. KRAUS auf derselben Tagung (Wien. klin. Wochenschrift 1925, Nr. 1) fällt aus dem Rahmen des hier Besprochenen. Seine Bedeutung erhellt daraus, daß seine Probleme in der nächst höheren Stufe der Fragen liegen. Trotzdem muß in Kürze auf einige Punkte eingegangen werden. KRAUS schreibt jeglicher Hyperplasie der Schilddrüse eine kompensatorische Bedeutung zu, womit die funktionelle Auffassung der diffusen Schilddrüsenerkrankungen angenommen ist. Ein wechselnder Grad von Speicherung wird als Norm hingestellt, da das Schilddrüsenhormon für den allem Funktionieren im Organismus zugrunde liegenden Stoffwechsel nötig ist. Denn die „Lokalisation des ausgeschütteten Hormones ist nicht beschränkt auf die einzelnen Organe oder Systeme, sie erstreckt sich auf die Energieproduktion aller Zellen und äußert sich zuletzt in der spezifischen Funktion der betreffenden Gewebe als Kraft- und Formwechsel". Die funktionelle Hauptrolle im fertigen Hormon spielt ein Eiweißkörper, „an welchen durch die Gland. thyreoidea Jod gebunden wird". Damit ist die Scheidung in Kolloid und jodiertes Kolloid (= „fertiges Hormon") anerkannt. Die Schwierigkeit, die sich nach KRAUS trotz dieser Auffassung für die Beurteilung des Funktionswertes ergibt, liegt meines Erachtens darin, daß er — entgegen seiner grundsätzlichen Auffassung von der kompensatorischen Natur der Schilddrüsenhypertrophien — bei der Parenchymstruma in der Schilddrüse das primär erkrankte Organ sieht. Sein Satz: „Unmöglichkeit oder Unzulänglichkeit der Hormonspeicherung in der Schilddrüse sind es, welche zusammen mit den Folgen davon für die Ausnützung der Schilddrüsenprodukte und ihrer Zirkulation im Organismus formalen Ausdruck finden in der Epithelproliferation der Gland. thyreoidea" muß lauten: Die Folgen der Unzulänglichkeit der Schilddrüsenprodukte bei ihrer Zirkulation im Organismus sind es, welche in der Unmöglichkeit der Hormonspeicherung und in der Epithelproliferation der Gland. thyreoidea ihren formalen Ausdruck finden.

Jod ist in der Schilddrüse in zwei chemisch definierbaren Formen organischer Verbindung anzunehmen. Als Tyroxin (Tyrooxyndol), das die aktive Form, das „fertige Hormon", und als alkalische Lösung (Offenringform) durch „ Öffnung des Iminoringes" entstanden, das die inaktive Form (das Kolloid!) darstellt. „Bindung von Jod an Eiweiß erfolgt nicht ohne gleichzeitige Spaltung. Nebenprodukte dieser Spaltung sind Säuren, welche für die Schließung des Iminoringes im Thyroxin nicht bedeutungslos sein werden." Hier ist die Jodierung des Kolloids auf eine chemische Formel gebracht. Sie ist nur nach meiner Vorstellung zeitlich umzustellen: Die „Offenringform" ist die Vorstufe. Tritt Jod zum „Kern des Schilddrüsenhormones", so wird durch die dabei entstehenden Aminosäuren (KENDALL) der Ring zum Thyroxin geschlossen.

Damit ist die auf PLUMMER zurückgehende Darstellung mit meiner Auffassung vollkommen in Einklang gebracht.

In anderem Lichte zeigen sich die Probleme in einer Darstellung von C. Schiötz. Das endemische Agens wird „ohne Zweifel" im Trinkwasser angenommen, wobei die Radioaktivität besondere Beachtung verdient. Der endemische Kropf ist die Reaktion gegen eine Infektion. Am ehesten wird ein Protozoon als Erreger anzusprechen sein. Der geistvollen Arbeit ist zunächst entgegenzuhalten, daß die reine makroskopische Beurteilung einer Schilddrüsenvergrößerung nicht genügt. Beobachtungen können nicht verglichen werden, wenn das wesentliche Substrat, das histologische Bild, fehlt. Es steht heute wohl „außer Zweifel", daß der funktionelle Charakter in erster Linie aus dem mikroskopischen Aspekt erschlossen werden kann. Dieser erst ermöglicht die Verwertung von Vergleichsbildern aus dem Tierexperiment. Wenn ich nun in diesem die histologischen Charakteristiken der verschiedenen funktionellen Strumenformen willkürlich hervorrufen und entsprechend den Behandlungseinwirkungen beim Menschen beeinflussen kann, dann tritt schon aus diesem Grunde die Annahme einer Infektion weit in den Hintergrund. Es wäre noch immer einzuwenden, daß verschiedene Ursachen (Protozoon, endogene Momente, Versuchsbedingungen) dieselbe Wirkung haben könnten. Die Aufhebung dieser Wirkung aber durch eine einzige Maßnahme (z. B. Jodzufuhr) ist nicht mehr verständlich. Selbst dann nicht, wenn alle drei Ursachen letzten Endes eine Störung der Jodbildung bedeuten sollten. Denn die Gleichsinnigkeit dieser Störung ist undenkbar. Von allen Ätiologietheorien ist die Darstellung von Schiötz die interessanteste.

Aber beim Vergleich der Lues, des Kretinismus, der Pellagra, der Schlafkrankheit wird der Eindruck erweckt, als ob Ursache und Symptome nicht immer getrennt würden. Die Annahme, daß es sich bei diesen Krankheiten um eine „sanitäre, aber versagende Hyperfunktion der Schilddrüse" handle, wird zur Behauptung einer wesensgleichen Noxe verwertet.

Die auf einen Ausdruck Petréns beruhende Einteilung der endokrinen Drüsen in zwei „balanzierende Gruppen" ist klar und überzeugend durchgeführt. Aber nach dem früher Gesagten gehört die Problematik der ausgezeichneten Schrift, die die moderne Schilddrüsenliteratur einleitet, der Vergangenheit.

Als scharf kritische Sichtung der Kropfprobleme muß die Besprechung durch Fr. Müller, 1925, gewertet werden. Die Betonung alles Hypothetischen in unseren Systemen und die Forderung der Korrektur auf Grund tatsächlicher Beobachtungen ist gewiß dankenswert. Einige Bemerkungen seien mir gestattet.

Die Behauptung: „Die Kropfnoxe wirkt offenbar bei Kindern sehr viel leichter kropferzeugend als bei Erwachsenen", rückt die Unbekannte „Kropfnoxe" wieder in den Vordergrund und bringt ein unerklärliches, biologisches Phänomen als Deutung. Die Auffassung der Jodmangeltheorie sagt: Die Kropfbereitschaft ist bei Kindern wegen der erhöhten Anforderung an die Schilddrüse eine größere. Damit ist eine bekannte biologische Tatsache mit einem faßbaren physiologischen Vorgang in Einklang gebracht.

Die „bestechende" Auffassung des Kolloids als jodfreie Vorstufe des Sekretes wird bestritten, da Oswald den Jodgehalt in der Schilddrüse ungefähr parallel gehend ihrem Kolloidgehalt gefunden hat. Aber gerade darin scheint mir ein Beweis für die Richtigkeit zu liegen. Die Basedowdrüse ist jodarm und kolloidfrei: Das Kolloid wurde jodiert und ausgeschwemmt. Die Kolloidstruma ist jodreich und kolloidreich: Die Jodierung und Ausschwemmung unterbleibt, darum finden sich Jod und Kolloid in der Drüse.

Für die Verschiedenheit des Jugendkropfes in München (kolloidreich) und in Wien (kolloidarm) wird eine „regionäre Verschiedenheit der Kropfnoxe oder der Reaktionsform" angenommen. Auch das ist biologisch nicht leicht verständlich. Jodhunger muß vom Organismus in München und in Wien gleichsinnig beantwortet werden.

Die frühere oder spätere Stabilisierung kann nur im quantitativen und zeitlichen Ausmaß des Mangels begründet sein.

Auch Fr. Müller erhebt den Einwand, daß man aus dem histologischen Verhalten des Jugendkropfes auf die Menge und die Wirksamkeit des gelieferten Sekretes keine Schlüsse ziehen könne. Ich werde auf diesen wesentlichen „problematischen Punkt" trotz alles Vorangegangenen noch einmal zurückkommen.

Von besonderer Wichtigkeit ist die klare Trennung der „kleinfollikulären Knoten" von den „knotigen Kolloidhyperplasien", womit Wegelins Einteilung übernommen und die funktionelle Einschätzung eindeutig gegeben ist.

Die Ablehnung einer „primären Nervenkrankheit" für alle Formen des Morbus Basedow ist in dieser Schärfe kaum haltbar.

Auf der Basis des gewaltigen Materiales von Th. Kocher behandelt A. Kocher, 1926, in übersichtlicher und überzeugender Weise das Kropfproblem. Alle Fragen sind persönlich gestaltet und beantwortet. Auch hier soll nur auf Widersprechendes hingewiesen werden.

Bei der histologischen Charakteristik der Struma sagt A. Kocher, daß die Zeichen des endemischen Kropfes nicht für jene des Kropfes überhaupt angesprochen werden dürfen. „Wir hatten Gelegenheit, Strumen zu untersuchen, die nach einem Aufenthalt von wenigen Wochen an kropfendemischen Orten entstanden waren, von Individuen, die aus kropffreier Gegend und Familie, vorher klinisch untersucht, nicht vergrößerte Schilddrüsen darboten, die nach mehreren Wochen histologisch glanduläre Hyperplasie mit vergrößerten Bläschen, vermehrtem und konsistentem Kolloid darboten, ohne jede Spur von Desquamation, Kerndegeneration oder Kolloidverflüssigung."

In dieser Beobachtung kommt die Wirkung des Jodmangels geradezu als Experiment zur Ansicht. Jod wirkt als Mangel oder Überschuß zunächst auf die labilere Komponente der Abfuhr. Bei hohem Sekretbedarf (Jugend) erhöhte Ausschwemmung als Ausdruck der von Kindheit an bestehenden Jodunterwertigkeit. Später einsetzend, im Stadium der Stabilisierung (normale Schilddrüse) die Abfuhrhemmung steigernd als Ausdruck des mangelnden Aktivators.

A. Kocher glaubt die Berechtigung nicht gegeben, den Kropf als reine funktionelle Hyperplasie der Schilddrüse, bedingt durch eine vermehrte Inanspruchnahme, aufzufassen. Er glaubt vielmehr, daß er „als ein Bestreben der Schilddrüse" gedeutet werden muß, „trotz erschwerter Funktion den Anforderungen des Organismus nachzukommen." Damit ist eine primäre Schädigung der Schilddrüse durch die „Kropfnoxe" behauptet, womit wieder die alte „Unbekannte" auf den Plan tritt. Die Jodmangeltheorie sagt: Mit dem Fehlen einer genügenden Jodzufuhr erhält die Schilddrüse zu wenig von ihrer wichtigsten Sekretkonstituente. Ihr Produkt wird daher quantitativ minderwertig (primäre Schädigung, die an sich keine Vergrößerung der Schilddrüse bedingt). Die Jodminderwertigkeit des gelieferten Sekretes genügt den Bedürfnissen des Organismus nicht. Er tritt daher mit erneuter Forderung an die Schilddrüse heran. Diese müht sich nun („erschwerte Funktion"), den Anforderungen des Organismus durch gesteigerte Abschwemmung und Sekretbildung zu entsprechen. Damit beginnt die Hyperplasie. Die Anregung zur „Kropfbildung" geht also vom Organismus aus (mittelbare Ursache), der unmittelbar durch den Jodmangel des Sekretes dazu veranlaßt wird.

Die unklare Forderung einer Konstitutionsanomalie für die endogenen Schilddrüsenerkrankungen, besonders für die Formen der Hyperthyreosen wird durch A. Kocher verständlich dargestellt. Es gibt 1. reine Schilddrüsenerkrankungen, 2. solche mit gleichzeitiger Erkrankung anderer Blutdrüsen, 3. solche, mit sekundärer Erkrankung anderer Blutdrüsen und 4. solche, mit vorgehender, oft kongenitaler, konstitutioneller Erkrankung der Schilddrüse oder anderer Blutdrüsen. Durch diese Fassung wird manches Problem bereinigt.

Von den besonders wertvollen chemischen Untersuchungen sei erwähnt, daß die von Oswald behauptete Parallelität von Jodgehalt und Kolloidgehalt als nicht richtig erklärt wird. A. Kocher schreibt: „Wir haben mehrfach in jodfreien Strumen ziemlich viel Kolloid gefunden und sehr oft in sehr kolloidreichen Strumen sehr wenig Jod." In diesen beiden Dingen besteht wohl keine Gegensätzlichkeit, sondern höchstens eine graduelle Betonung. Er fährt fort: „Hingegen ist richtig, daß in jeder jodreichen Struma sich viel Kolloid findet." Daraus wird der Schluß gezogen, daß „die Speicherung des Jods im Kolloid stattfindet".

Diese Folgerung ist nicht überzeugend. Ihre Kritik ist wichtig, da sie ein monumentales Problem der Schilddrüsenpathologie birgt.

Der wechselnde Jodgehalt normaler und kropfiger Schilddrüsen ist bekannt. Er hängt, wie auch Kocher annimmt, davon ab, ob die Jodzufuhr kurz oder länger vor der Untersuchung stattgefunden hat und ob die Schilddrüse darauf reagierte oder nicht. Er hängt aber vor allem von der Jodzufuhr überhaupt ab.

Die endemische Struma der Jugendlichen ist hyperrhoisch, weil die Ausschwemmung alles Sekretes eben genügt, da es jodarm ist. Es ist jodarm, weil die Drüse jodarm ist, die nur ein Minimum von Jod aus der Umgebung (Nahrung, Luft usw.) bezieht. Genügt aber die gelieferte Menge bei beginnender Stabilisierung (nach der Pubertät), dann beginnt die Speicherung, gleichgültig ob das Sekret normal oder unternormal jodiert ist. (Hieher gehören die früher von Kocher angeführten Fälle.) In diesen Drüsen wird wenig Jod gefunden, weil eben dem Organismus wenig Jod zugeführt wird.

Die andere Beobachtung Kochers aber deckt sich mit allen anderen Untersuchungen. Wenn Jod von außen in entsprechender Menge zugeführt wird, dann hängt die Abfuhr des Sekretes wieder vom Bedürfnis des Organismus ab. Die Speicherung, als elementarer Akt der Schilddrüsenfunktion, ist nur bei vollwertigem Sekret möglich. Reichliche Jodzufuhr, die das vollwertige Sekret verbürgt, ermöglicht mithin die Speicherung des Kolloids, mit der naturgemäß die Speicherung seines Aktivators parallel geht. Darum sind kolloidreiche Drüsen bei genügender Jodzufuhr von außen jodreich. Der Schluß aber, daß das Jod im Kolloid enthalten sein müsse, muß oder kann daraus nicht gezogen werden.

E. Birchers vollendeter Vortrag „Mein Standpunkt in der Kropffrage" durchleuchtet das Problem mit den jüngsten Erkenntnissen. Es ist klar, daß bei seiner unerbittlichen Kritik wenig „Erwiesenes" gefunden wird. Wollte man die Knappheit der einzelnen ablehnenden Sätze Birchers neben die Abrundung des von Wegelin zusammengetragenen, in jeder Einzelheit einander widersprechenden Materiales stellen, dann wäre der Eindruck des hoffnungslosen Chaos unvermeidlich. Letzten Endes ist jede naturwissenschaftliche Erkenntnis problematisch. Das Bedürfnis nach einer Arbeitshypothese wird durch Birchers Vortrag besonders deutlich.

Die nicht genug dankenswerte Tendenz der Arbeit Birchers, vor einer wahllosen Jodprophylaxe und -therapie zu warnen, beherrscht so sehr den Ton, daß manches Problem davon ungebührlich überlagert wird. Nicht die Richtigkeit der Bircherschen Feststellungen soll damit angezweifelt werden, sondern das Ausmaß ihrer Anwendung in der ganzen Frage.

Einzelheiten sollen nicht wiederholt werden. Die Tatsache von Kropfendemien und jene von den Wirkungen des Jods auf die Schilddrüse bestehen zu Recht, gleichviel, ob es große Unterschiede im Jodgehalt der Drüsen, des Bodens, des Wassers usw. gibt. Die Schweiz ist ein verkropftes Land, ob nun dieser Kropf mehr nach Osten wandert oder nicht. Der Versuch, hier Abhilfe zu schaffen auf Grund dessen, was wir heute wissen, muß daher zugebilligt werden.

Dieses heutige Wissen ist ohne Zweifel äußerst gering. Aber der Satz: „Über die Jodwirkung in der Schilddrüse haben wir noch nicht die geringste Klarheit", besteht doch nicht mehr zu Recht. Die Jodwirkung auf die verschiedenen funktionellen Phasen der Schilddrüse ist experimentell nachweisbar (S. 76 ff.). So wenig daraus ein bindender Schluß auf die Joddarreichung beim Menschen gezogen werden kann, so eindeutig ist die tatsächliche Übereinstimmung. Der hyperrhoische Jugendkropf speichert Kolloid bei Jodzufuhr. Das zeigen die operativ gewonnenen Präparate — die experimentell zur Hyperrhöe gezwungene Drüse reagiert gleichsinnig. Die zur Hyporhöe gezwungene schwemmt Kolloid ab — die durch Jodzufuhr basedowifizierte eutrophische Kolloidstruma ist ein feststehender Befund.

Ich habe vor Schiötz darauf hingewiesen, daß im Endemiegebiet exogene und endogene Momente die Funktion der Schilddrüse beeinflussen können, daß daher eine äußerst komplizierte Vermengung ätiologischer Faktoren im Einzelfall vorliegen kann. Es ist klar, daß dann die plumpe Verabreichung von Jod entweder nichts oder nur teilweise nützen oder sogar schaden kann. Es ist die Aufgabe der funktionellen Schilddrüsendiagnostik (S. 142), die ätiologischen Momente im gegebenen Fall ebenso zu sondern wie ihre Wirkungsbreite und daraus die Therapie zu folgern. Daß dies alles erst im Anfang steht, kann kaum zur grundsätzlichen Ablehnung dieses versuchten Weges Veranlassung sein.

E. Bircher erklärt den Kropf nicht als eine eigene Krankheit der Schilddrüse, sondern als „ein Symptom einer allgemein veränderten Affektion des somatischen Wohlbefindens des Menschen". Diese Auffassung liegt in einer Linie mit der hier vertretenen, mit Hunzikers „Anpassung", mit Mac Carrisons „deficiency disease", mit Wegelins „kompensatorischer Hypertrophie". Eine Beeinflussung dieser ist uns bis heute nur durch das Jod in faßbarer Form bekannt. Es ist die nächste Aufgabe, entsprechende Kenntnisse über den Phosphor, das Arsen, das Brom usw. zu erwerben.

Als neues Problem erwähnt Bircher die Anschauung von Cyon, daß die strumöse Hypertrophie durch den Überfluß an Jod hervorgerufen werden könne, indem die „Schilddrüse nicht imstande sei, die abnorm großen Mengen Jod in Jodothyrin überzuführen und daher zur funktionellen Steigerung zum Schutze des betreffenden Individuums vor der Jodvergiftung hyperplastisch werde". Die Beurteilung dieser Darstellung ist in allem bisher Gesagten enthalten.

Die „Schlußthesen" Birchers widersprechen in keinem Punkte der hier gewählten Arbeitshypothese. Dies zu betonen, scheint mir besonders wichtig, da damit trotz aller einzelnen Problematik eine grundsätzliche Übereinstimmung gegeben ist.

Die von unseren bisherigen Anschauungen vom Bau der Schilddrüse abweichende Auffassung, die PEARSE und WILLIAMSON vertreten, soll hier nur erwähnt werden. Bisher nimmt nur eine Arbeit von TROELL darauf Bezug. Die funktionelle Auffassung steht — soweit dies aus TROELLS Darstellung ersichtlich ist — mit meiner in Einklang.

Neben diesen ganz willkürlich gewählten Beispielen, die vielleicht einen Begriff von der heutigen Präzisierung der großen Schilddrüsenprobleme zu geben vermögen, enthält die Literatur der letzten Jahre in einzelnen Sätzen oder geschlossenen Darstellungen eine Fülle von Anregungen, Zweifeln, Behauptungen, die zum Teil unter die hier vorgebrachten fallen, zum Teil neue Gesichtspunkte eröffnen. Es übersteigt das Vermögen des einzelnen, auf all dies einzugehen. Einiges wurde im Text erwähnt. Anderes wurde in aller Kürze in den Anmerkungen gestreift. Aber auch das ist ein bewußt zum Rudiment verurteilter Versuch, der nur durch seine Tendenz eine Art von Berechtigung erhält.

Schriftennachweis

Anatomie

ANDERSON: Arch. f. Anat. u. Entwicklungsgesch., H. 3/4. 1894. — BEYKIRCH: Bruns' Beitr. z. klin. Chir., H. 1. 1925. — BREITNER: Dtsch. Zeitschr. f. Chir., Bd. 201. 1927. — DERSELBE: Wien. med. Wochenschr., H. 1, 1925. — DERSELBE: Acta chir. scandinav., Bd. 57, H. 3/4. 1924. — DERSELBE und JUST: Mitt. a. d. Grenzgeb. d. Med. u. Chir., Bd. 38, 1924. — BÜRKLE DE LA CAMP: Arch. f. klin. Chir., Bd. 130. 1924. — ELSE: Zentralbl. f. Chir., H. 28. 1926. — FRANK: Med. Blätter, H. 36. 1925. — GLOOR: Frankfurter Zeitschr. f. Pathol., Bd. 34, 1926. — GOLD und ORATOR: Virchows Arch. f. pathol. Anat. u. Physiol., Bd. 252, H. 2/3. — GREENE: Zentralbl. f. Chir., H. 24. 1926. — HUECK: Dtsch. Zeitschr. f. Chir., Bd. 197. — KRAUS: Virchows Arch. f. pathol. Anat. u. Physiol., Bd. 253, H. 1/2. 1925. — KUNTSCHIK: Zeitschr. f. Krebsforsch., Bd. 23, 1926. — LASCH: Zentralbl. f. Chir., H. 14. 1925. — MAURER und DIEZ: Münch. med. Wochenschr., H. 1. 1926. — MERK: Mitt. a. d. Grenzgeb. d. Med. u. Chir., Bd. 37. — ORATOR und WALCHSHOFER: Dtsch. Zeitschr. f. Chir., Bd. 201. 1927. — DE QUERVAIN: Dtsch. med. Wochenschr., H. 15. 1926. — RÜHL: Dtsch. Zeitschr. f. Chir., Bd. 198. — SCHMITZ-MOORMANN: Mitt. a. d. Grenzgeb. d. Med. u. Chir., Bd. 39, H. 1. — SCHULTHE: Zentralbl. f. Chir., H. 36. 1926. — TOHUMITSU: Beitr. z. pathol. Anat. u. allg. Pathol., H. 3. 1925. — WEGELIN: Corr. Blatt f. Schweiz. Ärzte, H. 9. 1912. Schweiz. Kropfkommission, Jänner. 1922. Zentralbl. f. allg. Pathol. u. pathol. Anat., Bd. 33. 1923. — WÖLTZ: Schweiz. med. Wochenschr., H. 27. 1921.

Physiologie

ABELIN: Klin. Wochenschr., H. 13. 1927. — DERSELBE: Ergebn. d. Physiol., Bd. 24. 1925. — DERSELBE und SATO: Schweiz. med. Wochenschr., H. 3. 1925. — DERSELBE: Schweiz. med. Wochenschr., H. 22. 1926. — BERNHARDT: Klin. Wochenschr., H. 22. 1926. — DERSELBE: Klin. Wochenschrift, H. 22. 1926. — BLUM: Klin. Wochenschr., H. 18. 1926. — BRANOVACKY: Mitt. a. d. Grenzgeb. d. Med. u. Chir., Bd. 37. 1924. — BREITNER:

Wien. klin. Wochenschr., H. 2. 1912. — DERSELBE: Verhandl. d. dtsch.
Naturforscher u. Ärzte, Bd. II, H. 12. 1912. — DERSELBE: Mitt. a. d. Grenzgeb. d. Med. u. Chir., Bd. 24, H. 3. 1912. — DERSELBE: Mitt. a. d. Grenzgeb.
d. Med. u. Chir., Bd. 25, H. 5. 1913. — DERSELBE: Wien. klin. Wochenschr.,
H. 50. 1922. — DERSELBE (mit NOBEL und ROSENBLÜTH): Mitt. a. d. Grenzgeb.
d. Med. u. Chir., Bd. 39. 1926. — DERSELBE: Bruns' Beitr. z. klin. Chir.,
Bd. 134, H. 3. — DERSELBE: Mitt. a. d. Grenzgeb. d. Med. u. Chir., Bd. 36.
1923. — DERSELBE: Referat auf d. internat. Kropfkonferenz in Bern, August
1927. — DERSELBE: Mitt. a. d. Grenzgeb. d. Med. u. Chir., Bd. 41. 1927. —
PEDOTTI-BRANOVACKY: Schweiz. med. Wochenschr., H. 21. 1923. — DEMEL:
Mitt. a. d. Grenzgeb. d. Med. u. Chir., Bd. 34. 1921. — DEUCHER: Mitt. a. d.
Grenzgeb. d. Med. u. Chir., Bd. 38, H. 3. 1925. — ECKSTEIN: Arch. f. Kinderheilkunde, Bd. 77. 1925. — DERSELBE: Münch. med. Wochenschr., H. 48.
1925.— EIMER: Münch. med. Wochenschr., H. 28. 1925.— EISELSBERG: Langen-
beck-Arch., Bd. 48. 1894. — ENGLÄNDER: Wien. klin. Wochenschr., H. 7
u. 12. 1925. — V. FELLENBERG: Biochem. Zeitschr., Bd. 174, H. 4/6. 1926.
Schweiz. med. Wochenschr., H. 3. 1925. — FINKELSTEIN: Jahreskurs f.
ärztl. Fortb., H. 6. 1925. — GLEY-CHEYMOL: Chem. Zentralbl., Bd. 1. 1925.
— GRAFE-REDWITZ: Mitt. a. d. Grenzgeb. d. Med. u. Chir., Bd. 36. 1923. —
GUTZEIT: Zentralbl. f. Gynäkol., H. 32/33. 1926. — V. HAECKER: Schweiz.
med. Wochenschr., H. 15. 1926. — HÄGGSTRÖM: Upsala läkareförnings
forhandl., Bd. 21. 1915. — HANHART: Münch. med. Wochenschr., H. 15. 1925.
— S. HARA: Mitt. a. d. Grenzgeb. d. Med. u. Chir., Bd. 36. 1923. — HARING-
TON: Biochem. Journ., Bd. 20. 1926. — HARROWER: Lancet-Clinic, July 29,
1916. — HIRSCH: Dtsch. Arch. f. klin. Med., Bd. 140, H. 5/6. — HOFSTÄTTER:
Mitt. a. d. Grenzgeb. d. Med. u. Chir., Bd. 31, H. 1. 1918. — HOLZWEISSIG:
Dtsch. Zeitschr. f. Chir., Bd. 193. 1926. — HUECK: Münch. med. Wochenschr.,
H. 31. 1926. — JESSEN: Münch. med. Wochenschr., H. 21. 1925. — JÜLICH:
Med. Klinik, H. 25. 1925. — KATOH: Zentralbl. f. Chir., Bd. 31, H. 4. 1925. —
KIYONO: Virchows Arch. f. pathol. Anat. u. Physiol., Bd. 257. — KNAUS:
Arch. f. Gynäkol., Bd. 119, 1923; Bd. 123, 1924, H. 1. Arch. f. klin. Chir.,
Bd. 131. 1924. — KOCHER, A.: Arch. f. klin. Chir., Bd. 165, H. 4. — KOWITZ:
Ergebn. d. inn. Med., Bd. 27. 1925. Dtsch. med. Wochenschr., H. 47. 1296.
— KRAUL-HALTER: Wien. klin. Wochenschr., H. 30. 1923. — LEWIS: Zeitschr.
f. klin. Med., Bd. 102, H. 4/5. — LIEK: Dtsch. Zeitschr. f. Chir., Bd. 193. 1926.
— LOBMAYER: Zentralbl. org. Chir., Bd. 31, H. 4. 1925. — MAHNERT: Arch.
f. Gynäkol., Bd. 126, H. 1. 1925. — MARINESCO: Endocrinol. e patol. costituz.,
H. 1/3. 1925. — MARK: Naunyn-Schmiedeberg. Arch. f. exp. Pathol. u.
Pharmakol., Bd. 110, H. 5/6. — MATZDORF: Klin. Wochenschr., 3. Jg., H. 49.
— MAURER: Zeitschr. f. Kinderheilk., Bd. 43, H. 1/2. — MESSERLI: Dtsch.
med. Wochenschr., H. 30. 1926. — MOSSLER: Fortschr. d. Organotherapie,
H. 4. 1927. — OLESEN-TAYLOR: Münch. med. Wochenschr., H. 31. 1926. —
OSWALD: Schweiz. med. Wochenschr., H. 15. 1926. — PÉTENYI: Zentr. Org.,
Bd. 14, H. 2. 1921. — PFLÜGER: Münch. med. Wochenschr., H. 14. 1926. —
DE QUERVAIN: Schweiz. med. Wochenschr., H. 1. 1923. — REHN: Berlin.
klin. Wochenschr., H. 11. 1884. — SALVESEN: Med. Klinik, H. 2, S. 71. 1925.
— SCHEER-BERCHTOLD: Klin. Wochenschr., H. 47. 1926. — SCHÖNEBERGER:
Zeitschr. f. Kinderheilk., Bd. 38, H. 6. — SCOTT: Endocrine Therapeutics.
London: 1922. — STARLINGER: Wien. klin. Wochenschr., H. 21, 1922, u.
H. 25, 1924. Mitt. a. d. Grenzgeb. d. Med. u. Chir., Bd. 36. — STROUSE:
Journ. of the Americ. med. assoc., H. 24. 1925. — SUSANI: Mitt. a. d. Grenzgeb,
d. Med. u. Chir., Bd. 40, H. 1. — SAVINI: Zentralbl. f. Chir., Bd. 14, H. 1. 1921.

— SYRING: Zeitschr. f. Kinderheilk., Bd. 42, H. 1/2. — VEIL-STURM: Dtsch. Arch. f. klin. Med., Bd. 147, H. 3/4. 1925. — VOLLMER: Zeitschr. f. Kinderheilkunde, Bd. 41, H. 1/2. 1926. — ZONDEK: Klin. Wochenschr., H. 17. 1927.

Formen der Erscheinung

BACH und MÜLLER: Dtsch. med. Wochenschr., H. 3. 1927. — BREITNER: Wien. klin. Wochenschr., H. 8. 1923. — DERSELBE: Wien. klin. Wochenschr., H. 2. 1925. — DERSELBE: Mitt. a. d. Grenzgeb. d. Med. u. Chir., Bd. 40. 1927. — BREMME u. a.: Münch. med. Wochenschr., H. 31. 1926. — EGGENBERGER: Schweiz. med. Wochenschr., H. 9. 1922. Zentralbl. f. Chir., H. 30. 1925. — ENDER: Wien. med. Wochenschr., H. 48. 1924. — HEID: Münch. med. Wochenschr., H. 7 u. 31. 1926. — HELLER: Mitt. d. Volksgesundheitsamtes, Wien, H. 12. 1926. — KLINGER: Wien. med. Wochenschr., II. 2. 1922. — LANG: Klin. Wochenschr., H. 5. 1926. — LOBMAYER: Zentralorgan d. Chir., Bd. 31. 1925. — MARINE und CIMBALL: The endro surv. vol. I, II. 14. — PFLÜGER: Zeitschr. f. Schulgesundheitspfl. u. soz. Hyg., H. 3. 1926. — DE QUERVAIN: „Bund", H. 515, 1923. — DERSELBE: Rev. suisse d'hyg. 1922. VI. Sanit. Direkt. Konferenz, Juni 1923, Freiburg, Schweiz. med. Wochenschr., H. 35. 1922. Die Naturwissenschaften, H. 48/49. 1926. — SCHEURLEN: Zeitschr. f. Hyg. u. Infektionskrankh., H. 1. 1925. — H. SCHRÖTTER: Wien. klin. Wochenschr., H. 2. 1925. Mitt. d. Volksgesundheitsamtes, Wien, 1925, veröffentlicht amtliche Statistiken über den Schulkropf in Österreich. — SEIFERT: Verhandl. d. physiol. med. Ges. Würzburg, Bd. 49, H. 4. — STEYRER: Zentralbl. f. Herz- und Gefäßkrankh., H. 21. 1924.

FIEDLER: Dtsch. Zeitschr. f. Chir., Bd. 198. 1926. — GERSBACH: Veröff. a. d. Geb. d. Medizinalverwalt., Bd. 20, H. 4. 1925. — GRUBER: Zentralbl. f. Herz- u. Gefäßkrankh., H. 21. 1924 (Innsbrucker Sitzungsber.). — HAMBURGER: Münch. med. Wochenschr., H. 22. 1922. — HOFFMANN: Münch. med. Wochenschr., H. 36. 1926. — JANSEN: Dtsch. med. Wochenschr., H. 41. 1925. Ref. — JARVIS-CLOUGH-CLARK: Journ. of the Americ. med. assoc., Bd. 86, S. 1339. — JOSSELIN DE JONG: Beitr. z. pathol. Anat. u. z. allg. Pathol., Bd. 73. 1925. — KLEIN: Münch. med. Wochenschr., H. 29. 1926. — KÖHLER: Münch. med. Wochenschr., H. 19. 1926. — KOLIBAS: Zentralbl. f. Chir., H. 28. 1926. — LIEK: Dtsch. med. Wochenschr., H. 43. 1925. — LÖMEL: Med. Klinik, H. 32. 1926. — MAURER und DIETZ: Münch. med. Wochenschr., H. 1. 1926. — MEISEL: Schweiz. med. Wochenschr., H. 12. 1926. — OTTONELLO: Riv. di patol. nerv. e ment., Vol. 32. 1927. Rass. di studi psichiatr., H. 4. 1925. — RITZMANN: Münch. med. Wochenschr., H. 47. 1925. — SUSANI: Mitt. a. d. Grenzgeb. d. Med. u. Chir., Bd. 40, H. 1. — WEGELIN: Mitt. d. Naturforscherges. Bern. 1917. —

ADAMS und CROSSLEY: Lancet, Vol. 2, H. 10. 1923. — CEMACH: Wien. klin. Wochenschr., H. 26. 1917. — EGGENBERGER: Schweiz. med. Wochenschr., H. 9. 1922. — FELDMANN: Zentralbl. f. Chir., H. 47. 1926. — FISCHER: Wien. klin. Wochenschrift, H. 29. 1927. — HAUKE: Mitt. a. d. Grenzgeb. d. Med. u. Chir. 1927. — KIRSCH: Zeitschr. f. Kinderheilk., Bd. 42, H. 3/4. — MESSERLI: Zentralbl. f. Bakteriol., Abt. 1. — SEPP, N.: Münch. med. Wochenschr., H. 45. 1926. — SERGENT und MIGNOT: Rev. de la tubercul. Paris, H. 5. 1925. Med. Klinik, H. 42, S. 1593. 1926. — VOLLMER: Zeitschr. f. Kinderheilk., Bd. 41, H. 1/2. 1926.

ARNDT: Zentralbl. f. Herz- u. Gefäßkrankh., H. 21. 1924. — BLUHM:
Arch. f. Rassen- u. Gesellschaftsbiol., Bd. 14, H. 1. 1922. — BREITNER: Die
Bluttransfusion. Wien: Julius Springer. 1926. — FLINKER: Wien. klin.
Wochenschr., H. 18. 1914. — FÜRST: Münch. med. Wochenschr., H. 12. 1925.
— V. PFAUNDLER: Jahrb. f. Kinderheilk., Bd. 105. 1924. — SIEMENS: Münch.
med. Wochenschr., H. 51, 1924. H. 8, 1925. Zeitschr. f. indukt. Abstammungs-
u. Vererbungslehre, H. 18, S. 65. 1917. — VALLÉRY-RADOT: The internat.
Dig. of Orgth., vol. 1, H. 11.

Diagnose

BAUER-HINTEREGGER: Zeitschr. f. klin. Med., Bd. 76, H. 2. 1918. —
BREITNER: Mitt. a. d. Grenzgeb. d. Med. u. Chir., Bd. 35, H. 5. 1922. —
DERSELBE: Arch. f. klin. Chir., Bd. 128, H. 1/2. 1924. — DERSELBE: Wien.
med. Wochenschr., H. 1. 1925. — DERSELBE: Dtsch. Zeitschr. f. Chir., Bd. 201,
H. 1/2. 1927. — CRILE: Americ. med., Bd. 18, H. 6. 1923. — CURSCHMANN:
Med. Klinik, H. 14, S. 513. 1927. Münch. med. Wochenschr., H. 20. 1924. —
ECKSTEIN: Münch. med. Wochenschr., H. 48, S. 2079. 1925. — GMELIN:
Münch. med. Wochenschr., H. 36. 1926. — DERSELBE und KOWITZ: Arch. f.
klin. Chir., Bd. 137. 1925. — Goedel: Zeitschr. f. Hals-, Nasen- u. Ohrenheilk.,
Bd. 1. 1922. — GROEDEL-HUBERT: Schweiz. med. Wochenschr., H. 39. 1926.
V. HANSEMANN: Heymanns Handbuch der Laryngologie, Bd. 1. — HARROWER:
Med. journ. a. record, August 1918. — HARTLEY: Surg., gynecol. a. obstetr.,
pag. 543. 1922. — HEREPEY-CHABANYÉ: Zentralbl. f. Chir., H. 27. 1927. —
HILTINGER: Dtsch. med. Wochenschr., H. 24. 1926. — HÜNERMANN: Arch.
f. klin. Chir., Bd. 128. 1924. — JESSEN: Münch. med. Wochenschr., H. 21.
1925. — KOPF: Dtsch. med. Wochenschr., H. 17, S. 52. 1927. — KOTTMANN:
Schweiz. med. Wochenschr., S. 644. 1921. — KOWITZ: Klin. Wochenschr.,
3. Jahrg., H. 49. — KROSCHINSKI: Fortschr. d. Med., H. 22. 1925. — KÜHN:
Med. Klinik, H. 3. 1927. — KUGELMANN: Dtsch. med. Wochenschr., H. 17.
1927. — LABBÉ: Med. Klinik, H. 24, S. 894. 1927. — LOHEY: Journ. of the
Americ. med. assoc., H. 12. 1926. — MAURER-MARTIN-HOLZINGER: Dtsch.
med. Wochenschr., H. 24, 47. 1926. — MEERWEIN: Dtsch. Zeitschr. f. Chir.,
Bd. 91. 1908. — MELCHIOR: Berlin. klin. Wochenschr., H. 50, 1914. —
MEULENGRACHT: Med. Klinik, H. 14, S. 513. 1927. — NATHER: Mitt. a. d.
Grenzgeb. d. Med. u. Chir., Bd. 33, H. 4. 1921. Zeitschr. f. Tuberkul., Bd. 34,
H. 5. — NEVINNY: Dtsch. Zeitschr. f. Chir., Bd. 201, H. 3/4. 1927. — NIDER-
BERGER: Schweiz. med. Wochenschr., H. 39. 1924. — ODERMATT: Dtsch.
Zeitschr. f. Chir., Bd. 154. 1920. — PALTAUF: Ziegl. Beitr., Bd. 11, 1892. —
PENDE: Rif. med., vol. 45. 1926. — DE QUERVAIN: Arch. Suisse de neurol.-
psych., Bd. 14, H. 1. 1924. — SCHWARZ: Klin. Wochenschr., H. 47. 1927. —
SEREJSKI: Dtsch. med. Wochenschr., H. 10. 1926. — SGALITZER: Monatsschr.
f. Ohrenheilk. u. Laryngo-Rhinol., H. 3. 1919. Wien. med. Wochenschr., H. 26.
1921. Dtsch. med. Wochenschr., H. 6. 1925. Arch. f. klin. Chir., Bd. 110 u.
115. — STEINER: Morb. Bas. im Kindesalter. Arch. f. Kinderheilk., Bd. XX.
1896. — URBAN: Zentralbl. f. Chir., H. 18. 1923. — WILTSCHKE: Arch. f.
Kinderheilk., Bd. 72.

Indikationsstellung

BREITNER: Wien. klin. Wochenschr., H. 12. 1923. — DERSELBE: Wien:
J. Springer. 1926. — FERRATA: Klin. Wochenschr., H. 30. 1927. — FIORI:
Dtsch. med. Wochenschr., H. 43. 1926. — GMELIN: ibid., H. 40. 1927. —

HERRNHEISER-REDISCH: Münch. med. Wochenschr., H. 13. 1927. — KOCHER, A.: l. c. (Handbuch). — SZENES-BIRCHER: Schweiz. med. Wochenschr., H. 10. 1923.

Interne Therapie

ABDERHALDEN: Klin. Wochenschr., H. 14. 1927. — ADLERSBERG-PORGES: Klin. Wochenschr., H. 31, 4. Jahrg. — ALEXANDER: Fortschr. d. Med., 44. Jahrg., H. 7. — BAMBERGER: Med. Klinik., H. 41. 1926. — BICKEL-FROMMEL: Schweiz. med. Wochenschr., H. 11. 1926. — BIRCHER: Klin. Wochenschr., 4. Jahrg., H. 16.— BORAK: Strahlentherapie. Bd. 20, Bd. 23. 1925. 1926. — BREITNER (mit ORATOR): Arch. f. klin. Chir., Bd. 135, H. 1/2. 1925. — DERSELBE: Wien. klin. Wochenschr., H. 34. 1923. — DERSELBE: Ergebn. d. Chir. u. Orthop., Bd. 21. 1928. — BÜRGI: Jahresk. f. ärztl. Fortbild., 1914. — CHVOSTEK: Morb. Basedowi und die Hyperthyreosen. Enzyklopädie der klinischen Medizin. Berlin: J. Springer. 1917. — CLUTE: Journ. of the Americ. med. assoc., Bd. 86, H. 2. — COVARRUBIAS: Zentralbl. f. Chir., H. 24. 1926. — CURSCHMANN-ENDERLEN: Med. Klinik, H. 49, S. 1849. 1926. — DIETTRICH: Med. Klinik, H. 24. 1926. — DÖRFLER: Bruns' Beitr. z. klin. Chir., Bd. 137. 1926. — DOUCHIN: Inaugur. Dissertation, Breslau. 1906. — DUSCHNITZ: Virchows Arch. f. pathol. Anat. u. Physiol. — ECKSTEIN: Arch. f. Kinderheilk., H. 1. 1925. — EIMER: Münch. med. Wochenschr., H. 28. 1925. — ENGLÄNDER: Wien. klin. Wochenschr., H. 12. 1925. — FALTA: Wien. klin. Wochenschrift, H. 14, S. 394. 1925. — FIEDLER: Dtsch. Zeitschr. f. Chir., Bd. 198. — FIORI: Dtsch. med. Wochenschr., H. 43. 1926. — FIRGAN: Klin. Wochenschr., H. 20. 1926. — FRANKE: Dtsch. med. Wochenschr., H. 31. 1925. — FRASER: Brit. med. journ., H. 33, 40. 1925. — FREUDENBERG: Münch. med. Wochenschrift, H. 26. 1926. — FREY: Correspondenzbl. f. Schweiz. Ärzte, H. 48. 1914. — FRIED: Dtsch. Zeitschr. f. Chir., H. 4. 1922. — FRITSCHI: Virchows Arch. f. pathol. Anat. u. Physiol., Bd. 260, H. 2. — FORCHHEIMER: D. Appleton a. Co. 1910. p. 465. — FÜRST: Zentralbl. f. Chir., H. 46, S. 2930. 1926. — GALLOWAY: Therapeutics Notes, Nov. 1914. — GARRE: Med. Klinik, H. 14. 1926. — GERLACH: Münch. med. Wochenschr., H. 32. 1926. — GESSNER: Arch. f. exp. Pathol. u. Pharmakol., Bd. 113, H. 3/4. — DERSELBE: Münch. med. Wochenschr., H. 12. 1926. — GEVERS: Münch. med. Wochenschr., H. 32. 1906. — GRAWITZ: Klin. Wochenschr., H. 4. 1926. — GROM: Fortschr. d. Organotherapie, H. 2. — GUTGEUL-KUSSAR: Dtsch. med. Wochenschr., H. 20. 1927. — HALSTED: Americ. journ. of the med. sciences, vol. 134, H. 1. 1907. — HAMBURGER: Münch. med. Wochenschr., H. 52. 1924. — HANSEN: Dtsch. Arch. f. kl. Med., Bd. 117, H. 3/4. — HARROWERS Monographs on the Internal Secretions. Hyperthyreodism. — HECHT: Wien. klin. Wochenschr. 1926. Sitzungsber. v. 21. Mai 1926. — HELKEN: Arch. f. Verdauungskrankh., Bd. 40, H. 1/2. Münch. med. Wochenschr., H. 24, S. 1026. 1927. — HITTMAIR: Zeitschr. f. klin. Medizin, Bd. 102, H. 4/5. 1925. — HOEGG: Württ. med. Korrespondenzbl., H. 19. 1906. — HOFSTÄTTER: Zeitschr. f. Geburtsh. u. Gynäkol., Bd. 80. — HOLM: Dtsch. med. Wochenschr., H. 5. 1927. — HURWITZ: Dtsch. med. Wochenschr., H. 11. 1926. — IWANOFF: Charkowsky med. Journ., H. 1. 1906. — JAGIC: Wien. klin. Wochenschr., H. 14. 1923. — DERSELBE: Wien. klin. Wochenschr., Jahrg. 38, H. 44, Beilage. — KOCHER: Bern: A. Franke. 1921. — KOFLER: Wien. klin. Wochenschr., H. 14. 1925. — KOHNSTAMM: (Begriff d. Dyshormonie). Therapie d. Gegenw., Jahrg. 56, H. 9.— KRAUSE: Münch. med. Wochenschr., H. 27. 1926. Münch. med. Wochenschr., H. 45, S. 1944. 1926. — KROSCHINSKI: Fortschr. d. Med.,

H. 22. 1925. — KUGLER: Etschländer Ärztebl., H. 23. 1925. — KUH: Illinois med. journ., H. 35, S.190. 1919. — KURTZAHN-HÜBENER: Zentralbl. f. Chir., H. 27. 1927. — LANDAU-LABBÉ: Zentralbl. f. Chir., H. 43. 1926. — LEHMANN: Klin. Wochenschr., H. 14, S. 666. 1927. — LEWIN: Die Nebenwirkungen der Arzneimittel. Berlin: Hirschwald. 1899. — LILL: Münch. med. Wochenschr., S. 1791. 1924. — LÖWENTHAL-WIEBRECHT: Med. Klinik, H. 34. 1907. — MARINE-KIMBALL: The Endocrin Survey, vol. 1, H. 14. — MARK: Arch. f. exp. Pathol. u. Pharmakol., Bd. 116, H. 5/6. — MAYER: Münch. med. Wochenschr., H. 49. 1906. — MECKLENBURG: Therapie d. Gegenw. H. 1. 1926. — MERKE: Schweiz. med. Wochenschr., H. 4. 1926. — DERSELBE: Zentralbl. f. Chir., H. 17. 1925. — MEYER, O.: Therapie d. Gegenw., 1913. — DERSELBE und SULGER: Med. Klinik, H. 22. 1926. — V. MEZÖ: Wien. klin. Wochenschr., H. 12. 1926. — DERSELBE: Wien. klin. Wochenschr., H. 12, S. 326. 1926. — MOOS: Münch. med. Wochenschr., H. 8. 1927. — MULAC: Fortschr. d. Therapie, H. 14. 1925. — MÜLLER: Virchows Arch., Bd. 260, H. 2. — NASON: Wien. med. Wochenschr., H. 13, S. 417. 1926. — NEISSER: Münch. med. Wochenschr., H. 28. 1924. — NIKOLAYSEN: Dtsch. med. Wochenschr., H. 15. 1926. — NOBEL, E.: Wien. klin. Wochenschr., Jahrg. 38, H. 32. — NOBEL-ROSENBLÜH: Fortschr. d. Organotherapie, H. 1. 1926. — OCHSENIUS: Münch. med. Wochenschr., H. 11, 1927. — OLIN: Journ. of the Americ. med. assoc., H. 82, S. 1328. 1924. — ORATOR: Dtsch. Zeitschr. f. Chir., H. 5/6. 1927. — OSWALD: Dtsch. Arch. f. klin. Med., Bd. 117, 1915. — DERSELBE: Schweiz. med. Wochenschr., H. 31. 1926. Klin. Wochenschr., H. 34. 1926. — PAL: Dtsch. med. Wochenschr., H. 52, 1915. — PARTSCH: Klin. Wochenschr., H. 8. 1926. — PEMBERTON: Zentralbl. f. Chir., H. 28, S. 1807. 1926. — PETENYI: Monatsschr. f. Kinderheilk., H. 5/6. 1925. — PINELES: Mitt. a. d. Grenzgeb. d. Med. u. Chir., H. 14. 1905. — PORGES: Med. Klinik, H. 6, 1927. — DE QUERVAIN: Paris: Masson et Cie. 1924. — DERSELBE: Münch. med. Wochenschr., H. 43. 1926. — RAAB: Münch. med. Wochenschr., H. 28. — RAINER: Klin. Wochenschr., H. 49. 1926. — REDLICH: Wien. klin. Wochenschr., H. 41. 1925. — RICHTER: Med. Klinik, H. 39, 1925. — RIESE: Dtsch. med. Wochenschr., H. 27, S. 1152. 1926. — ROMEIS: Klin. Wochenschr., H. 22. 1926. — ROSENBERG: Klin. Wochenschr., H. 14. 1927. — ROSENOW: Dtsch. med. Wochenschr., H. 22/23. 1925. — ROTH: Arch. f. klin. Med., Bd. 144. 1924. — RÜTZ: Med. Blätter, H. 19. 1926. — SZENES-BIRCHER: l. c. — SCHEURLEN: Zentralbl. f. Chir., H. 52, S. 595. 1925. — SCHÜLER: Dtsch. med. Wochenschr., H. 83. 1905. — SCHÜRER-WALDHEIM: Wien. klin. Wochenschr., 23. Febr. 1924, 1927. — SCHWENKENBACHER: Klin. Wochenschr., 4. Jahrg., H. 21. — SCOTT: Lugols solution in Exophthalmic Goiter, The endocr. Survey, Southwestern med. Dec., ix., p. 471, 1925. — SEPP: Münch. med. Wochenschr., H. 45. 1926. — SIELMANN: Münch. med. Wochenschr., H. 11. 1926. — STAEHELIN: Schweiz. med. Wochenschr., H. 16. 1925. — STEINLIN: Sitzungsber. d. Schweiz. Kropfkommission vom 24. Juni 1922. — STEIN: Zeitschr. f. Balneologie, Jahrg. 4. 1911. — STEYRER: Klin. Wochenschrift, H. 43, S. 2045. 1926. — DERSELBE und RANZI: Wien. klin. Wochenschrift, H. 46, S. 1350. 1926. — STRANSKY: Wien. med. Presse. 1906. — STURGIS-WHITING: Journ. of the Americ. med. assoc., Dezember 1925. — TAKUMITSU: Zieglers Beitr., Bd. 73, H. 3. 1925. — TROUSSEAU: Clin. med. de l'Hôtel-Dieu. Paris 1877. — VEIL-STURM: Dtsch. Arch. f. klin. Med., Bd. 154, H. 4/5. — V. D. VELDEN: Dtsch. med. Wochenschr., H. 1. 1925. — VOGEL: Med. Klinik, H. 16. 1914. — WAGNER: Münch. med. Wochenschr., H. 43. 1926. — WIESEL: Med. Klinik. 1925. Fortschr.

Ortner. — WYEN: Journ. of the Americ. med. assoc., H. 12, S. 86. — ZWEIFEL-MOATSCHINI: Med. Klinik, H. 26. 1926.

Chirurgische Therapie

ALBRECHT: Klin. Wochenschr., H. 15, S. 713. 1927. — ALEMANN: Acta chir. scandinav., Bd. 60, H. 1/2. 1926. — ANTOINE, T.: Über Spätschädigungen des Recurrens nach Strumektomie. Arch. f. klin. Chir., Bd. 130, H. 1/2. 1924. — ASCH: Dtsch. Zeitschr. f. Chir., Bd. 130, H. 5 u. 6. 1914. — BÄUMER-FALKENHEIM: Münch. med. Wochenschr., H. 20. 1926. — BEAUMONT: Le traitement chir. des Goitres, La vie Medical, p. 1147. — BENJAMINS: Beitr. z. pathol. Anat. u. z. allg. Pathol., H. 13. 1902. — BIEDL: Innere Sekretion. 1922. — BOSSART: Zeitschr. f. klin. Chir., H. 1, S. 89. 1914. — BRANDT: Münch. med. Wochenschr., H. 32. 1926. — BREITNER (mit JUST): Mitt. a. d. Grenzgeb. d. Med. u. Chir., Bd. 38. 1924. — DERSELBE: Wien. med. Wochenschrift, H. 19 u. 26. 1926. — DERSELBE: Arch. f. klin. Chir., Bd. 140. 1926. — DERSELBE: Dtsch. Zeitschr. f. Chir., Bd. 182, H. 5/6. — MAC CALLUM-VOEGTLIN: Zentralbl. f. d. Grenzgeb. d. Med. u. Chir., Bd. XI, S. 209. 1908. — CISLER: Zentralbl. f. Chir., H. 2. 1915. — CLAIRMONT-SUCHANEK: Arch. f. klin. Chir., H. 4, Bd. 115. — COLLIP: Arch. of pathol. and laborat. med., Bd. 1, H. 2. 1926. — CURSCHMANN: Dtsch. Zeitschr. f. Nervenheilk., H. 36, 39. 1910. — Münch. med. Wochenschr., S. 591. 1924. — DOERFLER: Bruns' Beitr. z. klin. Chir., H. 3, Bd. 137. 1926. — DRIAK: Dtsch. Zeitschr. f. Chir., Bd. 202, H. 5/6. 1927. — DUBS: Zentralbl. f. Chir., H. 26. 1920. — EISELSBERG: Arch. f. klin. Chir., Bd. 106, H. 1. 1914. — Arch. f. klin. Chir., Bd. 118, 1921. — Wien. klin. Wochenschr., H. 1. 1922. — ENDERLEN: Klin. Wochenschr., S. 457. 1922. — ERDHEIM: Beitr. z. pathol. Anat. u. z. allg. Pathol., Bd. 32, H. 1 u. 2. 1918. — FELBERBAUM-FINESILVER: Zentralbl. f. Chir., H. 28. 1926. — FRIEDRICH: Zentralbl. f. Chir., H. 23. 1926. — GEIGER: Bruns' Beitr. z. klin. Chir., H. 4. 1925. — GOLD: Mitt. a. d. Grenzgeb. d. Med. u. Chir., Bd. 37, H. 3. — GRASMANN, K. u. M.: Arch. f. klin. Chir., Bd. 122, H. 3. — GRÜNWALD: Arch. f. Laryngol. u. Rhinol., H. 34. 1921. — GUGGISBERG: Korrespondenzbl. f. Schweiz. Ärzte, H. 50. 1917. — GULECKE: Neue d. Chir., H. 9. 1913. — HAAS, W.: Zentralbl. f. Chir., H. 8. 1920. — HOTZ: Schweiz. med. Wochenschrift. 1920. — HUTTER: Wien. klin. Wochenschr., H. 44. 1926. — ISLER: Schweiz. med. Wochenschr., H. 41. 1925. — IVERSEN: Arch. internat. de chir., Bd. 6, H. 2 u. 3. 1913. — JALCOWITZ: Dtsch. Zeitschr. f. Chir., Bd. 198, H. 1/2. — JANKOWSKI: Dtsch. Zeitschr. f. Chir., H. 22. 1885. — JASTRAN: Dtsch. Zeitschr. f. Chir., H. 5 u. 6, Bd. 165. 1921. — JISLIN: Dtsch. med. Wochenschr., H. 2. 1927. — JUST: Arch f. klin. Chir., Bd. 135, H. 1/2. — KEHRER, E.: Arch. f. Gynäkol., Bd. 99, S. 372. — KLOSE: Zentralbl. f. Chir., H. 17. 1927. — KNAUS: Münch. med. Wochenschr., H. 21. 1923. — DERSELBE: Bruns' Beitr. z. klin. Chir., H. 3, Bd. 125. 1922. — KOCHER: Mitt. a. d. Grenzgeb. d. Med. u. Chir., Bd. 29, H. 2. 1916. — DERSELBE: Nobelkonferenz 1909, Stockholm. — KOSTENKO: Ref. Zentralbl. f. Chir., S. 873. 1912. — KRECKE: Münch. med. Wochenschr., S. 1429. 1921. — KRETSCHMANN: Münch. med. Wochenschr., H. 34. 1926. — KREUTER: Zentralbl. f. Chir., H. 43. 1920. — LAMPE, W.: Arch. f. exp. Pathol. u. Pharmakol. 1926. — LANDAU: Arch. f. klin. Chir., Bd. 145. 1927. — LEISCHNER-KÖHLER: Arch. f. klin. Chir., Bd. 94, H. 1. 1910. — LÖWENSTEIN: Zentralbl. f. Chir., H. 31. 1927. — MELCHIOR: Mitt. a. d. Grenzgeb. d. Med. u. Chir., Bd. 34, H. 3. 1921. — DERSELBE und NOTHMANN: Zentralbl. f. Chir., H. 32 u. 33.

1926. — MÜCK: Münch. med. Wochenschr., H. 32. 1926. — MÜLLER: Münch. med. Wochenschr., H. 16 u. 23. 1926. — OBERST: Bruns' Beitr. z. klin. Chir., Bd. 71, H. 3. 1911. — PAMPERL: Dtsch. Zeitschr. f. Chir., Bd. 161, H. 3 bis 5. 1922. — DERSELBE: Bruns' Beitr. z. klin. Chir., H. 78. 1913. — PFANNER: Wien. klin. Wochenschr., H. 24. 1923. — DERSELBE: Arch. f. klin. Chir., Bd. 121. 1922. — PERRAT: Dtsch. Zeitschr. f. Chir., Bd. 201, H. 5/6. 1927. — DE QUERVAIN: Rif. med., Jahrg. 38, H. 9. 1922. — DERSELBE: Dtsch. Zeitschr. f. Chir., Bd. 134. 1915. — DERSELBE: Bruns' Beitr. z. klin. Chir., Bd. 128, H.1. — RICHTER: Wochenschr., Bd. 84, H. 1 bis 2. 1927. — RIEDEL: Münch. med. Wochenschr., H. 28. 1912. — SEULBERGER: Bruns' Beitr. z. klin. Chir., H. 4. 1926. — SUCHANEK: Arch. f. klin. Chir., Bd. 140. 1926. Wien. klin. Wochenschr., H. 22. 1927. — SUDEK: Bruns' Beitr. z. klin. Chir., H. 4. 1925. — SZENES, A.: Wien. med. Wochenschr., H. 17. 1926. — URBAN: Zentralbl. f. Chir., H. 31. 1927. — WINTERSTEIN: Zentralbl. f. Chir., H. 7. 1927. — ZINS-RÖSSLER: Wien. klin. Wochenschr., H. 47, S. 1360. 1926.

Probleme der Schilddrüsenpathologie

BIRCHER: Würzburger Abhandlung, Bd. II, H. 4. 1925. — HILDEBRAND: Dtsch. med. Wochenschr., Jahrg. 50, H. 38. 1924. — KOCHER, A.: Spez. Pathol. u. Therapie inn. Krankh., I. Morb. Based. — DE QUERVAIN: Le Goitre. Paris: a. Maloine et fils. 1923. — SCHIÖTZ: Nord. med. Arch., Afd. II, H. 2. 1913. — WILLIAMSON-PEARSE: Journ. of pathol.-bacteriol., vol. 28. 1925.

Allgemeine Literatur

ASHER-DIETRICHER: Klin. Wochenschr., H. 12. 1927. — BAMBERGER: Med. Klinik, H. 41. 1926. — BERNHARD: Dtsch. med. Wochenschr., H. 15. 1927. — BIEDL: Med. Klinik, H. 47. 1926. — DERSELBE-REDISCH: Med. Klinik, H. 37, 38. 1925. — BIRCHER: Die Kretin. Degeneration i. K. Aargau (Sept.). — BIEDL: Monatsschr. f. Kinderheilk., H. 3/4. 1926. — BIRCHER: Münch. med. Wochenschr., H. 22. 1927. — BLUM: Dtsch. med. Wochenschr., H. 37. 1926. — BAENHEIM: Klin. Wochenschr., H. 18. 1927. — BRANDT: Münch. med. Wochenschr., H. 32, S. 1338. 1926. — BRANOVACKY: Mitt. a. d. Grenzgeb. d. Med. u. Chir., Bd. 37. 1924. — DERSELBE: Schweiz. med. Wochenschr., H. 19. 1926. — BUSCHKE-LANGER: Klin. Wochenschr., H. 22, S. 1062. 1927. — BUYS Daniel: Journ. of the Americ. med. assoc., H. 20. 1925. — CARTEX-SCHTEINGART: Münch. med. Wochenschr., H. 19. 1926. — CENI: Schweiz. Arch. f. Neurol. u. Psychiatrie, Bd. 19, H. 1. 1916. — CHAITAN: Schweiz. med. Wochenschr., H. 39. 1924. — CLAIRMONT: Diagnostische und therapeutische Irrtümer und deren Verhütung. Chir., H. 7. Leipzig: G. Thieme. 1926. — CLUTE: Zentralbl. f. Chir., H. 29. 1926. H. 30, S. 168. 1925. — CRANE: Lancet, H. 25, S. 563. 1915. — CSEPAI-PINTER-KOVATS: Arch. f. exp. Pathol. u. Pharmakol., H. 1 bis 2. 1922. — DERSELBE-WEISS: Klin. Wochenschr., H. 15. 1927. — CURSCHMANN: Dtsch. Zeitschr. f. Chir., Bd. 192. 1925. — DERSELBE: Münch. med. Wochenschr., H. 20. 1924. — CUSHING: Med Wochenschr., H. 26, S. 1089. 1926. — DATTNER: Zeitschr. f. d. ges. Neurol. u. Psychiatrie, Bd. 104. 1926. — DIETTRICH: Med. Klinik, H. 27. 1926. — DOR, H. a. L.: Lyon med., H. 19, S. 108, 1907. — DOUBLER: Schweiz. med. Wochenschr., H. 38. 1922. — DOXIADES-POTOTZKY: Klin. Wochenschr., H. 28. 1927. — EIMER-BENNHOLD: Münch. med. Wochenschr., H. 27, 28. 1925. — EISELSBERG: Wien. klin. Wochenschr., H. 5. 1892. Arch. f. klin.

Chir., Bd. 49, H. 1. — DERSELBE: Wien: A. Hölder. 1890. — DERSELBE: Beitr. z. Chir., 1891. — DERSELBE: Wien. klin. Wochenschr., 1892. — DERSELBE: Langenbecks' Arch., 1893. — DERSELBE: Arch. f. klin. Chir., Bd. 49. 1893. — DERSELBE: Arch. f. klin. Chir., Bd. 48. 1894. — DERSELBE: Virchows Arch. f. pathol. Anat. u. Physiol., Bd. 153. 1898. — DERSELBE: Stuttgart: F. Enke. 1901. — DERSELBE: Handb. d. prakt. Chir., 1901. — DERSELBE: Wien. klin. Wochenschr. 1909. — DERSELBE: Beitr. z. Physiol. u. Pathol. 1909. — DERSELBE: Arch. f. klin. Chir., Bd. 106. 1915. — DERSELBE: Arch. f. klin. Chir., Bd. 118. 1921. — ENDERLEN-BLANCO-GESSLER: Arch. f. exp. Pathol. u. Pharmakol., Bd. 122, H. 3/4. — FALTA-HÖGLER: Arch. f. klin. Med., Bd. 13. 1926. — FERRATA: Zentralbl. f. Chir., H. 24. 1926. — FIORI: Dtsch. med. Wochenschr., H. 43. 1926. — FIRGAU: Dtsch. med. Wochenschr., H. 12, S. 511, 1926. — FRANKE: Dtsch. med. Wochenschr., H. 31. 1925. — FREUDENBERG: Münch. med. Wochenschr., H. 26, S. 1094. 1926. — FRITSCHI: Virchows Arch. f. pathol. Anat. u. Physiol., H. 2, Bd. 260. — GALANT: Virchows Arch. f. pathol. Anat. u. Physiol., H. 3, Bd. 258. — GMELIN: Arch. f. klin. Chir., Bd. 143, H. 3/4. — DERSELBE: Münch. med. Wochenschr., H. 36. 1926. — GRAFF: Arch. f. Gynäkol., Bd. 102. 1914. — GRANZOW: Zeitschr. f. d. ges. exp. Med., Bd. 49. 1926. — GRAWITZ: Klin. Wochenschr., H. 4. 1926. — GREIL: Schweiz. med. Wochenschr., H. 14. 1927. GUGGENHEIMER-FISHER: Med. Klinik, H. 11. 1927. — GUTZEIT: Zentralbl. f. Gynäkol., H. 32, 33. 1926. — V. HAECKER: Schweiz. med. Wochenschr., H. 15. 1926. — HANHART: Münch. med. Wochenschr., H. 15. 1925. — HARTSOCK: Zentralbl. f. Chir., H. 43. 1926. — HAWK: Arch. inn. Med., H. 18, S. 800. 1916. — HELD: Virchows Arch. f. pathol. Anat. u. Physiol., Bd. 261, H. 2. — HINTON: Münch. med. Wochenschr., H. 19. 1927. — HOFF: Arbeit. a. d. neurol. Institut a. d. Univ. Wien. Bd. 27. 1925. — DERSELBE-STRANSKY: Wien. klin. Wochenschr., H. 8. 1927. — HOFMEISTER: Fortschr. d. Med., 1892. — Beitr. z. klin. Chir., Bd. 11. 1894. — HOFFSTÄDT: Med. Klinik, H. 23. 1926. — HOLZWEISSIG: Dtsch. Zeitschr. f. Chir., Bd. 193. 1925. — HOPPE: J. Nerv. a. Ment. Dis. 1918. — HÖSSLIN: Münch. med. Wochenschr., H. 5. 1927. — HOTZ: Dtsch. med. Wochenschr., H. 15. 1926. — INGLESSIS: Klin. Wochenschrift, H. 8, S. 377. 1927. — ISLER: Schweiz. med. Wochenschr., H. 41. — JÜLICH: Med. Klinik, H. 25. 1925. — KAZUGI TAHANE: Virchows Arch. f. pathol. Anat. u. Physiol., Bd. 259, H. 3. — KHOOR: Klin. Wochenschr., H. 22, S. 1062. 1927. — DERSELBE: Zentralbl. f. Gynäkol., H. 6. 1926. — KIRSCH: Zeitschr. f. Kinderheilk., Bd. 42, H. 3/4. — KISCH: Klin. Wochenschr., H. 16. 1926. — KLAFTEN: Arch. f. Gynäkol., H. 1. 1926. — KLOSE: Arch. f. klin. Chir., Bd. 134, S. 2/4. — KNAUS: Arch. f. klin. Chir., Bd. 131. 1924. Arch. f. Gynäkol., H. 1, 2. 1923. — DERSELBE: Zentralbl. f. Gynäkol., H. 20. 1926. — KOCHER, A.: Jahresber. ü. d. ges. Chir. u. ihre Grenzgeb., 1921. — KÖHLER: Dtsch. med. Wochenschr., H. 14. 1927. — KRAFT: Mitt. a. d. Grenzgeb. d. Med. u. Chir., H. 3. 1927. — KROSCHINSKI: Fortschr. d. Med., H. 22. 1925. — KUTSCHERA-AICHBERGEN: Wien. klin. Wochenschr., H. 26. 1926. — LADWIG: Arch. f. klin. Chir., Bd. 137. 1925. — LAEMMER: Zentralbl. f. Chir., H. 24. 1926. — LANG: Klin. Wochenschr., H. 5, 1926; H. 28, S. 1376, 1925. — LIAN: Dtsch. med. Wochenschr., H. 14. 1927. — LIEK: Dtsch. Zeitschr. f. Chir., Bd. 193. 1925. — LEVITON: Amèric. med., Bd. 268, H. 22. — LEWIT: Zeitschr. f. klin. Med., Bd. 102, H. 4/5. — LOEPER-MOUGEOT: Zentralbl. f. Chir., H. 43. 1926. — LUEG: Zeitschr. f. klin. Med., Bd. 104, H. 3/4. — LYON-REDHEAD: Münch. med. Wochenschr., H. 19. 1927. — MARINE-CIPRA-HUNT: Dtsch. med. Wochenschr., H. 5. 1927.

Bd. 43, H. 1/2. — MERKE: Klin. Wochenschr., H. 9. 1927. — MESZOLY: Med. Klinik, H. 27, S. 1014. 1927. — MEYER-SULGER: Med. Klinik, II. 22. 1926. — MOLL: Dtsch. med. Wochenschr., H. 14. 1927. — MOUSSO: Comps. rend. a. l. soe. d. biol., 1893. — MÜLLER, F. W.: Virchows Arch. f. pathol. Anat. u. Physiol., Bd. 260, H. 2. — NAGEL: Naunyn-Schmiedebergs Arch. f. exp. Pathol. u. Pharmakol., Bd. 120, H. 1, 2. — NASON: Wien. med. Wochenschr., H. 13. 1926. — NEISSER: Münch. med. Wochenschr., H. 28, S. 964. 1924. — NEUHAUS: Zeitschr. f. d. ges. Neurol. u. Psychiatrie, Bd. 105, H. 1/2. 1926. — NIKOLAYSEN: Dtsch. med. Wochenschr., H. 15. 1926. — V. OLTTINGER: Arch. f. Gynäkol., H. 1. 1926. — OSWALD: Schweiz. med. Wochenschr., H. 15. 1926. — DERSELBE: Schweiz. med. Wochenschr., H. 41. 1926. — OTTONELLO: Rass. di studi psichiatr., vol. 14, fase 4. — OWEN: Brit. med. Journ., 361. 1895. — PARTSCH: Dtsch. Zeitschr. f. Chir., Bd. 192. 1925. — DERSELBE: Klin. Wochenschr., H. 8. 1926. — V. PFAUNDLER: Jahrb. f. Kinderheilk., Bd. 105. 1924. — PETENJY: Monatszeitschr. f. Kinderheilk., Bd. 30, H. 5/6. 1925. — PRINS: Über den Einfluß des Jodes usw., Utrecht: P. H. Reyers. 1895. — DE QUERVAIN: Beiträge zur Pathologie der Schilddrüse. Jena: G. Fischer. 1926. — DERSELBE: Naturwissenschaften. 13. Jahrg., H. 14. — DERSELBE: Schweiz. med. Wochenschr., H. 38. 1922. Naturwissenschaften, Jahrg. 13, H. 14. 1923. — DERSELBE: Schweiz. med. Wochenschr., H. 38. 1922. Les Arch. Suisse de Neurol. et de Psychiatrie, H. 1. 1924. — RASCHE: Zentralbl. f. Kinderheilk., Bd. 42, H. 1/2. — REDISCH: Münch. med. Wochenschrift, H. 4, S. 171. 1927. — REYHER: Berlin. Klinik, H. 375. 1927. — RIESE: Dtsch. med. Wochenschr., H. 27, S. 1152. 1926. — DERSELBE: Klin. Wochenschr., H. 25. 1926. — RICHTER: Med. Herald, H. 35, S. 307. 1916. — DERSELBE: Med. Klinik, H. 39. 1925. — ROMEIS: Virchows Arch. f. pathol. Anat. u. Physiol., Bd. 251. — DERSELBE: Klin. Wochenschr., II. 22. 1926. — RÖMER: Klin. Wochenschr., H. 23. 1927. — ROTH: Wien. Arch. f. inn. Med., Bd. 9, II. 3. 1925. — SALOMON: Dtsch. Arch. f. klin. Med., Bd. 154, H. 2/4. — SAUERBRUCH-SCHMIDT: Ausgew. chir.-klin. Krankheitsbilder. Berlin: J. Springer. 1926. — DIESELBEN: Berlin: J. Springer. 1926. — SCHEER-BERCHTHOLD: Klin. Wochenschr., H. 47. 1926. — V. SCHEURLEN: Zeitschr. f. Hygiene, Bd. 105, H. 1. 1925. — SCHMIDT: Klin. Wochenschr., H. 25. 1926. — SCHÖNEBERGER: Zeitschr. f. Kinderheilk., Bd. 38, H. 6. — SCHÖNEMANN: Klin. Wochenschr., H. 25. 1926. — SEREJESKI: Dtsch. med. Wochenschr., H. 10. 1926. — SEULBERGER: Bruns' Beitr. z. klin. Chir., Bd. 135, H. 4. 1926. — SIEGERT: Münch. med. Wochenschr., H. 25. 1927. — SIELMANN: Zentralbl. f. Chir., H. 43. 1926. — SKLOWER: Dtsch. med. Wochenschr., II. 18. 1927. — STROUSE: Journ. of the Americ. med. assoc., H. 24. 1925. — SULGER: Dtsch. Zeitschr. f. Chir., H. 1/2. 1927. — SYNING: Zentralbl. f. Kinderheilk., Bd. 42, H. 1/2. — TAHANE: Virchows Arch. f. pathol. Anat. u. Physiol., Bd. 259, H. 3. — Dtsch. med. Wochenschr., H. 32, S. 1336. 1925. — THOMAS: Jena: G. Fischer. 1926. — THÖNES: Klin. Wochenschr., H. 32. 1926. — TOBLER: Schweiz. med. Wochenschr., H. 17. 1922. — Mitt. a. d. Grenzgeb. d. Med. u. Chir., Bd. 37. — TROELI: Zentralbl. f. inn. Med., H. 51/52. 1925. — DERSELBE und JOSEPHSON: Med. Klinik, H. 27. 1927. Arch. f. klin. Chir., Bd. 124. 1923. — UJIMA: Zentralbl. f. Gynäkol., H. 10. 1927. — VAS-MESZOLY: Med. Klinik, H. 27, S. 1014. 1927. — VISCHER: Schweiz. med. Wochenschr., H. 45. 1926. — VOGT: Münch. med. Wochenschr., H. 26. 1927. — WALINSKI-HERZFELD: Münch. med. Wochenschr., H. 51. 1926. — WATSON: Essays on the intern. Secret. Chapt. 12. 1920. — WEGELIN: Schilddrüse. (Handb. d. spez. pathol. Anat. u. Histol., Bd. 8. Berlin: J. Springer. 1926.) — WILHELMJ-FLEISHER:

Journ. of exp. med., Bd. 43, H. 2. — WYNN: Dtsch. med. Wochenschr., H. 26, S. 1103. 1926. — ZONDEK: Klin. Wochenschr., H. 17. 1927. — DERSELBE und KÖHLER: Klin. Wochenschr., H. 20. 1926. — DERSELBE und REITER: Zeitschr. f. klin. Med., H. 1/3. 1927. — ZORN: Zentralbl. f. Gynäkol., H. 20. 1926.